"十四五" 高等职业教育创新教材

内 科 护 理 学

主　编　郭建新　李　平

副主编　李　英　皇甫赟　曹雪霞　郝　习
　　　　承春霞

编　委　（以姓氏笔画为序）
　　　　刘　媛　李　平　李　英　李　焕
　　　　何　辉　张凤娟　张晓夏　承春霞
　　　　郝　习　皇甫赟　郭建新　曹文静
　　　　曹雪霞　常方方　臧　菅　谭　静

北京科学技术出版社

图书在版编目（CIP）数据

内科护理学／郭建新，李平主编．— 北京：北京科学技术出版社，2022.9（2024.8重印）

ISBN 978-7-5714-2430-5

Ⅰ.①内… Ⅱ.①郭… ②李… Ⅲ.①内科学-护理学-高等职业教育-教材 Ⅳ.①R473.5

中国版本图书馆 CIP 数据核字（2022）第 138019 号

策划编辑：马　驰　曾小珍
责任编辑：李晓玢
责任校对：贾　荣
图文制作：舒斋文化
责任印制：李　茗
出 版 人：曾庆宇
出版发行：北京科学技术出版社
社　　址：北京西直门南大街 16 号
邮政编码：100035
电　　话：0086-10-66135495（总编室）　　0086-10-66113227（发行部）
网　　址：www.bkydw.cn
印　　刷：河北鑫兆源印刷有限公司
开　　本：889 mm×1194 mm　1/16
字　　数：550 千字
印　　张：22.5
版　　次：2022 年 9 月第 1 版
印　　次：2024 年 8 月第 3 次印刷
ISBN 978-7-5714-2430-5

定　　价：87.00 元

前　言

　　为了更好地培养高职高专医学实用人才，适应我国"十四五"高等职业教育发展的需要，探索以护理工作任务解析为基础的课程改革，建设适合高职高专护理专业教学需要的教材，提高教学质量，为护理行业输送合格的人才，我们重新编写了这本《内科护理学》。在编写过程中我们秉持着理论够用、强调基本技能的传授和训练、提高解决临床护理问题的能力等原则，在原版《内科护理学》教材的基础上，进行了适当的修订和补充，使教材更加符合教学的需求。

　　内科护理是临床护理工作中的一项重要技能，护理水平的高低直接关系到患者的康复和预后。内科护理要以人的健康为中心，树立整体护理的理念，以护理程序为基础，为患者解决健康问题，实施科学有效的护理措施，满足患者康复的需要。

　　本教材共 11 章，内容包括绪论、呼吸系统疾病患者的护理、循环系统疾病患者的护理、消化系统疾病患者的护理、泌尿系统疾病患者的护理、血液系统疾病患者的护理、内分泌及代谢性疾病患者的护理、风湿性疾病患者的护理、神经系统疾病患者的护理、传染性疾病患者的护理、内科常用护理操作技术，同时介绍了内科护理学的新进展、新技术，目的是使同学们在学习过程中了解本学科的发展趋势。本教材的优势在于以护理工作任务为导向设计教学过程，在讲解每种疾病之前均有引导案例，设置护理场景，提出问题，使学生学会思考问题和建立科学的评判性思维方法，提高学生解决问题的能力。

　　编者在编写本教材的过程中，既注意与基础课的衔接，保持内科护理教学的完整性；又注意与临床护理工作紧密衔接，体现执业护士考试的要求和特点。在学校领导的大力支持下，经过编写组全体老师的共同努力，本教材得以顺利完成。由于作者经验和水平有限，书中疏漏之处在所难免，敬请广大读者批评和指正。

郭建新

2022 年 1 月

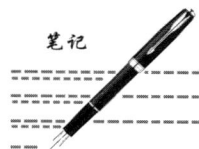

目　　录

笔记

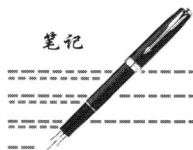

第一章 绪 论

内科护理学是运用护理程序的原则、方法和技能处理内科疾病患者身心健康的问题，以达到促进患者康复的一门临床护理技能学科。

内科护理学的主要任务是研究内科疾病患者在生物、心理和社会等方面的健康问题的发生、发展规律，科学运用护理程序诊断和护理患者，促进患者康复及回归社会。内科护理学所讲授的内科护理技能在临床各科护理中具有普遍的医学实践意义，是临床各科护理技术的基础，与它们存在着密切的联系。因此，学好内科护理学、提高内科护理技能，对护理专业的学生十分重要。

一、内科护理技能

内科护理学要树立"以人的健康为中心，以整体护理为核心"的理念，坚持以整体化、系统化、科学化为原则，以护理程序为方法，实施有效的护理措施，满足患者健康的需要。在患者的住院期和恢复期，内科护理技能包括以下内容。

（一）提供舒适的治疗和康复环境

使患者在接受医疗、护理的过程中避免受到心理或意外的伤害。提高患者的抵抗力和促进其康复，增加患者营养，注意患者卫生情况。提高患者的心理适应能力，使患者保持良好的心理状态。

（二）各系统疾病患者的护理

各系统疾病患者的护理涉及每种疾病的一般护理、病情观察、用药护理、心理护理和健康教育，以及每个系统不同患者的特殊护理技术。

1. 呼吸系统疾病患者的护理 包括咳嗽与咳痰、肺源性呼吸困难、咯血等患者的护理评估及护理方法，以及雾化吸入器、吸痰和体位引流、缩唇呼吸、胸腔闭式引流等的护理技术。

2. 循环系统疾病患者的护理 包括心源性呼吸困难、心源性水肿、心悸、心源性晕厥等患者的护理评估和护理方法，能正确使用心外按压、心脏除颤仪等方法，能阅读常见的异常心电图。

3. 消化系统疾病患者的护理 包括对恶心呕吐、腹痛、腹泻患者的护理评估及护理方法，能够对腹腔穿刺术、肝穿刺活组织检查术、纤维胃镜、纤维结肠镜检查术患者进行护理。

4. 泌尿系统疾病患者的护理 包括肾性水肿、膀胱刺激征、尿量异常、血尿患者的护理评估及护理方法，能够运用血液透析、腹膜透析、肾穿刺的护理技术护理患者。

5. 血液系统疾病患者的护理 包括贫血、出血倾向、继发感染的患者护理评估，能够运用骨髓穿刺术、成分输血的护理技术护理患者。

6. 内分泌及代谢性疾病患者的护理 包括患者身体外形改变的护理评估和护理方

法，能够掌握甲状腺功能亢进症患者、糖尿病患者的护理方法。

7. 风湿性疾病患者的护理　包括关节疼痛与肿胀、关节僵硬与活动受限、皮肤受损患者的护理评估及护理方法，能够正确对系统性红斑狼疮患者和类风湿关节炎患者进行护理。

8. 神经系统疾病患者的护理　包括头痛、意识障碍、言语障碍、感觉障碍、瘫痪患者的护理评估及护理方法，能够正确对脑血管疾病患者、帕金森症患者、周围神经疾病患者进行护理，掌握腰椎穿刺、电子计算机体层扫描、磁共振成像、数字减影血管造影技术的护理方法。

9. 传染性疾病患者的护理　包括掌握传染病的流行过程及影响因素、传染病的特征、传染病的预防，正确使用消毒与隔离，能够对传染性疾病患者的常见症状及体征进行有效的护理。

（三）内科常用操作技术的护理

内科常用操作技术的护理包括各种操作技术的适应证、禁忌证，各种操作前、操作中、操作后的护理。

二、内科护理学的发展趋势

1. 社会的发展和需求对内科护理学的影响　自中国改革开放 40 多年来，社会经济和人们的生活方式发生了巨大的变化。如今，人们的生活水平和受教育程度显著提高，人口老龄化加速。随着社会竞争的日益激烈、数字化和信息化的普及与发展，人们的工作和生活节奏明显加快。这些变化使一些社会病增多，如肿瘤、心血管疾病、糖尿病、老年性疾病、心理疾病等，并呈不断上升趋势。人类疾病与生活方式和行为习惯、生活环境和社会环境、衰老、遗传等生物因素、卫生服务的缺陷等有关。随着物质文化生活水平的迅速提高，人们对健康的要求更高，对医学的需求增加。

人们既要满足生理需求，又要满足心理需求。社会需求的总体改变，使医学模式由"生物－医学"模式转变为现代的"生物－心理－社会医学"模式。因此，现代护理模式已转变为以人的健康为中心的整体护理模式。在内科护理工作中，不仅要注重患者生物学因素方面的护理和指导，更需要注重心理－社会因素对健康的影响，注重患者心理治疗和心理护理，消除不良的心理－社会因素对疾病的影响。

2. 现代医学发展对内科护理学的影响　近年来，分子生物学、计算机技术、信息交流技术等在医学领域的广泛应用，极大地推动了临床医学的进步。很多先进的检查手段、治疗方法、监控系统、仪器设备在临床的应用，为内科护理人员带来了新的挑战，需要内科护理人员不断更新知识，掌握与现代护理相关的科学技术、手段与方法，并探索科学的护理方法。

3. 内科护理学要体现人文关怀　在临床护理活动中，内科护理人员要运用人文学科的知识和理论提高沟通交流技能，善于与患者、亲属、医生、学生和管理人员等交往；创建和谐的康复和治疗环境；促进患者康复。

4. 护理学发展的外延性　随着医学模式的转变及整体护理观的建立，护理不仅局限于医院，而是走进社区、家庭和社会，从疾病护理延伸到疾病预防，从救护生命延伸到注重生命质量。随着老龄化社会的到来、慢性病和康复性疾病的增多，在社区和家庭中需要获得护理服务的人群增加；人们生活水平的提高增加了人们对家庭健康服务和护理

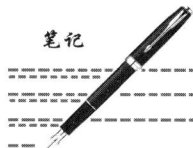

的需求增加，同时减少了住院医疗费用的支出。医疗技术手段的进步，使更多的治疗方法和护理技术可以在家庭中实施；近年来随着专业护理人员队伍建设的加强，逐步具备了开展社区和家庭护理服务的条件。

5. 加强健康教育　健康教育是内科临床护理的重要内容，它是有目的、有计划、有步骤、有评价的卫生健康教育活动。健康教育指导人们预防疾病、促进康复，改变不良生活行为；建立康复信心和科学的生活方式，提高人们维护健康的意识和水平，达到提高生存质量的目的。

当今社会的发展、医学的进步，拓宽了内科护理学的领域和内容，同时也促进了社会的文明和进步。

三、内科护理人员的基本作用及素质

内科护理人员在患者整个康复过程中是患者的护理者、协作者、教育者、代言者、管理者和研究者。因此，内科护理人员应具备下列素质。

1. 树立正确的专业思想　它是护理人员从事护理职业的基础，是护理职业道德的核心，每一位护理人员要具有关爱患者的高尚情操。因此，内科护理人员要为患者的利益和状况考虑，理解患者的文化、信仰和观点，做患者的代言人，保护患者的秘密和隐私，为患者提供细心的照顾，按照科学的护理要求准确、真实地记录护理医学文件。

2. 具备熟练的专业护理能力　内科护理人员要具备基本的知识结构、扎实的专业理论知识和熟练的实践技能，为患者提供高质量的临床护理服务。例如，控制医源性感染，熟练掌握对重症患者的检查、监测和监护，减轻患者疾病的痛苦，提高与患者的沟通技巧，科学正确地制订护理计划，具有较强的书写和记录能力，对患者进行健康教育等方面的知识与技能宣教，具有良好的团队精神。

3. 具备继续学习和发展的能力　在护理工作中，内科护理人员要善于学习、善于发现问题，总结实践经验，开展研究工作；适应现代护理发展的需要，为提供多元化、不同层次的护理需求服务；为不同年龄段患者的需求提供整体护理；能够与具有不同文化背景的医务人员合作。

四、学习内科护理学的方法和要求

内科护理学的学习目标是通过理论学习和临床见习及实习，护理专业学生能较为全面和系统地掌握内科常见病、多发病的防治和护理的基础理论、基本知识和基本技能，具备对内科患者实施整体护理的能力。

1. 学会应用评判性思维解决内科护理中的问题　评判性思维是指在内科护理中对所获取的各种信息、资料进行综合分析，做出合理的评价，从而得出科学的判断，最后选择最佳方案的思维模式，它可以提高护理程序的实施质量。

2. 培养护理专业学生的整体护理观念　学习时需要将各学科知识相互联系，把握内科护理的内涵。树立"人"的整体护理观念，不仅要关注疾病，而且要对人的整个生命过程、健康－疾病全过程及整个人群提供护理服务。护理应满足人的生理、心理、社会、精神、成长与发展等各个层面的需要，即提供全方位的整体护理。

3. 树立人文关怀的理念　护理过程中要尊重患者、关心患者，理解他们的痛苦，帮助他们解决问题，充分了解重视患者的心理状态，以高度的责任感和同情心进行护理实践。救死扶伤，为人类的健康服务。

内科护理学

4. 重视内科护理基本技能训练　内科护理基本技能是护理专业学生做好临床护理的基础。学生要加强理论联系实际，在临床教师的指导下，做好内科护理实训和见习，建立对内科患者的整体护理观念，提高解决内科护理问题的能力。

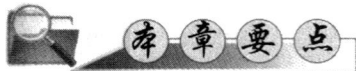

本章要点

本章重点讲解了内科护理学的概念和技能、内科护理学的发展趋势、内科护理人员的基本作用及素质，以及学习内科护理学的方法和要求。

1. 内科护理学的概念　内科护理学是运用护理程序的原则、方法和技能处理内科疾病患者身心健康的问题，达到促进患者康复的一门临床护理技能学科。内科护理学的主要任务是研究内科疾病患者临床疾病的发生、发展规律，以及患病后心理和社会等方面的问题对健康的影响；科学运用护理程序诊断和护理患者，促进患者康复及回归社会。

2. 内科护理技能的内容　①提供舒适的治疗和康复环境。②各系统疾病患者的护理，涉及每种疾病的一般护理、病情观察、用药护理、心理护理和健康教育，以及每个系统不同患者的特殊护理技术。③内科常用操作技术的护理。

3. 内科护理的发展趋势　随着物质文化生活水平的迅速提高，人们对健康的要求更高，对医学的需求增加。在内科护理工作中，不仅要注重患者生物学因素方面的护理和指导，更需要注重心理－社会因素对健康的影响，注重患者心理治疗和心理护理，消除不良心理－社会因素对疾病的影响。现代医学需要护理人员掌握与现代护理相关的科学技术、手段与方法，并探索科学的护理方法。内科护理要体现人文关怀。内科护理人员要创建和谐的康复和治疗环境，促进患者康复。

4. 内科护理人员的基本作用及素质　树立正确的专业思想、具备熟练的专业护理能力和具备继续学习和发展能力。

5. 学习内科护理学的方法和要求　学会应用评判性思维解决内科护理中的问题，培养护理专业学生的整体护理观念，树立人文关怀的理念，重视内科护理基本技能训练。

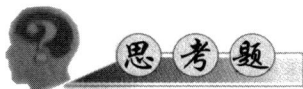

思考题

1. 内科护理学的基本概念是什么？
2. 简述内科护理技能的内容。
3. 简述学习内科护理学的方法。

第二章　呼吸系统疾病患者的护理

学习目标

1. 掌握呼吸系统常见疾病的病因和发病机制及临床表现。
2. 能够运用呼吸系统疾病的临床表现和相关知识对呼吸系统疾病患者做出正确的护理评估及护理诊断，制订护理计划，实施有效的护理措施和护理评价。
3. 学会对呼吸系统疾病患者进行正确氧疗，能够正确指导患者进行呼吸功能锻炼及促进有效排痰。

近年来，由于大气污染、吸烟、工业经济发展导致的理化因子、生物因子吸入以及人口老龄化等因素，呼吸系统疾病发病率呈逐年上升趋势，如肺癌、支气管哮喘和慢性阻塞性肺疾病的发病率明显增加。据 2009 年全国部分城市及农村前十位主要疾病死亡原因的调查表明，呼吸系统疾病（不包括肺癌）在城市的死亡病因中占第四位（13.1%），在农村占第三位（16.4%）。肺结核发病率近年来又有增高趋势。肺血栓栓塞症已经成为重要的医疗保健问题，肺动脉高压近年来也日益受到关注。肺部弥漫性间质纤维化及免疫低下性肺部感染等疾病的发病率日渐增长。艾滋病的主要死亡原因以肺部感染多见。从 2003 年以来，在世界范围内暴发的传染性非典型肺炎（严重急性呼吸综合征，severe acute respiratory syndrome，SARS）传染性强，病死率高。因此，呼吸系统疾病对人群健康的危害很大，其防治任务艰巨。

第一节　呼吸系统疾病的常见症状、体征及护理

一、咳嗽与咳痰

咳嗽（cough）是一种防御性反射动作，借以将呼吸道的异物或分泌物排出。但频繁的刺激性咳嗽会影响工作与休息，失去其保护性意义。咳痰（expectoration）是呼吸道内许多的分泌物，借助咳嗽经呼吸道由口腔排出体外的动作。正常成人的呼吸道黏膜每日分泌少量的黏液，使呼吸道黏膜保持湿润。

咳嗽与咳痰的常见原因如下。①感染，以细菌感染、病毒感染最为常见。②变态反应性疾病，如支气管哮喘、过敏性鼻炎等。③理化因素，如吸烟、异物、灰尘、刺激性气体、过冷或过热空气的刺激。④肿瘤，如鼻咽部、声带、气管、支气管、肺、胸膜、纵隔的肿瘤等。

（一）护理评估

1. 健康史 了解患者既往健康情况，如是否有慢性阻塞性肺疾病、肺结核等，了解疾病与气候变化的关系。询问患者目前的祛痰、止咳治疗情况，有无吸烟史、过敏史、职业史（如长期粉尘接触史等）。

2. 身体状况 评估咳嗽的性质、音色、持续的时间。干咳多见于急性上呼吸道感染，常伴发热；支气管肿瘤的咳嗽常为刺激性干咳，肿瘤压迫气管或支气管时伴有金属音；慢性支气管炎的咳嗽多在晨间出现；支气管扩张或肺脓肿的咳嗽与体位改变明显相关。注意咳嗽的伴随症状，如疲乏、失眠、注意力不集中等。

痰液的色、质、量、气味等因病因和发病机制不同而异。支气管炎、肺炎或支气管哮喘咳白色泡沫样痰或黏痰，感染加重时咳黄脓痰；支气管扩张、肺脓肿时，咳大量黄色脓性痰，若伴厌氧菌感染时，则有恶臭味；肺水肿咳粉红色泡沫痰。痰量的增减，多能反映肺部炎症的变化。增多者，肺部感染可能加剧；痰量由多变少，且全身情况较差，体温升高，则提示支气管引流不畅。肺部听诊可有呼吸音异常及干、湿啰音。

（二）常用护理诊断

清理呼吸道无效，与无效咳嗽、痰液黏稠、胸痛、意识障碍有关。

（三）护理措施

1. 促进排痰

（1）指导有效咳嗽、咳痰：适用于神志清醒能咳嗽的患者。其方法为：患者根据病情需要取舒适体位，先行5～6次深呼吸，于深吸气末屏气3～5秒，继而用力咳嗽数次将痰排出；或患者取坐位，两腿上置一枕头，顶住腹部（促进膈肌上升），咳嗽时身体前倾，头颈屈曲，收缩加压腹肌，张口咳嗽将痰液排出。嘱患者取侧卧屈膝位，以利于膈肌、腹肌收缩和增加腹压，并经常变换体位以利于痰液咳出。

胸、腹部有伤口时应采取相应的措施，避免或减轻因咳嗽、咳痰而加重伤口的疼痛。嘱患者轻轻按压伤口部位，也可用枕头按住伤口，以抵消或抵抗咳嗽引起伤口局部的牵拉和疼痛。

（2）湿化呼吸道：适用于痰液黏稠不易咳出者。常用超声雾化吸入法，若在雾化液中加入某些药物，如祛痰药、平喘药、抗生素等，排痰、平喘、消炎的效果更佳。但应警惕超声雾化的某些不良反应，如长期的雾化吸入引起气道湿化过度、干稠分泌物湿化后膨胀阻塞支气管、雾滴刺激支气管引起支气管痉挛、呼吸道继发感染等。

（3）胸部叩击与胸壁震颤：适用于长期卧床、久病体弱、排痰无力的患者。

胸部叩击的方法为患者取侧卧位或坐位，护士两手手指并拢，手背隆起，指关节微屈，从肺底由下向上、由外向内叩拍胸壁，震动气道，边拍边鼓励患者咳嗽，以进一步促进痰液排出，每侧肺叶反复叩击1～3分钟。

胸壁震颤的方法为护士双手掌重叠并将手掌放置在欲引流的部位，患者吸气时手掌放开，呼气时手掌紧贴胸壁，并施加压力做上下抖动，震颤患者胸壁5～7次，每个部位重复6～7个呼吸周期。震颤只在呼气期进行，且在叩击后实施。

胸部叩击与胸壁震颤的注意事项如下。①咯血、低血压、肺水肿、未经引流的气胸、肋骨骨折和病理性骨折史者，禁止做胸部叩击和胸壁震颤。②进行胸部叩击、胸壁震颤前要向患者做简要说明，以取得患者的理解与配合。③通过肺部听诊明确痰鸣音或湿啰

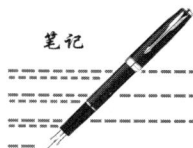

音的部位，操作时注意观察患者的反应，操作后询问患者的感受，观察咳嗽、排痰情况，复查肺部呼吸音变化。④叩击的力量要适中，以患者不感到疼痛为宜，若叩击时发出一种空而深的拍击音则表明手法正确，若出现拍打实体的声音则说明手法错误。⑤每次叩击和震颤时间以 15~20 分钟为宜，安排在餐前进行，并在餐前 30 分钟完成。⑥胸壁震颤应在每个部位被叩击后且只在呼气期进行，震颤后要鼓励患者用腹肌咳嗽。⑦叩击时应避开乳房和心脏，勿在骨突起部位进行，如胸骨、肩胛骨及脊柱。⑧为预防直接叩击胸壁引起皮肤发红，宜用单层薄布覆盖皮肤，过厚的覆盖物会降低叩击时所产生的震动而影响效果，叩击时要避开纽扣、拉链。

（4）体位引流：体位引流适用于支气管扩张、肺脓肿、慢性支气管炎等痰液较多者。摆放体位时应使病变部位处于高处，引流支气管开口向下。严重高血压，心功能 Ⅲ、Ⅳ 级，肺水肿患者或近期内有大量咯血者禁用体位引流。

体位引流的具体措施如下。①引流前向患者说明体位引流的目的及操作过程，消除其顾虑，以取得患者的合作。②引流宜在饭前进行，以免饭后引流致呕吐，依病变部位不同，采取相应的体位，借重力作用使痰液流出。③一旦正确地摆定姿势后至少要保持该姿势 5 分钟以上，每次引流 15~20 分钟，每日 1~3 次，时间安排在早晨起床时、晚餐前及睡前。④为加强引流效果，引流前应给予超声雾化吸入，在进行引流的同时应辅以拍背等措施。⑤引流过程中注意观察患者反应，如出现咯血、头晕、发绀、呼吸困难、出汗、疲劳等情况应及时停止引流。⑥在引流过程中鼓励患者做深呼吸运动，随后教患者做有效咳嗽，患者可咳出大量痰，若患者无法咳出痰液，可进行吸痰。⑦引流完毕，擦干净口腔周围的痰液，给予漱口，并记录排出的痰量和性质，必要时送检痰液。⑧引流过程应有护士或家人协助进行。

（5）机械吸引：适用于意识不清、咳嗽反射减弱所致的排痰困难者。经患者的口、鼻腔、气管插管或气管切开处进行负压吸痰。为防止吸痰引起低氧血症，应在吸痰前后适当提高吸氧的浓度。

2. 病情观察　密切观察并记录痰液的颜色、量与性质，正确采集痰液标本并及时送实验室检查，为医疗诊断提供可靠依据。

3. 改善环境　维持适宜的室温（18~20 ℃）与湿度（50%~60%），保持环境整洁、舒适，减少环境的不良刺激，特别是避免尘埃与烟雾的刺激。适宜的环境可以充分发挥呼吸道的防御功能，减少对呼吸道黏膜的刺激。

4. 补充营养和水分　给予高蛋白、高热量、高维生素饮食，尤其是增加维生素 C 和维生素 E 的摄入，不宜摄入刺激性食物，如生、冷、辛、辣等食物，以免刺激呼吸道、加重咳嗽。适当补充水分，患者情况允许时，每日保证饮水 1.5 L 以上，以防痰液黏稠不易咳出。

二、肺源性呼吸困难

肺源性呼吸困难（pulmonary dyspnea）指呼吸系统疾病患者自觉空气不足、憋气、呼吸费力，并伴有呼吸频率、深度与节律的异常。

呼吸困难分类如下。①吸气性呼吸困难，见于气管异物、喉头水肿、肿瘤等引起的上呼吸道狭窄、梗阻等。②呼气性呼吸困难，常见于下呼吸道梗阻或痉挛，如支气管哮喘、阻塞性肺气肿等。③混合性呼吸困难，见于重症肺炎、肺不张等。

（一）护理评估

1. 健康史　详细询问患者有无呼吸系统疾病，如支气管哮喘、肺炎等。了解呼吸困难的发生与时间、环境的关系，询问患者对治疗的反应。

2. 身体状况　吸气性呼吸困难的特点为吸气明显困难并伴有干咳或高音调的吸气喘鸣音，严重者可出现锁骨上窝、胸骨上窝及肋间隙向内凹陷，称"三凹征"；呼气性呼吸困难的特点为呼气时间延长，呼气费力，常伴有哮鸣音；混合性呼吸困难的特点为吸气和呼气均费力，呼吸浅而快，出现端坐呼吸、鼻翼扇动。

以缺氧为主的呼吸困难，表现为皮肤黏膜发绀，应注意发绀的严重程度；以二氧化碳潴留为主的呼吸困难，则表现为皮肤红润、温暖多汗，常伴有球结膜的充血、水肿。出现呼吸音异常，如呼吸音增强、减弱或消失；有哮鸣音、湿啰音等。

（二）常用护理诊断

1. 气体交换受损　与肺部病变使有效呼吸面积减少有关。
2. 低效型呼吸形态　与支气管平滑肌痉挛使气道狭窄或肺气肿有关。

（三）护理措施

1. 体位　采取半卧位或端坐位，以减轻呼吸困难。必要时设置跨床小桌，以便患者伏桌休息。半卧位或端坐位有利于膈肌活动，能使肺活量比卧位时增加10%～30%。

2. 保持呼吸道通畅　鼓励和教会患者有效咳嗽；补充液体以稀释痰液；按医嘱给予支气管舒张剂，缓解呼吸困难症状，重度呼吸困难者可通过面罩加压吸氧或使用呼吸机辅助呼吸；气道分泌物较多者，应协助患者翻身拍背，充分排出痰液，以增加肺泡通气量，必要时应机械吸痰，以保持呼吸道通畅。

3. 氧疗　按医嘱给予合适的氧疗，以纠正缺氧，缓解呼吸困难。

4. 环境　保持环境安静、舒适，空气新鲜，温度、湿度适宜，避免刺激性气体的吸入；当居室内喷洒灭蚊等消毒剂时，应将患者妥善转移。

三、咯血

咯血（hemoptysis）指喉以下呼吸道或肺组织的出血，血液经口腔咯出。咯血主要见于呼吸系统疾病，如支气管扩张、肺结核、支气管肺癌、肺脓肿等。此外，某些心血管疾病如风湿性心脏病二尖瓣狭窄、急性肺水肿，以及血液病、系统性红斑狼疮等也可引起咯血。

（一）护理评估

1. 健康史　询问患者有无支气管扩张、肺结核等病史及其他全身疾病，有无感染、过度疲劳等诱因；注意咯血的时间、性质、量、次数及治疗经过等。

2. 身体状况　评估咯血的量、颜色和性质。一次咯血量少于100 ml为小量咯血，100～500 ml为中等量咯血，24小时内咯血量超过500 ml或单次咯血量大于300 ml为大量咯血。咯血多为鲜红色，含有泡沫或痰液，不易凝固，呈碱性。应注意有无表情恐怖、面色晦暗、胸闷气促、张口瞪目等窒息表现。

咯血时患者的精神紧张，表现为坐卧不安、焦虑、恐慌等；咯血不止会促使病情加重。

（二）常用护理诊断

有窒息的危险，与大量咯血引起的气道阻塞有关。

（三）护理措施

1. 休息　小量咯血者应静卧休息，经有效处理后咯血可自行停止。大量咯血者需绝对卧床休息，保持病室安静，避免不必要的交谈，避免搬动患者，以利于止血后的恢复。

2. 心理护理　守护并安慰患者、消除其紧张情绪，往往能使小量咯血自行停止。必要时遵医嘱使用少量镇静剂、止咳剂。但年老体弱、肺功能不全者要慎用强镇咳药，以免抑制咳嗽反射和呼吸中枢，使血块不能咳出而发生窒息。向患者解释咯血时绝对不能屏气，以免诱发喉头痉挛，导致窒息。

3. 大量咯血的处理

（1）观察病情：定时监测血压、脉搏、呼吸、心律、瞳孔、意识状态等方面的变化并详细记录。观察患者有无窒息先兆，如胸闷、唇甲发绀、面色苍白、大汗淋漓、烦躁不安、血压下降等。了解患者咯血的量、颜色、性质及出血的速度，以及患者对咯血症状的认识程度。备好吸引器、气管插管等急救物品，以便及时抢救。

（2）窒息的抢救配合：当患者窒息时，立即置患者于头低足高位，轻拍患者背部以利于血块排出。清除口、鼻腔内血凝块，或迅速用鼻导管接吸引器插入气管内抽吸，以清除呼吸道内的积血。必要时立即行气管插管或气管镜直视下吸取血块。气管内血块清除后，若患者自主呼吸未恢复，应行人工呼吸，给高流量吸氧或按医嘱应用呼吸中枢兴奋剂，同时仍需要密切观察病情变化，监测血气分析和凝血机制，警惕再次窒息的可能。

（3）禁食：大量咯血者暂禁食，咯血停止后，宜进食少量凉或温的流质饮食，多饮水、多食富含纤维素的食物，以保持大便通畅，避免排便时腹压增大而引起再度咯血。

（4）补充血容量：根据医嘱酌情给予输血，补充血容量，但速度不宜过快，以免肺循环压力增高，再次引起血管破裂而咯血。

（5）使用止血药物：常用药物为垂体后叶素，10 U 加入 20～30 ml 生理盐水或 25% 葡萄糖溶液 20～40 ml，在 15～20 分钟内缓慢静脉推注，然后以 10～20 U 垂体后叶素加入 5% 葡萄糖溶液 500 ml 静脉滴注维持治疗。

垂体后叶素的作用是收缩小动脉和毛细血管，降低肺循环血压，有助于破裂血管的凝血和止血。但此药同时也能引起子宫、肠道平滑肌收缩和冠状动脉收缩，故高血压患者、冠心病患者及孕妇禁用此药。垂体后叶素主要的不良反应有恶心、心悸、面色苍白、出现便意等，使用过程中须密切注意观察。

（6）其他止血措施：大量咯血不止者，可采用其他止血措施，如经纤支镜局部注射凝血酶或放置 Fogarty 导管行气囊压迫止血。

（7）清洁工作：止血后及时为患者漱口，擦净血迹，保持口腔清洁、舒适，防止口腔异味刺激引起的再度咯血。

四、胸痛

胸痛（chest pain）指胸腔内脏器或胸壁组织病变累及壁层胸膜时引起疼痛，常见于肺炎、肺结核、肺脓肿、气胸、肺癌、胸膜炎等。胸痛还可见于心血管疾病、纵隔或食管病变、肋间神经痛、其他脏器病变引起的放射性疼痛。

（一）护理评估

1. 健康史　询问患者有无肺结核、肺脓肿等病史，并根据患者提供的自觉症状来评估。了解患者胸痛的部位、性质、发生的时间及诱因等。

2. 身体状况　评估胸痛的性质及伴随症状。胸痛可呈隐痛、钝痛、刺痛、灼痛、刀割样痛或压榨样疼痛。胸痛伴高热，可考虑肺炎；自发性气胸可在屏气、剧烈咳嗽时或之后突然发生剧烈胸痛，伴有气急或发绀；肺癌侵及壁层胸膜或肋骨，可出现隐痛，疼痛进行性加剧，甚至出现刀割样痛；胸膜炎表现为患侧疼痛，呼吸、咳嗽时疼痛加剧，屏气时减轻；肋间神经痛常沿肋间神经呈带状分布，可出现灼痛或触电样疼痛。疼痛范围和程度不一定与病变部位和程度一致。

（二）常用护理诊断

疼痛与胸壁病变、胸内脏器病变有关。

（三）护理措施

1. 缓解疼痛　因胸部活动引起剧烈疼痛者，可在呼气末用 15 cm 宽胶布固定患侧胸廓（胶布长度超过前、后正中线），以减低呼吸幅度，达到缓解疼痛的目的；也可采用局部热湿敷、冷湿敷或肋间神经封闭疗法止痛。当患者出现因剧烈胸痛或持续性胸痛影响休息、胸痛伴呼吸困难或因癌症引起胸痛等情况，可按医嘱适当使用镇痛剂和镇静剂。

2. 调整体位　采取适当的体位，如半卧位、坐位，以免疼痛加重。胸膜炎患者取患侧卧位，以减少胸壁与肺的活动。

第二节　支气管哮喘患者的护理

引导案例

患者，男，20 岁，在花园行走时突感鼻部和眼睑发痒，打喷嚏、流泪，继之出现胸闷、气促、发绀，当即被人送往医院。患者既往曾有吃鱼虾、鸡蛋后类似发作史。体格检查：T 36.2 ℃，P 102 次/分，BP 16/12 kPa（120/80 mmHg）。神志清，呼吸急促，呼气性呼吸困难，口唇发绀，双肺布满哮鸣音，呼气延长。

案例思考：1. 该患者的诊断是什么？

2. 如何对该患者进行护理？

支气管哮喘（bronchial asthma），简称哮喘，是由嗜酸性粒细胞、肥大细胞和 T 淋巴细胞等多种炎症细胞参与的气道慢性炎症。这种炎症使易感者对各种激发因子具有气道高反应性，并引起气道狭窄。临床上以反复发作性呼气性呼吸困难伴哮鸣音为特点，可自行缓解或经治疗后缓解。本病患者约 40% 有家族史。儿童发病率高于成人，发达国家高于发展中国家，城市高于农村。

一、病因和发病机制

（一）病因

哮喘的病因和发病机制尚不十分清楚，大多数认为哮喘是与多基因遗传有关的变态反应性疾病，环境因素对发病也起重要的作用。

1. 遗传因素　许多调查资料表明，哮喘患者亲属患病率高于群体患病率，并且亲缘关系越近，患病率越高；患者病情越严重，其亲属患病率也越高。目前，哮喘的相关基因尚未完全明确，但有研究表明，有多位点的基因与变态反应性疾病相关。这些基因在哮喘的发病中起着重要作用。

2. 促发因素　环境因素在哮喘发病中也起到重要的促发作用。相关的诱发因素较多，包括：吸入性抗原（如尘螨、花粉、真菌、动物毛屑等）和各种非特异性吸入物（如二氧化硫、油漆、氨气等）；感染（如病毒、细菌、支原体或衣原体等引起的呼吸系统感染）；食物性抗原（如鱼、虾、蟹、蛋类、牛奶等）；药物（如普萘洛尔、阿司匹林等）；气候变化、运动、妊娠等。

（二）发病机制

哮喘的发病机制尚不完全清楚。多数人认为，变态反应、气道慢性炎症、气道高反应性及自主神经功能障碍等因素相互作用，共同参与哮喘的发病过程。

1. 变态反应　当变应原进入具有过敏体质的机体后，通过巨噬细胞和T淋巴细胞的传递，可刺激机体的B淋巴细胞合成特异性IgE，并结合肥大细胞和嗜碱性粒细胞表面的高亲和性IgE受体。若过敏原再次进入体内，可与肥大细胞和嗜碱性粒细胞表面的IgE交联，从而促发细胞内的一系列反应，使该细胞合成并释放多种活性介质，进行导致平滑肌收缩、黏液分泌增加、血管通透性增高和炎症细胞浸润等。炎症细胞在介质的作用下又可分泌多种介质，使气道病变加重，炎症细胞的浸润时增加，产生哮喘的临床症状。

2. 气道慢性炎症　气道慢性炎症被认为是哮喘的基本的病理改变和反复发作的主要病理生理机制。无论何种哮喘，都表现为以肥大细胞、嗜酸性粒细胞和T淋巴细胞为主的多种炎症细胞在气道的浸润和聚集。这些细胞相互作用可以分泌出数十种炎症介质和细胞因子。这些介质、细胞因子与炎症细胞互相作用构成复杂的网络，导致气道炎症持续存在。当机体遇到诱发因素时，这些炎症细胞能够释放多种炎症介质和细胞因子，引起气道平滑肌收缩，黏液分泌增加，血浆渗出和黏膜水肿。已知多种细胞，包括肥大细胞、嗜酸性粒细胞、嗜中性粒细胞、上皮细胞、巨噬细胞和内皮细胞都可产生炎症介质。

3. 气道高反应性（AHR）　AHR表现为气道对各种刺激因子出现过强或过早的收缩反应，是引发哮喘的另一个重要因素。目前普遍认为气道炎症是导致气道高反应性的重要机制之一。气道上皮损伤和上皮内神经的调控等因素也参与了AHR的发病过程。

4. 自主神经功能障碍　神经因素也被认为是哮喘发病的重要环节。支气管受复杂的自主神经支配，包括胆碱能神经、肾上腺素能神经和非肾上腺素能非胆碱能（NANC）神经系统。支气管哮喘与β-肾上腺素能受体功能低下和迷走神经张力亢进有关，并可能存在α-肾上腺素能神经的反应性增加。NANC能释放舒张支气管平滑肌的神经介质，如血管活性肠肽（VIP）、一氧化氮（NO），以及收缩支气管平滑肌的介质，如P物质、神经激肽等；若二者平衡失调，则可引起支气管平滑肌收缩。

二、临床表现

（一）症状

患者起病急，哮喘发作前可有干咳、打喷嚏、流泪等先兆，随之很快出现哮喘发作。典型表现为伴有哮鸣音的呼气性呼吸困难或胸闷和咳嗽，严重者被迫采取坐位或呈端坐

内科护理学

呼吸，甚至出现发绀等，有时咳嗽为唯一症状。哮喘症状可在数分钟内发作，经数小时至数天，可自行缓解或用支气管舒张剂缓解。在夜间及凌晨发作和加重是哮喘的特征之一。有些青少年的哮喘症状表现为运动时出现胸闷、咳嗽和呼吸困难（运动性哮喘）。

（二）体征

哮喘发作时胸部呈过度充气状态，严重发作时可有颈静脉怒张、发绀、大汗淋漓、脉搏加快和奇脉。胸廓饱满，胸部叩诊呈过清音，听诊双肺可闻及以呼气期为主的哮鸣音，有时不用听诊器也可听到哮鸣音，但在轻度哮喘或重度哮喘发作时，哮鸣音可不出现。若伴有感染，则可闻及湿啰音。

（三）病情严重程度分级（急性发作期）

哮喘严重程度分级见表2-1。

表2-1 哮喘严重程度分级（急性发作期）

临床特点	轻度	中度	重度	危重
气短	步行或上楼时	稍动	休息时	
体位	可平卧	喜坐位	前弓位	
讲话方式	成句	单词	单字	不能说话
精神状态	较安静	稍烦躁	焦虑	嗜睡、意识模糊
出汗	无	有	大汗淋漓	大汗淋漓
呼吸频率	↑	↑↑	>30 次/分	
辅助肌活动	无	有	常有	胸腹矛盾运动
哮鸣音	呼气末	较响亮	响亮	减低或无
脉率（次/分）	<100	100~120	>120	脉搏节律改变
奇脉	无	有	常有	无
用 β_2 激动剂后				
PEF 占预计值	>80%	60%~80%	<60%	<60%
PaO_2（吸空气）	>80 mmHg	60~80 mmHg	<60 mmHg	<60 mmHg
$PaCO_2$	<45 mmHg	≤45 mmHg	>45 mmHg	>45 mmHg
SaO_2（吸空气）	>95%	91%~95%	≤90%	≤90%

注：1 mmHg=0.133 kPa；PEF—呼气流量峰值；↑表示轻度增加；↑↑表示增加。

重症哮喘：严重的哮喘发作持续24小时以上，经一般的支气管舒张剂治疗不能缓解者，称为重症哮喘或哮喘持续状态。

常见诱因如下。①呼吸道感染未控制。②过敏原未清除。③严重脱水、痰液黏稠、形成痰栓，细支气管受阻，导致肺不张。④治疗不当或突然停用糖皮质激素。⑤精神过度紧张。⑥严重缺氧、酸中毒、电解质紊乱。⑦出现并发症，如气胸、肺功能不全、心功能障碍。

（四）并发症

发作时可并发气胸、纵隔气肿、肺不张；长期反复发作和感染或并发慢性支气管炎、肺气肿、支气管扩张、间质性肺炎、肺纤维化和肺源性心脏病。

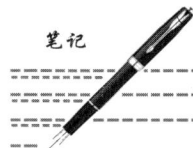

（五）实验室和其他检查

1. **血常规检查**　发作时可有嗜酸性粒细胞增高，但多不明显，合并感染时白细胞总数和中性粒细胞增高。

2. **痰液检查**　在涂片中可见较多嗜酸性粒细胞、嗜酸性粒细胞退化形成的尖棱结晶（嗜酸性蛋白结晶）、黏液栓和透明的哮喘珠。若合并感染，应做痰涂片、细菌培养及药物敏感试验。

3. **肺功能检查**　在哮喘发作时有关呼气流速的全部指标均显著下降，如第一秒用力呼气量（FEV_1）、第一秒用力呼气量占用力肺活量的比值（FEV_1/FVC）、呼气峰流速值（PEFR）等均显著下降；残气容量增加，残气量占肺总量百分比增高。

4. **血气分析**　哮喘发作时可有不同程度的缺氧，PaO_2降低，过度通气可使$PaCO_2$下降，pH值上升，表现为呼吸性碱中毒。如果是重症哮喘，则气道阻塞进一步发展，可出现呼吸性酸中毒。若缺氧明显，可合并代谢性酸中毒。

5. **胸部 X 线检查**　早期哮喘发作时双肺透亮度增加，呈过度充气状态，缓解期多无异常。合并肺部感染时，可见肺纹理增粗及炎症的浸润阴影。

6. **过敏原检测**　①放射性过敏原吸附法（RAST）能直接测定特异性 IgE 血清，哮喘患者的血清 IgE 常升高 2 ~ 6 倍。在缓解期进行检查可判断变应原，但应防止发生过敏反应。②皮肤过敏原测试：用于指导避免过敏原接触和脱敏治疗，临床上较为常用。可通过皮肤点刺等方法进行，皮试阳性则提示患者对该过敏原过敏。

三、处理要点

目前尚无特效的治疗方法，但长期规范化治疗可使哮喘症状得到控制，减少复发乃至不发作。保持肺功能正常，使患者活动不受限制，并能与正常人一样生活、工作和学习。

（一）脱离变应原

部分患者能找到引起哮喘发作的变应原或其他非特异性刺激因素，立即使患者脱离变应原的接触是防治哮喘最有效的方法。

（二）药物治疗

治疗哮喘的药物主要分为如下两类。

1. **支气管舒张剂**　此类药物的主要作用为舒张支气管，控制哮喘急性症状。

（1）**β_2肾上腺受体激动剂**：β_2激动剂主要通过激动气道平滑肌的β_2受体，活化腺苷酸环化酶，使细胞内的环磷酸腺苷（cAMP）含量增加，游离的Ca^{2+}减少，从而松弛支气管平滑肌，是控制哮喘急性发作症状的首选药物。此类药物有数十个品种，可分成3代。①第一代是非选择性的β_2激动剂，如肾上腺素、麻黄素和异丙肾上腺素等，因其心血管不良反应多已被高选择性的β_2激动剂所代替。②第二代是选择性短效β_2激动剂，如沙丁胺醇（salbutamol）、特布他林（terbutaline）和非诺特罗（fenoterol）等，作用时间为4 ~ 6小时，心血管系统的不良反应明显减少。③第三代是新一代长效的选择性β_2激动剂，如沙美特罗（salmeterol）、福莫特罗（formoterol）和丙卡特罗（procaterol）等。

用药方法可采用吸入法，包括定量气雾剂（MDI）吸入、干粉吸入、持续雾化吸入等，也可采用口服或静脉注射。首选吸入法，因药物吸入气道直接作用于呼吸道，局部浓度高且作用迅速，所用剂量较小，全身不良反应少。

（2）茶碱类：茶碱类除能抑制磷酸二酯酶、提高平滑肌细胞内的 cAMP 浓度外，还具有腺苷受体的拮抗作用，并能促进体内肾上腺素的分泌，增强气道纤毛清除功能和抗炎作用。它是目前常用的治疗哮喘的药物之一。目前用于临床的药物品种有氨茶碱、茶碱、羟丙茶碱、二羟丙茶碱、恩丙茶碱等。可以口服和静脉用药。口服药有普通剂型和缓释型（长效）。缓释型茶碱血药浓度平稳，有利于提高疗效和降低不良反应，但起效时间较长。口服氨茶碱的一般剂量为每日 5 ~ 8 mg/kg，缓释型茶碱每日 8 ~ 12 mg/kg。静脉给药主要应用于重危症哮喘，首次注射剂量为 4 ~ 6 mg/kg，而且应缓慢注射，注射时间应大于 15 分钟，静脉滴注维持量为每小时 0.8 ~ 1.0 mg/kg，每日用量一般不超过 750 ~ 1000 mg。

（3）抗胆碱药物：吸入抗胆碱药物，如异丙托溴铵（ipratropine bromide）等，可以阻断节后迷走神经通路，降低迷走神经兴奋性而起舒张支气管作用，并能阻断反射性支气管收缩。与 β_2 激动剂联合吸入治疗使支气管舒张作用增强并持久，主要应用于单独使用 β_2 激动剂未能控制症状的哮喘患者，对合并有慢性阻塞性肺疾病患者尤为合适。可用 MDI 吸入或持续雾化吸入，每日 3 ~ 4 次，每次 75 ~ 250 μg。约 15 分钟起效，维持 6 ~ 8 小时。不良反应少，少数患者有口苦或口干感。

2. 抗炎药

（1）糖皮质激素：糖皮质激素（简称激素）是当前防治哮喘最有效的药物。主要作用机制是抑制炎症细胞的迁移和活化，抑制细胞因子的生成，抑制炎症介质的释放，增强平滑肌细胞 β_2 受体的反应性。可分为吸入、口服和静脉用药。

吸入激素是控制哮喘长期稳定的最基本治疗，是哮喘的第一线治疗药物。常用的吸入激素有二丙酸倍氯米松（beclomethasone dipropionate）、布地奈德（budesonide）、氟尼缩松（flunisolide）和曲安奈德（triamcinolone acetonide）等。近年来已发展出一些新的活性更强的吸入激素，如氟替卡松（fluticasone）等，其作用增强了 2 倍，不良反应更少。

（2）色甘酸二钠：是一种非糖皮质激素抗炎药物，作用机制尚未完全阐明，能够稳定肥大细胞膜，抑制介质释放，对其他炎症细胞释放介质也有一定的抑制作用。能预防变应原引起的速发和迟发反应，以及运动和过度通气引起的气道收缩。雾化吸入 5 ~ 20 mg 或干粉吸入 20 mg，每日 3 ~ 4 次。本品在体内无积蓄作用，少数病例可有咽喉不适、胸闷，偶见皮疹，孕妇慎用。

（3）其他药物：白三烯调节剂包括白三烯受体拮抗剂和合成抑制剂（5 - 脂氧酶抑制剂）。目前能成功应用于临床的半胱氨酰白三烯受体拮抗剂有扎鲁斯特（zafirlukast，每次 20 mg，每日 2 次）和孟鲁斯特（montelukast，每次 10 mg，每天 1 次），不仅能缓解哮喘症状，还能减轻气道炎症，具有一定的临床疗效，可用于不能使用激素的患者或者联合用药。主要不良反应是胃肠道症状，通常较轻微，少数有皮疹、血管性水肿、转氨酶升高，停药后可恢复正常。

（三）急性发作期的治疗

1. 轻度　每日定时吸入糖皮质激素（200 ~ 500 μg 倍氯米松）。有症状时吸入短效 β_2 受体激动剂，如沙丁胺醇、特布他林。

2. 中度　每日吸入糖皮质激素（500 ~ 1000 μg 倍氯米松），规则吸入 β_2 受体激动剂或口服长效 β_2 受体激动剂。

3. 重度至危重度 持续雾化吸入 β_2 受体激动剂，或者静脉滴注沙丁胺醇或氨茶碱。静脉滴注糖皮质激素，如琥珀酸氢化可的松 $100 \sim 400$ mg/d。

（四）哮喘非急性发作期的治疗

1. 间歇至轻度 吸入 β_2 受体激动剂或口服 β_2 受体激动剂，或口服少量茶碱、吸入小剂量糖皮质激素（$\leqslant 200$ μg/d）。

2. 中度 按需吸入 β_2 受体激动剂或口服 β_2 受体激动剂的控释片，或口服茶碱控释片、每天定量吸入糖皮质激素（$200 \sim 600$ μg/d）。

3. 重度 应规律吸入 β_2 受体激动剂或口服 β_2 受体激动剂的控释片，或口服小剂量茶碱控释片、每天吸入糖皮质激素（> 600 μg/d）。若仍有症状，则口服泼尼松。

四、常用护理诊断

1. 低效型呼吸形态 与支气管狭窄、气道阻塞有关。

2. 有体液不足的危险 与哮喘反复发作或重症哮喘发作时间长，患者张口呼吸，体液消耗过多，不能进食有关。

3. 焦虑/恐惧 与呼吸困难、哮喘发作伴濒死感、健康状态不佳有关。

4. 潜在并发症：呼吸衰竭 与气道阻塞、呼吸肌劳累、缺氧、二氧化碳潴留加重有关。

五、护理措施

（一）改善通气，缓解呼吸困难

1. 环境 患者对气温和气味很敏感，应保持室内空气流通、新鲜，室温维持在 $18 \sim 22$ ℃、湿度为 $50\% \sim 70\%$。应避免环境中的过敏原，不宜在室内放置花草或用羽毛枕头，应注意避免房间内尘埃飞扬，或避免吸入刺激性物质而导致哮喘发作。

2. 体位 发作时，协助患者采取半卧位或坐位并较舒适地伏在床旁小桌上休息，以减轻体力消耗。

3. 病情观察 重症哮喘患者应有专人护理，严密观察病情变化，检测动脉血气分析结果、肺功能指标等。

4. 给氧 哮喘发作时，PaO_2 可有不同程度的下降，按医嘱给予吸氧 $2 \sim 4$ L/min，伴有高碳酸血症时应给予低流量（$1 \sim 2$ L/min）、低浓度吸氧。吸氧时应注意呼吸道的湿化和通畅，避免因气道干燥和寒冷气流的刺激而导致气道痉挛。

5. 促进排痰 清除呼吸道分泌物是改善通气的重要环节。

6. 用药 按医嘱使用支气管舒张剂和抗生素。

（二）补充液体

哮喘发作的患者，应注意补充液体，使痰液稀释，以利于痰液咳出，改善通气功能。若无心、肾功能不全，鼓励患者每日饮水 $2 \sim 3$ L。重症哮喘应静脉补液，以纠正失水，一般补液量为 $2 \sim 3$ L/d，滴速以 $30 \sim 50$ 滴/分为宜，避免单位时间内输液过多而诱发心力衰竭。

（三）消除恐惧心理，促进身心休息

哮喘发作时患者精神紧张、烦躁、恐惧，而不良情绪常会诱发或加重哮喘发作。应提供良好的心理支持，尽量守护在患者床旁，多安慰患者，使其产生信任和安全感。哮喘发作时多伴有背部发胀、发凉的感觉，可采用背部按摩的方法使患者感觉通气轻松，并通过暗示、诱导或现身说法等方式或适当允许患者家属陪伴，使患者身心放松，情绪渐趋稳定，以利于症状的缓解。

（四）预防并发症

痰液黏稠造成痰栓，使呼吸困难加重。神志不清时，应做好气管插管或气管切开准备，及时清除痰栓，减少无效腔，以预防呼吸衰竭的发生。出现呼吸衰竭时应积极采取相应措施，必要时给予人工呼吸机辅助治疗，以缓解患者呼吸困难，使呼吸肌得到休息，维持呼吸功能。若出现气胸等并发症，应积极采取相应措施，立即排气减压。

（五）用药护理

1. β_2 受体激动剂　如沙丁胺醇（又称舒喘灵、喘乐宁），每次 2～4 mg，每日 3 次；特布他林（博利康尼），每次 2.5 mg，每日 2～3 次；喘乐宁气雾剂吸入，每次 0.1～0.2 mg，每日 2～3 次。缓释舒喘灵（全特宁）口服剂型每次 8 mg，每日 2 次，对夜间发作者较适用，此药片内含有控释材料，必须整片吞服。其他常用的长效 β_2 受体激动剂如丙卡特罗（美喘清）、沙美特罗和班布特罗缓释片等。注意观察药物的不良反应，如头痛、头晕、心悸、手指震颤等，药物用量过大可引起严重心律失常，甚至发生猝死。

2. 茶碱类药物　常用的茶碱类药物有氨茶碱，口服每次 0.1～0.2 g，每日 3 次，必要时用葡萄糖溶液稀释后静脉推注或滴注，一般日剂量为 8～10 mg/kg，每天总量不得超过 1.2～1.5 g，静脉注射的时间应超过 10 分钟。茶碱缓释片（舒弗美）必须整片吞服。茶碱类药物的主要不良反应是胃肠道、心脏和中枢神经系统的毒性反应。氨茶碱用量过大或静脉注射（滴注）速度过快可引起恶心、呕吐、头痛、失眠、心律失常，严重者可引起室性心动过速、癫痫样症状、昏迷甚至心脏骤停等。

3. 糖皮质激素类药物　吸入剂有倍氯米松和布地奈德，吸入剂量为每日 200～600 μg。口服剂有泼尼松（强的松）、泼尼松龙（强的松龙），可大剂量、短疗程给药，每日 30～40 mg。严重哮喘发作时应静脉给药，可给予地塞米松，每日 10～30 mg。注意观察药物的不良反应，吸入剂虽然全身不良反应少，但少数患者可出现口咽部念珠菌感染、声音嘶哑或呼吸道不适，喷药后应用清水漱口以减轻局部反应和胃肠道吸收。长期口服激素可引起或加重消化性溃疡、骨质疏松等。

（六）健康指导

（1）向患者解释哮喘的诱因以及避免诱因的方法，使患者了解长期、适当、充分的治疗，可以完全控制哮喘的发作。

（2）使患者熟悉哮喘发作的先兆及相应的处理方法。

（3）使患者了解支气管舒张剂的作用、用法和不良反应，掌握正确的吸入技术。

（4）指导患者摄入营养丰富的食物，清淡饮食，避免进食易诱发哮喘发作的食物，如牛奶、鱼虾等，避免进食刺激性食物和饮酒，鼓励多饮水。

（5）适当锻炼，保证充足睡眠，增强体质。保持有规律的生活和乐观的情绪，避免身心过劳。

（6）使用皮试法查过敏原，进行特异脱敏治疗。还可注射哮喘疫苗以增强非特异性体液因子，提高白细胞吞噬功能。

笔记

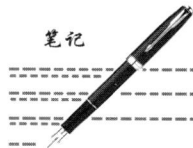

第三节　支气管扩张患者的护理

引导案例

患者，男，25岁，咳嗽、咳大量脓痰、反复咯血6年。近2天因受凉后出现发热，频繁咳嗽，痰量明显增多，痰呈恶臭味。入院查体：T 39.3℃，P 104次/分，R 30次/分，BP 105/70 mmHg，消瘦，表情紧张不安，呼吸急促，WBC 12.6×10^9/L，N 87%。X线检查：右下肺野纹理紊乱呈蜂窝状改变，可见小的液平面。初步诊断：支气管扩张伴感染。

案例思考：1. 为什么诊断为支气管扩张伴感染？

　　　　　 2. 支气管扩张有何特点？如何进行治疗及护理？

支气管扩张（bronchiectasis）是支气管慢性异常扩张性疾病。支气管及其周围组织的慢性炎症和支气管阻塞引起较严重的支气管组织结构病理性破坏，以致支气管管腔扩张和变形。支气管扩张的临床特点为慢性咳嗽伴大量脓痰和（或）反复咯血。患者多有童年麻疹、百日咳或支气管肺炎等病史。随着人民生活的改善，麻疹、百日咳疫苗的预防接种，以及抗生素的应用等，本病已明显减少。

一、病因和发病机制

支气管扩张的主要发病因素为支气管-肺组织的感染和支气管阻塞。感染引起管腔黏膜的充血、水肿，使管腔狭小，分泌物易阻塞管腔，导致引流不畅而加重感染；支气管阻塞所致引流不畅会诱发肺部感染。两者互相影响，促使支气管扩张的发生和发展。

先天性发育缺损及遗传因素引起的支气管扩张较少见。

（一）支气管、肺组织的感染和阻塞

婴幼儿麻疹、百日咳、支气管肺炎等感染，是支气管-肺组织感染和阻塞所致的支气管扩张最常见的原因。婴幼儿支气管壁薄弱、管腔较狭窄，易阻塞，反复感染可破坏支气管壁各层组织；支气管周围间质组织和肺泡的破坏导致其纤维化，进而牵拉管壁，致使支气管变形扩张。病变常累及双肺下部支气管，且左侧更为明显。

肺结核纤维组织增生和收缩牵引，或因支气管结核引起管腔狭窄、阻塞，伴或不伴肺不张均可引起支气管扩张，好发部位位于上叶尖后段或下叶背段。

支气管曲霉菌感染、胸膜粘连等也可损伤或牵拉支气管壁，引起支气管扩张。

肿瘤、异物吸入，或因管外肿大淋巴结压迫引起支气管阻塞，可导致远端支气管-肺组织感染。支气管阻塞引发肺不张，肺泡弹性组织失去缓冲，胸腔内负压直接牵拉支气管壁，致使支气管扩张。右肺中叶支气管细长，周围有多簇淋巴结，常因非特异性或结核性淋巴结炎而肿大并压迫支气管，引起肺不张，可并发支气管扩张所致的中叶综合征。

刺激的腐蚀性气体和氨气的吸入、直接损伤气管和支气管管壁，以及反复继发感染也可导致支气管扩张。

（二）支气管先天性发育缺损和遗传因素

支气管先天性发育障碍，如巨气管-支气管症（tracheobroncho-megaly），可能是先天性结缔组织异常、管壁薄弱所致的扩张。因软骨发育不全或弹力纤维不足，导致局部管壁薄弱或弹性较差，常伴有鼻旁窦炎及内脏转位（右位心），称为 Kartagener 综合征。有右位心者的支气管扩张发病率为 15%～20%，远高于一般人群，说明该综合征与先天性因素有关。

与遗传因素有关的肺囊性纤维化，由于支气管黏液腺分泌大量黏稠黏液，血清内可含有抑制支气管柱状上皮细胞纤毛活动的物质；分泌物潴留在支气管内，引起阻塞、肺不张和继发感染，诱发支气管扩张。先天性丙种球蛋白缺乏症和低球蛋白血症的患者免疫功能低下，反复发作的支气管炎症可发生支气管扩张。

二、临床表现

（一）症状

1. 慢性咳嗽伴大量脓痰　咳嗽、咳痰与体位改变有关，晨起及晚间卧床改变体位时咳嗽明显、痰量增多。呼吸道感染急性发作时，黄绿色脓痰明显增加，一日可达数百毫升；若有厌氧菌混合感染时，痰有恶臭味，呼吸有臭味。痰液收集于玻璃瓶中静置后可分 4 层：上层为泡沫，下悬脓性黏液；中层为混浊黏液；底层为坏死组织沉淀物。

2. 反复咯血　50%～70% 的患者反复咯血，咯血量不等，从痰中带血至大量咯血，咯血量与病情程度、病变范围不一致。部分患者以咯血为唯一症状，无咳嗽、脓痰等呼吸道症状，临床上称为"干性支气管扩张"，多发生于引流良好的上叶支气管，且不易感染。

3. 反复肺部感染　其特点是同一肺段反复发生肺炎并迁延不愈。

4. 慢性感染中毒症状　反复继发感染，可引起发热、乏力、食欲减退、消瘦、贫血、气促、发绀等全身中毒症状。

（二）体征

患者的体征取决于病变范围及扩张程度，轻微的支气管扩张可无明显体征，一般在扩张部可听到大小不等的湿啰音，其特点是持久存在。此外，可伴有阻塞性肺炎、肺不张或肺气肿的体征。在慢性病程的支气管扩张患者中，可见杵状指（趾）及全身营养较差的情况。体检可在病灶部位听到湿啰音。约 1/3 病例可见杵状指。

（三）实验室和其他检查

1. 胸部 X 线检查　早期轻症患者有一侧或双侧肺纹理增多、增粗现象；典型的 X 线表现为粗乱肺纹理中有多个不规则的蜂窝状透亮阴影，或沿支气管的卷发状阴影，感染时阴影内出现液平面。

2. 胸部 CT 检查　显示管壁增厚的柱状扩张，或成串、成簇的囊样改变。

3. 支气管造影　可确定病变部位、性质、范围、严重程度，为治疗或手术切除提供重要参考依据。

4. 纤维支气管镜检查　可明确出血、扩张或阻塞部位，还可进行局部灌洗、局部止血，取冲洗液并做微生物学检查。

5. 实验室检查　白细胞计数一般正常；如果继发肺部感染，白细胞数和中性粒细胞数可增多。痰涂片或培养可发现致病菌。

三、处理要点

支气管扩张的治疗原则：保持呼吸道通畅，积极控制感染，处理咯血，必要时手术

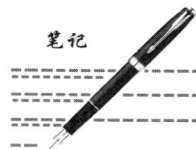

治疗。

（一）保持呼吸道通畅

1. 体位引流　抬高患肺位置，引流支气管开口向下，使痰液流入大支气管和气管，经咳嗽排出。如病变在下叶，患者俯卧，前胸靠近床沿，两手撑地，头向下进行深呼吸和咳痰，可同时拍背以提高引流效果。

2. 祛痰剂　有助于帮助恢复纤毛摆动功能，并使黏稠痰液变稀薄，有利于痰液咳出。口服用药可在下述药物中选择：溴己新 8～16 mg，每日 3 次；氨溴索（沐舒坦）30 mg，每日 3 次。也可使用溴己新 8 mg 溶液雾化吸入；溴己新 8 mg 或沐舒坦 15～30 mg，每日 2 次静脉注射。

3. 支气管扩张药　适当给予支气管扩张药解除气道痉挛有利于痰液排出，如口服氨茶碱、激动药；也可吸入 β_2 受体激动剂。

4. 纤维支气管镜引流排痰　是一种有效的治疗措施，尤其对那些经体位引流后痰液仍不能排出的患者。操作时可在支气管内滴入 1% 肾上腺素消除黏膜水肿，减轻阻塞，利于痰液排出。

（二）积极控制感染

抗生素的选择应根据感染细菌的种类以及对肺组织和气道分泌物的穿透力而定。病情较轻者以口服为主，较重者采用静脉用药。通常给予广谱抗生素，如每日 2 次口服磺胺甲噁唑/甲氧苄啶（复方磺胺甲基异噁唑，TMP－SMZ）0.48 g，首剂加倍；新型大环内酯类抗生素，如每日 2 次口服克拉霉素 0.75 g 或阿奇霉素 0.1 g；第二代头孢菌素也可供选择，如每日 3 次静脉注射头孢呋辛钠 0.75 g，或每日 3 次口服头孢克洛（希刻劳）0.25 g；氟喹诺酮类，如每日 2 次口服环丙沙星 0.5～0.75 g 或左氧氟沙星（左旋氧氟沙星）0.1 g。有报道称，经纤维支气管镜局部灌洗后，注入抗生素可有显著疗效。

（三）咯血的处理

咯血是支气管扩张的常见症状，且为威胁生命的主要原因，咯血常无明确的诱因，也不一定与其他症状，如发热、咳脓痰等平行。小量咯血经休息、给予镇静药和止血药，一般都能止住。大量咯血可行支气管动脉栓塞术。

（四）手术治疗

手术治疗适用于病灶范围较局限，全身情况较好，经内科治疗后仍有反复大量咯血或感染者。可根据病变范围做肺段或肺叶切除。

四、常用护理诊断

1. 清理呼吸道无效　与痰多黏稠、咳嗽无力、咳嗽方式无效有关。
2. 营养失调：低于机体需要量　与慢性反复支气管－肺组织感染导致机体消耗量增多有关。
3. 有窒息的危险　与痰液黏稠、大量咯血有关。

五、护理措施

（一）一般护理

1. 休息及体位　卧床休息，高热者给予物理降温，鼓励患者多饮水，保证摄入足够的水分，每日饮水量应为 1.5～2 L，以利于痰液的稀释和咳出。根据病情进行体位引流。

2. 饮食　摄入高热量、高蛋白及含维生素、矿物质丰富的食物，以增强机体的抵抗力。

（二）病情观察

观察患者体温、脉搏、呼吸的变化，以及痰液的量、性质及咯血情况等。

（三）咯血的护理

详见本章第一节内容。

（四）手术患者的护理

为肺叶切除术的患者行肺叶切除术后护理。

（五）健康指导

（1）向患者及其家属解释预防呼吸道感染的重要性，指导患者正确认识、对待疾病，积极配合治疗。

（2）积极治疗口腔及上呼吸道的慢性病灶，如扁桃体炎、鼻窦炎等，避免受凉。减少刺激性气体的吸入，吸烟者应戒烟。注意口腔卫生，既可防止呼吸道感染，又能去除呼吸时的臭味。可用复方硼酸溶液漱口，一日数次。

（3）培养患者自我保健意识和能力，学会自我监测病情，掌握体位引流的方法。对并发肺气肿者，应鼓励和指导其进行适当的呼吸运动锻炼，促进呼吸功能的改善，保存和恢复肺功能。

（4）生活起居要有规律，保证适当休息，注意劳逸结合，防止情绪激动和过度活动而导致咯血的发生和加重。

第四节　慢性阻塞性肺疾病患者的护理

引导案例

患者，男，62 岁，慢性咳嗽、咳痰 20 余年，每年发作持续超过 3 个月。近 5 年开始出现呼吸困难。2 天前开始发热，咳黄黏痰，痰不易咳出，喘息加重。体检：T 38.3 ℃，P 106 次/分，R 28 次/分，BP 140/80 mmHg。患者神志清楚，消瘦，口唇发绀，胸廓呈桶状胸，呼吸运动减弱，触觉语颤减弱，叩诊呈过清音，呼吸音粗，双肺满布哮鸣音，肺底有散在性湿啰音。血常规：白细胞 13.6×10^9/L。X 线胸片：两肺透亮度增加。

案例思考：1. 该患者的护理诊断是什么？

2. 如何进行护理？

慢性阻塞性肺疾病（chronic obstructive pulmonary disease，COPD）是一种以不完全可逆性气流受限为特征，呈进行性发展的肺部疾病；与肺部对香烟烟雾等有害气体或有害颗粒的异常炎症反应有关。COPD 与慢性支气管炎和肺气肿密切相关。

慢性支气管炎（chronic bronchitis），简称慢支，是指气管、支气管黏膜及其周围组织的慢性非特异性炎症。临床上以咳嗽、咳痰或伴有喘息及反复发作的慢性过程为特征。

病情若缓慢进展，常并发阻塞性肺气肿，甚至肺动脉高压、肺源性心脏病。它是一种严重危害人们健康的常见病，尤以老年人多见。根据咳嗽、咳痰或伴喘息，每年发病持续3个月，连续2年或2年以上，并排除其他心、肺疾患（如肺结核、尘肺、哮喘、支气管扩张、肺癌、心脏病、心力衰竭等）时，可做出诊断。如每年发病持续不足3个月，但有明确的客观检查依据（如X线、呼吸功能等）也可做出诊断。

肺气肿（pulmonary emphysema）是指终末细支气管远端（呼吸细支气管、肺泡管、肺泡囊和肺泡）的气道弹性减退，过度膨胀、充气和肺容积增大或同时伴有气道壁破坏的病理状态。

阻塞性肺气肿是由慢性支气管炎或其他原因逐渐引起的细支气管狭窄，终末细支气管远端气腔过度充气，并伴有气腔壁膨胀、破裂。阻塞性肺气肿的主要病因和发病机制是吸烟。

当慢性支气管炎和肺气肿患者肺功能检查出现气流受限并且不能完全可逆时，则诊断为COPD。

只有慢性支气管炎或肺气肿，而无气流受限，则不能诊断为COPD，而视为COPD的高危期。

一、病因和发病机制

（一）吸烟

吸烟是导致COPD最重要的因素。国内外的研究表明，慢性支气管炎的发生与吸烟有密切关系，吸烟者患慢性支气管炎的概率比不吸烟者高2~8倍，烟龄越长，吸烟量越大，COPD的患病率越高。其致病机制包括：烟草中的多种有害成分损伤气道上皮细胞，使黏液分泌增多，气道净化能力下降；支气管黏膜充血水肿、黏液积聚，容易继发感染；慢性炎症及吸烟刺激黏膜下感受器，使副交感神经亢进，引起支气管平滑肌收缩，气流受限；氧自由基产生增多，诱导中性粒细胞释放蛋白酶，抑制抗蛋白酶系统，破坏肺弹力纤维，诱发肺气肿形成。

（二）职业性粉尘和化学物质

刺激性烟雾、粉尘、大气污染（如二氧化硫、二氧化氮、氯气、臭氧等）的慢性刺激，常为慢支的诱发病因和发病机制之一。接触工业刺激性粉尘和有害气体的工人，慢支患病率远较不接触者高。故大气污染也是本病重要的诱发病因。

（三）空气污染

大气中的有害气体（如二氧化硫、二氧化氮、氯气等）可损伤气道黏膜上皮，使纤毛清除功能下降，黏液分泌增加，增加了细菌感染的概率。

（四）感染

感染是COPD发生、发展的重要因素，主要为病毒和细菌感染，鼻病毒、黏液病毒、腺病毒和呼吸道合胞病毒较为多见。

（五）蛋白酶-抗蛋白酶失衡

弹性蛋白酶及其抑制因子失衡学说认为，人体内存在着弹性蛋白酶和弹性蛋白酶抑制因子（主要为α_1-抗胰蛋白酶）。弹性蛋白酶能够分解弹力纤维，造成肺气肿病变。

（六）其他

机体的内在因素、自主神经功能失调、营养不足、气温的突变等都可能参与 COPD 的发生。呼吸道局部防御及免疫功能减低、寒冷常为慢支发作的重要原因和诱因；喘息型支气管炎往往有过敏史。

当机体抵抗力减弱、气道存在不同程度敏感性（易感性）时，同时又有一种或多种外因的存在，长期反复作用，可发展成为慢支。如长期吸烟损害呼吸道黏膜，加上微生物的反复感染，可发生慢性支气管炎，甚至发展成慢性阻塞性肺气肿或慢性肺心病。

二、临床表现

（一）症状

多缓慢起病，病程较长，反复急性发作而加重病情。开始症状轻微，吸烟、接触有害气体、过度劳累、气候变化或变冷感冒都会引起急性发作或病情加重。或由上呼吸道感染迁延不愈，演变发展为慢支。到夏天气候转暖时多可自然缓解。

1. 慢性咳嗽　支气管黏膜充血、水肿或分泌物积聚于支气管腔内均可引起咳嗽。咳嗽严重程度视病情而定，一般晨间咳嗽较重，白天较轻，晚间睡前有阵咳或排痰。

2. 咳痰　起床后或体位变动时可刺激排痰，常以清晨排痰较多见，痰液一般为白色黏液或泡沫性浆液，偶可带血。若有严重而反复咯血，则提示严重的肺部疾病，如肿瘤。急性发作伴有细菌感染时，则排出黏液脓性痰，咳嗽次数和痰量增加。

3. 喘息或胸闷　喘息性慢支有支气管痉挛，可引起喘息，常伴有哮鸣音。

4. 气短或呼吸困难　慢支并发肺气肿时，在原有咳嗽、咳痰等症状的基础上出现了逐渐加重的呼吸困难。最初仅在劳动、上楼或登山、爬坡时有气急；随着病变的发展，在平地活动时，甚至在静息时也感到气急。当慢支急性发作时，支气管分泌物增多，进一步加重通气功能障碍，出现胸闷、气急加剧，严重时可出现呼吸衰竭的症状，如发绀、头痛、嗜睡、神志恍惚等。

（二）体征

1. 视诊及触诊　胸廓前后径增大，剑突下胸骨下角增宽（桶状胸）；部分患者呼吸变浅、频率增快，严重者可有缩唇呼吸等；触觉语颤减弱。

2. 叩诊　肺部呈过清音，心浊音界缩小，肺下界和肝浊音界下降。

3. 听诊　两肺呼吸音减弱，呼气延长，部分患者可闻及干啰音和（或）湿啰音。

（三）临床分期

1. 急性加重期　指在疾病过程中，短期内出现咳嗽、咳痰、气短和（或）喘息加重；痰量增多、呈脓性或黏液脓性痰，可伴发热等症状。

2. 稳定期　患者咳嗽、咳痰、气短和（或）喘息症状稳定或症状轻微。

（四）辅助检查

1. 肺功能检查

（1）FEV$_1$/FVC 和 FEV$_1$% 预计值：第一秒用力呼气量（FEV$_1$）占用力肺活量的百分比（FEV$_1$/FVC）是评价气流受限的一项敏感指标。第一秒用力呼气量（FEV$_1$）占预计值的百分比（FEV$_1$% 预计值）是评估 COPD 严重程度的良好指标，其变异性小，易于

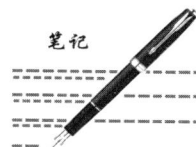

操作；吸入支气管舒张剂后 $FEV_1/FVC < 70\%$ 及 $FEV_1\% < 80\%$ 预计值者，可确定为不能完全可逆的气流受限。

（2）肺总量（TLC）、功能残气量（FRC）和残气量（RV）增高，肺活量（VC）减低，表明肺过度充气，有参考价值；由于 TLC 不及 RV 增高的程度大，故 RV/TLC 增高。

2. 胸部 X 线检查　早期无特异性，可出现肺气肿征象，表现为胸廓扩张、肋间隙增宽、膈低平、两肺透亮度增加、心影狭长呈垂位心。

3. 胸部 CT 检查　CT 检查不应作为 COPD 的常规检查；高分辨率 CT，对有疑问病例的鉴别诊断有一定意义。

4. 血气检查　对确定发生低氧血症、高碳酸血症、酸碱平衡失调及判断呼吸衰竭的类型有重要价值。

5. 其他　COPD 合并细菌感染时，血液中白细胞增高，核左移。痰培养可能检出病原菌。常见病原菌为肺炎链球菌、流感嗜血杆菌、卡他莫拉菌、肺炎克雷伯杆菌等。

三、处理要点

（一）稳定期治疗

（1）首先要戒烟，其次因环境粉尘、刺激性气体所致疾病者，应脱离污染环境。

（2）康复锻炼及适当的运动干预是有价值的，可以减缓疾病的发展及改善肺功能。

（3）改善体质，补充营养，补给患者足够的热量。

（4）对不易咳出痰者可应用祛痰药，常用的祛痰药有沐舒坦、复方甘草合剂、必嗽平等。

（5）长期家庭氧疗，当 $PaO_2 < 55$ mmHg 或 $SaO_2 < 88\%$，PaO_2 为 $55 \sim 60$ mmHg 或 $SaO_2 < 89\%$，并有肺动脉高压、心力衰竭、水肿或红细胞增多时，一般要用鼻导管吸氧，氧流量为每分钟 $1.0 \sim 2.0$ L，吸氧时间为每天超过 15 小时。

（6）长期规律应用支气管舒张剂预防和减轻症状或短期按需应用支气管舒张剂以暂时缓解症状。

常用的支气管舒张剂有 β_2 受体激动剂和抗胆碱药物，二者联合应用比单独使用其中一种可提供更优良的支气管舒张效果，不良反应不增加，并且患者的依从性更好，如可必特吸入剂等。茶碱通常用于更严重的患者，且对夜间加重者尤其有效。吸入皮质类固醇可减慢疾病的加重速度、改善健康状况，但不减轻疾病的进展。

（二）急性加重期治疗

（1）确定急性加重期的原因及病情严重程度，最常见的原因是细菌或病毒感染。

（2）根据病情严重程度决定门诊或住院治疗。

（3）支气管舒张剂的使用同稳定期。

（4）低流量吸氧。低氧血症者可鼻导管吸氧，或通过文丘里（Venturi）面罩吸氧。鼻导管给氧时，吸入的氧浓度与给氧流量有关，估算公式为吸入氧浓度（%）$= 21 + 4 \times$ 氧流量（L/min）。一般吸入氧浓度为 $28\% \sim 30\%$，应避免吸入氧浓度过高引起二氧化碳潴留。

（5）应用抗生素。当患者呼吸困难加重，咳嗽伴痰量增加、有脓性痰时，应根据患者所在地常见病原菌类型及药物敏感情况积极选用抗生素治疗。

（6）应用糖皮质激素。对需住院治疗的急性加重期患者可考虑每日口服泼尼松龙

30 ~ 40 mg，也可静脉给予甲泼尼龙 40 ~ 80 mg，每日 1 次，连续 5 ~ 7 天。

（7）应用祛痰剂。溴己新 8 ~ 16 mg，每日 3 次；盐酸氨溴索 30 mg，每日 3 次，酌情选用。

四、常用护理诊断

1. 气体交换受损　与气道阻塞、肺弹性降低、残气量增加引起通气和换气功能障碍有关。

2. 清理呼吸道无效或低效　与呼吸道炎症、阻塞、痰液过多、痰液黏稠、无力咳嗽有关。

3. 知识缺乏　与缺乏院前指导或缺少信息来源有关。

五、护理措施

（一）一般护理

1. 休息与活动　早期适当活动，以不感到疲劳、不加重症状为宜。发热、咳喘时应卧床休息，晚期患者应取前倾位，用辅助呼吸机辅助呼吸。

2. 饮食　患者因呼吸道反复感染、呼吸困难、能量消耗增加和进食量不足等引起营养不良。应向患者及家属解释摄取足够营养对满足机体需要、保持和恢复体力的重要性，强调营养不良、缺乏维生素 A 和维生素 C 会使呼吸道防御能力下降、黏膜上皮细胞修复功能减退，促使疾病的发生和发展。应给予高热量、高蛋白、高维生素饮食，避免摄入产气食物，以防腹胀使膈肌上升而影响肺部换气功能。对于呼吸困难伴有便秘者，应鼓励其多饮水、多食富含纤维素的蔬菜和水果，保持大便通畅。

（二）病情观察

观察呼吸、体温、脉搏变化，如体温超过 39 ℃ 应给予物理或药物降温。

（三）氧疗护理

1. 方法　长期家庭氧疗（LTOT）：鼻导管低浓度持续给氧，氧流量为每分钟 1 ~ 2 L，时间为每日 10 ~ 15 小时。

2. 注意　避免高浓度吸氧；观察吸氧后变化：意识状态、呼吸频率及幅度、有无窒息或呼吸停止等。

（四）用药护理

遵医嘱使用祛痰、镇咳药，应以抗炎、祛痰为主，不宜选用强烈镇咳药，如可卡因，以免抑制咳嗽中枢，加重呼吸道阻塞，导致病情恶化。

（五）呼吸功能锻炼

通过有效的呼吸肌锻炼可明显增强呼吸肌的肌力和耐力，结合其他康复治疗措施可预防呼吸肌疲劳和通气衰竭的发生。因此，呼吸肌锻炼是 COPD 患者稳定期治疗的一项非常重要的内容。

1. 腹式呼吸法（膈式呼吸锻炼）　患者取立位、坐位或平卧位，两膝半屈，使腹肌放松。两手分别放于前胸部和上腹部；用鼻缓慢吸气时，膈肌最大限度下降，腹肌松弛，手感到腹部向上抬起，胸部手在原位不动，抑制胸廓运动；呼气时，腹肌收缩（手感到

笔记

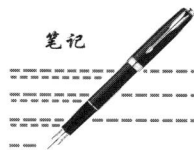

腹部下降）帮助膈肌松弛，膈肌随腹腔内压增加而上抬，增加呼吸潮气量。同时可配合缩唇呼气法，每天进行锻炼，时间由短到长，逐渐习惯平稳而缓慢的腹式呼吸。训练腹式呼吸有助于降低呼吸频率，增加潮气量、肺泡通气量，减少功能残气量，并增加咳嗽、咳痰能力，减缓呼吸困难症状，改善换气功能。此法不适于胸片提示膈肌已降至最低限度，呈平坦而无弧形者。

2. 缩唇呼吸法 指导患者呼气时腹部内陷，胸部前倾，将口唇缩小（呈吹口哨样），尽量将气呼出，以延长呼气时间，同时口腔压力增加，传至末梢气道，避免小气道过早关闭，改善肺泡的有效通气量。吸气和呼气时间比为 1:2 或 1:3（正常 1:1.5），尽量深吸慢呼，每分钟 7~8 次，每次 10~20 分钟，每天训练 2 次。

3. 呼吸操 全身性呼吸体操锻炼是在上述腹式呼吸练习的基础上进行的，即将腹式呼吸和扩胸、弯腰、下蹲等动作结合在一起，起到进一步改善肺功能和增强体力的作用。具体要领如下。①平静呼吸。②立位吸气，前倾位呼气。③单举上臂吸气，双手压腹呼气。④平举上肢吸气，双臂下垂呼气。⑤平伸上肢吸气，双手压腹呼气。⑥抱头吸气，转体呼气。⑦立位上肢上举吸气，蹲位呼气。⑧腹式缩唇呼吸。⑨平静呼吸。

（六）心理护理

COPD 患者多伴有低氧血症，常出现心理障碍、性格改变和情绪状态失调，尤以焦虑和抑郁多见。护士应针对 COPD 患者的心理问题给予护理干预，改善患者的不良情绪。首先，应指导患者正确认识疾病，积极配合氧疗，坚持呼吸康复训练，减轻肺部症状带来的不适；其次，护士应评估患者的社会支持系统，指导患者积极主动利用社会支持。社会支持作为机体康复的重要支援，使得个体可以获得信息和经济支持，分享他人的建议和想法，从而感到幸福和愉快，有利于提高个体的生活自理能力和心理满足感，减少抑郁情绪的发生。

（七）健康指导

（1）指导患者适当休息，加强营养。

（2）教育患者认识积极预防感染的重要性，鼓励患者，特别是鼓励缓解期患者坚持锻炼，以加强耐寒能力和提高机体抵抗力。注意保暖，避免受凉，预防感冒。

（3）避免刺激呼吸道，如戒烟。同时注意改善环境卫生，做好个人劳动保护，消除及避免烟雾、粉尘和刺激性气体等诱发因素对呼吸道的影响。

第五节 慢性肺源性心脏病患者的护理

引导案例

患者，男，68 岁，退休工人，反复咳嗽、咳痰 20 年，气短 10 年，近 3 天出现发热、咳黄痰，因夜间不能平卧而入院。既往有吸烟史 30 年。查体：BP 160/90 mmHg，唇发绀，桶状胸，双肺叩诊呈过清音，触诊触觉语颤减弱，听诊呼吸音减弱，可闻及干、湿啰音，P_2 亢进，剑突下见心脏搏动，三尖瓣区可闻及收缩期杂音，下肢出现凹陷性水肿。

案例思考：1. 该患者的诊断是什么？如何进行护理？

2. 为什么会出现下肢凹陷性水肿？

慢性肺源性心脏病（chronic pulmonary heart disease）简称慢性肺心病，是由肺组织、肺动脉血管或胸廓的慢性病变引起的肺组织结构和功能异常，导致肺血管阻力增加、肺动脉高压、右心室扩张、肥大，伴或不伴右心衰竭。

慢性肺心病是呼吸系统的一种常见疾病，患病年龄多在 40 岁以上，随年龄增长患病率增高，在我国，平均患病率为 0.4%。慢性肺心病的患病率存在地区差异，东北、西北、华北地区患病率高于南方地区，农村患病率高于城市。吸烟者比不吸烟者患病率明显增高，男女无明显差异。冬、春季节和气候骤然变化时，易出现急性发作。急性呼吸道感染是肺心病急性发作的主要诱因，常导致肺、心功能衰竭。重症肺心病的病死率仍较高。

一、病因和发病机制

（一）病因

1. 支气管、肺疾病　以慢性阻塞性肺疾病（COPD）最为多见，占 80% ~ 90%，其次为支气管哮喘、支气管扩张、重症肺结核、肺尘埃沉着症、结节病、间质性肺炎、过敏性肺泡炎、嗜酸性肉芽肿、药物相关性肺疾病等。

2. 胸廓运动障碍性疾病　较少见，严重的脊椎后凸和脊柱侧凸、脊椎结核、类风湿关节炎、胸膜广泛粘连及胸廓成形术后造成的严重胸廓或脊椎畸形，以及神经肌肉疾病，如脊髓灰质炎，均可引起胸廓活动受限、肺受压、支气管扭曲或变形，导致肺功能受损。气道引流不畅，肺部反复感染，并发肺气肿或纤维化。

3. 肺血管疾病　慢性血栓栓塞性肺动脉高压、肺小动脉炎、累及肺动脉的变应性肉芽肿病（allergic granulomatosis），以及原因不明的原发性肺动脉高压，均可使肺动脉狭窄、阻塞，引起肺血管阻力增加、肺动脉高压和右心室负荷加重，最终发展成慢性肺心病。

4. 其他　原发性肺泡通气不足及先天性口咽畸形、睡眠呼吸暂停低通气综合征等均可产生低氧血症，引起肺血管收缩，导致肺动脉高压，最终发展成慢性肺心病。

（二）发病机制

引起右心室扩大、肥厚的因素很多，但先决条件是肺功能和结构的不可逆性改变。反复的气道感染和低氧血症导致了一系列体液因子和肺血管的变化，使肺血管阻力增加，肺动脉血管的结构重塑，产生肺动脉高压。

1. 肺动脉高压的形成

（1）肺血管阻力增加的功能性因素：缺氧、高碳酸血症和呼吸性酸中毒使肺血管收缩、痉挛，其中缺氧是肺动脉高压形成的最重要因素。

引起缺氧性肺血管收缩的原因很多，现认为体液因素在缺氧性肺血管收缩中占重要地位。缺氧时收缩血管的活性物质增多，使肺血管收缩，血管阻力增加，尤其是花生四烯酸环氧化酶产物前列腺素和脂肪氧化酶产物白三烯。白三烯、5 - 羟色胺（5 - HT）、血管紧张素 Ⅱ、血小板活化因子（PAF）等起收缩血管的作用。内皮源性舒张因子（EDRF）和内皮源性收缩因子（EDCF）的平衡失调，在缺氧性肺血管收缩中也起一定作用。

缺氧使平滑肌细胞膜对 Ca^{2+} 的通透性增加，细胞内 Ca^{2+} 含量增高，肌肉兴奋 - 收缩耦联效应增强，直接使肺血管平滑肌收缩。发生高碳酸血症时，由于 H^+ 产生过多，使血

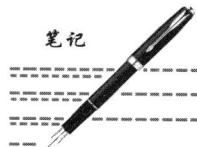

管对缺氧的收缩敏感性增强，致肺动脉压增高。

（2）肺血管阻力增加的解剖学因素：解剖学因素是指肺血管解剖结构的变化，此变化导致肺循环血流动力学障碍。主要原因是长期反复发作的慢性阻塞性肺疾病及支气管周围炎可累及邻近肺小动脉，引起血管炎，管壁增厚、管腔狭窄或纤维化，甚至完全闭塞，使肺血管阻力增加，产生肺动脉高压；随着肺气肿的加重，肺泡内压增高，压迫肺泡毛细血管，造成毛细血管管腔狭窄或闭塞。肺泡壁破裂造成毛细血管网毁损，肺泡毛细血管床减损超过70%时肺循环阻力增大；肺血管重塑、慢性缺氧使肺血管收缩，管壁张力增高，同时缺氧时肺内产生多种生长因子（如多肽生长因子），可直接刺激管壁平滑肌细胞、内膜弹力纤维及胶原纤维增生；血栓形成，尸检发现，部分慢性肺心病急性发作期患者存在多发性肺微小动脉原位血栓，引起肺血管阻力增加，加重肺动脉高压；此外，肺血管性疾病、肺间质疾病、神经肌肉疾病等皆可引起肺血管的病理改变，使血管腔狭窄、闭塞，肺血管阻力增加，发展成肺动脉高压。

在慢性肺心病肺动脉高压的发生机制中，功能性因素较解剖学因素更为重要。在急性加重期患者经过治疗、缺氧和高碳酸血症得到纠正后，肺动脉压可明显降低，部分患者甚至可恢复到正常范围。

（3）血液黏稠度增加和血容量增多：慢性缺氧产生继发性红细胞增多，血液黏稠度增加。缺氧可使醛固酮增加，使水、钠潴留；缺氧使肾小动脉收缩，肾血流减少也加重水、钠潴留，血容量增多。血液黏稠度增加和血容量增多使肺动脉压升高。

2. 心脏病变和心力衰竭　肺循环阻力增加时，右心发挥其代偿功能，以克服肺动脉压升高的阻力，从而发生右心室肥厚。肺动脉高压早期，右心室尚能代偿，舒张期末压仍正常。随着病情的进展，特别是急性加重期，肺动脉压持续升高，超过右心室的代偿能力，右心失代偿，右心排出量下降，右心室收缩末期残留血量增加，舒张期末压增高，促使右心室扩大和右心室功能衰竭。

慢性肺心病除了出现右心室改变外，也有少数可见左心室肥厚。由于缺氧、高碳酸血症、酸中毒、相对血流量增多等因素，使左心负荷加重。如果病情进展，则可发生左心室肥厚，甚至导致左心衰竭。

3. 其他重要器官的损害　缺氧和高碳酸血症除影响心脏外，还导致其他重要器官（如脑、肝、肾、胃肠）及内分泌系统、血液系统等发生病理改变，引起多器官功能损害，详见本章第九节。

二、临床表现

本病发展缓慢，临床上除原发病的各种症状和体征外，可逐步出现肺、心功能衰竭以及其他器官损害的征象。可按肺、心功能的代偿期与失代偿期进行分述。

（一）肺、心功能代偿期（包括缓解期）

1. 症状　咳嗽、咳痰、气促，活动后可有心悸、呼吸困难、乏力和劳动耐力下降。急性感染可使上述症状加重。少有胸痛或咯血。

2. 体征　可有不同程度的发绀和肺气肿体征。偶有干、湿啰音，心音遥远，$P_2 > A_2$，三尖瓣区可出现收缩期杂音或剑突下心脏搏动增强，提示有右心室肥厚。部分患者因肺气肿使胸膜腔内压升高，阻碍腔静脉回流，可有颈静脉充盈。此期肝界下移是膈肌下降所至。

（二）肺、心功能失代偿期（包括急性加重期）

此期呼吸衰竭的表现最突出，有或无心力衰竭。由肺血管疾病引起的肺心病则以心力衰竭为主，呼吸衰竭较轻。

1. 呼吸衰竭

（1）症状：呼吸困难加重，夜间为甚，常有头痛、失眠、食欲下降，但白天嗜睡，甚至出现表情淡漠、神志恍惚、谵妄等肺性脑病的表现。

（2）体征：明显发绀，球结膜充血、水肿，严重时可有视网膜血管扩张、视盘水肿等颅内压升高的表现。腱反射减弱或消失，出现病理性反射。可出现因高碳酸血症所致的周围血管扩张，如皮肤潮红、多汗。

2. 右心衰竭

（1）症状：气促更明显，心悸、食欲缺乏、腹胀、恶心等。

（2）体征：发绀更明显，颈静脉怒张，心率增快，可出现心律失常，剑突下可闻及收缩期杂音，甚至出现舒张期杂音。肝大且有压痛，肝颈静脉回流征阳性，下肢水肿，重者可有腹水。少数患者可出现肺水肿及全心衰竭等体征。

（三）并发症

肺心病患者由于低氧血症和高碳酸血症，可出现多个重要脏器受累，出现严重的并发症，如体液平衡失调、心律失常、休克、消化道出血、弥散性血管内凝血（DIC）等。

（四）实验室和其他检查

1. 胸部 X 线检查　除肺、胸原发疾病的征象外，尚有肺动脉高压和右心室肥大的征象，如右下肺动脉干扩张，横径≥15 mm；肺动脉段突出或其高度≥3 mm；右心室肥大征等，皆为诊断肺心病的主要依据。

2. 心电图检查　主要为右心室肥大的改变，如电轴右偏、重度顺钟向转位、$Rv_1 + Sv_5 \geq 1.05$ mV 及肺型 P 波，也可见右束支传导阻滞及低电压图形。这些可作为诊断肺心病的参考条件。

3. 血气分析　可出现低氧血症、高碳酸血症，呼吸衰竭时出现 $PaO_2 < 60$ mmHg（8.0 kPa），$PaCO_2 > 50$ mmHg（6.6 kPa）。pH 值可正常或降低。

4. 血液检查　红细胞和血红蛋白可升高，全血黏度和血浆黏度可增加，红细胞电泳时间常延长，并发感染时白细胞总数增加或有核左移。部分患者血清学检查可有肾功能、肝功能的异常及电解质紊乱。

5. 其他检查　肺功能检查对早期或缓解期肺心病有意义。痰细菌学检查对急性加重期肺心病患者使用抗生素有指导意义。

三、处理要点

（一）急性加重期

积极控制感染；通畅呼吸道，改善呼吸功能；纠正缺氧和二氧化碳潴留；控制呼吸和心力衰竭；积极处理并发症。

1. 控制感染　参考痰菌培养及药敏实验选择抗生素。在还没有培养结果前，根据感染的环境及痰涂片革兰染色选用抗生素。社区获得性感染以革兰阳性菌占多数，医院获得性感染则以革兰阴性菌为主，或选用二者兼顾的抗生素。常用的抗生素有青霉素类、

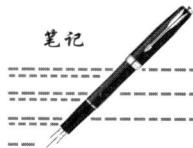

氨基糖苷类、喹诺酮类及头孢菌素类抗感染药物，且必须注意可能继发真菌感染。

2. 氧疗　通畅呼吸道，纠正缺氧和二氧化碳潴留，可用鼻导管吸氧或面罩给氧，并发呼吸衰竭者参阅本章第九节的治疗方案。

3. 控制心力衰竭　慢性肺心病心力衰竭的治疗与其他心脏病心力衰竭的治疗有所不同，因为慢性肺心病患者一般在积极控制感染、改善呼吸功能后心力衰竭便能得到改善，患者尿量增多，水肿消退，不需要加用利尿药。但对治疗无效的重症患者，可适当选用利尿药、正性肌力药或扩血管药物。

（1）利尿药：有减少血容量、减轻右心负荷、消除水肿的作用。原则上宜选用作用轻的利尿药，小剂量使用。如氢氯噻嗪 25 mg，每日 1～3 次，一般不超过 4 天；尿量多时需要加用 10% 氯化钾 10 ml，每日 3 次，或用保钾利尿药，如氨苯蝶啶 50～100 mg，每日 1～3 次。重度而急需行利尿的患者可用呋塞米（furosemide）20 mg，肌内注射或口服。

利尿药应用后可出现低钾、低氯性碱中毒，痰液黏稠不易排出和血液浓缩，应注意预防。

（2）正性肌力药：慢性肺心病患者由于慢性缺氧及感染，对洋地黄类药物的耐受性很低，疗效较差，且易发生心律失常。正性肌力药的剂量宜小，一般约为常规剂量的 1/2 或 2/3，同时选用作用快、排泄快的洋地黄类药物，如毒毛花苷 K 0.125～0.25 mg，或毛花苷 C 0.2～0.4 mg 加于 10% 葡萄糖溶液内静脉缓慢注射。用药前应注意纠正缺氧，防止低钾血症，以免发生药物毒性反应。低氧血症、感染等均可使心率增快，故不宜以心率作为衡量洋地黄类药物的应用和疗效考核指征。应用指征如下。①感染已被控制、呼吸功能已改善、用利尿药后有反复水肿的心力衰竭患者。②以右心衰竭为主要表现而无明显感染的患者。③合并急性左心衰竭的患者。

（3）血管扩张药：血管扩张药可减轻心脏前、后负荷，降低心肌耗氧量，增加心肌收缩力，对部分顽固性心力衰竭有一定效果，但并不像治疗其他心脏病那样效果明显。

血管扩张药在扩张肺动脉的同时也扩张体循环动脉，往往造成体循环血压下降，反射性产生心率增快、氧分压下降、二氧化碳分压上升等不良反应，因而限制了血管扩张药在慢性肺心病的临床应用。钙拮抗剂、一氧化氮（NO）、川芎嗪等有一定的降低肺动脉压效果。

4. 控制心律失常　一般经过治疗后，由慢性肺心病的感染和缺氧引发的心律失常可自行消失。

5. 抗凝治疗　应用普通肝素或低分子肝素，以防止肺微小动脉原位血栓形成。

（二）缓解期

原则上采用中西医结合综合治疗措施，目的是增强患者的免疫功能，去除诱发因素，减少或避免急性加重期的发生，希望使肺、心功能得到部分或全部恢复，如长期家庭氧疗、调整免疫功能等。慢性肺心病患者多数有营养不良，营养疗法有利于增强呼吸肌力，改善缺氧。

四、常用护理诊断

1. 气体交换受损　与肺泡及毛细血管丧失、弥散面积减少所导致的通气与血流比例失调有关。

2. 清理呼吸道无效　与痰多黏稠、无力咳嗽或无效咳嗽等有关。

3. 体液过多　与右心功能不全使静脉回流受阻、静脉压升高有关。

4. 活动无耐力　与肺部原发病及肺、心功能下降引起慢性缺氧有关。

5. 潜在并发症

（1）酸碱平衡失调：与呼吸衰竭导致体液失衡、右心衰竭引起恶心呕吐等有关。

（2）上消化道出血：与右心衰竭引起的消化道黏膜淤血、糜烂或形成应激性溃疡有关。

五、护理措施

（一）呼吸功能不全的护理

1. 观察病情　定时监测血气分析，注意观察 PaO_2、$PaCO_2$ 等的变化。观察呼吸的频率、节律、深度及其变化特点，如由深而慢的呼吸变为浅而快的呼吸，且出现点头、提肩呼吸、节律不规则等提示有呼吸衰竭的症状。观察患者有无头痛、意识障碍等肺性脑病表现。

2. 休息　卧床休息，减少机体耗氧量，从而减慢心率和减轻呼吸困难，有利于肺、心功能的改善。

3. 合理氧疗　根据缺氧和二氧化碳潴留程度，一般给予持续低流量（每分钟 1~2 L）、低浓度（25%~29%）吸氧。

4. 慎用药物　慎用镇静催眠药，以免诱发或加重肺性脑病，进一步加重呼吸衰竭。

（二）促进排痰、改善通气功能

鼓励患者积极咳出痰液，保持呼吸道通畅，指导患者进行呼吸功能锻炼（同慢性阻塞性肺疾病患者的护理）。

（三）心力衰竭的护理

1. 合理饮食　多选用低盐、低热量、清淡、易消化和富含纤维素的饮食。应用排钾利尿剂的患者应注意钾的摄入，鼓励患者多吃含钾高的食物，如香蕉、枣等。

2. 摄入量的限制　限制钠盐的摄入，每日进水量限制在 1~1.5 L。根据病情限制输液量、控制输液速度。输液量每天不超过 1 L，速度不超过每分钟 30 滴。

3. 观测体征　监测血压、脉搏、呼吸、心率、心律、尿量及意识，记录 24 小时出入液量。观察有无尿少、下肢水肿、食欲缺乏、腹胀、腹痛等右心衰竭的表现。如有异常，及时通知医生处理。

（四）加强心理护理，减少情绪波动

了解患者患病后的心理反应和情绪变化，因肺心病患者的精神休息与体力休息同等重要，情绪波动、焦虑、紧张等不良的心理反应可导致交感神经兴奋，儿茶酚胺分泌增加，心率加快，心肌耗氧量增加，从而导致呼吸困难、心力衰竭加重。因此，应理解患者的反应，做好患者的心理护理，帮助患者认识这些问题并指导其应对措施。

（五）用药护理

肺心病多因呼吸道感染而加重心力衰竭，因此，一般只要有效地控制呼吸道感染，改善缺氧和高碳酸血症，配合应用利尿剂，即可控制心力衰竭，无须使用强心剂。但对

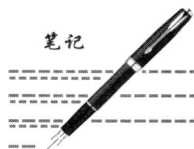

以右心衰竭为主的患者，或呼吸道感染已控制、利尿剂不能取得良好的疗效时，应考虑应用强心剂。

1. 利尿剂　应以缓慢、小剂量和间歇用药为原则，利尿过猛易导致以下情况。①脱水使痰液黏稠不易咳出，加重呼吸衰竭。②低钾、低氯性碱中毒，抑制呼吸中枢，使通气量降低，耗氧量增加，加重神经精神症状。③血液浓缩可增加循环阻力，且易发生弥散性血管内凝血。利尿剂尽可能在白天给药，以免因频繁排尿而影响患者夜间睡眠。用药后应观察患者的精神症状、痰液黏稠度、有无腹胀及四肢无力等，准确记录给药时间和24小时尿量，如出现尿量过多、脉搏细快、血压下降、全身乏力、口渴等血容量不足现象，应立即报告医生停药。

2. 强心剂　遵医嘱给药，注意药效并观察毒性反应。由于肺心病患者长期处于缺氧状态，对洋地黄类药物耐受性很低，故疗效差、易中毒，用药前应注意纠正缺氧，宜选用速效、排泄快的制剂，剂量宜小。

3. 呼吸兴奋剂　必须在保持呼吸道通畅的基础上应用呼吸兴奋剂，同时配合氧疗，在用药过程中注意药物不良反应。

（六）健康指导

（1）帮助患者及家属认识肺心病的病因和发病机制，向患者宣传及时控制呼吸道感染、增强体质、改善心肺功能、防止肺心病进一步发展的重要性。

（2）教会患者呼吸训练、呼吸体操等方法，嘱家属督促其长期坚持。

（3）积极防治呼吸道慢性疾病，避免各种诱发因素。

（4）告知患者增加营养，保证足够的热量和蛋白质的供应。

（5）定期门诊随访。患者如感到呼吸困难加重、咳嗽剧烈、咳痰、尿量减少、水肿明显或家属发现患者神志淡漠、嗜睡或兴奋躁动、口唇发绀，则提示病情变化或加重，需要及时就医诊治。

第六节　肺炎患者的护理

引导案例

患者，男，23岁，工人，发热、咳嗽5天。患者5天前洗澡受凉后，出现寒战，体温高达40℃，伴咳嗽、咳痰，痰量不多，为白色黏痰。无胸痛，无痰中带血，无咽痛及关节痛。体检：T 38.5℃，P 100次/分，神清，无皮疹，浅表淋巴结不大，咽部无充血，扁桃体不大，颈静脉无怒张，气管居中，胸廓无畸形，呼吸平稳，右下肺叩呈诊浊音，语颤增强，可闻及湿性啰音，心界不大，HR 100次/分，律齐，无杂音，腹软，肝脾未触及。X线示右下肺大片状阴影，呈肺段分布。

案例思考：1. 该患者的诊断是什么？

2. 如何进行护理？

肺炎（pneumonia）是指终末气道、肺泡和肺间质的炎症，可由病原微生物、理化因素、免疫损伤、过敏及药物所致。细菌性肺炎是最常见的肺炎，也是最常见的感染性疾病之一。抗生素的广泛应用曾一度使肺炎病死率明显下降，但近年来，肺炎总的病死率不再降低，甚至有所上升，主要原因与社会老龄化、吸烟、伴有基础疾病、免疫功能低下，以及病原体变迁、医院获得性肺炎发病率增加、病原学诊断困难、不合理使用抗生素导致细菌耐药性增加等因素有关。

一、病因和发病机制

肺炎可按解剖、病因和发病机制或患病环境加以分类。

（一）按解剖分类

1. 大叶性（肺泡性）肺炎　病原体先在肺泡引起炎症，经肺泡间孔向其他肺泡扩散，致使部分肺段或整个肺段、肺叶发生炎症改变。典型者表现为肺实质炎症，通常并不累及支气管。致病菌多为肺炎链球菌。胸片显示肺叶或肺段的实变阴影。

2. 小叶性（支气管性）肺炎　病原体经支气管入侵，引起细支气管、终末细支气管及肺泡的炎症，常继发于其他疾病，如支气管炎、支气管扩张、上呼吸道病毒感染以及长期卧床的危重患者。其病原体有肺炎链球菌、葡萄球菌、病毒、肺炎支原体以及军团菌等。支气管腔内有分泌物，故常可闻及湿啰音，无实变体征。X 线显示沿肺纹理分布的不规则斑片状阴影，边缘密度浅而模糊，无实变征象，肺下叶常受累。

3. 间质性肺炎　以肺间质为主的炎症，可由细菌、支原体、衣原体、病毒或肺孢子菌等引起。累及支气管壁以及支气管周围，有肺泡壁增生及间质水肿，因病变仅在肺间质，故呼吸道症状较轻，异常体征较少。X 线通常表现为一侧或双侧肺下部的不规则条索状阴影，从肺门向外伸展，可呈网状，其间可有小片肺不张阴影。

（二）按病因和发病机制分类

1. 细菌性肺炎　如肺炎链球菌、金黄色葡萄球菌、甲型溶血性链球菌、肺炎克雷伯杆菌、流感嗜血杆菌、铜绿假单胞菌肺炎等。

2. 非典型病原体所致肺炎　如军团菌、支原体和衣原体等。

3. 病毒性肺炎　如冠状病毒、腺病毒、呼吸道合胞病毒、流感病毒、麻疹病毒、巨细胞病毒、单纯疱疹病毒等。

4. 肺真菌病　如白念珠菌、曲霉菌、隐球菌、肺孢子菌等。

5. 其他病原体所致肺炎　如立克次体（如 Q 热立克次体）、弓形虫（如鼠弓形虫）、其他寄生虫（如肺包虫、肺吸虫、肺血吸虫）等。

6. 理化因素所致肺炎　如放射性损伤引起的放射性肺炎，胃酸吸入、药物引起的化学性肺炎等。

（三）按患病环境分类

由于细菌学检查阳性率低，培养结果滞后，按病因和发病机制分类在临床上应用较为困难，目前多按肺炎的获得环境分类，有利于指导治疗。

1. 社区获得性肺炎（community acquired pneumonia，CAP）　CAP 是指在医院外罹患的感染性肺实质炎症，包括具有明确潜伏期的病原体感染而在入院后平均潜伏期内发病的肺炎。CAP 的常见病原体为肺炎链球菌、支原体、衣原体、流感嗜血杆菌和呼吸道病毒（甲、乙型流感病毒，腺病毒、呼吸道合胞病毒和副流感病毒）等。

2. 医院获得性肺炎（hospital acquired pneumonia，HAP）　HAP 也称医院内肺炎，是指患者入院时不存在，也不处于潜伏期，而于入院 48 小时后在医院（包括老年护理院、康复院等）内发生的肺炎。无感染高危因素患者的常见病原体依次为肺炎链球菌、流感嗜血杆菌、金黄色葡萄球菌、大肠杆菌、肺炎克雷伯杆菌、不动杆菌属等；有感染高危因素患者的常见病原体依次为铜绿假单胞菌、肠杆菌属、肺炎克雷伯杆菌等，金黄色葡萄球菌的感染有明显增加的趋势。

正常的呼吸道免疫防御机制（支气管内黏液-纤毛运载系统、肺泡巨噬细胞等细胞防御的完整性等）使气管隆凸以下的呼吸道保持无菌。是否发生肺炎决定于两个因素：病原体和宿主。如果病原体数量多、毒力强和（或）宿主呼吸道局部和全身免疫防御系统损害，即可发生肺炎。病原体可通过以下途径引起肺炎。①空气吸入。②血行播散。③邻近感染部位蔓延。④上呼吸道定植菌的误吸。病原体直接抵达下呼吸道后，引起肺泡毛细血管充血、水肿，肺泡内纤维蛋白渗出及细胞浸润。除了金黄色葡萄球菌、铜绿假单胞菌和肺炎克雷伯杆菌等引起的肺组织的坏死性病变易形成空洞外，肺炎治愈后多不遗留瘢痕，肺的结构与功能均可恢复。

二、临床表现

（一）症状和体征

1. 肺炎球菌肺炎　本病以冬季与初春多见，常与呼吸道病毒感染相伴行。患者常为原先健康的青壮年或老年与婴幼儿，男性较多见。

（1）症状：发病前常有受凉、淋雨、疲劳、醉酒、病毒感染史，多有上呼吸道感染的前驱症状。起病多急骤，可见高热、寒战、全身肌肉酸痛，体温常在数小时内升至39～40℃，在下午或傍晚达到高峰，或呈稽留热，脉率随之增加。可有患侧胸部疼痛，疼痛放射到肩部或腹部，咳嗽或深呼吸时加剧。痰少，可带血或呈铁锈色，胃纳锐减，偶有恶心、呕吐、腹痛或腹泻，易被误诊为急腹症。

（2）体征：患者呈急性热病容，面颊绯红，鼻翼扇动，皮肤灼热、干燥，口角及鼻周有单纯疱疹；病变广泛时可出现发绀。有败血症者，可出现皮肤、黏膜出血点，巩膜黄染。早期肺部体征无明显异常，仅有胸廓呼吸运动幅度减小，叩诊稍浊，听诊可有呼吸音减低及胸膜摩擦音。肺实变时叩诊呈浊音、触觉语颤增强并可闻及支气管呼吸音。消散期可闻及湿啰音。心率增快，有时心律不齐。重症患者有肠胀气，上腹部压痛多与炎症累及膈胸膜有关。重症感染时可伴休克、急性呼吸窘迫综合征及神经精神症状，表现为神志不清、烦躁、呼吸困难、嗜睡、谵妄、昏迷等。累及脑膜时有颈抵抗及病理性反射。

本病自然病程大致为1～2周。发病5～10天，体温可自行骤降或逐渐消退；使用有效的抗菌药物后可使体温在1～3天恢复正常。患者的其他症状与体征也随之逐渐消失。

2. 葡萄球菌肺炎　常发生于有基础疾病者，如糖尿病、血液病、艾滋病、肝病、营养不良、酒精中毒、静脉吸毒或原有支气管肺疾病者。

（1）症状：本病起病多急骤，可见寒战、高热，体温多高达39～40℃，胸痛，痰呈脓性、量多、带血丝或呈脓血状。毒血症症状明显，全身肌肉、关节酸痛，体质衰弱，精神萎靡，病情严重者可早期出现周围循环衰竭。院内感染者通常起病较隐匿，体温逐渐上升。老年人症状可不典型。血源性葡萄球菌肺炎患者常有皮肤伤口、疖痈和中心静脉导管置入等，或静脉吸毒史，较少见咳脓性痰。

（2）体征：早期可无体征，常与严重的中毒症状和呼吸道症状不平行，其后可出现双肺散在性湿啰音。病变较大或融合时可有肺实变体征，气胸或脓气胸则有相应体征。

血源性葡萄球菌肺炎应注意肺外病灶，静脉吸毒者多有皮肤针口和三尖瓣赘生物，可闻及心脏杂音。

3. 肺炎支原体肺炎　约占非细菌性肺炎的 1/3 以上，或占各种原因引起的肺炎的 10%。秋、冬季节发病较多，但季节性差异并不显著。

本病潜伏期为 2～3 周，通常起病较缓慢。症状主要为乏力、咽痛、头痛、咳嗽、发热、食欲缺乏、腹泻、肌痛、耳痛等。咳嗽多为阵发性刺激性呛咳，咳少量黏液。发热可持续 2～3 周，体温恢复正常后可能仍有咳嗽。偶伴有胸骨后疼痛。肺外表现更为常见，如皮炎（斑丘疹和多形红斑）等。体格检查可见咽部充血，儿童偶可并发鼓膜炎或中耳炎，颈淋巴结出现肿大。胸部体格检查与肺部病变程度常不相称，可无明显体征。

4. 病毒性肺炎　病毒性肺炎是由上呼吸道病毒感染向下蔓延所致的肺部炎症，可发生于免疫功能正常或受抑制的儿童和成人。

本病大多发生于冬、春季节，暴发或散发流行。密切接触的人群或有心肺疾病者容易罹患。临床症状通常较轻，与支原体肺炎的症状相似，但起病较急，发热、头痛、全身酸痛、倦怠等症状较突出，常在急性流感症状尚未消退时出现咳嗽、少痰，或白色黏液痰、咽痛等呼吸道症状。小儿或老年人易发生重症病毒性肺炎，表现为呼吸困难、发绀、嗜睡、精神萎靡，甚至发生休克、心力衰竭和呼吸衰竭等并发症，也可发生急性呼吸窘迫综合征。本病常无显著的胸部体征，病情严重者有呼吸浅快、心率增快、发绀、肺部干、湿啰音。

（二）并发症

休克型或中毒型肺炎可发生于多种病原体所致的肺炎。由肺炎球菌引起者，病情一般较轻；由金黄色葡萄球菌及革兰阴性杆菌引起者，病情多较险恶。休克型肺炎一般多在肺炎早期发生，有高热或体温不升、血压降低、四肢厥冷、多汗、少尿或无尿、脉快、心音弱、烦躁、嗜睡及意识障碍等表现。

（三）辅助检查

1. 血常规检查　白细胞计数升高，可达（10～30）×10^9/L，中性粒细胞占 80% 以上。休克型肺炎、年老体弱、酗酒、免疫功能低下者白细胞计数常不增高，只是存在中性粒细胞的比例增高，有核左移现象，胞质内常有中毒颗粒。在病毒性肺炎中，白细胞计数正常、稍高或偏低。

2. 痰液检查　使用抗生素前进行痰涂片或培养，可见致病菌。

3. 胸部 X 线检查　早期仅见肺纹理增多。典型表现为与肺叶、肺段分布一致的片状、均匀、致密的阴影。病变累及胸膜时，可见肋膈角变钝的胸腔积液征象。葡萄球菌肺炎可表现为片状阴影伴空洞及液平。

4. 血清学检查　血清学检查是确诊肺炎支原体感染最常用的检测手段，如补体结合试验、间接血细胞凝集试验、酶联免疫吸附试验及间接荧光抗体试验等均具有特异性诊断价值。病毒性肺炎患者的血清抗体可呈阳性，恢复期血清抗体较急性期滴度增高 4 倍以上具有诊断意义。

5. 血气分析　可出现动脉血氧分压下降和（或）二氧化碳分压增高。休克型肺炎可出现呼吸性酸中毒合并代谢性酸中毒。

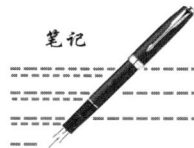

三、处理要点

（一）肺炎球菌肺炎

1. 抗菌药物治疗　一经诊断即应给予抗菌药物治疗，不必等待细菌培养结果。首选青霉素 G，用药途径及剂量视病情轻重及有无并发症而定：对于成年轻症患者，每日可用 240 万 U，分 3 次肌内注射，或用普鲁卡因青霉素每 12 小时肌内注射 60 万 U；病情稍重者，宜每日用青霉素 G 240 万～480 万 U，分次静脉滴注，每 6～8 小时一次；重症及并发脑膜炎者，可增至每日 1000 万～3000 万 U，分 4 次静脉滴注。对青霉素过敏者，或耐青霉素或多重耐药菌株感染者，可用氟喹诺酮类、头孢噻肟或头孢曲松等药物，多重耐药菌株感染者可用万古霉素、替考拉宁等。

2. 支持疗法　患者应卧床休息，注意补充足够蛋白质、热量及维生素。密切监测病情变化，注意防止休克。剧烈胸痛者，可酌情使用少量镇痛药，如可卡因 15 mg。不用阿司匹林或其他解热药，以免过度出汗、脱水及干扰真实热型，导致临床判断错误。

3. 并发症的处理　经抗菌药物治疗后，高热常在 24 小时内消退，或在数日内体温逐渐下降。若体温降而复升或 3 天后仍不下降，则应考虑肺炎链球菌的肺外感染，如脓胸、心包炎或关节炎等。持续发热的其他原因尚有耐青霉素的肺炎链球菌（PRSP）或混合细菌感染、药物热或并存其他疾病。肿瘤或异物阻塞支气管时，经治疗后肺炎虽可消失，但阻塞因素未除，肺炎可再次出现。10%～20% 肺炎链球菌肺炎伴发胸腔积液者，应酌情取积液进行检查及培养以确定其性质。若治疗不当，则有约 5% 的患者可并发脓胸，应积极排脓引流。

（二）葡萄球菌肺炎

在治疗方面，强调早期清除和引流原发病灶，选用敏感的抗菌药物。近年来，金黄色葡萄球菌对青霉素 G 的耐药率已高达 90%，因此可选用耐青霉素酶的半合成青霉素或头孢菌素，如苯唑西林钠、氯唑西林、头孢呋辛钠等，联合氨基糖苷类如阿米卡星等，有较好疗效。阿莫西林、氨苄西林与酶抑制剂组成的复方制剂对产酶金黄色葡萄球菌有效，可选用。对于 MRSA，则应选用万古霉素、替考拉宁等。临床选择抗菌药物时可参考细菌培养的药物敏感试验。

（三）肺炎支原体肺炎

早期使用适当抗菌药物可减轻症状及缩短病程。本病有自限性，多数病例不经治疗也可自愈。大环内酯类抗菌药物为首选，如红霉素、罗红霉素和阿奇霉素。氟喹诺酮类药物，如左氧氟沙星、加替沙星和莫西沙星等，以及四环素类药物也用于肺炎支原体肺炎的治疗。疗程一般为 2～3 周。因肺炎支原体无细胞壁，青霉素或头孢菌素类等抗菌药物对肺炎支原体肺炎无效。对剧烈呛咳者，应适当给予镇咳药。若继发细菌感染，可根据痰病原学检查，选用针对性的抗菌药物治疗。

（四）病毒性肺炎

以对症治疗为主，卧床休息，居室保持空气流通，注意隔离消毒，预防交叉感染。给予足量维生素及蛋白质，多饮水及少量多次进软食，酌情给予静脉输液及吸氧。保持呼吸道通畅，及时消除上呼吸道分泌物等。

原则上不宜应用抗菌药物预防继发性细菌感染，一旦明确已合并细菌感染，应及时选用敏感的抗菌药物。目前已被证实较有效的病毒抑制药物如下。①利巴韦林，具有广谱抗病毒活性，可抑制呼吸道合胞病毒、腺病毒、副流感病毒和流感病毒。每日 0.8 ~ 1.0 g，分 3 ~ 4 次服用；静脉滴注或肌内注射，每日 10 ~ 15 mg/kg，分 2 次。也可用雾化吸入，每次 10 ~ 30 mg，加蒸馏水 30 ml，每日 2 次，连续 5 ~ 7 天。②阿昔洛韦，具有广谱、强效和起效快的特点，临床用于疱疹病毒、水痘病毒感染，尤其对免疫缺陷或应用免疫抑制剂者应尽早应用。每次 5 mg/kg，静脉滴注，一日 3 次，连续给药 7 天。③更昔洛韦，可抑制 DNA 合成，主要用于巨细胞病毒感染，每日 7.5 ~ 15 mg/kg，连用 10 ~ 15 天。④奥司他韦，为神经氨酸酶抑制剂，对甲、乙型流感病毒均有很好作用，耐药发生率低，每次 75 mg，每天 2 次，连用 5 天。⑤阿糖腺苷，具有广泛的抗病毒作用，多用于治疗免疫缺陷患者的疱疹病毒与水痘病毒感染，每日 5 ~ 15 mg/kg，静脉滴注，每 10 ~ 14 天为 1 个疗程。⑥金刚烷胺，有阻止某些病毒进入人体细胞及退热作用。临床用于流感病毒等感染。成人每次 100 mg，晨晚各 1 次，连用 3 ~ 5 天。

四、常用护理诊断

1. 气体交换受损　与肺部病变广泛所致有效呼吸面积减少有关。
2. 清理呼吸道无效　与痰液过多、黏稠或咳痰无力有关。
3. 体温过高　与肺部感染有关。
4. 疼痛　与炎症累及胸膜有关。
5. 潜在并发症：感染性休克　与细菌毒素直接损害微循环，引起组织灌注不足有关。

五、护理措施

（一）改善呼吸状况

（1）对于急性期患者，要强调卧床休息的重要性，尤其对于体温尚未恢复正常的患者。卧床休息可以减少组织耗氧量，利于机体组织的修复。协助患者取半卧位，以增强肺通气量，减轻呼吸困难。应尽量将治疗、检查与护理操作集中进行，避开患者的睡眠和进餐时间，以确保患者得到充分的休息。

（2）注意患者呼吸频率、节律、深度和形态的改变；观察皮肤黏膜的色泽和意识状态；监测白细胞计数和分类、动脉血气分析结果。气急发绀者用鼻导管或鼻塞法给氧，流量一般为每分钟 2 ~ 4 L，以迅速提高血氧饱和度，纠正组织缺氧，改善呼吸困难，使患者呼吸渐趋平稳、发绀减轻或消失。

（3）室内应阳光充足、空气新鲜，每日通风 2 次，每次 15 ~ 30 分钟，但要注意避免患者受凉。病房环境保持整齐、清洁、安静和舒适并适当限制探视。室温应保持在 18 ~ 20 ℃，湿度为 55% ~ 60%，以防止因空气过于干燥导致气管纤毛运动的功能降低，进而导致排痰不畅。

（二）清除痰液，保持气道通畅

指导患者进行有效的咳嗽，协助患者排痰，采取翻身、拍背、雾化吸入等措施。对痰量较多且不易咳出者，可遵医嘱应用祛痰剂。

（三）监测体温，观察病情

1. 观察体温　每 4 小时测量体温、脉搏和呼吸 1 次，体温骤变时应随时测量并记录。

观察体温热型及变化规律，高热时予以物理降温，寒战时应注意保暖，适当增加被褥。高热持续不退者，应遵医嘱给予解热镇痛药物。

2. 补充营养和水分　高热时机体消化吸收能力减低，分解代谢增加，碳水化合物、蛋白质、脂肪及维生素等营养物质消耗增多，故应给予高热量、高蛋白、维生素丰富、易消化的流质或半流质饮食。鼓励患者多饮水，每日摄水量应在 2000 ml 以上。高热、暂不能进食者则需要静脉补液，但须注意控制滴速，以免引起肺水肿。

（四）缓解不适，加强身心护理

1. 缓解疼痛　胸痛患者宜采取患侧卧位，通过减小呼吸幅度来减轻局部疼痛。对早期干咳而胸痛明显者，可遵医嘱使用镇咳剂治疗，如可卡因等。

2. 保持口腔、皮肤的清洁　高热时，由于水分消耗过多及胃肠道消化吸收障碍，导致体液不足，唾液分泌减少，引起口腔黏膜干燥、口唇干裂，出现疱疹、炎症甚至口腔溃疡。因此，应定时清洁口腔，保持口腔的清洁湿润，在清晨、餐后及睡前协助患者漱口，口唇干裂可涂润滑油。患者退热时，出汗较多，应勤换床单、衣服，保持皮肤干燥、清洁。

3. 心理护理　以通俗易懂的语言耐心讲解有关疾病的知识，各种检查、治疗和护理的目的，解除患者紧张、焦虑等不良心理，使之身心愉快，并能积极主动配合各项操作，促进疾病的迅速康复。

（五）休克型肺炎的观察与护理

1. 体位　将患者安置在监护室，抬高头胸部和下肢约 30°，取仰卧位，以利于呼吸和静脉血回流，增加回心血量。尽量减少搬动，注意保暖。

2. 吸氧　迅速采用鼻导管吸氧，流量为每分钟 4 ~ 6 L。如患者发绀明显或发生抽搐时需要适当加大吸氧浓度，以改善组织器官的缺氧状态。给氧前应注意清除气道内分泌物，保证呼吸道通畅，达到有效吸氧的目的。

3. 静脉通道　迅速建立两条静脉输液通道，遵医嘱给予扩容、纠正酸中毒、应用血管活性药物和糖皮质激素等进行抗休克治疗及应用抗生素进行抗感染治疗，以恢复正常组织灌注，改善微循环功能。

（1）扩容：扩容是抗休克的最基本措施。一般先输入低分子右旋糖酐，以迅速扩充血容量、降低血黏稠度、疏通微循环、防止弥散性血管内凝血（DIC）的发生；继之输入 5% 葡萄糖盐水、复方氯化钠溶液、葡萄糖溶液等。输液速度应先快后慢，输液量宜先多后少，可在中心静脉压的监测下决定补液的量和速度。扩容治疗要求达到比较理想的效果：收缩压大于 90 mmHg（12.0 kPa）；脉压大于 30 mmHg（4.0 kPa）；中心静脉压不超过 10 cmH$_2$O；每小时尿量多于 30 ml；脉率每分钟少于 100 次；患者口唇红润、肢端温暖。

（2）纠正酸中毒：纠正酸中毒可以增强心肌收缩力，改善微循环。常用 5% 碳酸氢钠溶液静脉滴注。碱性药物因配伍禁忌较多，可集中先行输入，后给予其他药物。

（3）血管活性药物的应用：在扩容和纠正酸中毒后，末梢循环仍无改善时可应用血管活性药物，如多巴胺、酚妥拉明、间羟胺等。血管活性药物应由单独的静脉通路输入，并随时根据血压的变化来调整滴速。若滴入剂量不足或速度过慢，血压不能很快回升；若滴注速度太快或浓度过高，患者就会出现剧烈头痛、头晕、恶心、呕吐及烦躁不安的表现，故应注意观察用药后的反应。滴注多巴胺时，要注意药液不得外溢至组织中，以免引起局部组织的缺血坏死。

（4）糖皮质激素的应用：病情严重、经以上药物治疗仍不能控制者，可使用糖皮质激素，以解除血管痉挛、改善微循环、稳定溶酶体膜，以防酶的释放，从而达到抗休克作用。常用氢化可的松、地塞米松加入葡萄糖溶液中静脉滴注。

（5）抗感染治疗：应早期使用足量有效的抗生素，重症患者常需联合用药并经静脉给药。用药过程中应注意观察疗效和毒副作用，发现异常及时报告并处理。

（六）用药护理

注意观察药物的疗效和毒副作用，发现异常及时报告。

使用氨基糖苷类抗生素时，要注意观察药物对肾功能及听神经的损害，如出现尿量减少、管型尿、蛋白尿、尿比重下降或血尿素氮、肌酐升高，或耳鸣、眩晕甚至听觉障碍等，应及时通知医生予以调整剂量或改用其他有效的抗生素。

口服红霉素时，因食物会影响其吸收，故应在进食后一段时间给药，口服红霉素前或口服红霉素时，嘱患者不要饮用酸性饮料（如橘子汁等）以免降低疗效。静脉滴注红霉素时速度不宜过快，浓度不宜过高，以免引起疼痛及静脉炎。

（七）健康指导

（1）向患者介绍有关肺炎的基本知识，避免受凉、过劳或酗酒，平时应注意锻炼身体，尤其要加强耐寒锻炼，并协助患者制订和实施锻炼计划。

（2）增加营养物质的摄取，保证充足的休息睡眠时间，以增加机体的抵抗力。

（3）老年人及久病卧床的慢性患者，更应根据天气的变化随时增减衣物，积极避免各种诱因，预防呼吸道感染。必要时可进行预防接种。

（4）对出院后需要继续用药者，应做好用药指导。

第七节　肺结核患者的护理

引导案例

患者，男，45岁，间断咳嗽、咳痰5年，加重伴咯血1个月。患者5年前受凉后低热、咳嗽、咳白色黏痰，给予抗生素及祛痰治疗，1个月后症状不见好转，体重逐渐下降，后摄胸片诊断为"浸润型肺结核"，肌内注射链霉素1个月，口服利福平、异烟肼3个月，症状逐渐减轻，遂自行停药。2个月前劳累后咳嗽加重，小量咯血伴低热、盗汗、胸闷、乏力，患者再次就诊。病后进食少，二便正常，睡眠稍差。查体：T 37.5 ℃，P 88次/分，R 22次/分，BP 130/80 mmHg，双上肺呼吸音稍减低，并闻及少量湿啰音，心脏浊音界叩诊无扩大，心率88次/分，律齐，无杂音，腹部平软，肝脾未触及，下肢不肿。查胸片示：锁骨下片状、絮状阴影，边缘模糊。

案例思考：1. 为何诊断为肺结核？

　　　　　2. 如何进行治疗和护理？

一、概述

肺结核（pulmonary tuberculosis）是由结核杆菌侵入人体引起的肺部慢性感染性疾病。

结核病可累及全身多个脏器，但以肺结核最为常见。临床上常有低热、乏力、盗汗、消瘦等全身中毒症状和咳嗽、咳痰、咯血、胸痛等呼吸系统表现。本病若能及时诊断并给予合理治疗，大多可获临床痊愈。

肺结核曾在全世界广泛流行，从 20 世纪 60 年代起，化学治疗成为公认的控制结核病的主要手段，使刚被发现的结核病的治愈率达到 95% 以上。但 20 世纪 80 年代中期以来，结核病出现全球性恶化趋势，大多数结核病疫情很轻的发达国家再次暴发结核病，众多发展中国家的结核病疫情出现明显回升。结核病在许多国家和地区失控的主要原因一方面是由于人类免疫缺陷病毒（HIV）感染的流行、多重耐药（至少对异烟肼和利福平耐药）结核分枝杆菌感染的增多、贫困、人口增长和移民等客观因素所致；另一方面则是由于缺乏对结核病流行回升的警惕性和结核病控制复杂性的深刻认识，误认为结核病问题已解决，因而放松和削弱了对结核病控制工作的投入和管理等主观因素所致。鉴于全球结核病流行的大回升，世界卫生组织（WHO）于 1993 年宣布全球处于结核病紧急状态，动员和要求各国政府大力加强结核病的控制工作，遏止这次结核病危机。WHO 制定和启动特别项目，以积极推行全程督导短程化学治疗策略（directly observed treatment short-course，DOTS）作为国家结核病规划的核心内容。

全球有 1/3 的人（约 20 亿人）曾受到结核分枝杆菌的感染。结核病的流行状况与经济水平大致相关，结核病的高流行与国内生产总值（GDP）的低水平相对应。世界卫生组织把印度、中国、俄罗斯、南非、秘鲁等 22 个国家列为结核病高负担、高危险性国家。全球 80% 的结核病例集中在这些国家。无疑这些国家的结核病控制情况将对全球的结核病形势产生重要影响。

当前我国的结核病疫情特点如下。

1. 高感染率　年结核分枝杆菌感染率为 0.72%。全国有近半数的人口，约 5.5 亿，曾受到结核分枝杆菌的感染，城市人群的感染率高于农村。

2. 高患病率　2000 年活动性肺结核患病率、痰涂片阳性（简称涂阳）和（或）培养阳性（简称菌阳）肺结核患病率分别为 367/10 万、122/10 万和 160/10 万，估算病例数分别约为 500 万、150 万和 200 万。中青年患病者多，15～59 岁年龄段的涂阳肺结核患者数占全部涂片阳性患者的 61.6%。

3. 死亡人数多　每年约有 13 万人死于结核病。

4. 患病率地区差异大　西部地区活动性肺结核患病率、涂片阳性肺结核和培养阳性肺结核患病率明显高于全国平均水平，而东部地区低于全国平均水平。

二、病因和发病机制

（一）病原体

结核病的病原菌为结核分枝杆菌。结核分枝杆菌在分类上属于放线菌目、分枝杆菌科、分枝杆菌属。结核分枝杆菌包括人型、牛型、非洲型和鼠型 4 类。人肺结核的致病菌 90% 以上为人型结核分枝杆菌，少数为牛型和非洲型结核分枝杆菌。结核菌的主要特点如下。

1. 生长缓慢　在改良罗氏培养基上培养需 4～6 周才能繁殖成明显的菌落。

2. 对外界抵抗力较强　在阴湿环境中能生存 5 个月以上，但在烈日下曝晒 2 小时以上、接触 70% 乙醇 2 分钟、煮沸 1 分钟的条件下均能被杀灭。

3. 菌体成分复杂 有不同的生物活性:类脂质能引起单核细胞、上皮样细胞和淋巴细胞浸润而形成结核结节;蛋白质具有抗原性,可引起过敏反应;多糖类则引起某些免疫反应(如凝集反应)。

4. 具有耐药性 一种为先天耐药,为结核菌在自然繁殖过程中,由于基因突变而出现的极少量天然耐药菌;另一种为继发耐药,为结核菌与抗结核药物接触一定时间后逐渐产生的耐药菌。

(二)流行病学

1. 传染源 结核的传染源主要是继发性肺结核患者。由于结核分枝杆菌主要是随痰排出体外而播散,因而痰里查出结核分枝杆菌的患者才有传染性,才是传染源。传染性的大小取决于痰内菌量的多少。通过直接涂片法查出结核分枝杆菌者属于大量排菌者,直接涂片结果为阴性而仅培养出结核分枝杆菌者属于微量排菌者。

2. 传播途径 结核分枝杆菌主要通过咳嗽、打喷嚏、大笑、大声谈话等方式把含有结核分枝杆菌的微滴排到空气中进行传播。飞沫传播是肺结核最重要的传播途径。经消化道和皮肤等其他途径传播现已罕见。

3. 易感人群 影响机体对结核分枝杆菌自然抵抗力的因素除遗传因素外,还包括生活贫困、居住拥挤、营养不良等社会因素。婴幼儿细胞免疫系统不完善,老年人、HIV感染者、免疫抑制剂使用者、慢性疾病患者等免疫力低下,都是结核病的易感人群。

4. 影响传染性的因素 传染性的大小取决于患者排出结核分枝杆菌量的多少、空间含结核分枝杆菌微滴的密度及通风情况、接触的密切程度和时间长短,以及个体免疫力的状况。通风换气减少空间微滴密度是减少肺结核传播的有效措施。当然,减少空间微滴密度最根本的方法是治愈结核病患者。

(三)结核病的发生与发展

1. 原发感染 在结核病普遍流行的国家和地区,人们常在不知不觉中受到结核分枝杆菌的感染。当首次吸入含结核分枝杆菌的微滴后,人们是否感染取决于结核分枝杆菌的毒力和肺泡内巨噬细胞固有的吞噬杀菌能力。结核分枝杆菌的类脂质等成分能抵抗溶酶体酶类的破坏作用,如果结核分枝杆菌能够存活下来,并在肺泡巨噬细胞内外生长繁殖,这部分肺组织即出现炎性病变,称为原发病灶。原发病灶中的结核分枝杆菌沿着肺内引流淋巴管到达肺门淋巴结,引起淋巴结肿大。原发病灶和肿大的气管支气管淋巴结合称为原发复合征。原发病灶继续扩大,可直接或经血播散到邻近组织器官,发生结核病。

当结核分枝杆菌首次侵入人体开始繁殖时,人体通过细胞介导的免疫系统对结核分枝杆菌产生特异性免疫,使原发病灶、肺门淋巴结和播散到全身各器官的结核分枝杆菌停止繁殖,原发病灶炎症迅速吸收或留下少量钙化灶,肿大的肺门淋巴结逐渐缩小、纤维化或钙化,播散到全身各器官的结核分枝杆菌大部分被消灭,这就是原发感染最常见的良性过程。但仍然有少量结核分枝杆菌没有被消灭,长期处于休眠期,成为继发性结核的潜在来源。

2. 免疫和迟发性变态反应 结核病主要的免疫保护机制是细胞免疫。人体受结核分枝杆菌感染后,首先是巨噬细胞做出反应,肺泡中的巨噬细胞大量分泌白细胞介素(IL-1、IL-6)和肿瘤坏死因子(TNF-α)等细胞因子使淋巴细胞和单核细胞聚集到结核分枝杆菌入侵部位,逐渐形成结核肉芽肿,限制结核分枝杆菌扩散并杀灭结核分枝杆菌。T

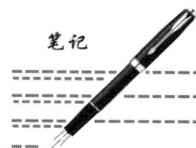

细胞有独特作用，其与巨噬细胞相互作用和协调，对完善免疫保护作用非常重要。结核病免疫保护机制十分复杂，一些确切机制尚需要进一步研究。

1890 年，Koch 观察到，将结核分枝杆菌皮下注射到未感染的豚鼠，10～14 天后豚鼠局部皮肤红肿、溃烂，形成深溃疡，不愈合，最后因结核分枝杆菌播散到全身而死亡。而对 3～6 周前受少量结核分枝杆菌感染和结核菌素皮肤试验阳转的动物，给予同等剂量的结核分枝杆菌皮下注射，2～3 天后局部出现红肿，形成表浅溃烂，继之较快愈合，无淋巴结肿大，无播散和死亡。这种机体对结核分枝杆菌再感染和初感染所表现出不同反应的现象称为 Koch 现象。较快的局部红肿和表浅溃烂是由结核菌素诱导的迟发性变态反应的表现；结核分枝杆菌无播散、引流淋巴结无肿大以及溃疡较快愈合是免疫力的反映。免疫力与迟发性变态反应之间的关系相当复杂，尚不十分清楚，大致认为两者既有相似的方面，又有独立的一面，变态反应不等于免疫力。

3. 继发性肺结核　目前认为继发性肺结核的发病方式有两种。一种方式是原发性肺结核感染时期遗留下来的潜在病灶中的结核分枝杆菌重新活动而发生的结核病，此为内源性复发；据统计约10%的结核分枝杆菌感染者，在一生的某个时期发生继发性肺结核。另一种方式是由于受到结核分枝杆菌的再感染而发病，称为外源性重染。两种不同发病方式主要取决于当地的结核病流行病学特点与严重程度。继发性肺结核与原发性肺结核有明显的差异。继发性肺结核有明显的临床症状，容易出现空洞和排菌，有传染性，所以，继发性肺结核具有重要的临床和流行病学意义，是防治工作的重点。

继发性肺结核的发病有两种类型：一种是发病慢，临床症状少而轻，多发生在肺尖或锁骨下，痰涂片检查阴性，一般预后良好；另一种是发病快，几周前肺部检查正常，发现时已出现广泛病变、空洞和播散，痰涂片检查阳性。这类患者多发生在青春期女性、营养不良、抵抗力弱的群体以及免疫功能受损的患者。

4. 肺结核的基本病理改变　结核病的基本病理变化是炎性渗出、增生和干酪样坏死。结核病的病理过程特点是破坏与修复常同时进行，故上述 3 种病理变化多同时存在，也可以某一种变化为主，而且可相互转化。这主要取决于结核分枝杆菌的感染量、毒力大小以及机体的抵抗力和变态反应状态。渗出为主的病变主要出现在结核性炎症初期阶段或病变恶化复发时，可表现为局部中性粒细胞浸润，继之由巨噬细胞及淋巴细胞取代。增生为主的病变表现为典型的结核结节，直径约为 0.1 mm，数个融合后肉眼能见到，结核结节由淋巴细胞、上皮样细胞、朗格汉斯巨细胞以及成纤维细胞组成。结核结节的中间可出现干酪样坏死。上皮样细胞呈多角形，由巨噬细胞吞噬结核分枝杆菌后体积变大而形成，染色成淡伊红色。大量上皮样细胞互相聚集融合形成多核巨细胞称为朗格汉斯巨细胞。增生为主的病变发生在机体抵抗力较强、病变恢复阶段。干酪样坏死为主的病变多发生在结核分枝杆菌毒力强、感染菌多、机体超敏反应增强、抵抗力低下的情况。干酪样坏死病变镜检为红染无结构的颗粒状物，含脂质多，肉眼观察呈淡黄色，状似奶酪，故称干酪样坏死。

三、临床表现

（一）症状

1. 呼吸系统症状

（1）咳嗽、咳痰：是肺结核最常见症状。咳嗽较轻，干咳或咳少量黏液痰。有空洞形成时，痰量增多，若合并其他细菌感染，痰可呈脓性。若合并支气管结核，表现为刺激性咳嗽。

（2）咯血：1/3～1/2 的患者有咯血。咯血量多少不定，多数患者为小量咯血，少数患者为大量咯血。

（3）胸痛：结核累及胸膜时可表现胸痛，为胸膜性胸痛。胸痛随呼吸运动和咳嗽加重。

（4）呼吸困难：多见于干酪样肺炎和大量胸腔积液患者。

2. 全身症状　发热为最常见症状，多为长期午后潮热，即体温在下午或傍晚开始升高，翌晨降至正常。部分患者有倦怠乏力、盗汗、食欲减退和体重减轻等症状。育龄女性患者可以出现月经不调。

（二）体征

肺结核的体征取决于病变的性质、部位、范围和程度。病变范围较小，可以没有任何体征；渗出性病变范围较大或干酪样坏死时，则可以有肺实变体征，如触觉语颤增强、叩诊呈浊音、听诊闻及支气管呼吸音和细湿啰音。若有较大的空洞性病变，则听诊时也可以闻及支气管呼吸音。当有较大范围的纤维条索形成时，气管向患侧移位，患侧胸廓塌陷、叩诊呈浊音、听诊时呼吸音减弱并可闻及湿啰音。出现结核性胸膜炎时，则有胸腔积液体征：气管向健侧移位，患侧胸廓视诊饱满、触觉语颤减弱、叩诊呈实音、听诊呼吸音消失。支气管结核可有局限性哮鸣音。肺结核好发于上叶尖后段，故可在肩胛间区或锁骨上下部位听到细湿啰音。

（三）临床分型

1. 原发型肺结核　本病是由初次感染结核菌所致，常见于小儿，首先在肺部形成渗出性炎性病灶（原发病灶，部位多在上叶底部、中叶或下叶上部），继而引起淋巴管炎和肺门淋巴结炎。症状多轻微而短暂，类似感冒，有低热、咳嗽、食欲缺乏、体重减轻等症状。X 线可见肺部原发灶呈哑铃状阴影、淋巴管炎和肺门淋巴结肿大。

2. 血行播散型肺结核　本型为各型肺结核中较严重者。儿童多由原发型肺结核发展而来，成人多继发于肺或由肺外结核病灶破溃至血管而引起。发病急骤，全身毒血症症状重，如高热、盗汗、气急、发绀等，并发脑膜炎时出现脑膜刺激征；亚急性和慢性者病情发展较缓慢，病程长，全身的毒血症症状轻，如低热、消瘦、淋巴结肿大等；有些患者常无自觉症状，偶于 X 线检查时才发现。急性血行播散型肺结核 X 线可见双肺粟粒状阴影，分布均匀，密度一致，大小相近；亚急性或慢性血行播散型肺结核 X 线可见双侧中上肺野粟粒状阴影，病灶可融合，密度不一，大小不等。

3. 继发型肺结核　多发生在成人，病程长，易反复。肺内病变多为含有大量结核分枝杆菌的早期渗出性病变，易进展，多发生干酪样坏死、液化、空洞形成和支气管播散；同时又常出现病变周围纤维组织增生，使病变局限化、形成瘢痕。病变严重程度相差悬殊，活动性渗出病变、干酪样病变和愈合性病变共存。因此，继发型肺结核 X 线的表现特点为多态性，好发在上叶尖后段和下叶背段。痰结核分枝杆菌检查常为阳性。

继发型肺结核含浸润性肺结核、纤维空洞性肺结核和干酪样肺炎等。临床特点如下。

（1）浸润性肺结核：浸润渗出性结核病变和纤维干酪增殖病变多发生在肺尖和锁骨下，影像学检查表现为小片状或斑点状阴影，可融合和形成空洞。渗出性病变易吸收，而纤维干酪增殖病变吸收很慢，可长期无改变。

（2）纤维空洞性肺结核：纤维空洞性肺结核的特点是病程长，反复进展恶化，肺组织破坏程度严重，肺功能严重受损，双侧或单侧出现纤维厚壁空洞和广泛的纤维增生，造成肺门抬高和肺纹理呈垂柳样，患侧肺组织收缩，纵隔向患侧移位，常见胸膜粘连和代偿性肺气肿。结核分枝杆菌检查长期呈阳性且常耐药。结核病的控制在临床上是较为棘手的问题，重点是在最初的治疗中给予合理的化学治疗，以预防纤维空洞性肺结核的发生。

（3）干酪样肺炎：多发生在机体免疫力和体质衰弱，又受到大量结核分枝杆菌感染的患者，或有淋巴结支气管瘘，淋巴结中的大量干酪样物质经支气管进入肺内而发生。大叶性干酪样肺炎 X 线呈大叶性密度均匀磨玻璃状阴影，逐渐出现溶解区，呈虫蚀样空洞，可出现播散病灶，痰中能查出结核分枝杆菌。小叶性干酪样肺炎的症状和体征都比大叶性干酪样肺炎轻，X 线呈小叶斑片播散病灶，多发生在双肺中下部。

（4）结核球：多由干酪样病变吸收和周边纤维膜包裹或干酪空洞阻塞性愈合所致。结核球内有钙化灶或液化坏死形成空洞，同时 80% 以上的结核球有卫星灶，可作为诊断和鉴别诊断的参考。结核球的直径为 2~4 cm，多小于 3 cm。

4. 结核性胸膜炎　当机体处于高敏状态时，结核菌侵入胸膜腔可引起渗出性胸膜炎。除出现全身中毒症状外，还有胸痛和呼吸困难。早期出现局限性胸膜摩擦音，随着积液增多出现胸腔积液体征。X 线可见中下肺野均匀致密阴影，上缘弧形向上，外侧升高。

5. 其他肺外结核　按部位和脏器命名，如骨关节结核、肾结核、肠结核等。

6. 菌阴肺结核　菌阴肺结核是 3 次痰涂片及 1 次痰培养结果为阴性的肺结核。

（四）临床分期

1. 进展期　新发现的活动性病变；病变较前增多、恶化；新出现空洞或空洞增大；痰菌阳转。凡具备上述一项者，即属于进展期。

2. 好转期　病变吸收，病情较之前有所好转；空洞缩小或闭合；痰菌减少或阴转。凡具备上述一项者，即属于好转期。

3. 稳定期　病变无活动性、空洞闭合、痰菌连续阴性（每月至少查痰 1 次）均达 6 个月以上属于稳定期。若空洞仍然存在，则痰菌需连续阴性 1 年以上。

（五）实验室和其他检查

1. 结核菌检查　痰中找到结核菌是确诊肺结核病的主要依据。可行直接涂片、厚涂片、荧光显微镜检查，以便快速找到结核杆菌。痰培养则更精确，且可鉴定菌型，还可做药物敏感试验。在聚合酶链反应（PCR）检查中，标本中有少量结核菌即可得出阳性结果。

2. 结核菌素（简称结素）试验　旧结素（OT）是结核菌的代谢产物，主要成分为结核蛋白。因 OT 抗原不纯，可能引起非特异性反应。目前多采用结素的纯蛋白衍生物（纯结素，PPD），通常取 1∶2000 结素稀释液 0.1 ml（5 U）在前臂掌侧做皮内注射，注射后 48~72 小时测皮肤硬结直径，如小于 5 mm 为阴性（－），5~9 mm 为弱阳性（＋），10~19 mm 为阳性（＋＋），20 mm 以上或局部有水泡、坏死为强阳性（＋＋＋）。

在我国城市中成年居民的结核菌感染率高，用 5 U 结素进行试验，阳性仅表示曾有结核感染；用 1∶10000 结素稀释液 0.1 ml（1 U）进行试验，试验结果为强阳性，则提示体内有活动性结核病灶。结素试验对婴幼儿的诊断价值比成人高，因年龄越小，自然感染率越低。

结素试验阴性除表明机体未感染结核菌外，还见于以下情况。①结核菌感染尚未到4～8周，机体内变态反应尚未完全建立。②应用糖皮质激素、免疫抑制剂者及营养不良和年老体弱者结素反应可暂时消失。③严重结核病和危重患者，由于免疫力下降和变态反应暂时受抑制，结素试验可暂时呈阴性，待病情好转后可转为阳性。

3. 影像学检查　胸部 X 线检查不但可在早期发现肺结核，而且可对病灶部位、范围、性质、病情发展和治疗效果做出判断，有助于决定治疗方案，也是肺结核临床分型的主要依据。胸部 CT 检查能发现微小或隐蔽性病变，有助于了解病变范围及组成，为诊断提供依据。

4. 其他检查　结核患者的血常规一般无异常。严重病例可有贫血，红细胞沉降率增快，白细胞减少或类白血病反应。血清中抗体检查、纤维支气管镜检查、浅表淋巴结活检对结核病诊断有帮助。

四、处理要点

治疗目的是及时控制疾病进展，减轻症状，避免或减少结核分枝杆菌对外界的传播，保护易感人群。治疗方法主要包括化学治疗和手术治疗。

（一）化学治疗

化学治疗的主要作用：杀菌以控制疾病，减轻组织破坏，缩短治疗时间，患者可早日恢复工作，使痰菌迅速阴转，防止耐药菌产生，灭菌以杜绝或防止复发。结核菌根据其代谢状态分为 A、B、C、D 4 个菌群：A 菌群快速繁殖，B 菌群、C 菌群处于半静止状态，D 菌群处于休眠状态、不繁殖。各菌群之间可以相互转化。大多数抗结核药可以作用于 A 菌群，抗结核药对 B 菌群、C 菌群作用较差，对 D 菌群无作用。

1. 化疗原则　肺结核化学治疗的原则是早期、规律、全程、适量、联合。整个治疗方案分强化和巩固 2 个阶段。

（1）早期：对所有检出和确诊患者均应立即给予化学治疗。早期化学治疗有利于迅速发挥早期杀菌作用，促使病变吸收和减少传染性。

（2）规律：严格遵照医嘱要求规律用药，不漏服，不停药，以避免耐药性的产生。

（3）全程：保证完成规定的治疗期是提高治愈率和减少复发率的重要措施。

（4）适量：严格遵照适当的药物剂量用药，药物剂量过低不能达到有效的血浓度，影响疗效和易产生耐药性，剂量过大易发生药物毒副反应。

（5）联合：联合用药是指同时采用多种抗结核药物治疗，可提高疗效，同时通过交叉杀菌作用减少或防止耐药性的产生。

2. 常用抗结核药物　异烟肼、利福平、吡嗪酰胺、乙胺丁醇和链霉素是首选的 5 种药物。常用抗结核药物的用法、主要不良反应和注意事项见表 2 - 2。

表2-2　常用抗结核药物的用法、主要不良反应和注意事项

药名	成人每日用量/g	间歇疗法一日量/g	主要不良反应	注意事项
异烟肼	0.3 空腹顿服	0.6~0.8 2~3次/周	周围神经炎,偶有肝功能损害	注意肝脏损害和神经毒性症状。指导患者遵医嘱服用维生素B_6,戒酒,避免与抗酸药同时服用
利福平	0.45~0.6* 空腹顿服(或分3次,在饭前1小时服用)	0.6~0.9 2~3次/周	肝功能损害,胃肠道不适,腹泻,白细胞及血小板减少,流感样综合征	体液及分泌物呈橘黄色,使隐形眼镜永久变色;监测肝脏毒性及过敏反应;妊娠3个月内禁用
链霉素	0.75~1.0 肌内注射1次	0.75~1.0 2次/周	听力减退,眩晕,口周麻木,过敏性皮疹,肾功能损害	进行听力检查,注意听力变化及有无平衡失调(用药前、用药后1~2个月复查1次);了解尿常规及肾功能的变化
吡嗪酰胺	1.5~2.0 顿服(或分3次)	2~3 2~3次/周	可引起发热,黄疸,肝功能损害及痛风	警惕肝脏毒性;注意关节疼痛、皮疹等反应;定期监测谷丙转氨酶(ALT)及血清尿酸;避免日光过度照射
乙胺丁醇	0.75~1.0** 顿服(或分3次)	1.5~2.0** 2~3次/周	视神经损害,视力减退,皮疹	检查视觉灵敏度和颜色的鉴别力(用药前、用药后1~2个月复查1次)

注：*表示体重<50 kg用0.45 g，≥50 kg用0.6 g；**表示前2周为25 mg/kg，2周后为15 mg/kg。

3. 化疗方案　肺结核的化疗分为强化阶段（转为非传染性，症状得以改善）和巩固阶段（清除残余菌并防止复发）。

（1）初治菌阳肺结核治疗方案：含初治涂阴有空洞形成或粟粒型肺结核。

1）每天用药方案：①强化期，前2个月用异烟肼、利福平、吡嗪酰胺和乙胺丁醇，顿服。②巩固期，后4个月用异烟肼、利福平顿服。简写为2HRZE/4HR。

2）间歇用药方案：①强化期，前2个月用异烟肼、利福平、吡嗪酰胺和乙胺丁醇，隔天1次或每周3次。②巩固期，后4个月用异烟肼、利福平，隔天1次或每周3次。简写为$2H_3R_3Z_3/4H_3R_3$，每个字母右侧的数字"3"表示每周3次。

（2）初治菌阴肺结核治疗方案：除外有空洞、粟粒型肺结核，可用2HRZ/4HR、$2HRZ/4H_3R_3$或$2H_3R_3Z_3/4H_3R_3$。

（3）顿服及间歇化学治疗：抗结核药物血中高峰浓度的杀菌作用优于经常性维持低药物浓度水平的情况。每天1次顿服要比每天分2次以上服药所产生的高峰血药浓度高3倍。

（二）肺结核外科手术治疗

当前肺结核外科手术治疗主要的适应证包括：经合理化学治疗后无效、多重耐药的厚壁空洞、大块干酪灶、结核性脓胸、支气管胸膜瘘和大咯血保守治疗无效者。

五、常用护理诊断

1. 疲乏　与结核菌感染引起毒血症症状有关。
2. 营养失调：低于机体需要量　与机体消耗增加、食欲减退有关。
3. 知识缺乏　与缺乏结核病防治知识和坚持服药原则的知识有关。
4. 有窒息的危险　与结核病灶内血管破裂导致大出血而阻塞大气道有关。

六、护理措施

（一）适当休息和活动，增加机体耐力

（1）与患者一起讨论预防和减轻疲劳的方法，如指导患者使用全身放松术，解除精神负担和心理压力；协助患者日常活动，减少机体消耗和减轻疲乏感。

（2）了解患者的活动能力、方式和活动量，制订合理的休息与活动计划。

1）急性期患者应取半坐卧位卧床休息，使膈肌下降，胸腔容量扩大，肺活量增加，以改善呼吸困难，还可减轻体力和氧的消耗，避免活动后加重呼吸困难和疲劳感；肺结核进展期或咯血时，以卧床休息为主，适当离床活动；大咯血应绝对卧床休息，保证患侧卧位，以免病灶扩散。

2）稳定期可适当增加户外活动，如散步、打太极拳、做保健操等，加强体质锻炼，提高机体耐力和抗病能力。呼吸功能的锻炼可减少肺功能受损。

3）轻症患者在化疗的同时，可进行正常工作，但应避免劳累和重体力劳动。

（二）加强营养，补充机体需要

（1）制订较全面的饮食营养摄入计划。补充蛋白质、维生素等营养物质，如鱼、肉、蛋、牛奶、豆制品等动植物蛋白，成人每日应摄入的蛋白质总量为 90～120 g，以增加机体的抗病能力及修复能力；每天摄入一定量的新鲜蔬菜和水果，满足机体对维生素 C、维生素 B_1 等的需要；注意食物合理搭配，色、香、味俱全，以增加食欲及促进消化液的分泌，保证摄入足够的营养。

（2）患者如无心、肾功能障碍，应补充足够的水分。由于机体代谢增加，盗汗使体内水分的消耗量增加，应鼓励患者多饮水，每日不少于 1500～2000 ml，既能保证机体代谢的需要，又有利于体内毒素的排泄。

（3）每周测体重 1 次并记录，观察患者营养状况的改善情况。

（三）用药护理

（1）掌握早期、联合、适量、规律和全程的抗结核化疗原则，督促患者按化疗方案用药，避免遗漏或中断。加强访视宣传，取得患者合作，以保证治疗计划的顺利完成。

（2）用药剂量要适当。药量不足，组织内药物达不到有效浓度，影响疗效，还易使细菌产生继发性耐药；滥用药物或药量过大，不仅造成浪费，而且使毒副作用增加。

（3）向患者说明用药过程中可能出现的不良反应，并注意观察患者有无巩膜黄染、肝区疼痛及胃肠道反应等，发现异常及时报告医生并协助处理。

（4）咯血患者遵医嘱使用止血药物。垂体后叶素 10 U 加入 20～30 ml 生理盐水或 25% 葡萄糖溶液中，在 15～20 分钟缓慢静脉推注；然后以 10 U 垂体后叶素加入 5% 葡萄糖溶液 500 ml 静脉滴注维持治疗，使用过程中须密切观察药物不良反应。

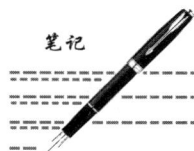

（四）预防大咯血和窒息

护理措施见本章概述。

（五）健康指导

1. 指导用药、配合治疗

（1）根据患者及家属对结核病的认识程度及接受知识的能力，进行卫生宣教，使其了解结核病是一种慢性呼吸道感染病，抗结核用药时间至少半年，有时长达一年半之久，患者往往难以坚持，而只有坚持合理、全程化疗，才可完全康复。告知患者，不规则服药或过早停药是治疗失败的主要原因。

（2）帮助住院患者尽快适应环境，消除焦虑、紧张心理，充分调动人体内在的自身康复能力，增进机体免疫功能，树立信心。使患者处于接受治疗的最佳心理状态，积极配合治疗。

2. 重视营养　宣传饮食营养与人体健康及疾病痊愈的关系，在坚持药物治疗的同时，辅以营养疗法的意义。使患者了解结核病是一种慢性消耗性疾病，体内分解代谢加速和抗结核药物的毒性反应使胃肠功能受限、食欲缺乏，导致营养代谢失衡和机体抵抗力下降，促使疾病恶化，因此，必须高度重视饮食营养疗法。

3. 户外活动和锻炼

（1）指导患者进行有利于身心健康和疾病恢复的有益活动，如保健操、行走、太极拳等，以促进疾病早日康复。

（2）宣传休息、营养、阳光、空气对结核病康复的重要性。有条件的患者可选择在空气新鲜、阳光充足、气候温和、花草茂盛、风景宜人的海滨湖畔疗养。

4. 消毒、隔离　宣传结核病的传播途径及消毒、隔离的重要性，指导患者采取有效的消毒、隔离措施，并能自觉遵照执行。

（1）患者单居一室，进行呼吸道隔离，室内保持良好通风，每日用紫外线照射消毒，或将1‰过氧乙酸1~2 ml加入空气清洁剂内做空气喷雾消毒。

（2）注意个人卫生，严禁随地吐痰，痰液须经灭菌处理，如将痰吐在纸上则直接进行焚烧是最简易的灭菌方法；打喷嚏或咳嗽时避免面对他人，并用双层纸巾遮住口鼻，纸巾用后焚烧，以控制感染源；为避免结核菌的传播，外出时应戴口罩。

（3）实行分餐制，同桌共餐时使用公筷；餐具、痰杯煮沸消毒或用消毒液浸泡消毒，以预防结核菌经消化道进入。

（4）不饮未消毒的牛奶，以免肠道结核菌感染。

（5）患者使用的被褥、书籍应在烈日下曝晒，时间不少于6小时。

5. 出院指导　指导出院患者定期随诊，接受肝功能和胸片检查，以了解病情变化，并有利于治疗方案的调整，继续巩固治疗至疾病痊愈。

6. 预防接种　做好结核病的预防工作和结核患者的登记管理工作。对未受过结核菌感染的新生儿、儿童及青少年及时接种卡介苗，使人体对结核菌产生获得性免疫力。

第八节　原发性支气管肺癌患者的护理

引导案例

　　患者，男，55 岁，咳嗽、咳痰 5 个月，痰中带血 2 周。患者 5 个月前出现无明显诱因的刺激性咳嗽，咳少量灰白色黏痰，伴右胸背胀痛。曾于附近医院按呼吸道感染服用抗生素及消炎止咳中药，疗效不显著。2 周来间断出现痰中带血，有时血多痰少，但无大量咯血，即来院就诊。

　　查体：T 37 ℃，P 80 次/分，R 19 次/分，BP 128/82 mmHg。发育正常，营养中等，神清合作，皮肤巩膜无黄染。双侧锁骨上未触及肿大淋巴结，气管居中，无声嘶。双胸廓对称，叩清，右上肺可闻及干啰音，无湿啰音，左肺呼吸音正常，心率 80 次/分，律齐，无杂音。

　　辅助检查：Hb 120 g/L，WBC 8.1×10^9/L，胸部 X 线显示右上肺前段有一约 3 cm × 4 cm 大小的椭圆形块状阴影，边缘模糊毛糙，可见细短的毛刺影。

　　案例思考：1. 应如何诊断该患者？
　　　　　　　　2. 如何进行护理评估？

　　原发性支气管肺癌（primary bronchogenic carcinoma）简称肺癌（lung cancer），是最常见的肺部原发性恶性肿瘤。在我国，肺癌在男性中占常见恶性肿瘤的第四位，在女性中占第五位，个别大城市的肺癌死亡率已跃居各种恶性肿瘤死亡的首位。

一、病因和发病机制

虽然病因和发病机制尚未明确，但通常认为与以下因素有关。

（一）吸烟

大量研究表明，吸烟是肺癌死亡率进行性增加的首要原因。烟雾中的苯并芘、尼古丁、亚硝胺和少量放射性元素钋等均有致癌作用，尤其易致鳞状上皮细胞癌和未分化小细胞癌。与不吸烟者比较，吸烟者发生肺癌的危险性高 4～10 倍，重度吸烟者可达 10～25 倍。吸烟量与肺癌之间存在着明显的量 – 效关系，开始吸烟的年龄越小，吸烟时间越长，吸烟量越大，肺癌的发病率越高。被动吸烟或环境吸烟也是肺癌的病因和发病机制之一。令人鼓舞的是戒烟后肺癌发生的危险性逐年减少，戒烟 1～5 年后可减半。美国的研究结果表明，戒烟后 2～15 年肺癌发生的危险性呈进行性减少，此后的发病率相当于终生不吸烟者。

（二）职业致癌因子

已被确认的致人类肺癌的职业因素包括长期接触石棉、砷、铬、镍、铍、煤焦油、芥子气、三氯甲醚、氯甲基甲醚、烟草的加热产物和铀、镭等放射性物质衰变时产生的氡与氡子气，以及电离辐射和微波辐射等。这些因素可使肺癌发生的危险性增加 3～30 倍。其中石棉是公认的致癌物质，接触者的肺癌、胸膜和腹膜间皮瘤的发病率明显增高，潜伏期可达 20 年或更久。接触石棉的吸烟者肺癌死亡率为非接触吸烟者的 8 倍。此外，铀暴露和肺癌之间也有很密切的关系，特别是小细胞肺癌，吸烟可明显加重这一危险。

（三）空气污染

空气污染包括室内小环境污染和室外大环境污染，室内被动吸烟、燃料燃烧和烹调过程中均可能产生致癌物。有资料表明，室内用煤、接触煤烟或其不完全燃烧物为肺癌的危险因素，特别是对女性腺癌的影响较大。烹调时加热所释放出的油烟雾也是不可忽视的致癌因素。

（四）电离辐射

大剂量电离辐射可引起肺癌，不同射线产生的效应也不同。

（五）饮食与营养

一些研究已表明，较少食用含 β - 胡萝卜素的蔬菜和水果，可增加肺癌发生的危险性。食用含 β - 胡萝卜素的绿色、黄色和橘黄色的蔬菜和水果及含维生素 A 的食物，可减少肺癌发生的危险性，这一保护作用对于正在吸烟的人或既往吸烟者特别明显。

（六）其他诱发因素

美国癌症学会将结核列为肺癌的发病因素之一。有结核病者患肺癌的危险性是正常人群的 10 倍。肺癌的主要组织学类型是腺癌。此外，病毒感染、真菌毒素（黄曲霉）等，对肺癌的发生可能也起一定作用。

（七）遗传和基因改变

经过长期探索和研究，现在已经逐步认识到肺癌可能是一种外因通过内因发病的疾病。上述的外因可诱发细胞的恶性转化和不可逆的基因改变，包括原癌基因的活化、抑癌基因的失活、自反馈分泌环的活化和细胞凋亡的抑制，从而导致细胞生长的失控。

二、病理和分类

（一）按解剖学部位分类

1. 中央型肺癌　发生在段支气管至主支气管的肺癌称为中央型肺癌，约占 3/4，较为多见的是鳞状上皮细胞癌和小细胞肺癌（small cell lung cancer，SCLC）。

2. 周围型肺癌　发生在段支气管以下的肺癌称为周围型肺癌，约占 1/4，较为多见的是腺癌。

（二）按组织病理学分类

1. 非小细胞肺癌

（1）鳞状上皮细胞癌（简称鳞癌）：包括乳头状型、透明细胞型、小细胞型和基底细胞样型。典型的鳞癌细胞大、呈多形性，胞质丰富，有角化倾向，核畸形，染色深，多可见细胞间桥，常呈鳞状上皮样排列。癌组织易变性、坏死，形成空洞或癌性肺脓肿。鳞癌最易发生于主支气管腔，发展成息肉或无蒂肿块，阻塞管腔引起阻塞性肺炎。

（2）腺癌：包括腺泡状腺癌、乳头状腺癌、细支气管－肺泡细胞癌、实体癌黏液形成。典型的腺癌呈腺管或乳头状结构，细胞大小较一致，圆形或椭圆形，胞质丰富，常含有黏液，核大，染色深，常有核仁，核膜比较清楚。腺癌倾向于管外生长，但也可沿泡壁蔓延，常在肺边缘部形成直径 2～4 cm 的肿块。腺癌早期即可侵犯血管、淋巴管，常在原发瘤引起症状前已经转移。

（3）大细胞癌：包括大细胞神经内分泌癌、复合性大细胞神经内分泌癌、基底细胞样癌、淋巴上皮瘤样癌、透明细胞癌、伴横纹肌样表型的大细胞癌。可发生在肺门附近或肺边缘的支气管。细胞较大，但大小不一，常呈多角形或不规则形，呈实性巢状排列，常见大片出血性坏死；癌细胞核大，核仁明显，核分裂象常见，胞质丰富，可分巨细胞型和透明细胞型，透明细胞型易被误诊为转移性肾腺癌。大细胞癌的转移较小细胞未分化癌晚，手术切除的概率较大。

（4）其他：腺鳞癌、类癌、肉瘤样癌、唾液腺型癌（腺样囊性癌、黏液表皮样癌）等。

2. 小细胞肺癌　包括燕麦细胞型、中间细胞型、复合燕麦细胞型。癌细胞多为类圆形或菱形，胞质少，类似淋巴细胞。燕麦细胞型和中间细胞型可能起源于神经外胚层的Kulchitsky 细胞或嗜银细胞。细胞质内含有神经内分泌颗粒，具有内分泌和化学受体功能，能分泌 5 - 羟色胺、儿茶酚胺、组胺、激肽等肽类物质，可引起类癌综合征（carcinoid syndrome）。在其发生、发展的早期多已转移到肺门和纵隔淋巴结，并由于其易侵犯血管，在诊断时大多已有肺外转移。

三、临床表现

临床表现与肿瘤大小、类型、发展阶段、所在部位、有无并发症或转移有密切关系。有5% ~15%的患者无症状，仅在常规体检、胸部影像学检查时发现。其余患者可表现出或多或少与肺癌有关的症状与体征，按部位可分为原发肿瘤、肺外胸内扩展、胸外转移和胸外表现 4 类。

（一）原发肿瘤引起的症状和体征

1. 咳嗽　为早期症状，常为无痰或少痰的刺激性干咳，当肿瘤引起支气管狭窄后可加重咳嗽，多为持续性，呈高调金属音性咳嗽或刺激性呛咳。细支气管 - 肺泡细胞癌可有大量黏液痰。伴有继发感染时，痰量增加，且呈黏液脓性。

2. 血痰或咯血　多见于中央型肺癌。肿瘤向管腔内生长者可有间歇或持续性痰中带血，如果表面糜烂严重侵蚀大血管，则可引起大咯血。

3. 气短或喘鸣　肿瘤向支气管内生长，或转移到肺门淋巴结致使肿大的淋巴结压迫主支气管或隆突，或引起部分气道阻塞时，可有呼吸困难、气短、喘息，偶尔表现为喘鸣，听诊时可发现局限的或单侧哮鸣音。

4. 发热　肿瘤组织坏死可引起发热，多数发热的原因是由于肿瘤引起的阻塞性肺炎所致，抗生素治疗效果不佳。

5. 体重下降　消瘦为恶性肿瘤的常见症状之一。肿瘤发展到晚期，由于肿瘤毒素和消耗的原因，并有感染、疼痛所致的食欲减退，可表现为消瘦或恶病质。

（二）肿瘤局部扩展引起的症状和体征

1. 胸痛　近半数患者可有模糊或难以描述的胸痛或钝痛，可由于肿瘤细胞侵犯所致，也可由于阻塞性炎症波及部分胸膜或胸壁引起。若肿瘤位于胸膜附近，则产生不规则的钝痛或隐痛，疼痛于呼吸、咳嗽时加重。肋骨、脊柱受侵犯时可有压痛点，而与呼吸、咳嗽无关。肿瘤压迫肋间神经，胸痛可累及其分布区。

2. 声音嘶哑　癌肿直接压迫或转移致纵隔淋巴结压迫喉返神经（多见左侧），可发

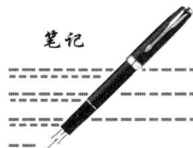

生声音嘶哑。

3. 咽下困难　癌肿侵犯或压迫食管，可引起咽下困难，尚可引起气管-食管瘘，导致肺部感染。

4. 胸水　约10%的患者有不同程度的胸水，通常提示肿瘤转移累及胸膜或肺淋巴回流受阻。

5. 上腔静脉阻塞综合征　是由于上腔静脉被附近肿大的转移性淋巴结压迫或右上肺的原发性肺癌侵犯，以及腔静脉内癌栓阻塞静脉回流引起。表现为头面部和上半身淤血水肿，颈部肿胀，颈静脉扩张，患者常主诉领口进行性变紧，可在前胸壁见到扩张的静脉侧支循环。

6. Horner综合征　肺尖部肺癌易压迫颈部交感神经，引起病侧眼睑下垂、瞳孔缩小、眼球内陷，同侧额部与胸壁少汗或无汗。也常有肿瘤压迫臂丛神经造成以腋下为主、向上肢内侧放射的火灼样疼痛，在夜间尤甚。

（三）肺外转移引起的症状和体征

胸腔外转移的症状、体征可见于3%~10%的患者。以小细胞肺癌居多，其次为未分化大细胞肺癌、腺癌、鳞癌。

1. 转移至中枢神经系统　可引起颅内压增高，如头痛、恶心、呕吐、精神状态异常。少见的症状为癫痫发作、偏瘫、小脑功能障碍、定向力和语言障碍。此外还可有脑病、小脑皮质变性、外周神经病变、肌无力及精神症状。

2. 转移至骨骼　可引起骨痛和病理性骨折。大多为溶骨性病变，少数为成骨性病变。肿瘤转移至脊柱后可压迫椎管引起局部压迫和受阻症状。此外，也常见股骨、肱骨和关节转移，甚至引起关节腔积液。

3. 转移至腹部　部分小细胞肺癌可转移到胰腺，表现为胰腺炎症状或阻塞性黄疸。其他细胞类型的肺癌也可转移到胃肠道、肾上腺和腹膜后淋巴结，多无临床症状，可依靠CT、MRI或PET做出诊断。

4. 转移至淋巴结　锁骨上淋巴结是肺癌转移的常见部位，可毫无症状。典型者多位于前斜角肌区，固定且坚硬，逐渐增大、增多，可以融合，多无痛感。

（四）癌作用于其他系统引起的肺外表现

癌作用于其他系统引起的肺外表现指肺癌非转移性胸外表现或称之为副肿瘤综合征（paraneoplastic syndrome），主要表现为以下几方面表现。

1. 肥大性肺性骨关节病　常见于肺癌，也见于局限性胸膜间皮瘤和肺转移癌（胸腺、子宫、前列腺转移）。多侵犯上、下肢长骨远端，发生杵状指（趾）和肥大性骨关节病。

2. 异位促性腺素综合征　合并异位促性腺素综合征的肺癌并不多，大部分是大细胞肺癌，主要表现为男性轻度乳房发育和增生性骨关节病。

3. 分泌促肾上腺皮质激素样物　小细胞肺癌或支气管类癌是引起库欣综合征的最常见细胞类型，很多患者在瘤组织中甚至血中可测到促肾上腺皮质激素（ACTH）增高。

4. 分泌抗利尿激素　不适当的抗利尿激素的分泌可引起厌食、恶心、呕吐等水中毒症状，还可伴有逐渐加重的神经并发症。其特征是低钠（血清钠<135 mmol/L），低渗（血浆渗透压<280 mmol/L）。

5. 神经肌肉综合征　包括小脑皮质变性、脊髓小脑变性、周围神经病变、重症肌无力和肌病等，发生原因不明确。这些症状与肿瘤的部位和有无转移无关。它可以发生于肿瘤出现前数年，也可与肿瘤同时发生；在手术切除后尚可发生，或原有症状无改变。可发生于各型肺癌，但多见于小细胞未分化癌。

6. 高钙血症 可由骨转移或肿瘤分泌过多甲状旁腺素相关蛋白引起，常见于鳞癌。

7. 类癌综合征 类癌综合征的典型特征是皮肤、心血管、胃肠道和呼吸功能异常。主要表现为面部、上肢躯干的潮红或水肿，胃肠蠕动增强，腹泻，心动过速，喘息，瘙痒和感觉异常。这些阵发性症状和体征与肿瘤释放不同的血管活性物质有关，除了 5 - 羟色胺外，还包括缓激肽、血管舒缓素和儿茶酚胺。

（五）实验室和其他检查

1. 胸部影像学检查 是发现支气管肺癌的最基本方法。可了解肿瘤的部位、大小、肺门和纵隔淋巴结肿大及支气管阻塞的情况。胸片提示肺癌的直接征象是肺内块状阴影，呈分叶状，周边有细毛刺样放射，可有空洞。

2. 痰脱落细胞学检查 能找到癌细胞，可以明确诊断，多数病例还可判断肺癌的病理类型。痰检查的准确率为80%以上。

3. 支气管镜检查 对中央型肺癌诊断的阳性率较高，并通过刷检、活检、冲洗检查等，进行细胞学、病理组织学诊断。

4. 其他 胸壁穿刺活组织检查、胸腔积液癌细胞检查、淋巴结活检、开胸肺活检和癌胚抗原检测等。

四、处理要点

肺癌的治疗是根据患者机体状况及肿瘤病理类型、侵犯范围和发展趋势，合理、有计划地应用现有治疗手段，以期较大幅度地提高治愈率和患者的生活质量。

肺癌综合治疗方案如下。①小细胞肺癌，以化疗为主，辅以手术和（或）放疗。②非小细胞肺癌，早期患者以手术治疗为主，可切除的局部晚期患者采取新辅助化疗加手术治疗和放疗；不能切除的局部晚期患者采取化疗与放疗联合治疗；远期转移的晚期患者以姑息治疗为主。

1. 手术治疗 局限性肿瘤切除术可取得相当于广泛切除者的疗效，一般推荐肺叶切除术。肺段切除术和楔形切除术等范围更小的手术，一般仅用于外周性病变患者或肺功能不良者。因此，近年来有扩大手术治疗的适应证，还有缩小手术切除范围及气管隆凸成形术等技术的新进展。肺功能是评估患者能否耐受手术治疗的重要因素。若用力肺活量超过2 L，且第一秒用力呼气容积（FEV_1）占用力肺活量的50%以上，可考虑手术治疗。

2. 化学药物治疗 对小细胞肺癌治疗的效果显著，是其主要治疗方法。如依托泊苷、足叶乙苷、替尼泊苷、卡铂及异环磷酰胺等，其单药缓解率为60%～77%；洛莫司汀、顺铂、长春地辛、表柔比星、氨甲蝶呤等也均被认为对小细胞肺癌有效，使小细胞肺癌化疗有新发展，缓解率提高到50%～90%。

3. 放射治疗（简称放疗） 放射线对癌细胞有杀伤作用，癌细胞受照射后，射线可以直接作用于DNA分子引起断裂；射线引起的电离物质又可使癌细胞发生变性，被吞噬细胞吞噬，最后被成纤维细胞代替。放疗可分根治性和姑息性治疗两种。放疗对小细胞肺癌效果较好，其次为鳞癌和腺癌。

4. 其他治疗　包括生物反应调节剂、中医治疗、冷冻治疗、支气管动脉灌注及栓塞治疗等，这些治疗对缓解患者症状和控制肿瘤发展有较好效果。

五、常用护理诊断

1. 疼痛　与癌细胞浸润、肿瘤压迫或转移、手术有关。
2. 营养失调：低于机体需要量　与癌肿致机体过度消耗、化疗反应致食欲下降、摄入量不足有关。
3. 绝望　与对疾病的恐惧、病情恶化、身体衰竭和治疗效果不佳有关。
4. 潜在并发症　出血、肺不张、肺部感染、心律失常、支气管胸膜瘘与肺叶切除手术有关。

六、护理措施

（一）心理护理

鼓励患者及家属参与疾病治疗计划的制订，引导患者及时体验治疗效果，以增强治疗信心。

（二）减轻疼痛不适

分散患者的注意力，鼓励患者多与家人、朋友、医护人员交谈；提供患者舒适的体位，如患侧卧位，以减轻随呼吸运动产生的疼痛；对于随咳嗽加重的胸痛，在患者需要咳嗽时，以手压迫疼痛部位，鼓励患者咳嗽；遵医嘱按 WHO 提出的癌症患者三级止痛原则给予止痛。

（三）化疗护理

熟练掌握静脉穿刺技术，输入化疗药物前先输入 0.9% 生理盐水或 10% 葡萄糖溶液，确定针头在血管内后再输入化疗药。输液期间加强巡视，谨防药液外漏。密切观察患者进食、腹痛性质和排便情况，胃肠道反应重者可安排在晚餐后给药并给予镇静止痛剂。每周监测血常规 1～2 次。必要时遵医嘱给予升白细胞及血小板的药物。对重度骨髓抑制者，需要实施保护性隔离。对血小板严重减少者，注意观察其出血情况。保持患者口腔清洁，口腔护理每日 2 次。口腔溃疡疼痛剧烈者可用 2% 利多卡因喷雾止痛。皮肤干燥，全身瘙痒者可用炉甘石洗剂止痒，嘱患者剪指甲，以免抓破皮肤。注药前 5～10 分钟，在患者头部放置冰帽，注药后维持 30～40 分钟，可防止药物对毛囊的刺激，有防脱发的作用。监测肝功能、肾功能，嘱患者多饮水，每日 2000～3000 ml。

（四）放疗护理

1. 解释、教育　向患者讲明放疗的目的、方法、不良反应，说明放疗本身无痛苦，以解除患者的思想顾虑。
2. 皮肤的护理　避免抓伤、压迫和衣服摩擦；皮肤用温水和柔软的毛巾轻轻蘸洗，忌用肥皂，不可涂酒精、碘酒、红汞、油膏，避免阳光照射或冷热刺激；照射部位皮肤忌贴胶布；表皮脱屑时，切勿用手撕剥。
3. 对放射性食管炎的处理　注意保持患者的口腔清洁，给流质或半流质食物，饭后喝温水冲洗食管，避免刺激性食物。有咽下疼痛时，可口服氢氧化铝凝胶，疼痛难忍者可口含利多卡因溶液、服用利多卡因凝胶。

4. 对放射性肺炎的处理　早期给予抗生素、糖皮质激素治疗。协助患者进行有效排痰，呼吸困难者适当吸氧。

（五）健康指导

（1）宣传吸烟、被动吸烟对机体的危害，以引起患者的高度重视。提倡不吸烟或戒烟，禁止公共场所吸烟。

（2）督促患者执行治疗计划，如化疗患者间歇期的免疫治疗及中药治疗。对于在继续化疗的患者，要交待下次化疗时间及注意事项，并做必要的准备。对于晚期癌肿转移的患者，要交待患者及家属对症处理的措施。

（3）指导患者在病程中和康复阶段合理安排休息，避免劳累和较重体力活动。避免呼吸道感染，宣传防治慢性肺部疾病对肺癌防治的积极意义。

（4）向患者及家属宣传增加营养与促进健康的关系，制订饮食计划。例如，注意动、植物蛋白的合理搭配；氨基酸的平衡有助于抑制癌肿的发展；锌和镁对癌细胞有直接抑制作用；高膳食纤维的饮食可刺激胃肠蠕动；维生素 A 及其衍生物 β 胡萝卜素能够抑制化学致癌物诱发的肿瘤。当摄取的食物中维生素 A 含量少或血清维生素 A 含量低时，患肺癌的危险性增高。化疗期间饮食宜少量多餐，避免过热、粗糙、酸、辣等刺激性食物，以防损伤胃肠黏膜。

（5）指导出院患者定期复诊，以了解病情变化，有利于治疗方案的调整，继续巩固治疗。

（6）肺癌高危人群，如 40 岁以上成人，需要定期进行胸部 X 线检查，尤其是反复呼吸道感染、久咳不愈、咳血痰者应提高警惕，以求早诊早治。

第九节　慢性呼吸衰竭患者的护理

一、概述

呼吸衰竭（respiratory failure）是指各种原因引起的肺通气和（或）换气功能严重障碍，在静息条件下也不能维持有效的气体交换，导致缺氧伴（或不伴）二氧化碳潴留，引起一系列生理功能和代谢紊乱的临床综合征。在海平面大气压、静息状态下，呼吸室内空气，排除心内解剖分流和原发心排血量降低等情况后，动脉血氧分压（PaO_2）低于 60 mmHg（8.0 kPa），或伴有二氧化碳分压（$PaCO_2$）高于 50 mmHg（6.7 kPa），即为呼吸衰竭，简称呼衰。

（一）病因和发病机制

1. 病因　导致呼吸衰竭的原因有很多，参与呼吸运动的任何环节，包括呼吸中枢、运动神经、肌肉、胸廓、胸膜、肺和气道的病变，都会导致呼衰的发生。临床常见的病因包括如下几种。

（1）呼吸系统疾病：如上呼吸道梗阻、气管 - 支气管炎、支气管哮喘、呼吸道肿瘤等引起气道阻塞，导致通气不足或伴有气体分布不匀，引起通气量/血流量比例失调；肺组织病变，如肺部感染、重症肺结核、肺气肿、弥漫性肺纤维化、肺水肿、急性呼吸窘迫综合征（ARDS）、硅肺等导致有效呼吸面积减少，肺顺应性下降；胸廓病变，如胸廓畸形、外伤、手术创伤、气胸和大量胸腔积液等影响换气功能；肺血管疾病，如肺血管栓塞、肺毛细血管瘤等引起通气量/血流量比例失调。

（2）神经系统及呼吸肌病变：如脑血管病变、脑炎、脑外伤、药物中毒、电击等直接或间接抑制呼吸中枢；脊髓灰质炎、多发性神经炎、重症肌无力等导致呼吸肌无力和麻痹，因呼吸动力下降引起通气不足。

2. 发病机制

（1）缺氧和二氧化碳潴留发生的主要机制。

1）肺泡通气不足：COPD可引起气道阻力增加，呼吸动力减弱，生理无效腔增加，最终导致肺泡通气不足。肺泡通气不足可引起缺氧和二氧化碳潴留。

2）通气量/血流量比例失调：是造成低氧血症最常见的原因。正常情况下，肺泡每分钟通气量（V）为4 L，肺毛细血管血流量（Q）为5 L，两者之比（V/Q）在正常情况下应保持在0.8，才能保证有效的气体交换。若V/Q<0.8，则静脉血不能充分氧合，形成肺动-静脉分流；若V/Q>0.8，吸入气体则不能与血液进行有效的气体交换，即生理无效腔增多。V/Q失调通常只引起缺氧而无二氧化碳潴留。

3）弥散障碍：肺内气体交换是通过弥散过程来实现的。弥散过程受多种因素影响，如弥散面积、肺泡膜厚度、气体弥散能力、气体分压差等。氧弥散能力仅为CO_2的1/20，故弥散障碍主要影响氧的交换，产生单纯缺氧。

4）肺内动-静脉解剖分流增加：肺动脉内的静脉血未经氧合直接流入肺静脉，导致PaO_2降低，是通气量/血流量比例失调的特例。在这种情况下，提高吸氧浓度并不能提高分流静脉血的血氧分压。分流量越大，吸氧后提高动脉血氧分压的效果越差；若分流量超过30%，吸氧并不能明显提高PaO_2。常见于肺动-静脉瘘。

5）氧耗量增加：发热、寒战、呼吸困难和抽搐均增加氧耗量。寒战时耗氧量可达500 ml/min；严重哮喘时，随着呼吸功能的增加，用于呼吸的氧耗量可达到正常水平的十几倍。氧耗量增加，肺泡氧分压下降，正常人借助增加通气量以防止缺氧。故氧耗量增加的患者，若同时伴有通气功能障碍，则会出现严重的低氧血症。

（2）缺氧和二氧化碳潴留对机体的影响：包括以下几个方面。

1）对中枢神经系统的影响：脑组织耗氧量大，占全身耗氧量的20%～25%，全身各组织器官的细胞中，脑细胞对缺氧最为敏感。突然中断供氧20秒即可出现深昏迷和全身抽搐，停止供氧4～5分钟即可导致不可逆的脑损害。若逐渐降低吸氧浓度，则缺氧由于机体代偿而发生得较轻且缓慢。轻度缺氧可引起注意力不集中、智力减退、定向障碍，随着缺氧加重，可导致烦躁不安、神志恍惚、谵妄甚至昏迷。二氧化碳潴留可影响脑细胞代谢，降低脑细胞兴奋性，直接抑制大脑皮质活动。轻度二氧化碳潴留，对皮质下层刺激增加，间接兴奋大脑皮质，若$PaCO_2$继续升高，皮质下层受抑制，则使中枢神经处于麻醉状态。

缺氧和二氧化碳潴留均会使脑血管扩张，血流量增加。严重缺氧会引起脑间质和脑细胞内水肿，导致颅内压增高，继而加重组织缺氧而造成恶性循环。

2）对循环系统的影响：缺氧和二氧化碳潴留均可刺激心脏，使心率加快、心输出量增加、血压上升，引起肺动脉收缩、肺循环阻力增加，导致肺动脉高压、右心负荷加重。急性严重缺氧或酸中毒可引起严重心律失常或心脏骤停；长期慢性缺氧可导致心肌纤维化、心肌硬化。$PaCO_2$轻、中度升高，使浅表毛细血管和静脉扩张，使部分肌肉、肾和脾血管收缩，因此患者四肢红润、温暖、多汗。

3）对呼吸系统的影响：缺氧对呼吸的影响远较二氧化碳小。缺氧主要通过颈动脉窦和主动脉体化学感受器的反射作用刺激通气，若缺氧加重的过程缓慢，则这种反射的反应迟钝。二氧化碳是强有力的呼吸中枢兴奋剂，吸入二氧化碳的浓度增加时，通气量明显增加，二氧化碳过分升高时，呼吸中枢受抑制，通气量反而下降。慢性高碳酸血症患者通气量增加不明显，这与呼吸中枢反应迟钝、肾功能代偿使 pH 值未能明显下降有关。

4）对体液平衡的影响：严重缺氧抑制细胞能量代谢，产生大量乳酸和无机磷，导致代谢性酸中毒。能量不足引起钠泵功能障碍，使钾离子由细胞内转移到血液和组织间隙，钠和氢离子进入细胞内，造成细胞内酸中毒和高钾血症。急性二氧化碳潴留加重酸中毒，血 pH 值下降；在慢性呼吸衰竭中，二氧化碳潴留发生得慢，由于机体的代偿作用，血 pH 值降低得不明显。

5）对肝肾功能的影响：缺氧可损害肝细胞，使 ALT 升高，随着缺氧的纠正，肝功能可逐渐恢复正常。轻度缺氧和二氧化碳潴留会扩张肾血管，增加肾血流量和肾小球滤过率，使尿量增多，但当 PaO_2 为 40 mmHg（5.3 kPa）时，肾血流量减少，肾功能受到抑制。当 $PaCO_2$ > 65 mmHg（8.6 kPa）时，pH 值明显下降，肾血管痉挛，肾血流量减少、尿量减少。

（二）分类

1. 按动脉血气分析分类　有以下 2 种类型。

（1）Ⅰ型呼吸衰竭：缺氧无二氧化碳潴留，或伴二氧化碳降低（Ⅰ型），即 PaO_2 < 60 mmHg、$PaCO_2$ 降低或正常，见于存在换气功能障碍（通气量/血流量比例失调、弥散功能损害和肺动 – 静脉分流）的患者，如 ARDS 等，氧疗可纠正低氧血症。

（2）Ⅱ型呼吸衰竭：缺氧伴二氧化碳潴留（Ⅱ型），即 PaO_2 < 60 mmHg、$PaCO_2$ > 50 mmHg，系肺泡通气不足所致。单纯通气不足时，缺氧和二氧化碳潴留的程度是平行的，若伴有换气功能损害，则缺氧更为严重，如 COPD，只有增加肺泡通气量，必要时加氧疗才能解决。

2. 按病变部位　可分为中枢性和周围性呼衰。

3. 按病程　可分为急性和慢性呼吸衰竭。急性呼吸衰竭是指呼吸功能原来正常，由于前述2 类病因突发，引起通气或换气功能严重损害，突然发生呼衰的临床表现。如脑血管意外、药物中毒抑制呼吸中枢、呼吸肌麻痹、肺梗死、ARDS 等，因机体不能很快代偿，如不及时抢救，会危及患者生命。

慢性呼吸衰竭多见于慢性呼吸系统疾病，如慢性阻塞性肺病、重度肺结核等，呼吸功能损害逐渐加重，虽有缺氧或伴二氧化碳潴留，但通过机体代偿适应，仍能从事个人生活活动，称为代偿性慢性呼吸衰竭。一旦并发呼吸道感染，或因其他原因增加呼吸生理负担导致代偿失调，出现严重缺氧、二氧化碳潴留和酸中毒的临床表现，称为失代偿性慢性呼吸衰竭，本章将予以重点阐述。

4. 其他　近年来也有学者提出根据病因和发病机制将呼吸衰竭分成以下两类。

（1）泵衰竭：即由于呼吸驱动力不足（呼吸运动中枢）或呼吸运动受限（周围神经麻痹、呼吸肌疲劳、胸廓畸形）引起的呼吸衰竭。

（2）肺衰竭：由于气道阻塞、肺组织病变和肺血管病变所致的呼吸衰竭。

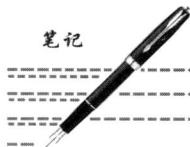

二、慢性呼吸衰竭

引导案例

患者，男，70岁，反复咳嗽咳痰伴喘息20余年，病情加重伴意识障碍2天。患者于20余年前开始间断出现咳嗽，咳白色泡沫痰或白、黄色黏痰并渐感喘憋。每年冬季发病，受凉或感冒后加重。每年咳喘、咳痰加重约3个月。半个月前在受凉后上述症状复发并加重，咳大量白黏痰，偶有黄痰，双下肢明显水肿。在当地医院予以"青霉素"抗感染治疗约10天，疗效不佳。2天前开始出现烦躁、谵语，来我院就诊。查体：T 37.6℃，P 122次/分，R 31次/分，BP 135/75 mmHg，神志恍惚，球结膜水肿明显，双侧瞳孔等大等圆，对光反射灵敏。口唇、甲床发绀明显。颈短粗，颈静脉充盈。桶状胸，肋间隙增宽，双肺呼吸动度一致，语颤对等，叩诊呈过清音，双肺有散在性干、湿啰音。心脏检查阴性。腹膨隆，肝脾未触及。双下肢及低体位处见明显可凹性水肿，无杵状指（趾）。

实验室检查：血常规中白细胞$7.4 \times 10^9/L$，中性粒细胞81%，红细胞$5.7 \times 10^{12}/L$，血红蛋白167 g/L。血气分析：鼻导管吸氧（2 L/min）时pH值为7.299，PaO_2 48 mmHg，$PaCO_2$ 102 mmHg。

案例思考：1. 该患者的临床诊断是什么？

2. 怎样进行护理评估和诊断？如何进行护理？

慢性呼吸衰竭是指在原有慢性疾病（包括呼吸和神经肌肉系统疾病）基础上，随着病情逐渐加重，肺功能愈来愈差，经过较长时间后发展为呼吸衰竭。

（一）病因和发病机制

在引起慢性呼吸衰竭的病因和发病机制中，以支气管－肺疾病为最多见，如COPD、重症肺结核、肺间质纤维化、尘肺等。胸廓及神经肌肉病变也可导致慢性呼吸衰竭的发生。

（二）临床表现

1. 主要症状　除原发病症状外，主要是缺氧和二氧化碳潴留引起的呼吸困难和多脏器功能紊乱的表现。

（1）呼吸困难：是最早、最突出的症状，患者可出现呼吸频率、节律和深度的改变。表现为呼吸浅促、点头、提肩呼吸，或出现"三凹征"。严重者有呼吸节律的改变，如中枢性呼吸衰竭呈潮式、间歇或抽泣样呼吸；严重肺心病并发呼吸衰竭和二氧化碳麻醉时，可出现浅慢呼吸。

（2）发绀：是缺氧的典型症状，当动脉血氧饱和度（SaO_2）低于90%时，可在口唇、甲床等处出现发绀。因发绀的程度与还原血红蛋白含量相关，故伴有严重贫血或出血者，发绀可不显露，而COPD的患者，由于红细胞数量增多，发绀则更明显。

（3）精神神经症状：慢性呼吸衰竭的精神症状不如急性呼吸衰竭明显，多表现为智力或定向功能障碍。在缺氧早期，由于脑血管扩张、血流量增加，出现搏动性头痛，继而注意力分散，智力或定向力减退；随着缺氧程度的加重，患者可逐渐出现烦躁不安、神志恍惚，进而嗜睡、昏迷。二氧化碳潴留患者常表现出先兴奋后抑制的症状，兴奋症状包括多汗、烦躁不安、白天嗜睡、夜间失眠等；二氧化碳潴留加重时，中枢神经系统则表现出抑制状态，患者出现神志淡漠、肌肉震颤、间歇抽搐、昏睡、昏迷等，称为肺性脑病。

（4）心血管系统症状：二氧化碳潴留使外周浅表静脉充盈、皮肤充血、温暖多汗。早期，由于心输出量增多，患者可见心率增快、血压升高；后期，患者出现周围循环衰竭、血压下降、心率减慢和心律失常。同时，由于长期的慢性缺氧和二氧化碳潴留引起肺动脉高压，患者可出现右心衰竭的症状。

2. 体征　主要表现为缺氧和二氧化碳潴留。除与症状共有的表现外，可见外周浅表静脉充盈，皮肤温暖、面色潮红、多汗，球结膜充血水肿。部分患者可见视盘水肿，瞳孔缩小，腱反射减弱或消失，锥体束征阳性等。

3. 并发症　严重呼吸衰竭损害肝、肾功能，可出现转氨酶、血尿素氮升高，甚至黄疸、蛋白尿、氮质血症等；损害胃肠黏膜，发生充血水肿、糜烂、渗血，可引起上消化道出血，少数患者可出现休克及 DIC 等。

（三）处理要点

呼吸衰竭治疗的基本原则：迅速纠正严重缺氧和二氧化碳潴留，积极处理原发病或诱因，维持心、脑、肾等重要脏器的功能，预防和治疗并发症。

1. 保持呼吸道通畅　对任何类型的呼吸衰竭，保持呼吸道通畅是最基本、最重要的治疗措施。保持呼吸道内通畅的方法主要如下。①若患者昏迷，应使其处于仰卧位，头后仰，托起下颌并将口打开。②清除气道内分泌物及异物。③若以上方法不能奏效，必要时应建立人工气道。人工气道的建立一般有 3 种方法，即简便人工气道、气管插管及气管切开，后两者属气管内插管。简便人工气道主要有口咽通气道、鼻咽通气道和喉罩，是气管内插管的临时替代方式，在病情危重不具备插管条件时应用，待病情允许后再行气管插管或切开。气管内插管是重建呼吸通道最可靠的方法。

若患者出现支气管痉挛，则需要积极使用支气管扩张药物，可选用 β_2 肾上腺素受体激动剂、抗胆碱药、糖皮质激素或茶碱类药物等。

2. 氧疗　COPD 是导致慢性呼吸衰竭的常见呼吸系统疾病，患者常伴有二氧化碳潴留，氧疗时需要注意保持低浓度吸氧，防止血氧含量过高。二氧化碳潴留是通气功能不良的结果。慢性高碳酸血症患者呼吸中枢的化学感受器对二氧化碳反应性差，呼吸主要靠低氧血症对颈动脉窦、主动脉体化学感受器的刺激来维持。若吸入高浓度氧，血氧则迅速上升，解除了低氧对外周化学感受器的刺激，抑制患者呼吸，造成通气状况进一步恶化，二氧化碳上升，严重时陷入二氧化碳麻醉状态。

3. 增加通气量，减少二氧化碳潴留

（1）呼吸兴奋剂：刺激呼吸中枢或周围化学感受器，通过增强呼吸中枢兴奋性，增加呼吸频率和潮气量以改善通气。与此同时，患者的氧耗量和二氧化碳产生量也相应增加，且与通气量呈正相关。由于其使用简单、经济，且有一定疗效，故仍较广泛地使用于临床，但应掌握其临床适应证。

尼可刹米是目前常用的呼吸中枢兴奋剂，可增加通气量，也有一定的苏醒作用；对嗜睡的患者，可先静脉缓慢推注 0.375 ~ 0.75 g，随即以 3 ~ 3.75 g 加入 500 ml 液体中，按 25 ~ 30 滴/分静脉滴注。密切观察患者的睫毛反应、神志改变，以及呼吸频率、幅度和节律，监测动脉血气，以便调节剂量。如出现皮肤瘙痒、烦躁等不良反应，须减慢滴

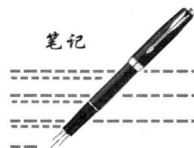

速。若经 4 ~ 12 小时未见效，如出现肌肉抽搐严重反应，则应停用，必要时改换机械通气支持。

（2）机械通气：根据病情选用无创机械通气或有创机械通气。在 COPD 急性加重早期给予无创机械通气可以防止呼吸功能不全加重，缓解呼吸肌疲劳，减少后期气管插管率，改善预后。

4. 针对病因和发病机制的治疗　针对引起呼吸衰竭的不同病因和发病机制进行针对性治疗是治疗呼吸衰竭的根本所在。

5. 其他治疗　包括纠正电解质和酸碱平衡紊乱，以及肺性脑病、消化道出血等并发症的治疗。

（四）常用护理诊断

1. 气体交换受损　与肺气肿引起的肺顺应性降低、呼吸肌无力、气道分泌物过多、不能维持自主呼吸有关。

2. 清理呼吸道无效　与呼吸道感染或阻塞、呼吸肌无力及无效咳嗽有关。

3. 慢性意识障碍　与缺氧和二氧化碳潴留引起的中枢神经系统抑制有关。

4. 营养失调：低于机体需要量　与呼吸肌衰竭和呼吸道感染加重导致食欲下降或胃肠道淤血有关。

5. 语言沟通障碍　与气管插管、气管切开或脑组织缺氧和二氧化碳潴留抑制大脑皮质有关。

6. 潜在并发症

（1）体液平衡失调：与二氧化碳潴留引起呼吸性酸中毒，导致体液调节失控有关。

（2）上消化道出血：与缺氧和二氧化碳潴留使胃肠道黏膜充血、水肿、糜烂或发生应激性溃疡有关。

（五）护理措施

1. 改善呼吸，保持气道通畅

（1）休息与体位：协助患者取半卧位，以利于增加通气量。保持室内空气清新、温暖，定时消毒，防止交叉感染。

（2）清除呼吸道分泌物：注意清除口咽部分泌物或胃内反流物，预防呕吐物反流入气管。鼓励患者多饮水和用力咳嗽排痰；对咳嗽无力者应定时帮助翻身、拍背，边拍边鼓励患者排痰。可遵医嘱给予患者口服祛痰剂，无效时采用雾化吸入的方法以湿化气道。对昏迷患者则定时使用无菌多孔导管吸痰，以保持其呼吸道通畅。

（3）缓解支气管痉挛：遵医嘱应用支气管扩张剂，以松弛支气管平滑肌，减少气道阻力，改善通气功能。

（4）控制感染：呼吸衰竭时，呼吸道分泌物积滞常易导致继发感染而加重呼吸困难。因此，在保持呼吸道引流通畅的前提下，根据痰菌培养和药敏试验结果，选择有效的抗生素控制呼吸道感染十分重要。在实施氧疗、气管插管、气管切开、建立人工气道进行机械通气的过程中，必须注意无菌操作，并注意保暖和口腔清洁，以防呼吸道感染。

（5）建立人工气道：对于病情严重又不能配合、昏迷或呼吸道大量痰液潴留伴有窒息危险、全身状态较差、明显无力或动脉血二氧化碳分压进行性增高的患者，应及时建立人工气道和机械通气支持。

（6）经鼻插管护理：为避免气管插管及气管切开，近年来多采用经鼻插管。经鼻插管的患者耐受性好，可保持较长插管时间，减少了并发症的发生。

1）插管前将塑料导管经 30 ℃加温使之变软，并易于经鼻腔的后鼻孔插入气道，减少插管对气道的机械损伤。

2）因管腔长，吸痰管必须超过导管顶端，吸痰时边抽吸边旋转吸痰管，将深部的分泌物吸出。

3）充分湿化气道使痰液稀释，以便清除痰液，防止管腔阻塞。

4）塑料导管气囊压力较好，每日仅需放气 1～2 次，气囊可减少口咽分泌物进入下呼吸道。

2. 合理给氧　通过增加吸氧浓度，提高肺泡内氧分压（PaO_2），进而提高 PaO_2 和 SaO_2，纠正缺氧和改善呼吸功能。目前多采用鼻导管、鼻塞或面罩给氧，配合机械通气时可行气管内给氧。

（1）对于低氧血症伴高碳酸血症者，应低流量（1～2 L/min）、低浓度（25%～29%）持续给氧，主要原因在于：对于缺氧伴高碳酸血症的慢性呼吸衰竭患者，其呼吸中枢化学感受器对二氧化碳的反应性差，此时呼吸的维持主要依靠缺氧对颈动脉窦和主动脉体化学感受器的兴奋作用；若吸入高浓度氧，PaO_2 迅速上升，使外周化学感受器失去了缺氧的刺激，其结果是患者的呼吸变慢、变浅，肺泡通气量下降，$PaCO_2$ 随即迅速上升，严重时可陷入二氧化碳麻醉状态，病情加重。在使用呼吸兴奋剂刺激通气或使用辅助呼吸机改善通气时，吸入的氧浓度可稍高一些。

（2）对低氧血症不伴高碳酸血症者，应予以高浓度吸氧（>35%），使 PaO_2 提高到 60 mmHg 或 SaO_2 在 90% 以上。此类患者的主要病变是氧合障碍，由于通气量足够，高浓度吸氧后，不会引起二氧化碳潴留。

（3）给氧过程中，若患者呼吸频率正常、心率减慢、发绀减轻、尿量增多、神志清醒、皮肤转暖，提示组织缺氧改善，氧疗有效。当患者发绀消失、神志清楚、精神好转、$PaO_2 > 60$ mmHg（8.0 kPa）、$PaCO_2 < 50$ mmHg（6.7 kPa）时，可考虑停止氧疗。停止吸氧前必须间断吸氧，然后逐渐停止氧疗。

3. 加强病情观察

（1）注意患者的生命体征和意识改变，一旦发现病情变化，及时报告医生。

（2）加强安全防范措施。因患者常有烦躁、抽搐、神志恍惚等现象，故应加强安全防范措施，如加床栏等，以防受伤。

4. 理解、关心患者，促进身心休息　护士在解除患者疾苦的同时，要多理解和关心患者，特别是建立人工气道和使用呼吸机治疗的患者；应经常床旁巡视、照料患者，通过语言或非语言交流抚慰患者；在采用各项医疗护理措施前，应向患者做简要说明，并以同情、关切的态度和认真严谨的工作作风给患者以安全感，取得患者信任。

5. 观察及预防并发症

（1）体液失衡：定期采血进行血气分析和血生化检查，根据血气分析结果判断酸碱失衡情况。呼吸衰竭中常见的酸碱失衡包括：呼吸性酸中毒、呼吸性酸中毒合并代谢性酸中毒、呼吸性酸中毒合并代谢性碱中毒。针对这些酸碱失衡，临床上除做到充分供氧和改善通气以纠正呼吸性酸中毒外，护士可遵医嘱静脉滴注少量 5% 碳酸氢钠以治疗代谢性酸中毒，或通过采取避免二氧化碳排出过快、适当补氯、补钾等措施缓解代谢性碱中毒。

（2）上消化道出血：严重缺氧和二氧化碳潴留患者，应根据医嘱服用硫糖铝以保护胃黏膜，预防上消化道出血，同时予以充足热量及高蛋白、易消化、少刺激、富含维生素的饮食。注意观察呕吐物和粪便情况，出现黑便时，予以温凉流质饮食；出现呕血时，应暂时禁食，并静脉输注西咪替丁、奥美拉唑（洛赛克）等。

6. 用药护理

（1）抗生素：呼吸道感染是呼吸衰竭最常见的诱因，建立人工气道进行机械通气和免疫功能低下的患者可因反复感染而加重病情。在保持气道通畅的条件下，根据痰细菌培养和药敏试验结果，选择有效的抗生素积极控制感染。

（2）呼吸兴奋剂：为改善肺泡通气，促进二氧化碳排出，可遵医嘱使用呼吸兴奋剂，以刺激呼吸中枢，增加呼吸频率和潮气量，从而改善通气。尼可刹米（可拉明）是目前常用的呼吸中枢兴奋剂，可兴奋呼吸中枢、增加通气量并有一定的苏醒作用。在使用药物的过程中应密切观察药物的毒副作用。阿米三嗪萝巴新片（都可喜）是口服呼吸兴奋剂，主要通过刺激颈动脉窦和主动脉体化学感受器来兴奋呼吸中枢，适用于较轻的呼吸衰竭患者。

7. 健康指导

（1）向患者及家属讲解疾病的发病机制、发展和转归，语言力求通俗易懂，尤其对一些文化程度不高的老年患者应反复讲解。

（2）教会患者缩唇、腹式呼吸等呼吸功能锻炼的方法，以促进康复、延缓肺功能的恶化。指导患者如何进行体位引流以及有效地咳嗽、咳痰，以保持气道通畅。

（3）嘱患者坚持正确用药，掌握药物剂量、用法和注意事项。对出院后仍需吸氧的患者，应指导患者和家属学会合理的家庭氧疗方法，并了解氧疗时应注意的问题，保证用氧安全。

（4）增强体质，积极避免各种引起呼吸衰竭的诱因：教会患者预防上呼吸道感染的方法，如用冷水洗脸等耐寒锻炼；鼓励患者改进膳食结构，加强营养；避免吸入刺激性气体，劝告吸烟者戒烟；避免日常生活中不良因素的刺激，如情绪激动等，以免加重气急而诱发呼吸衰竭；尽量少去客流量较大的公共场所，减少与感冒者的接触，减少呼吸道感染的机会。

（5）若有咳嗽、咳痰加重，痰量增多、出现脓性痰，气急加重或伴发热，应及时就医，以控制呼吸道感染。

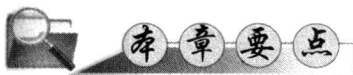

本 章 要 点

本章重点讲解了咳嗽、咳痰和咯血的护理。哮喘、支气管扩张、肺气肿、慢性肺心病、肺炎球菌肺炎、肺结核化疗、肺癌、慢性呼吸衰竭的护理诊断和护理措施。

1. 呼吸系统疾病的常见症状、体征及护理　咳嗽与咳痰常见原因，咳嗽性质、音色、持续的时间。痰液的色、质、量、气味等因病因和发病机制不同而异。促进排痰的方法。肺源性呼吸困难的概念。咯血的护理措施。缓解胸痛的方法。

2. 支气管哮喘患者的护理　支气管哮喘是由嗜酸性粒细胞、肥大细胞和T淋巴细胞等多种炎症细胞参与的气道慢性炎症。掌握临床表现、病情严重程度分级。行痰液检查时，在涂片中可见较多嗜酸性粒细胞。肺功能检查可有残气量增加，残气量占肺总量百分比增高。常用护理诊断：低效型呼吸形态与支气管狭窄、气道阻塞有关；有体液不足的危险与哮喘反复发作或重症哮喘发作时间长、患者张口呼吸、体液消耗过多、不能进食有关。

3. 支气管扩张患者的护理　支气管扩张的主要病因为支气管 – 肺组织的感染和支气管阻塞。临床表现以慢性咳嗽伴大量脓痰、反复咯血为主。支气管扩张的治疗原则：保持呼吸道通畅，积极控制感染，处理咯血，必要时行手术治疗。护理患者时要求患者卧床休息，鼓励患者多饮水，保证摄入足够的水分，摄入高热量、高蛋白及维生素、矿物质丰富的食物，以增强机体的抵抗力。

4. 慢性阻塞性肺疾病患者的护理　慢性阻塞性肺疾病是一种以不完全可逆性气流受限为特征，呈进行性发展的肺部疾病；与肺部对香烟烟雾等有害气体或有害颗粒的异常炎症反应有关。COPD 与慢性支气管炎和肺气肿密切相关。

慢性支气管炎是指气管、支气管黏膜及其周围组织的慢性非特异性炎症。临床上以咳嗽、咳痰或伴有喘息及反复发作的慢性过程为特征。

肺气肿是指终末细支气管远端的气道弹性减退、过度膨胀、充气和肺容积增大或同时伴有气道壁破坏的病理状态。

阻塞性肺气肿是由慢性支气管炎或其他原因逐渐引起的细支气管狭窄、终末细支气管远端气腔过度充气，并伴有气腔壁膨胀、破裂，临床上多为慢支的常见并发症。阻塞性肺气肿的主要病因是吸烟。当慢性支气管炎和肺气肿患者肺功能检查出现气流受限并且不能完全可逆时，则诊断为 COPD。

常用护理诊断为气体交换受损、清理呼吸道无效或低效和知识缺乏。应教会患者腹式呼吸法、缩唇呼吸法和呼吸操。

5. 慢性肺源性心脏病　呼吸功能不全的护理包括观察病情、休息、合理氧疗和慎用药物。根据缺氧和二氧化碳潴留程度，一般给予持续低流量（1 ~ 2 L/min）、低浓度（25% ~ 29%）吸氧。

6. 肺炎　是指终末气道、肺泡和肺间质的炎症，可由病原微生物、理化因素、免疫损伤、过敏及药物所致。

社区获得性肺炎是指在医院外罹患的感染性肺实质炎症，包括具有明确潜伏期的病原体感染而在入院后平均潜伏期内发病的肺炎。医院获得性肺炎也称医院内肺炎，是指患者入院时不存在，也不处于潜伏期，而于入院 48 小时后在医院（包括老年护理院、康复院等）内发生的肺炎。

7. 肺结核　是由结核杆菌侵入人体引起的肺部慢性感染性疾病。结核病可累及全身多个脏器，但以肺结核最为常见。临床上常有低热、乏力、盗汗、消瘦等全身中毒症状和咳嗽、咳痰、咯血、胸痛等呼吸系统表现。结核的传染源主要是继发性肺结核患者。结核分枝杆菌主要通过咳嗽、打喷嚏、大笑、大声谈话等方式把含有结核分枝杆菌的微滴排到空气中而传播。飞沫传播是肺结核最重要的传播途径。经消化道和皮肤等其他途径传播现已罕见。

临床分型：原发型肺结核、血行播散型肺结核、继发型肺结核、结核性胸膜炎、其他肺外结核和菌阴肺结核。

化疗原则：肺结核化学治疗的原则是早期、规律、全程、适量、联合。

8. 原发性支气管肺癌　以咳嗽为早期症状，可出现血痰或咯血。胸部影像学检查是发现支气管肺癌的最基本方法。痰脱落细胞学检查能找到癌细胞，可以明确诊断。肺癌的治疗：小细胞肺癌患者以化疗为主，辅以手术和（或）放疗。非小细胞肺癌早期患者以手术治疗为主，可切除的局部晚期患者采取新辅助化疗加手术治疗和放疗；不能切除的局部晚期患者采取化疗与放疗联合治疗；远期转移的晚期患者以姑息治疗为主。肺癌高危人群，如 40 岁以上成人，需要定期进行胸部 X 线检查，尤其是反复呼吸道感染、久咳不愈、咳血痰者应提高警惕，以求早诊早治。

9. 呼吸衰竭　是各种原因引起的肺通气和（或）换气功能严重障碍，以致在静息条件下也不能维持有效的气体交换，导致缺氧伴（或不伴）二氧化碳潴留，引起一系列生理功能和代谢紊乱的临床综合征。在海平面大气压、静息状态下，呼吸室内空气，排除心内解剖分流和原发心排血量降低等情况后，动脉血氧分压（PaO_2）低于 60 mmHg（8.0 kPa），或伴有二氧化碳分压（$PaCO_2$）高于 50 mmHg（6.7 kPa），即为呼吸衰竭，简称呼衰。呼吸衰竭的分类：按动脉血气分析分类时，有 Ⅰ 型呼吸衰竭和 Ⅱ 型呼吸衰竭 2 种类型。

思考题

一、患者，男，68 岁，因慢性咳喘 12 年、下肢间断水肿 1 年、咳大量黄痰伴嗜睡 1 天入院。查体：T 37 ℃，P 142 次/分，R 20 次/分，血压正常，轻度嗜睡，口唇发绀，两肺有干、湿啰音，心律齐，$P_2 > A_2$，未闻及杂音，腹部（－），下肢及腰骶部无水肿，膝反射正常，巴宾斯基征（－）。血液中白细胞总数正常，中性粒细胞 85%，PaO_2 6.7 kPa（50 mmHg），$PaCO_2$ 8 kPa（60 mmHg），胸片未见炎性阴影。

请回答下列问题：

（1）患者入院时的主要临床诊断及并发症是什么？

（2）患者的护理诊断有哪些？

（3）叙述氧疗时的护理措施及其依据。

二、患者，女，18 岁，6 小时前食用鱼虾后出现打喷嚏、流泪，继之出现胸闷、气促、发绀。查体：T 36.5 ℃，P 110 次/分，BP 16/12 kPa（120/80 mmHg）。神志清，呼吸急促，呼气性呼吸困难，口唇发绀，双肺满布哮鸣音，呼气延长。2 周前曾有类似发作，因症状较轻，历时 15 分钟左右自行缓解而未在意。

请回答下列问题：

（1）患者的临床诊断是什么？依据是什么？

（2）对于该患者，应进行哪些方面的健康教育？

三、患者，男，72 岁，因咳嗽、咳痰 4 天，嗜睡 1 天入院。1 个月前患脑血栓，至今进食时有呛咳。查体：T 36.5 ℃，P 110 次/分，R 28 次/分，BP 13.3/10.7 kPa（100/80 mmHg），轻度嗜睡，可疑发绀，咳嗽无力，痰黏稠，右下肺叩诊稍浊，呼吸音减低，有湿啰音，心（－），两侧肢体肌力、肌张力无明显异常。血液中白细胞 4.0×10^9/L，中性粒细胞 90%。

请回答下列问题：

（1）本病例最可能的临床诊断是什么？

（2）为明确诊断需要进行哪些必要的检查？

（3）找出入院时最主要的 2 个护理诊断及 1 个并发症，并列出其诊断依据。

第三章 循环系统疾病患者的护理

学习目标

1. 掌握循环系统常见疾病的临床表现、护理措施及健康教育。
2. 能够运用护理程序对循环系统常见疾病的患者拟定常用护理诊断，制订护理计划并实施护理措施。
3. 学会在护理实践中换位思考、关爱患者、珍爱生命，培养爱岗敬业、诚信严谨的职业道德，树立时间就是生命的观念。

　　循环系统是由心脏和血管，包括大血管及其分支毛细血管网组成。它们构成循环的管道系统，在神经、体液等因素的调节下，通过血液将氧气、营养物质及激素等供给组织，并将组织的代谢产物运走，以保证机体正常新陈代谢的需要，维持生命活动。

　　循环系统疾病包括心脏和血管的疾病，合称心血管病。心血管病具有起病急骤、症状复杂、病情凶险而易突变等特点，是全球范围造成死亡的最主要原因。因此，积极开展心血管病的预防和治疗具有重要意义。

第一节　循环系统疾病的常见症状、体征及护理

一、心源性呼吸困难

　　心源性呼吸困难（cardiac dyspnea）是指由于各种心血管疾病引起患者主观上感觉呼吸费力，客观上出现呼吸频率、节律或幅度异常。严重者可出现发绀、张口呼吸，辅助呼吸肌参与呼吸运动。最常见的病因是左心衰竭，也可见于右心衰竭、心包积液、心脏压塞等。

　　（一）临床表现

　　1. 劳力性呼吸困难　是左心衰竭最早的表现。其特点是活动时出现，休息后缓解。因活动使回心血量增加，左心房压力增高，加重肺淤血所致。

　　2. 夜间阵发性呼吸困难　常在夜间入睡后突然因胸闷气急而憋醒，被迫坐起，呼吸深快，重者可伴有咳嗽、咳白色泡沫痰、气喘、发绀、肺部哮鸣音，称之为心源性哮喘。发生机制主要为：平卧位时回心血量增加，肺淤血加重；膈肌上抬，肺活量减少；夜间迷走神经张力增加，小支气管收缩等。

　　3. 端坐呼吸　患者平卧时呼吸困难加重而被迫采取高枕卧位、半卧位或坐位，这是

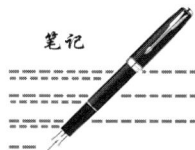

因为抬高上身能减少回心血量并使横膈下降，有利于缓解呼吸困难。

（二）护理评估

1. 病史 评估呼吸困难发生的缓急、时间、特点、严重程度，何种方法可使呼吸困难减轻，是否有咳嗽、咳痰、乏力等伴随症状，痰液的性状和量。

2. 身体评估 评估患者的意识状态、面容、表情、体位、脉搏、血压，呼吸频率、节律及深度的改变，皮肤、黏膜有无水肿、发绀，颈静脉充盈程度等。两侧肺底是否可闻及湿啰音或哮鸣音。有无心率、心律、心音的改变。

3. 心理 - 社会因素 患者呼吸困难与心理反应密切相关。精神紧张、愤怒、焦虑或挫折等可致呼吸中枢兴奋，加重呼吸困难。反之，呼吸困难可使患者产生紧张不安、恐惧等心理反应。

4. 辅助检查 血气分析可判断患者的缺氧程度及酸碱平衡状况。胸部 X 线检查可判断肺淤血或肺水肿的严重程度。

（三）常用护理诊断

1. 气体交换受损 与肺淤血、肺水肿或伴肺部感染有关。

2. 活动无耐力 与氧的供需失调有关。

（四）护理措施

1. 气体交换受损

（1）一般护理：嘱患者卧床休息，根据呼吸困难程度采取半卧位或卧位。保持室内空气新鲜，患者衣服宽松，被褥轻软，以保证患者的舒适与安全。

（2）氧疗：给予间断或持续氧气吸入，根据病情调节氧流量和选择湿化液体。

（3）病情观察：密切观察患者的呼吸困难及发绀有无改善，监测氧饱和度、血气分析是否正常。若病情加重或氧饱和度降低到94%以下，应报告医生。

（4）控制输液总量和速度：24 小时内输液总量应小于 1500 ml，速度以 20 ~ 30 滴/分钟为宜。

2. 活动无耐力

（1）协助日常生活：卧床患者应加强生活护理，进行床上主动或被动的肢体活动，鼓励患者尽可能生活自理，必要时给予协助。

（2）制订活动目标和计划：了解患者过去和现在的活动形态，结合病情制订活动计划，确定活动量和活动时间，并循序渐进增加活动量。

（3）监测活动过程中的反应：若患者活动中出现心悸、心前区不适、呼吸困难、头晕眼花、面色苍白、极度疲乏时，应停止活动，就地休息。若休息后症状仍不缓解应报告医生，协助处理。

（4）出院指导：出院前根据患者病情、生活及工作条件进行活动指导。

二、心源性水肿

心源性水肿（cardiac edema）是指由于心力衰竭引起体循环静脉淤血，使机体组织间隙有过多的液体积聚。最常见的病因是右心衰竭或全心衰竭，也可见于渗出性心包炎或缩窄性心包炎。

（一）临床表现

水肿特点：水肿首先出现于身体下垂部位，如足踝部、胫骨前，长期卧床者首先出现于骶尾部、会阴部。常为对称性、压陷性水肿。活动后加重，休息后减轻或消失。水肿区组织营养不良、抵抗力下降，皮肤易发生破溃、压疮及感染。严重者波及全身，出现胸水、腹水。

（二）护理评估

1. 病史　了解水肿出现的部位、时间、特点、程度，水肿与饮食、体位及活动的关系。询问患者的饮水量、摄盐量、尿量等。

2. 身体评估　检查水肿的部位、程度、范围，压之是否凹陷，水肿部位皮肤是否完整。观察生命体征、体重、颈静脉充盈程度，还应注意有无胸水征、腹水征。

3. 心理 - 社会因素　了解患者对自身疾病的认识，有无情绪变化，是否因水肿引起形象的改变和躯体不适而心情烦躁。是否因为病情长期反复发作而丧失信心，甚至出现悲观绝望等心理反应。

4. 辅助检查　血浆白蛋白和电解质检查，评估有无低蛋白血症及电解质紊乱。

（三）常用护理诊断

1. 体液过多　与水钠潴留、低蛋白血症有关。
2. 有皮肤完整性受损的危险　与水肿所致组织营养不良、局部长时间受压有关。

（四）护理措施

1. 体液过多

（1）一般护理：轻度水肿者应限制活动，重度水肿者应卧床休息，伴胸水、腹水者宜采取半卧位，经常更换体位，翻身时不要强行推拉以防止擦伤皮肤。给予低盐、高蛋白、易消化的食物，适当限制液体的摄入。

（2）病情观察：观察水肿的部位、范围，定期测量体重、腹围，准确记录 24 小时液体出入量，以观察水肿的消长。观察水肿处皮肤有无破损或压疮。

（3）用药护理：应用利尿剂时，观察尿量、体重、水肿的变化及有无电解质紊乱。

2. 有皮肤完整性受损的危险

（1）保护皮肤：保持床褥清洁、柔软、平整、干燥，衣服宽松、舒适。严重水肿者可使用气垫床。定时协助和指导患者翻身，防止局部皮肤长期受压，并进行局部按摩，以促进血液循环，避免压疮发生。

（2）观察皮肤情况：定时检查水肿部位有无发红、破损现象。一旦发生压疮，应积极进行压疮常规护理。

三、胸痛

多种循环系统疾病可导致胸痛（chest pain）。常见的病因包括各种类型的心绞痛、急性心肌梗死、主动脉夹层等。

（一）护理评估

1. 病史　询问患者胸痛发生的缓急、部位、时间、性质、诱因、持续时间、缓解方式、伴随症状及以往有无类似发作史。疼痛为压榨性并向左肩、背部放射，常见于心绞

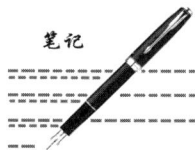

痛、心肌梗死；疼痛尖锐，伴咳嗽、呼吸困难，常见于急性心包炎；心血管神经官能症者无心脏病史，多在负性情绪影响下发生，为短促的针刺样疼痛或持续性隐痛。

2. 身体评估　心前区疼痛的性质、持续时间、诱因、缓解方式；胸痛与活动和呼吸的关系，伴发症状。

3. 心理-社会因素　冠心病患者，尤其是急性心肌梗死患者，胸痛常呈持续性、压榨样伴窒息感，患者多有恐惧或濒死感，且缺乏有效的应对措施。

4. 辅助检查　心电图、超声心动图等可协助判断胸痛的病因。

（二）常用护理诊断

疼痛与冠状动脉供血不足或炎症累及心包或胸膜壁层有关。

（三）护理措施

1. 休息　心绞痛发作时，应立即停止活动，急性心肌梗死、心包炎、心肌炎等患者应卧床休息。

2. 观察病情并遵医嘱用药　立即记录心电图和测量血压，如为心绞痛，给予硝酸甘油舌下含服，记录用药前后和胸痛时及胸痛缓解后的心电图；如为急性心肌梗死，应立即做持续的心电监护。如血压降低，应立即建立静脉通路，报告医生，采取相应的措施。

3. 疾病知识指导　对于劳力性心绞痛患者，指导其避免诱发胸痛的各种因素，应随身携带硝酸甘油，告诉患者家属在紧急情况下的处理方法。

四、心悸

心悸（palpitation）是指患者自觉心脏跳动的不适感。常见病因有器质性心脏病、甲亢、贫血、心律失常等。此外，生理因素如健康人剧烈运动、精神紧张、吸烟、饮酒、浓茶、咖啡或应用阿托品、咖啡因、氨茶碱、肾上腺素类等药物时也可引起心悸。心悸往往为患者的主观感觉，严重程度并不一定与病情成正比。

（一）护理评估

1. 病史　注意询问患者是否有心血管病史，应用的相关药物或受到的精神刺激等。观察患者心悸发作的频率、性质、持续时间和程度，有无心前区疼痛、出冷汗等伴随症状。

2. 身体评估　评估患者心悸发生时脉搏、心律、呼吸、血压的变化，心悸对日常生活及自理能力的影响。

3. 心理-社会因素　有些心悸的发生可由心理因素引起，而心悸又会明显地影响患者的心理情绪，同时给患者的家庭带来较大的压力。

4. 辅助检查　对于心律失常的诊断，心电图最有价值，注意评估检查结果。

（二）常用护理诊断

焦虑与心悸导致患者紧张不安有关。

（三）护理措施

1. 一般护理　患者应休息，清淡饮食，限制烟、酒、咖啡、浓茶等。

2. 病情观察　记录心电图，分析心悸的原因；测量血压，如血压低，应立即报告医生，采取相应的措施。有条件者应进行连续的心电监护和血压监护。如为心律失常引起的心悸，应纠正心律失常。

3. 介绍心悸相关知识　向患者讲述心悸产生的原因、控制方法及预后，使患者对心悸有充分的认识。解除患者的心理负担，给予精神安慰。

第二节　心力衰竭患者的护理

引导案例

患者，女，65岁，劳累后胸闷、气急30年，休息后可缓解。曾多次在当地医院诊治，诊断为"风湿性心脏瓣膜病，二尖瓣狭窄伴关闭不全"，长期服用地高辛、氢氯噻嗪、硝酸异山梨酯等药物。3天前受凉后胸闷气急加重，夜间不能平卧，双下肢水肿，咳嗽、咳白色泡沫痰，并出现恶心、食欲下降、视物模糊、黄视。入院心电图检查示频发室性期前收缩，呈二联律。

案例思考：1. 该患者的心功能是几级？

2. 如何提出常用护理诊断？

3. 采取哪些主要护理措施？

心力衰竭（heart failure）是由于心脏结构或功能异常导致心室充盈和（或）射血能力低下而出现肺循环和（或）体循环淤血，器官、组织灌注不足的一组临床综合征。其主要临床表现是呼吸困难、疲乏和液体潴留。心力衰竭按发展速度可分为急性心力衰竭和慢性心力衰竭，临床上以慢性居多；按发生的部位可分为左心衰竭、右心衰竭和全心衰竭；按生理功能可分为收缩性心力衰竭和舒张性心力衰竭，本节重点介绍慢性心力衰竭患者的护理。

一、慢性心力衰竭患者的护理

（一）病因和发病机制

1. 基本病因　心血管疾病均可引起心衰。其基本病因和发病机制包括原发性心肌损害和心脏负荷过重。

（1）原发性心肌损害：是引起心力衰竭最常见的原因。①缺血性心肌损害，冠心病心肌缺血和（或）心肌梗死是最常见的原因。②心肌炎和心肌病，以病毒性心肌炎和扩张型心肌病最常见。③心肌代谢障碍性疾病，以糖尿病心肌病最常见，其他如维生素 B_1 缺乏及心肌淀粉样变性等少见。

（2）心脏负荷过重：①压力负荷过重，又称后负荷过重，是指心室收缩期射血阻力增加。常见的原因包括高血压、主动脉瓣狭窄、肺动脉高压、肺动脉瓣狭窄等。②容量负荷过重，又称前负荷过重，是指心室舒张期所承受的容量负荷增加。常见于主动脉瓣或肺动脉瓣关闭不全、房间隔缺损、室间隔缺损、动脉导管未闭、慢性贫血、甲状腺功能亢进等。

2. 诱发因素　慢性心力衰竭常在原有心脏病的基础上，由增加心脏负荷的因素所诱发。常见的诱因如下。

（1）感染：呼吸道感染是最常见、最重要的诱因，其次是感染性心内膜炎。

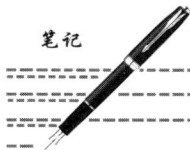

（2）心律失常：心房颤动是诱发心力衰竭的最重要因素。其他各种类型的快速性心律失常以及严重的缓慢心律失常也可诱发心力衰竭。

（3）生理或心理压力过大：妊娠和分娩、过度体力活动、情绪激动、愤怒等。

（4）血容量增加：钠盐摄入过多，补液或输血过多、过快等。

（5）治疗不当：如不恰当停用利尿剂或降压药等。

（6）原有心脏病变加重或并发其他疾病：如冠心病发生心肌梗死、风湿性心瓣膜病出现风湿活动，合并甲亢、贫血等。

3. 发病机制　慢性心力衰竭的发病机制十分复杂，是一个逐渐发展的过程。当心脏功能下降时，机体主要通过以下几个途径进行代偿。①增加心脏前负荷：使回心血量增多，心室舒张末期容积增加，即心脏扩张，从而增加心脏的排血量。②心肌肥厚：心肌收缩力增强，使心排血量在一定时间内维持正常。③神经内分泌激活：交感神经系统（SNS）的兴奋性增强、肾素－血管紧张素－醛固酮系统（RAAS）活性增高，以加强心肌收缩力而使心排血量增加。这些代偿机制在一定时间内可使心功能维持在相对正常水平，心功能处于代偿期；当代偿失效时，不能满足机体所需，出现心力衰竭的症状和体征。

（二）临床表现

1. 左心衰竭　以肺循环淤血及心排血量降低为主要表现。

（1）症状。

1）呼吸困难：不同程度的呼吸困难是左心衰竭最主要的症状。①劳力性呼吸困难是左心衰竭最早出现的症状，其特点是症状在较重体力活动时明显，休息后缓解，随病情进展而加重。②夜间阵发性呼吸困难，为左心衰竭的典型表现，夜晚睡眠中的患者因胸闷、气急、突然憋醒，被迫坐起，经端坐休息后可自行缓解。重者可有哮鸣音，称之为心源性哮喘。③严重心衰者出现端坐呼吸，高枕卧位、半卧位甚至端坐时方可使呼吸困难减轻。

2）咳嗽、咳痰和咯血：左心衰竭所致的肺淤血早期常引起咳嗽、咳痰，多发生于平卧及劳累时，坐位或立位时症状减轻或消失，这是肺泡壁或支气管内膜淤血所致。痰常为白色浆液性泡沫样痰，偶见痰中带血丝。若长期肺淤血导致支气管黏膜下层支气管静脉曲张破裂，可致大咯血。

3）心排血量不足：乏力、头晕、疲倦、嗜睡或失眠、心悸、发绀、少尿或夜尿增多等，这些是心排血量降低、组织器官灌注不足及代偿性心率加快所致。

（2）体征。

1）肺部湿啰音：是左心衰竭在肺部的主要体征。由于肺毛细血管压增高，体液可渗出至肺泡而出现湿啰音。早期两肺底闻及湿啰音，随病情加重，湿啰音可遍及全肺。

2）心脏体征：除基础心脏病的固有体征外，患者一般均有心脏扩大，心尖区舒张期奔马律及肺动脉瓣区第二心音亢进。

2. 右心衰竭　以体循环淤血为主要表现。

（1）症状。

1）消化道症状：是右心衰竭最常见的症状，表现为上腹部胀满、食欲减退、恶心、呕吐，是胃肠道及肝淤血所致。

2）呼吸困难：在左心衰竭的基础上发生的右心衰竭，呼吸困难已经存在。单纯性右心衰竭者也可有不同程度的呼吸困难。

（2）体征。

1）颈静脉征：颈静脉异常充盈、怒张为右心衰竭的早期主要征象。颈静脉充盈是右心房压力增高、上腔静脉回流受阻的表现。肝颈静脉反流征阳性则更具特征性。

2）肝脏肿大和压痛：出现在皮下水肿发生之前。肝脏因淤血肿大常伴有压痛。持续慢性右心衰竭可引起心源性肝硬化，晚期可出现黄疸及腹水。

3）水肿：是右心衰竭的典型体征。水肿首先发生于身体的下垂部位，常为对称性凹陷性水肿。也可出现胸腔积液，严重右心衰竭者可呈全身性水肿。

4）心脏体征：除基础心脏病的固有体征外，右心衰竭可因右心室显著扩大而出现三尖瓣相对性关闭不全时的收缩期吹风样杂音，可见剑突下心尖搏动。

3. 全心衰竭　同时兼有左心衰竭、右心衰竭的临床表现，但可以一侧为主。应当注意的是，当左心衰竭进一步引起右心衰竭时，患者原有的心源性呼吸困难等肺淤血的表现可有所减轻。

4. 心功能分级与分期

（1）目前临床采用 NYHA 分级将心功能分为以下 4 级。

1）Ⅰ级：患者有心脏病，但日常活动量不受限制，平时一般活动不引起疲乏、心悸、呼吸困难、心绞痛等症状。

2）Ⅱ级：体力活动轻度受限，休息时无自觉症状，平时一般的体力活动就会引起疲乏、心悸、呼吸困难或心绞痛，休息后很快缓解。

3）Ⅲ级：体力活动明显受限，休息时无症状，低于平时一般活动量时即可引起疲乏、心悸、呼吸困难或心绞痛，休息较长时间后方可缓解。

Ⅳ级：不能从事任何体力活动，休息时也有心衰症状，体力活动后加重。

（2）根据客观的检查手段（如心电图、负荷试验、X 线、超声心动图），对心力衰竭进行分期。

1）A 期：无器质性心脏（肌）病或心力衰竭症状，但有高血压、心绞痛、代谢综合征等高危因素。

2）B 期：已有器质性心脏病变，如左室肥厚、左室射血分数降低，但无心力衰竭症状。

3）C 期：有器质性心脏病，既往或目前有心力衰竭症状。

4）D 期：需要特殊干预治疗的难治性心力衰竭。

5. 辅助检查

（1）胸部 X 线检查：左心衰竭时可有肺门阴影增大、肺纹理增加等表现；右心衰竭时可见右心室增大，有时伴胸腔积液表现。

（2）心电图：可有左心室肥厚、劳损，右心室肥大的表现。

（3）超声心动图：提示心腔大小变化、心瓣膜结构及功能情况，判断心脏的收缩功能和舒张功能。

（4）有创性血流动力学检查：应用右心导管或漂浮导管可测定肺毛细血管楔压（PCWP）、心排血量（CO）、心脏指数（CI）、中心静脉压（CVP）。其中 PCWP 反映左心功能状况，CVP 反映右心功能状况。PCWP 正常值为 6 ~ 12 mmHg，其升高程度与肺淤血呈正相关。

（5）电解质、血气分析检查：可以判断有无电解质紊乱和酸碱平衡失调。

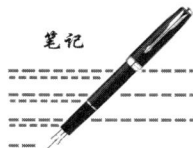

（三）处理要点

处理心衰不仅是改善症状、提高生活质量，更重要的是针对心肌重构的机制，防止和延缓心肌重构的发展，从而降低心衰的死亡率和住院率。

1. 病因和发病机制治疗

（1）预防和治疗基本病因：如控制高血压，应用药物、介入及手术治疗改善冠心病心肌缺血，手术治疗心瓣膜病等。

（2）消除诱发因素：积极治疗上呼吸道感染，控制风湿活动，及时纠正心律失常、水和电解质紊乱、酸碱失衡，避免过度劳累、情绪激动及过多过快输血、输液等。

2. 药物治疗

（1）利尿剂：是治疗心衰最常用的药物。不仅可以消除水肿、减少血容量、减轻心脏前负荷，而且能够通过降低血压以减轻心脏后负荷，是治疗心力衰竭的基础。常用的利尿剂如下。①中效利尿剂，氢氯噻嗪，25 mg，每周 2 次或隔日 1 次，用于轻度心衰。②强效利尿剂，呋塞米，常用 20 mg，口服，2～4 小时达高峰，重度心衰者 100 mg，每日 2 次。效果不佳时改为静脉注射，每日 2 次。③弱效利尿剂，常用制剂有螺内酯，20 mg，每日 3 次；氨苯蝶啶 50～100 mg，口服，每日 2 次；阿米洛利 5～10 mg，每日 2 次，可单独用于轻型心衰患者。

（2）肾素－血管紧张素－醛固酮系统抑制剂。

1）血管紧张素转化酶抑制剂（ACEI）：其主要作用机制除了发挥扩血管作用以改善心衰时的血流动力学、减轻淤血症状外，更重要的是降低心衰患者神经－体液变化的不利影响，限制心肌、小血管的重塑，以达到维护心肌功能、延迟心衰进展、降低远期死亡率的目的。常用药物如下。①卡托普利（开博通）12.5～25 mg，每日 2 次。②贝那普利（洛汀新）5～10 mg，每日 1 次；培哚普利、咪达普利、赖诺普利等为长效制剂，每日1 次可提高患者的服药依从性。

2）血管紧张素受体拮抗剂（ARB）：ARB 可阻断经 ACE 和非 ACE 途径产生的血管紧张素受体，阻断 RAS 效应。其血流动力学效应及降低病死率的效果与 ACEI 相同。一般 ARB 不引起干咳，可作为心衰患者因不能耐受 ACEI 时的替代药物。临床上常用的药物有氯沙坦、缬沙坦、坎地沙坦、厄贝沙坦等。

3）醛固酮受体拮抗剂：小剂量（20 mg，1～2 次／日）的螺内酯可阻断醛固酮效应，对抑制心血管的重构、改善中重度慢性心力衰竭的远期预后有很好的作用。

（3）β 受体阻滞剂：β 受体阻滞剂可减轻儿茶酚胺对心脏的有害作用，改善心脏功能，长期应用可延缓病情进展，有效降低猝死率。目前有证据证明，用于心力衰竭的 β 受体阻滞剂有比索洛尔、卡维地洛和美托洛尔等。应用时从小剂量开始，逐渐增加剂量，适量长期维持。症状改善常在用药后 2～3 个月。

（4）正性肌力药：增强心肌收缩力的常用药物有洋地黄类制剂、非洋地黄类制剂。

1）洋地黄类制剂：洋地黄类制剂能直接增强心肌收缩力，提高心排血量，也可直接兴奋迷走神经系统，对抗心衰时交感神经兴奋的不利影响。

①地高辛：适用于中度心力衰竭的维持治疗。目前采用维持量法给药，每次 0.25 mg，每日 1 次，连续口服相同剂量 7 天后血浆浓度可达稳定，70 岁以上或肾功能不全者需减量。

②毛花苷 C（西地兰）：用于急性心力衰竭或慢性心力衰竭加重时。每次 0.2～0.4 mg

稀释后缓慢静脉注射，10 分钟起效，1~2 小时达高峰，24 小时总量为 0.8~1.2 mg。

③毒毛花苷 K：用于急性心力衰竭，每次 0.25 mg 稀释静脉注射后 5 分钟起效，0.5~1 小时达高峰，24 小时总量为 0.5~0.75 mg。

2）非洋地黄类制剂：常用药物有多巴胺、多巴酚丁胺、米力农等。

3. 心力衰竭的非药物治疗　对严重心力衰竭经长期最佳药物治疗的 NYHA 心功能Ⅲ级或非卧床Ⅳ级、左室 EF≤35%、窦性心律、心脏收缩不同步（QRS 间期 > 0.12 秒）的患者，可实施心脏再同步化治疗，能改善症状，提高运动耐量，减少住院次数，降低死亡率。

（四）常用护理诊断

1. 气体交换受损　与左心衰竭致肺循环淤血有关。

2. 活动无耐力　与心排血量下降有关。

3. 体液过多　与体循环淤血、水钠潴留有关。

4. 焦虑　与病程漫长、病情反复及担心预后有关。

5. 潜在并发症　洋地黄中毒、电解质紊乱。

（五）护理措施

1. 一般护理

（1）休息与活动：休息可减轻心脏负担，但长期卧床易形成静脉血栓甚至肺栓塞，同时也使消化功能降低、肌肉萎缩。因此，应根据心力衰竭患者的病情轻重安排休息。与患者及家属一起制订活动计划。心功能Ⅰ级时，一般体力活动不受限制，避免剧烈运动及重体力劳动。心功能Ⅱ级时，停止比较剧烈的运动，保证充足的睡眠。心功能Ⅲ级时，限制体力活动，日常生活可自理或在他人协作下自理，有充足的休息时间，夜间睡觉时可给予高枕。心功能Ⅳ时，完全卧床休息，日常生活应有专人协助及护理。定时改变体位，防止压疮的发生。当病情好转后，鼓励患者应尽早做适量的活动，以避免长期卧床导致虚弱及形成静脉血栓、肺栓塞、便秘、体位性低血压。

（2）饮食：给予低盐、低热量、高蛋白、高维生素类易消化的食物。低热量饮食可降低基础代谢率，减轻心脏负荷，但时间不宜过长；低盐饮食对于减轻水钠潴留很重要。轻、中、重度心力衰竭每天盐摄入量分别限制在 2 g（相当于氯化钠 5 g）、1 g（相当于氯化钠 2.5 g）、0.4 g（相当于氯化钠 1.0 g），服利尿剂者可适当放宽限制。告诉患者及家属低盐饮食的重要性并督促其执行。限制含钠量高的食品如发酵面食、腌制品、海产品、罐头、味精、啤酒、碳酸饮料等，可用糖、醋、蒜调味以增进食欲。根据血钾水平调整食物中的钾含量。

（3）排便的护理：由于进食少、肠道淤血、长期卧床及焦虑等原因使肠蠕动减慢及排便方式改变，患者常出现便秘。用力排便可增加心脏负荷，甚至诱发严重的心律失常。指导患者养成每天按时排便的习惯，保持大便通畅。饮食中需含粗纤维丰富的食物，适量饮蜂蜜水，腹部做顺时针方向的按摩，或每日收缩腹肌数次，必要时给予适量的缓泻剂。

2. 病情观察　密切观察患者呼吸困难有无减轻，肺部啰音的变化，给氧后发绀有无改善；观察水肿的消长情况，每日测量体重，准确记录 24 小时出入液量，控制输液量及速度，滴速以 15~30 滴/分为宜，防止输液过多过快；观察患者的心功能变化情况，能比较准确地对患者的心功能进行分级。

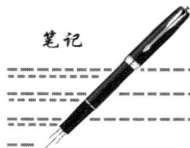

3. 吸氧护理　一般采用持续吸氧，流量为 2～4 L/min，随时清除鼻腔分泌物，保持吸氧管通畅。同时观察患者呼吸频率、节律、深度变化，随时评估呼吸困难的改善情况并做好记录。

4. 用药护理

（1）洋地黄类药物。

1）观察有无引起洋地黄中毒的诱发因素：如低钾血症（如由呕吐、腹泻及使用利尿剂等引起）、老年人、肾功能减退者、低镁血症、心肌缺血和缺氧等。

2）识别洋地黄中毒的表现：①心血管系统表现，洋地黄中毒最重要的反应是出现各类心律失常，最常见的为室性期前收缩（多呈二联律或三联律），其他如房性期前收缩、交界性心动过速、房室传导阻滞等。②消化系统表现，如食欲缺乏、恶心、呕吐、腹痛、腹泻等，常是洋地黄中毒的首发症状。③神经系统表现，如头痛、倦怠、视物模糊、黄视、绿视等。

3）洋地黄中毒的处理：①立即停用洋地黄。②如血钾低应补充钾盐，可口服或静脉补充氯化钾，同时停用排钾利尿剂。③纠正心律失常，如血钾不低的快速性心律失常，首选利多卡因或苯妥英钠，心率缓慢者可用阿托品静脉注射或临时起搏。电复律一般情况下禁用，因其易导致心室颤动。

4）洋地黄中毒的预防：①向患者讲解洋地黄类药物治疗的必要性及洋地黄中毒的表现。②给药前应检查心率、心律情况，若心率低于 60 次/分，或发生节律改变，应暂停给药，并通知医生。③静脉注射用药宜稀释后缓慢注射，一般需 10～15 分钟。注射后注意观察心率、心律改变及患者反应。

（2）利尿剂：遵医嘱正确使用利尿剂，注意观察疗效及不良反应。①应用利尿剂前测量体重，用药时间尽量在早晨或日间，以免夜间频繁排尿而影响患者休息；用药后准确记录出入量，以判断利尿效果。②观察各类利尿剂的不良反应：噻嗪类利尿剂的主要不良反应有电解质紊乱（低钾、低钠、低氯）、高尿酸血症及高血糖；袢利尿剂的主要不良反应有水及电解质紊乱、消化道症状、听力障碍等；保钾利尿剂的主要不良反应有胃肠道反应、嗜睡、乏力、皮疹等，不宜同时服用钾盐，高钾血症者禁用。③应用利尿剂期间应准确记录 24 小时出入液量并教会患者如何计算食物含水量，水肿较为严重的患者应每日测量体重，以观察利尿剂的效果。

（3）β 受体阻滞剂：可产生心肌收缩力减弱、心率减慢、房室传导时间延长、支气管痉挛、影响血糖、血脂代谢异常等不良反应，因此，应监测患者的心音、心率、心律、血压和呼吸，定期监测血糖、血脂。

5. 心理护理　慢性心衰患者，由于心衰反复发作，反复住院，患者和家属都有沉重的心理和经济负担。患者易产生焦虑、恐惧、烦躁、抑郁等不良心理，应注重对患者的心理护理。

6. 健康指导

（1）疾病知识指导：给患者讲解心力衰竭的诱发因素，如感染、心律失常、体力过劳、情绪激动、饮食不当等。注意保暖，防止受凉感冒，保持乐观情绪，避免激动、紧张。

（2）活动指导：合理休息与活动，活动应循序渐进，活动量以不出现心悸、气急为原则。保证充足的睡眠。

（3）饮食指导：饮食宜清淡、易消化、富含营养；少量多餐，避免过饱；劝导患者戒烟酒；避免浓茶、咖啡及辛辣刺激性食物，多食蔬菜、水果，防止便秘。

（4）自我监测指导：教会患者及家属监测脉搏，观察病情变化，若足踝部出现水肿、突然气急加重、夜尿增多、体重增加，有厌食和饱胀感，则提示心衰复发。

（5）用药指导：告诉患者及家属强心剂、利尿剂等药物的名称、服用方法、剂量、不良反应及注意事项。定期复查，如有不适，及时就诊。

二、急性心力衰竭患者的护理

急性心力衰竭是指心衰症状和体征急性发作或急性加重的一种临床综合征。临床上最常见的是急性左心衰竭引起的急性肺水肿。患者常表现为突发呼吸窘迫，端坐呼吸，咳白色或粉红色泡沫样痰，极度烦躁，发绀等。

（一）病因和发病机制

1. 急性弥漫性心肌损害　常见于急性广泛心肌梗死、急性心肌炎等引起的心肌收缩无力，心排血量急剧下降。

2. 急性心脏后负荷增加　常见于高血压危象、严重瓣膜狭窄、心室流出道梗阻等。

3. 急性心脏前负荷增加　常见于急性心肌梗死或感染性心内膜炎引起的瓣膜损害、腱索断裂所致的瓣膜性急性反流，以及静脉输血、输液过多过快。

4. 严重心律失常　尤其是在原有心脏病的基础上出现快速性（心率 >180 次/分）或缓慢性（心率 <35 次/分）心律失常。

急性心力衰竭的病理生理基础为上述病因和发病机制导致左心室排血量急剧下降或左心室充盈障碍，从而引起肺循环压力迅速升高，肺毛细血管压随之升高，使血管内液体渗入到肺间质和肺泡内，产生急性肺水肿。

（二）临床表现

病情发展常极为迅速且十分危重。

1. 症状　突发严重呼吸困难，频率常达 30 ~ 40 次/分，端坐呼吸，频繁咳嗽，咳大量粉红色泡沫样痰，有窒息感，极度烦躁不安、恐惧、面色灰白、发绀、大汗淋漓、皮肤湿冷、意识模糊。早期可因交感神经激活，血压一度升高，随病情持续，血管反应减弱，血压持续下降甚至休克、死亡。

2. 体征　两肺满布湿啰音和哮鸣音，心尖区第一心音减弱，可闻及舒张期奔马律，肺动脉瓣区第二心音亢进。

（三）处理要点

1. 体位　立即协助患者取坐位，双腿下垂，以减少回心血量，同时注意防止患者坠床跌伤。必要时四肢轮扎。

2. 氧疗　立即行高流量鼻导管吸氧，每分钟 6 ~ 8 L，可加入 20% ~ 30% 的乙醇湿化，以降低肺泡内泡沫的表面张力使泡沫消散，改善肺泡通气。对于病情特别严重者应给以面罩，用麻醉机持续加压给氧，使肺泡内压在吸气时增加，一方面可以使气体交换加强，另一方面可以对抗组织液向肺泡内渗透。

3. 药物治疗　迅速建立两条静脉通道，遵医嘱正确使用药物，观察疗效与不良反应。

（1）吗啡：3 ~ 5 mg 静脉注射，必要时可重复 1 次，吗啡可使患者镇静，减少躁动，降低心率，同时可扩张小血管，减轻心脏负荷。老年人应减量或改为皮下或肌内注射。在使用过程中注意有无呼吸抑制、心动过缓等。

（2）快速利尿剂：呋塞米 20～40 mg 静脉注射，必要时 4 小时后可重复 1 次。呋塞米除利尿作用外，尚有扩张静脉作用，有利于缓解肺水肿。应用利尿剂应严格记录尿量。

（3）血管扩张剂：可选用硝普钠、硝酸甘油或酚妥拉明（利其丁）静脉滴注，严格按医嘱定时监测血压（如每 5 分钟测量 1 次），有条件者用输液泵，根据血压调整滴速，维持收缩压在 100 mmHg 左右。

1）硝普钠：为动、静脉血管扩张剂。一般剂量 12.5～25 μg/min，现用现配、避光滴注，连续应用不超过 24 小时。

2）硝酸甘油：可扩张小静脉，降低回心血量。一般从 10 μg/min 开始，每 10 分钟调整 1 次，每次增加 5～10 μg。

3）酚妥拉明：以扩张小动脉为主。以 0.1 mg/min 开始，每 5～10 分钟调整 1 次。

（4）速效洋地黄制剂：适用于快速房颤或心脏增大伴左心衰竭者。如毛花苷 C，首剂可给 0.4～0.8 mg 稀释静注，推注速度宜缓慢，同时观察心率，2 小时以后可酌情再给 0.2～0.4 mg。先用利尿剂，后用强心剂，避免因左、右心室排血量不平衡而加重肺淤血和肺水肿。

（5）氨茶碱：氨茶碱 0.25 g 加入 5% 葡萄糖溶液 20 ml 内缓慢静脉注射。氨茶碱具有强心、利尿、平喘及降低肺动脉压等作用。

4. 针对病因和发病机制进行治疗 待急性症状缓解后，应积极治疗原发病和去除诱因，如二尖瓣分离术，抗感染，抗休克。

5. 病情观察 密切观察患者呼吸、脉搏、意识、精神状态、皮肤颜色及温度、肺部啰音的变化。要注意输液速度和血压变化，防止低血压发生。

6. 心理护理 急性期避免在患者面前讨论病情，以减少误解。医护人员在抢救时必须保持镇静、操作熟练、忙而不乱，使患者产生信任感、安全感。缓解期分析产生恐惧的原因，鼓励患者说出内心感受。指导患者进行自我放松，如深呼吸、放松疗法等。向患者解释恐惧对心脏的不利影响，使患者主动配合，保持情绪稳定。

7. 健康指导 向患者及家属讲解急性心力衰竭的诱因，应积极治疗原有心脏疾病。鼓励患者积极配合治疗原发病，避免诱发因素，定期复查。

第三节 心律失常患者的护理

引导案例

患者，女，56 岁，退休干部。患者 30 年来反复于劳累或受凉后出现胸闷、心悸、气急，休息后稍好转。多次住院治疗，诊断为"风湿性心脏病、二尖瓣狭窄伴关闭不全、心力衰竭"。平时易感冒、咽痛。2 天前受凉后出现畏寒、发热、胸闷、气急加重、夜间不能平卧、咳嗽、咳白色泡沫痰（量不多）、食欲缺乏、尿量减少、双下肢水肿，遂来我院治疗。体检：T 38.9 ℃，P 88 次/分，R 20 次/分，BP 110/65 mmHg。神清合作，半卧位，二尖瓣面容，颈静脉怒张。两肺底闻及湿啰音。HR 116 次/分，心律不齐，心音强弱不等，可闻及心尖部隆隆样舒张期杂音及 3/6 级吹风样杂音。肝肋下 2 cm，双下肢凹陷性水肿。

案例思考：1. 该患者主要的护理诊断是什么？

2. 采取哪些护理措施？

一、概述

心律失常（cardiac arrhythmia）指由于各种原因导致的心脏冲动的频率、节律、起源部位、传导速度与激动次序的异常。

（一）病因和发病机制

1. 生理性　正常人疲劳、喝浓茶、烟酒刺激、情绪激动等，常可出现心律失常。

2. 病理性　器质性心脏病如风湿性心脏病、冠心病、肺源性心脏病、心肌炎等；电解质紊乱、酸碱平衡失调，代谢性疾病如低血钾、酸中毒、甲状腺功能亢进症；药物作用，如洋地黄、奎尼丁等。以上病理性情况均可见心律失常。

（二）心律失常的分类

临床上根据发作时心率的快慢，可将心律失常分为快速性心律失常和缓慢性心律失常；根据心律失常的严重程度，可分为良性心律失常和恶性心律失常。按心律失常的发生机制可分为以下几种。

1. 冲动起源异常

（1）窦房结心律失常：①窦性心动过速。②窦性心动过缓。③窦性心律不齐。④窦性停搏。

（2）异位心律失常。

1）被动性异位心律：包括逸搏（房性、交界性、室性）、逸搏心律（房性、交界性、室性）。

2）主动性异位心律：包括期前收缩（房性、交界性、室性）、阵发性心动过速（房性、交界性、室性）、心房扑动、心房颤动、心室扑动、心室颤动。

2. 冲动传导异常

（1）生理性：干扰及房室分离。

（2）病理性：①窦房传导阻滞。②房内传导阻滞。③房室传导阻滞。④室内传导阻滞（左、右束支传导阻滞及左束支分支传导阻滞）。

（3）房室间传导途径异常：预激综合征。

二、常见的心律失常

（一）窦性心律失常

正常窦性心律心电图特点如下。①窦性 P 波（P 波方向在 Ⅰ、Ⅱ、aVF 导联直立，aVR 导联倒置）。②P – R 间期为 0.12 ~ 0.20 秒。③成人心率 60 ~ 100 次/分。④同一导联 P – P 或 R – R 间距相差不超过 0.12 秒。

1. 窦性心动过速　窦性心律的频率超过 100 次/分，称为窦性心动过速（sinus tachycardia）。

（1）病因和发病机制：窦性心动过速常见于健康人吸烟、饮茶、喝咖啡或饮酒、运动、情绪激动；也常见于某些病理状态，如发热、贫血、失血、休克、心力衰竭、甲状

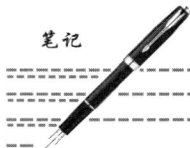

腺功能亢进以及应用肾上腺素、阿托品等药物。

（2）临床表现：窦性心动过速可无症状或仅有心悸感。

（3）心电图特点：心动过速常逐渐开始与终止，频率大多为 100～150 次/分。

（4）处理要点：一般不需要处理，主要治疗原发病，去除诱发因素。必要时应用 β 受体阻滞剂（如普萘洛尔），以减慢心率。

2. 窦性心动过缓　成人窦性心律低于 60 次/分，称为窦性心动过缓（sinus bradycardia），一般为 40～60 次/分,常同时伴发窦性心律不齐（不同 PP 间期的差异 >0.12 秒）。

（1）病因和发病机制：窦性心动过缓常见于下列情况。①健康的青年人、运动员、睡眠状态。②颅内压升高、严重缺氧、甲状腺功能低下、阻塞性黄疸等。③服用洋地黄及抗心律失常药物。④器质性心脏病中常见，如病态窦房结综合征、冠心病、心肌炎、心肌病、急性下壁心肌梗死等。

（2）临床表现：患者多无自觉症状，当心率明显缓慢，导致心排血量不足，可出现重要脏器供血不足的表现，如胸闷、心绞痛、头晕、晕厥等症状，听诊时心率慢而规则。

（3）心电图特点：成人窦性心律的频率为 40～60 次/分，常同时伴有窦性心律不齐。

（4）处理要点：无症状的窦性心动过缓无须治疗。如因心率过慢而出现症状者可用阿托品或异丙肾上腺素等药物，症状不缓解者可考虑安装心脏起搏器。

3. 病态窦房结综合征　病态窦房结综合征（sick sinus syndrome，SSS）简称病窦综合征，是由于窦房结或其周围组织的器质性病变，导致窦房结起搏或传导功能障碍，从而产生多种心律失常的综合表现。

（1）病因和发病机制：窦房结功能障碍可见于如下情况。①淀粉样变性、甲状腺功能减退、某些感染、纤维化与脂肪浸润、硬化与退行性变等，均可损害窦房结，使其与心房的联系中断。②窦房结周围神经或心房肌的病变，窦房结动脉供血减少也为病因和发病机制之一。③迷走神经张力增高，某些抗心律失常药物抑制窦房结功能等。

（2）临床表现：患者可出现与心动过缓有关的心、脑供血不足的症状，如发作性头晕、黑矇、乏力等，严重者发生阿－斯综合征。如有心动过速发作，则可出现心悸、心绞痛等症状。

（3）心电图特点：①持续而显著的窦性心动过缓（<50 次/分，多为 40～50 次/分）且并非药物引起（主要特征）。②窦性停搏（>2 秒）与窦房传导阻滞（Ⅱ度）。③慢－快综合征，即心动过缓与心动过速性心律失常交替发作。

（4）处理要点：无症状者定期随诊观察，有症状者应安装心脏起搏器。起搏治疗后若患者有心动过速发作，可同时应用抗快速心律失常药物。

（二）期前收缩

期前收缩（premature beats）简称早搏，是临床上最常见的心律失常，由于窦房结以外的异位起搏点过早发出冲动控制心脏收缩所致。根据异位起搏点的部位不同，可将早搏分为房性早搏、交界性早搏、室性早搏 3 种，其中以室性早搏最常见。

依据出现的频度不同，期前收缩分为偶发和频发；如与正常基础心律交替出现，可呈现二联律、三联律。在同一导联的心电图上，室性期前收缩形态不同，称为多源性室性期前收缩。

1. 病因和发病机制

（1）生理性：健康人在过度疲劳、情绪紧张、过度吸烟、饮酒、喝浓茶及咖啡时出现。

（2）病理性：各种心脏病，如冠心病、心肌炎、心肌病、风湿性心脏病等。

（3）药物影响：洋地黄中毒、奎尼丁、普鲁卡因胺、肾上腺素、麻醉药等。

（4）其他：电解质紊乱（低钾）、心脏手术、心导管检查等。

房性早搏多见于生理性，但也见于器质性心脏病（正常人 24 小时心电监测，60% 有房性早搏）。

交界性早搏常发生于器质性心脏病和洋地黄中毒。

室性早搏在正常人和心脏病患者中均可出现，频发、多源、联律等多见于器质性心脏病、洋地黄中毒等。

2. 临床表现　偶发期前收缩患者可无症状，部分患者有心悸或心跳暂停感；当期前收缩频发或连续出现时，可出现心悸、乏力、头晕、胸闷、憋气、晕厥等症状，并可诱发或加重心绞痛、心力衰竭。

听诊时心律不规则，期前收缩后出现较长的间歇，第一心音常增强，第二心音相对减弱甚至消失。可有桡动脉搏动减弱或消失，形成脉搏短绌。

3. 心电图特点

（1）房性期前收缩：①提前出现 P 波，形态与窦性 P 波略有不同。②P－R 间期 ≥ 0.12 秒。③P 波后的 QRS 波形态多正常，其后常可见一不完全代偿间歇。

（2）房室交界性期前收缩：①提前出现的 QRS－T 波群，形态与窦性激动的 QRS－T 波群基本相同。②逆行 P 波可出现于 QRS 波群前、后或埋于 QRS 波群中。③P－R 间期 <0.12 秒或 R－P 间期 <0.20 秒。④期前收缩后多见有一完全代偿间歇。

（3）室性期前收缩：①提前出现 QRS－T 波群，时限 ≥ 0.12 秒，宽大畸形，其前无相关 P 波。②T 波与 QRS 波群主波方向相反。③期前收缩后可见一完全代偿间歇。

4. 处理要点　治疗原发病，去除诱因。对无明显自觉症状或偶发期前收缩者，一般不需要特殊治疗。对频发期前收缩、自觉症状明显者，可根据具体情况，选用抗心律失常药物。

（1）房性和房室交界性期前收缩。

1）镇静剂，如地西泮 2.5 mg，每日 3 次，口服。

2）β 受体阻滞剂、洋地黄或维拉帕米。

（2）室性期前收缩。

1）对功能性室性期前收缩，如临床症状明显，可酌情使用镇静剂、β 受体阻滞剂。

2）器质性心脏病引起的期前收缩，特别是频发性期前收缩、多源性期前收缩、成对出现的期前收缩、RonT 室性期前收缩、室性心动过速等，首选利多卡因静脉注射。口服药物首选美西律或普罗帕酮。

（三）阵发性心动过速

阵发性心动过速（paroxysmal tachycardia）是由 3 个或 3 个以上连续发生的期前收缩形成。阵发性心动过速的临床特点为突然发作、突然终止，可持续数秒、数小时甚至数日，可自行停止或经治疗后停止。根据异位起搏点的部位不同，可将阵发性心动过速分为房性阵发性心动过速、房室交界性阵发性心动过速和室性阵发性心动过速。由于房性阵发性心动过速与房室交界性阵发性心动过速在临床上常难以区别，故统称为室上性阵发性心动过速，简称室上速。

笔记

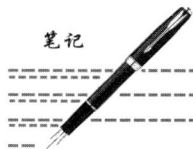

1. 室上性阵发性心动过速

（1）病因和发病机制。

1）功能性：常见于无器质性心脏病者，可在情绪激动、过度疲劳、烟酒过量等情况下发作。

2）器质性：可见于各种心脏病，如风湿性心脏病、冠状动脉硬化性心脏病、肺源性心脏病、高血压心脏病、心肌病、甲状腺功能亢进症等。

3）其他：预激综合征、洋地黄中毒等。

（2）临床表现：临床以突然发作、突然终止为特点，持续时间可为数秒钟、数分钟、数小时或数日，发作时患者可感心悸、头晕、胸闷、心绞痛，甚至发生心力衰竭、休克。症状轻重取决于发作时的心率及持续时间。

听诊时心率快而规则，心尖部第一心音强度恒定，心率可达 150～250 次/分。

（3）心电图特点：心电图特点如下。①心率 150～250 次/分，节律规则。②QRS 波形态及时限正常（<0.12 秒）（伴室内差异传导或束支阻滞可增宽）。③P 波为逆行性，常埋藏于 QRS 波内或位于其终末部分，与 QRS 波关系恒定。④起止突然，通常由 1 个期前收缩触发。

（4）处理要点。

1）刺激迷走神经：如诱导恶心、做 Valsalva 动作（深吸气后屏气，再用力做呼气动作）、按摩颈动脉窦（患者取仰卧位，先按摩右侧 5～10 秒，如无效，再按摩左侧，切勿双侧同时按摩）。

2）抗心律失常药：首选腺苷，可选用维拉帕米、洋地黄等。

3）直流电复律：当患者出现严重心绞痛、低血压、心力衰竭时应施行同步直流电复律。

4）导管射频消融术：可以根治室上性阵发性心动过速，预防其复发应优先考虑应用。

2. 室性心动过速　室性心动过速简称室速，指连续出现 3 个或 3 个以上室性期前收缩。

（1）病因和发病机制：室速多见于器质性心脏病患者，最常见于冠心病，尤其是心肌梗死者，其次是心肌病、心脏瓣膜病、心力衰竭等，也可见于如洋地黄中毒、电解质紊乱、长 Q－T 综合征等。

（2）临床表现：室速临床症状的轻重视发作时的心室率、持续时间、基础心脏病和心功能状态而定。发作时间短于 30 秒的患者通常无症状；持续性发作超过 30 秒，患者可出现心绞痛、呼吸困难、低血压、头晕甚至晕厥。听诊时心律轻度不规则，如发生完全性房室分离，第一心音强度经常变化。

（3）心电图特点：①3 个或 3 个以上的室性期前收缩连续出现。②频率一般为 100～250 次/分，节律较规则。③QRS 波群形态畸形，时限 >0.12 秒，ST－T 波方向常与 QRS 波群主波方向相反。④心房独立活动，与 QRS 波无固定关系，可形成室房分离。⑤心室夺获或室性融合波是诊断室速的重要依据。

（4）处理要点：对于无器质性心脏病患者，无症状发作时无须治疗；对于有器质性心脏病及持续性室速患者，均应给予治疗。首先给予利多卡因或普鲁卡因静脉注射，同时持续静滴。药物治疗无效时，立即行同步直流电复律。

（四）扑动与颤动

当自发性异位搏动的频率超过阵发性心动过速的范围时，形成扑动或颤动。根据异位搏动起源部位的不同，可分为心房扑动与颤动、心室扑动与颤动。心房颤动是仅次于期前收缩的常见心律失常。心室扑动简称室扑，是心室快而弱的无效性收缩。心室颤动简称室颤，是心室各部位的不协调颤动。室扑是室颤的前奏，而室颤则是导致心源性猝死的常见心律失常。

1. 心房颤动　心房颤动简称房颤，是临床上最常见的心律失常之一，由心房内多处异位起搏点各自以不同的速率发放冲动所致。

（1）病因和发病机制：阵发性心房颤动可见于情绪激动、手术后、运动、急性酒精中毒后。持续性心房颤动常见于风湿性心脏病二尖瓣狭窄、冠心病、高血压心脏病、肺源性心脏病等。

（2）临床表现：房颤患者的症状受心室率快慢的影响。心室率不快者可无任何症状，心室率快者可有心悸、胸闷、头晕、乏力。若心室率超过150次/分，患者可表现为心绞痛和心力衰竭的症状。心房内附壁血栓脱落可引起脑栓塞、肢体动脉栓塞、视网膜动脉栓塞等并出现相应的临床表现。听诊时的特点如下。①心律绝对不规则。②第一心音强弱不等。③心率大于脉率，称为脉搏短绌。

（3）心电图特点：①P波消失，代之以大小、形态、间隔不一的f波，频率为350～600次/分。②R－R间期绝对不规则。③QRS波群形态一般正常。当心室率过快，伴有室内差异性传导时QRS波群可增宽变形。

（4）处理要点：积极治疗原发病，对阵发性症状不明显者无须治疗。对持续时间长、发作频繁、症状明显者给予洋地黄、β受体阻滞剂或钙通道阻滞剂等药物。心力衰竭和低血压者忌用β受体阻滞剂与维拉帕米，预激综合征伴房颤者禁用洋地黄和维拉帕米。药物无效时可施行导管消融术，最有效的复律手段仍为同步直流电复律。慢性房颤患者在复律前要进行抗凝治疗，应用阿司匹林或华法林等。

2. 心室颤动

（1）病因和发病机制：心室颤动常为器质性心脏病患者及其他疾病患者临终前发生的心律失常，临床上多见于急性心肌梗死、心肌病、严重低血钾、洋地黄中毒以及胺碘酮和奎尼丁中毒、电击、雷击、溺水等。

（2）临床表现：临床表现包括意识丧失、抽搐、发绀，继之呼吸停止甚至死亡。触诊大动脉时搏动消失，听诊时心音消失，血压无法测到。

（3）心电图特点：①QRS－T波群完全消失，代之以连续快速、大小不等、极不规则的室颤波。②频率为150～500次/分。

（4）处理要点：迅速除颤是首选的治疗方法，并配合心脏按压、人工呼吸等心肺复苏术。

（五）房室传导阻滞

房室传导阻滞是指窦性冲动从心房传入心室过程中受到不同程度的阻滞。根据阻滞的程度分类：一度房室传导阻滞；二度房室传导阻滞，又称为不完全性房室传导阻滞，分为二度Ⅰ型和二度Ⅱ型；三度房室传导阻滞，又称为完全性房室传导阻滞。

1. 病因和发病机制　迷走神经张力过高，如正常人或运动员可发生不完全性房室传导阻滞。器质性心脏病，如冠心病急性心肌梗死、心肌炎、心内膜炎、心肌病、高血压等可致房室传导阻滞，房室传导阻滞还可见于洋地黄中毒、电解质紊乱、缺氧等。

2. 临床表现

（1）一度房室传导阻滞：患者常无症状，听诊时第一心音强度略减弱。

（2）二度Ⅰ型：可有心悸与心脏停顿感，听诊时第一心音强度逐渐减弱并有心搏脱漏；二度Ⅱ型患者有乏力、头晕、胸闷、活动后气急、短暂晕厥感，听诊时第一心音强度恒定。

（3）三度房室传导阻滞：可出现心力衰竭和脑缺血症状，严重时出现阿－斯综合征，甚至猝死。第一心音强弱不等，第二心音正常或反常分裂，有时可闻及响亮而清晰的第一心音（大炮音）。心率通常为 20~40 次/分，血压偏低。

3. 心电图特点

（1）一度房室传导阻滞：①P－R 间期 >0.20 秒。②每个 P 波后均有 QRS 波群。

（2）二度房室传导阻滞。

1）二度Ⅰ型：又称文氏现象，表现如下。①P－R 间期逐渐延长，直至 P 波后 QRS 波群脱落 1 次，周而复始。②最常见的房室传导比例为 3∶2 或 5∶4。

2）二度Ⅱ型：表现如下。①P－R 间期固定，可正常或延长。②部分 P 波后 QRS 波群脱落，呈 2∶1 或 3∶1 脱落。长 R－R 间距为窦性周期的整倍数，QRS 波群形态一般正常。

（3）三度房室传导阻滞：①全部 P 波不能下传，P 波与 QRS 波群无关。②P 波频率大于 QRS 波频率。③QRS 波群形态可正常（心室起搏点在希氏束分支以上）或增宽畸形（心室起搏点在希氏束分支以下）。

4. 处理要点　针对病因和发病机制进行治疗。发生一度或二度Ⅰ型房室传导阻滞时，心室率不过慢者，无须治疗。发生二度Ⅱ型与三度房室传导阻滞时，心室率过慢者，可用阿托品、异丙肾上腺素等药物治疗，如心室率缓慢且症状明显，应首选临时或永久心脏起搏器治疗。

三、心律失常患者的护理

（一）常用护理诊断

1. 活动无耐力　与心律失常导致心排血量减少、组织脏器供血不足有关。

2. 焦虑　与心律失常反复发作、疗效不佳、缺乏相应知识有关。

3. 潜在并发症：心力衰竭和猝死　与严重心律失常有关。

（二）护理措施

1. 一般护理

（1）休息：患者心律失常发作导致胸闷、心悸、头晕时，应尽量保证患者有充足的休息和睡眠，避免左侧卧位，因左侧卧位可使患者感到心脏搏动而加重不适感。

（2）饮食：给予富含纤维素的食物，以防便秘；避免饱餐及摄入刺激性食物，如咖啡、浓茶等。

2. 病情观察　连接心电监护仪，连续监测心率、心律变化，及早发现危险征兆。及时测量生命体征。患者出现频发性和多源性的室性期前收缩、成联律的室性期前收缩或室性期前收缩落在前一心搏的 T 波上（RonT）、二度Ⅱ型及三度房室传导阻滞时应及时报告医生，配合紧急处理。

3. 抢救配合　准备抢救仪器（如除颤器、心电监护仪、临时心脏起搏器等）及各种抗心律失常药物和其他抢救药品，做好抢救准备。

监测血气分析结果、电解质及酸碱平衡情况。

4. 用药护理

（1）严格遵医嘱给予抗心律失常药物，注意给药途径、剂量、给药速度等。口服药应按时、按量服用；静脉注射时速度应缓慢，必要时进行心电监测。

（2）观察用药过程中及用药后的心率、心律、血压、脉搏、呼吸、意识变化，观察药物疗效和不良反应，及时发现用药引起的心律失常。

1）奎尼丁：对心脏的毒性反应较严重，可致心力衰竭、Q-T间期延长，诱发室速甚至室颤，进而发生奎尼丁晕厥。

2）利多卡因：大剂量使用可引起呼吸抑制、低血压、房室传导阻滞等，应注意给药的剂量和速度。

3）普萘洛尔：可引起心动过缓、房室传导阻滞等，在给药前应测量患者的心率，当心率低于 50 次/分时应及时停药。

4）普罗帕酮：可引起恶心、呕吐、眩晕、视力模糊、房室传导阻滞、诱发和加重心力衰竭等，餐时或餐后服用可减少胃肠道刺激。

5）胺碘酮：可有胃肠道反应、肝功能损害、心动过缓、房室传导阻滞、低血压等。久服还可影响甲状腺功能和引起角膜碘沉着，最严重的心外毒性为肺纤维化。

5. 心理护理

（1）向患者解释焦虑和恐惧情绪不仅会加重心脏负荷，更易诱发或加重心律失常；说明心律失常的可治性，消除患者的思想顾虑；鼓励患者说出焦虑的原因，评估焦虑程度。

（2）指导患者采用放松方法，如全身肌肉放松、缓慢深呼吸；鼓励患者参加力所能及的活动或适当的娱乐活动，如读书看报、听音乐等，以分散注意力。嘱患者积极配合治疗，尽早控制病情，从而减轻躯体不适和紧张情绪。

（3）因焦虑程度严重而影响休息或加重病情时，按医嘱适当使用镇静、抗焦虑药。

6. 健康指导

（1）基本知识指导：向患者及家属讲解心律失常的常见病因和发病机制、诱因及防治知识。

（2）生活指导：嘱患者注意劳逸结合、生活规律；无器质性心脏病者，应积极参加体育锻炼，调整自主神经功能；有器质性心脏病者，则根据心功能情况适当活动。指导患者戒烟酒，避免摄入刺激性食物如咖啡、浓茶等；饮食应低脂、易消化、富含营养、少食多餐，避免饱餐，保持大便通畅。心动过缓患者避免排便时屏气，以免兴奋迷走神经而加重病情。

（3）用药指导：说明服用抗心律失常药物的重要性，告知患者遵医嘱按时、按量服药，不可随意增减药量或撤换药物，教会患者观察药物疗效和不良反应，有异常时及时就诊。

（4）自我监测指导：教会患者及家属测量脉搏的方法，以利于病情的自我监测；嘱患者每日至少测脉搏 1 次，每次应在 1 分钟以上；教会患者家属心肺复苏技术，以备紧急需要时应用。

（5）复诊：患者定期随访，经常复查心电图，发现异常及时就诊。

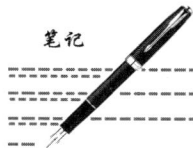

第四节　心脏瓣膜病患者的护理

引导案例

　　患者，女，46 岁，劳累后心悸、气急20 年，加重2 个月。查体：二尖瓣面容，双下肢无水肿。听诊心律不齐，心音强弱不等，心尖区闻及舒张期隆隆样杂音，双肺呼吸音清。心电图：P 波消失，代之以间距、振幅、形态不等的 f 波，频率为 360 次/分，QRS 波形态正常，R－R 间距绝对不等。

　　案例思考：1. 该患者的临床特点有哪些？其心电图诊断是什么？

　　　　　　　2. 提出的常用护理诊断是什么？

　　　　　　　3. 如何制订护理计划？

　　心脏瓣膜病（valvular heart disease）是由于炎症、缺血性坏死、退行性改变、黏液瘤样变性、先天性畸形、创伤等原因引起的心脏瓣膜解剖结构或功能的异常，造成瓣膜口狭窄和（或）关闭不全，导致心脏血流动力学显著变化，出现一系列临床症候群。二尖瓣最常受累，其次为主动脉瓣。临床上常见的瓣膜病为风湿热所致的风湿性心脏瓣膜病，其主要累及 40 岁以下的人群，女性略多于男性，近年发病率已有所降低，但仍是我国常见的心脏病之一。瓣膜黏液样变性和老年人的瓣膜钙化在我国日渐增多。

一、常见的心脏瓣膜病

（一）二尖瓣狭窄

1. 病因和发病机制、病理生理

（1）病因和发病机制：二尖瓣狭窄最常见的病因为风湿热，2/3 的患者为女性，好发于 20～40 岁，约半数患者无急性风湿热病史，但多有反复链球菌感染的扁桃体炎或咽峡炎病史。反复风湿活动、呼吸道感染、心内膜炎、妊娠、分娩等诱因均可使病情加重。

　　风湿热导致二尖瓣瓣膜交界处粘连、瓣叶游离缘粘连和腱索粘连融合等，导致二尖瓣狭窄。严重狭窄的二尖瓣口呈"鱼口状"，此时常伴有明显的关闭不全。

（2）病理生理：正常成人二尖瓣口面积为 $4～6 \, cm^2$，当瓣口面积减至 $2 \, cm^2$ 以下（轻度狭窄）时，左心房压力升高，左心房代偿性扩张及肥厚以加强收缩，此时患者多无症状，临床表现为代偿期。当瓣口面积 $<1.5 \, cm^2$（中度狭窄），甚至不足 $1.0 \, cm^2$（重度狭窄），左心房扩大超过代偿极限，左心房压力持续升高，使肺静脉和肺毛细血管压力相继升高，临床上出现劳力性呼吸困难，称左房失代偿期。由于左心房和肺静脉压升高，引起肺小动脉收缩，最终导致肺小动脉硬化，肺动脉压力增高，使右心室后负荷增加，右心室肥厚扩张，导致右心衰竭，称右心受累期。

2. 临床表现

（1）症状：一般在二尖瓣中度狭窄（瓣口面积 $<1.5 \, cm^2$）时始有明显症状。

1）呼吸困难：为最常见的早期症状，运动、精神紧张、感染、房颤等为其常见诱因。最早为劳力性呼吸困难，随狭窄加重，出现夜间阵发性呼吸困难和端坐呼吸，甚至发生急性肺水肿。

2）咯血：因肺静脉与支气管静脉相通，肺静脉压力升高使曲张的支气管静脉破裂，发生大咯血；若肺泡壁或支气管内膜毛细血管破裂，则可致痰中带血；急性肺水肿时，患者咳大量粉红色泡沫样痰。

3）咳嗽：常见，尤其在冬季明显。患者在平卧时出现干咳，可能与支气管黏膜淤血、水肿、易患支气管炎或左心房增大压迫左主支气管有关。

（2）体征。

1）二尖瓣面容：见于严重二尖瓣狭窄患者。

2）心尖区舒张期隆隆样杂音：是二尖瓣狭窄最具特征性的体征。心尖部可触及舒张期震颤；若心尖区第一心音亢进呈拍击样及二尖瓣开瓣音，则高度提示二尖瓣狭窄以及瓣膜仍有一定的柔顺性和活动力，对决定手术治疗的方法有一定意义；肺动脉瓣区第二心音亢进、分裂。

（3）并发症。

1）心房颤动：为相对早期的常见并发症。起始可为阵发性，之后转为慢性心房颤动。突发快速心房颤动为左心房衰竭和右心室衰竭甚至急性肺水肿的常见诱因。

2）心力衰竭：为晚期常见并发症及主要死亡原因。

3）急性肺水肿：为重度二尖瓣狭窄的严重并发症，如不及时救治可致死亡。

4）血栓栓塞：20%的患者可发生体循环栓塞，以脑动脉栓塞最多见，其余依次为外周动脉和内脏（脾、肾、肠系膜等）动脉栓塞。栓子来源于左心耳或左心房。

5）肺部感染：常见，为诱发心力衰竭的主要原因之一。

（4）辅助检查。

1）X线检查：轻度二尖瓣狭窄时可正常；中、重度者左心房增大伴右心室增大，肺动脉段突出，心影呈梨形（二尖瓣型）。

2）心电图检查：主要为左心房增大，可出现二尖瓣型P波及右心室肥厚等表现，并可出现各类心律失常，以房颤最常见。

3）超声心动图检查：是明确和量化诊断二尖瓣狭窄的可靠方法。M型超声心动图显示二尖瓣呈"城墙样"改变。二维超声心动图可显示狭窄瓣膜的形态和活动度，测量瓣口面积及房室大小。

（二）二尖瓣关闭不全

1. 病因和发病机制　风湿性炎症引起二尖瓣瓣叶纤维化、增厚、僵硬和缩短，使心室收缩时两瓣叶不能紧密闭合，部分血液反流入左心房，使左心房容量增加、代偿性增大、压力升高，同时，左心室舒张期容量负荷增加，左心室扩大，早期通过代偿使每搏量和射血分数增加，左心室舒张末期容量和压力可不增加；失代偿时，每搏量和射血分数下降，左心室舒张末期容量和压力明显增加，临床上出现肺淤血和体循环灌注低下的表现。晚期可出现肺动脉高压和全心衰竭。

2. 临床表现

（1）症状。

1）急性二尖瓣关闭不全：轻度二尖瓣反流者仅有轻微劳力性呼吸困难；严重反流（乳头肌断裂）者很快发生急性左心衰竭，甚至出现急性肺水肿或心源性休克。

2）慢性二尖瓣关闭不全：轻度二尖瓣关闭不全者可终身无症状，严重反流者有心排血量减少，首先出现的突出症状是疲乏无力，肺淤血的症状（如呼吸困难）出现得较

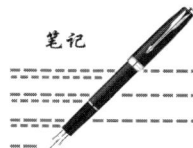

晚。严重二尖瓣关闭不全晚期者出现左心衰竭。

（2）体征。

1）心尖区全收缩期粗糙的吹风样杂音是二尖瓣关闭不全的最重要体征，杂音向左腋下、左肩胛下处传导。

2）心尖区第一心音减弱或被杂音掩盖。

3）肺动脉瓣区第二心音亢进。

4）心尖冲动向左下移位，触诊呈抬举性。

（3）并发症：与二尖瓣狭窄相似，但出现较晚。感染性心内膜炎较多见，栓塞少见。

（4）辅助检查。

1）X线检查：慢性重度反流时常出现左心房、左心室增大，左心衰竭时可出现肺淤血征。

2）心电图检查：慢性重度二尖瓣关闭不全主要表现为左心房增大，部分有左心室肥厚及非特异性 ST - T 改变，少数有右心室肥厚征，常见心房颤动。

3）超声心动图检查：二维超声心动图可显示二尖瓣结构的特征，脉冲多普勒超声和彩色多普勒超声血流显像可于二尖瓣心房侧和左心房内探及收缩期反流，诊断二尖瓣关闭不全的敏感性几乎达100％。

（三）主动脉瓣狭窄

1. 病因和发病机制　风湿性炎症导致主动脉瓣膜交界处粘连融合，瓣叶纤维化、僵硬、钙化和挛缩畸形造成瓣口狭窄。老年人单纯主动脉瓣狭窄的常见原因是退行性钙化。主动脉瓣狭窄后，收缩期左心室阻力增加，逐渐引起左心室肥厚，导致左心室舒张期顺应性下降，舒张末期压力增高。最终由于室壁应力增高、心肌缺血和纤维化等导致左心衰竭。

2. 临床表现

（1）症状：呼吸困难、心绞痛和晕厥为典型主动脉瓣狭窄常见的三联征。

1）呼吸困难：劳力性呼吸困难见于90％的有症状者，进而可发生夜间阵发性呼吸困难、端坐呼吸和急性肺水肿。

2）心绞痛：见于60％有症状者，常在运动后诱发，休息后缓解，主要由心肌缺血所致。

3）晕厥：见于1/3有症状者，多于直立、运动过程中和运动后发生，由脑缺血所致。

（2）体征：心尖冲动相对局限，持续有力，在主动脉瓣第一听诊区可触及收缩期震颤并可闻及粗糙而响亮的喷射性收缩期吹风样杂音，杂音向颈部、胸骨左下缘和心尖区传导。第二心音减弱。

（3）并发症。

1）心律失常：约10％的患者可发生心房颤动，可致严重低血压、晕厥和肺水肿。

2）心脏性猝死：仅见于1％～3％的患者。

3）感染性心内膜炎、体循环栓塞：较少见。

（4）辅助检查。

1）X线检查：心影正常或左心室轻度增大，在主动脉根部常见狭窄后扩张。

2）心电图检查：重度狭窄者左心室肥厚伴继发性 ST - T 改变，可有心律失常。

3）超声心动图检查：是明确诊断和判断狭窄程度的重要方法。

（四）主动脉瓣关闭不全

1. 病因和发病机制　约 2/3 的主动脉瓣关闭不全为风湿性心脏病所致。由于风湿性炎性病变使瓣叶纤维化、增厚、缩短、变形，影响舒张期瓣叶边缘对合，导致关闭不全。主动脉瓣反流引起左心室舒张末期容积增加，早期左心室代偿，收缩力正常或加强。随着病情的进展，左心室进一步扩张，左心室舒张末期容积和压力显著增加，并导致左心房、肺静脉和肺毛细血管压力升高，继而扩张和淤血。主动脉瓣反流明显时，主动脉舒张压明显下降，导致冠状动脉灌注压降低，使心肌供血减少，进一步使心肌收缩力减弱。

2. 临床表现

（1）症状。

1）心悸：因左心室明显增大、心尖冲动增强所致。

2）眩晕、头颈部搏动感：因舒张压过低，快速改变体位时可产生脑缺血而眩晕；脉压增大明显时可有颈部搏动感。

3）呼吸困难：呼吸困难的出现表示心脏的储备能力已经降低，心功能失代偿。

4）心绞痛：由冠状动脉供血减少所致，比主动脉瓣狭窄少见。

（2）体征。

1）胸骨左缘 3～4 肋间主动脉瓣第二听诊区有舒张期叹气样杂音，是最重要的体征，杂音向心尖部传导。

2）主动脉瓣区第二心音减弱或消失，见于瓣膜活动很差或反流严重时。

3）心尖冲动向左下移位，呈抬举性搏动。

4）因脉压增大，出现周围血管征，包括水冲脉、毛细血管搏动、股动脉枪击音、Duroziez 双重杂音。

（3）并发症：左心衰竭为主要并发症，也是主动脉瓣关闭不全患者的主要死亡原因。也可出现感染性心内膜炎，较少出现栓塞。

（4）辅助检查。

1）X 线检查：心影呈靴形，即左心室增大，伴升主动脉扩张和迂曲、主动脉弓突出、搏动明显。

2）心电图检查：常见窦性心动过速、非特异性 ST－T 改变、左心室肥厚等。

3）超声心动图检查：彩色多普勒血流显像为最敏感的确定主动脉反流的方法。

二、常见心脏瓣膜病的处理

治疗目标：防止病情进展，减轻症状。治疗原则：防止风湿活动，改善心功能，防治并发症。无症状者需定期随访。

处理要点如下。

1. 预防和治疗风湿活动　有风湿活动的患者应长期甚至终身应用苄星青霉素，每月肌内注射 120 万 U 的苄星青霉素 1 次。有风湿活动时可口服抗风湿药。

2. 并发症的治疗　见相应章节。

3. 外科治疗　主要有人工瓣膜置换术。

4. 介入治疗　可行经皮球囊瓣膜成形术。

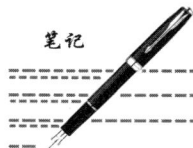

三、心脏瓣膜病患者的护理

（一）常用护理诊断

1. 活动无耐力 与心输出量减少、冠状动脉灌注不足等有关。

2. 有感染的危险 与长期肺淤血、呼吸道抵抗力低下、风湿活动等有关。

3. 知识缺乏 与患者不了解疾病进程、治疗手段、药物性能等有关。

4. 家庭应对无效 与长期照顾患者导致其家庭人力、精力及经济负担过重有关。

5. 潜在并发症

（1）充血性心力衰竭：与瓣膜病变加重、心功能减退及风湿活动、感染、过度疲劳、快速心律失常等有关。

（2）心律失常：以房颤最为多见，与左心房扩张、压力增高有关。

（3）栓塞：与左心房扩张、淤血形成血栓并脱落有关。

（4）感染性心内膜炎：与链球菌、葡萄球菌、革兰阴性杆菌、厌氧菌、病毒感染等有关。

（二）护理措施

1. 一般护理

（1）休息与活动：对患者的心功能状态进行评估，制订活动与休息方案。适当活动可改善心肌新陈代谢，使心肌细胞得到更多的血液供应，增加心脏储备力，以减慢心率、增加心搏量。但应避免剧烈活动和过度疲劳，有风湿活动、并发症、心力衰竭时，患者应卧床休息。

（2）饮食：给予高热量、高蛋白、高维生素、易消化的食物。有心力衰竭者应适当限盐、限水，保持大便通畅。

2. 病情观察 监测生命体征，观察有无心力衰竭的征象，注意有无风湿活动表现。密切观察有无栓塞的征象，一旦发生，立即报告医生并给予相应的处理。

3. 用药护理 观察抗生素及抗风湿药疗效及不良反应，如阿司匹林的胃肠道反应、柏油样便、牙龈出血等。注意药物的不良反应，如低钾血症、洋地黄中毒等。

4. 心理护理 加强与患者的沟通，耐心向患者解释病情，消除患者焦虑、紧张情绪，使患者积极配合治疗。

5. 健康指导

（1）疾病知识指导：向患者及家属说明本病的病因和发病机制、病程进展特点、治疗的长期性和艰巨性，鼓励他们正确对待病情，积极配合治疗。对有手术适应证的患者，应劝说患者尽早择期手术并取得家庭的支持与配合。

（2）休息与活动：保持室内温暖、干燥、空气流通。根据心功能情况协调好活动与休息，避免重体力劳动与剧烈运动。

（3）预防感染：风湿性心脏病患者在施行拔牙、内镜检查、导尿术、分娩、人工流产等手术操作前，应告知医生自己的详细病史，便于医生预防性地使用抗生素。对于扁桃体炎反复发作的患者，建议其在风湿活动控制后 2～4 个月做扁桃体摘除术。

（4）用药指导：主动向患者提供有关药物的用药注意事项，特别是行瓣膜置换术的患者，由于需要终身服用抗凝药，应告诉患者坚持按医嘱服药的重要性，定期到门诊复查。

（5）妊娠指导：育龄期妇女要根据心功能情况在医生的指导下控制好妊娠与分娩的时机。

第五节 冠状动脉粥样硬化性心脏病患者的护理

引导案例

患者，男，56 岁，反复发作性胸痛半年。患者于半年前出现劳累时胸骨后压榨样疼痛，持续约 3 分钟，伴左肩背部疼痛，休息片刻即可缓解。此后反复于劳累、快步行走或饱餐后出现胸痛，部位、性质、持续时间、缓解方式与之前相同，每月发作次数大致相同。行冠状动脉造影后明确诊断为"心绞痛型冠心病"。平素体健，无烟酒嗜好，喜高盐、高脂饮食，医生建议改变生活方式，并给予降脂、扩血管等治疗，但患者未坚持执行。患者很担心疾病发展为心肌梗死，但害怕手术发生意外，拒绝接受介入治疗。

案例思考：1. 该患者存在哪些常用护理诊断？

2. 针对该患者的主要护理措施有哪些？

3. 在健康教育方面你能做些什么？

一、概述

冠状动脉粥样硬化性心脏病（coronary atherosclerotic heart disease）是指冠状动脉发生粥样硬化，使血管腔狭窄或阻塞，和（或）因冠状动脉功能性改变（痉挛）导致心肌缺血、缺氧或坏死而引起的心脏病，统称为冠状动脉性心脏病，简称冠心病，也称为缺血性心脏病。

冠心病是严重危害人们健康的常见病。本病多发生在 40 岁以后，男性多于女性，脑力劳动者较多。

（一）病因和发病机制

病因和发病机制尚未完全明确，目前认为是多种因素作用于不同环节所致，这些因素也称为危险因素或易患因素。

主要的危险因素如下。

1. 血脂异常 血脂异常是动脉粥样硬化最重要的危险因素。血脂异常包括高胆固醇、高三酰甘油、低密度脂蛋白（LDL）和极低密度脂蛋白（VLDL），以及高密度脂蛋白（HDL）。载脂蛋白 A（ApoA）降低和载脂蛋白 B（ApoB）增高也是危险的致病因素。

2. 高血压 血压增高与本病关系密切，60%～70% 冠状动脉粥样硬化患者有高血压；高血压患者患本病的概率比正常者高 3～4 倍。

3. 吸烟 吸烟可造成动脉壁氧含量不足，促进动脉硬化形成，吸烟者本病的发病率和病死率比不吸烟者增高 2～6 倍。

4. 糖尿病和糖耐量异常 糖尿病患者比非糖尿病患者的发病率高 2 倍。

5. 年龄、性别 本病多见于 40 岁以上人群，男女比例约 2:1，女性绝经期后，雌激素减少，血 HDL 也减少，患病率可增加。

次要的危险因素如下。

（1）肥胖、超重者。

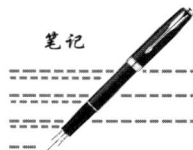

（2）缺少体力活动。

（3）西方的饮食方式：高热量、高脂肪、高胆固醇、高糖和高盐。

（4）遗传因素：有高血压、糖尿病、冠心病家族史者，有家族性高脂血症者。

（5）A 型性格者等。

（二）临床分型

1979 年 WHO 将冠心病分为 5 种临床类型：无症状性心肌缺血、心绞痛、心肌梗死、缺血性心肌病、猝死。临床上以心绞痛型冠心病、心肌梗死型冠心病较常见。近年来人们提出了急性冠脉综合征（acute coronary syndrome，ACS）的概念。ACS 包括不稳定型心绞痛、非 ST 段性抬高心肌梗死及 ST 段性抬高心肌梗死，它们共同的病理基础均为不稳定的粥样斑块。

二、心绞痛患者的护理

心绞痛（angina pectoris）是因冠状动脉供血不足导致心肌急剧的、暂时的缺血、缺氧所引起的临床综合征。心绞痛可分为稳定型心绞痛和不稳定型心绞痛，本部分重点介绍稳定型心绞痛。

（一）病因和发病机制

1. 病因　心绞痛最基本的病因是冠状动脉粥样硬化导致管腔狭窄和（或）痉挛，其次是重度主动脉瓣狭窄或关闭不全、肥厚型心肌病、先天性冠状动脉畸形、冠状动脉扩张症、冠状动脉栓塞、严重贫血、休克、快速心律失常等。

2. 发病机制　心脏对机械刺激不敏感，而对缺血、缺氧敏感，当缺血、缺氧时可引起疼痛。正常情况下，冠状动脉有很大的储备量，在剧烈活动或情绪激动等情况下，冠状动脉可适当扩张，血流量增加（可增加 6~7 倍），达到供求平衡。当冠状动脉粥样硬化致冠状动脉狭窄或部分分支闭塞时，冠状动脉的扩张性减弱，血流量减少，若心肌的血供减少到尚能应付平时的需要，则休息时无症状，一旦心脏负荷突然增加，如劳累、激动、心力衰竭等使心脏负荷增加，心肌耗氧量增加，心肌对血液的需求增加，而冠状动脉的供血却不能相应增加，即可引起心绞痛。

致痛因素可能是心肌内积聚过多代谢产物（如乳酸、丙酮酸、磷酸等酸性物质）或类激肽的多肽类物质，刺激心脏自主神经传入纤维，产生疼痛；或在缺血区内有神经支配的冠状动脉血管异常收缩，可直接产生疼痛冲动。

（二）临床表现

1. 症状　以发作性胸痛为主要临床表现，典型的疼痛特点如下。

（1）部位：主要位于胸骨体上段或中段之后，可波及心前区，界限不太清楚，常放射至左肩、左臂内侧达环指和小指，或至咽、颈、背、上腹部等。

（2）性质：常为压迫、发闷或紧缩性，常迫使患者停止原有活动。也可有堵塞、烧灼感，但不尖锐，不像针刺或刀割样痛，偶伴濒死感。

（3）诱因：常因体力劳动或情绪激动（如愤怒、焦虑、过度兴奋）所诱发，也可在饱餐、寒冷、阴雨天气、吸烟、心动过速时发病。

（4）持续时间：疼痛出现后常逐步加重，3~5 分钟逐渐消失。可数天或数周发作 1 次，也可 1 天内多次发作。

（5）缓解方式：休息或含服硝酸甘油可缓解。

2. 体征 心绞痛发作时常出现面色苍白、表情焦虑、皮肤湿冷或出汗、血压升高、心率增快，有时闻及第四或第三心音奔马律。

3. 辅助检查

（1）心电图检查：约有半数患者的静息心电图在正常范围，也可出现非特异性ST – T改变。典型心绞痛发作时在以R波为主的导联中ST段压低0.1 mV以上，T波低平或倒置发作后恢复正常。变异型心绞痛发作时可出现相关导联ST段抬高，发作后ST段改变恢复。

对可疑冠心病患者可采用运动负荷实验及24小时动态心电图监测，能明显提高缺血性心电图的检出率。

（2）多排探测器螺旋X线计算机断层显像：进行冠状动脉三维重建，有助于冠状动脉病变的诊断。

（3）放射性核素检查：利用放射性铊心肌显像所示灌注缺损，判断心肌供血不足部位，对心肌缺血诊断极有价值。如同时兼做运动负荷实验，则可进一步提高诊断的阳性率。

4. 冠状动脉造影 选择性冠状动脉造影可使左、右冠状动脉及其主要分支得到清楚的显影。管腔面积缩小70%～75%会严重影响血供，缩小50%～70%有一定意义。本检查具有确诊价值，并对选择治疗方案及预后判断极为重要。

（三）处理要点

治疗目的：缓解（终止）急性发作和预防再发作。原则：改善冠状动脉血供和减轻心肌耗氧量，同时治疗动脉粥样硬化。

1. 发作期的治疗

（1）休息：发作时应立即休息，一般在停止活动后即可消除症状。

（2）药物治疗：首选作用快、疗效高的硝酸酯制剂。

硝酸酯制剂的作用如下。①扩张冠状动脉，增加冠状动脉血供。②扩张外周血管（主要为静脉），减轻心脏负荷和心肌耗氧量。

常用药物如下。①硝酸甘油片：0.3～0.6 mg舌下含化，1～2分钟起效，约30分钟后作用消失。②硝酸异山梨酯：5～10 mg舌下含化，2～5分钟见效，作用持续2～3小时。

必要时适当给予镇静药。

2. 缓解期的治疗

（1）一般治疗：避免各种诱因，调节饮食，尤其不宜过饱，戒烟、限酒，劳逸适度，一般不需卧床休息。

（2）药物治疗：常用药物包括硝酸酯类、β受体阻滞剂、钙通道阻滞剂等。

1）硝酸酯类：①硝酸异山梨酯（消心痛）5～20 mg，每日3次。缓释制剂药效可维持12小时，20 mg，每日2次。②单硝酸异山梨酯20～40 mg，每日2次。③戊四硝酯制剂2.5 mg，每8小时口服1次。服后0.5小时起作用，维持8～12小时。可使用2%硝酸甘油油膏或橡皮膏贴片贴于胸前或上臂皮肤，以预防夜间心绞痛发作。

2）β受体阻滞剂：美托洛尔25～50 mg，每日2次，缓释片100～200 mg，每日1次；阿替洛尔12.5～25 mg，每日1次，口服。β受体阻滞剂主要通过减慢心率、减少心肌耗

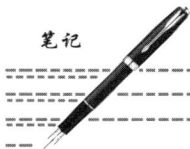

氧量来缓解心绞痛。小剂量开始，停用时应逐步减量，突然停用有诱发心肌梗死的可能。此药对低血压、支气管哮喘、心动过缓、Ⅱ度以上房室传导阻滞的患者不宜应用。

3）钙通道阻滞剂：抑制钙离子进入细胞内，抑制心肌收缩，减少氧耗；通过扩张冠状动脉和外周血管来减轻心脏负荷，从而缓解心绞痛。还可以降低血黏度，抗血小板聚集，改善心肌的微循环。常用药物如下。①地尔硫草（合心爽）30～60 mg，每日3次。缓释剂90 mg，每日1次。②硝苯地平（心痛定）20～40 mg，每日2次。缓释剂20～40 mg，每日1～2次。③维拉帕米80 mg，每日3次，或缓释剂240 mg，每日1次。

4）抗血小板药物：阿司匹林100～300 mg，每日1次，口服。

5）其他：调血脂药物，可选用他汀类、贝特类等药物治疗；中药可用复方丹参滴丸、速效救心丸等。

（3）介入治疗：对符合适应证的心绞痛患者可行经皮腔内冠状动脉成形术（PTCA）及支架植入术。

（4）外科治疗：可行主动脉－冠状动脉旁路移植术。

（四）常用护理诊断

1. 疼痛　与心肌缺血、缺氧有关。

2. 知识缺乏　缺乏控制心绞痛诱发因素及预防性用药的知识。

3. 焦虑　与心前区疼痛及对预后的忧虑有关。

4. 潜在并发症　心肌梗死为潜在并发症，与过度劳累、情绪激动或治疗不当有关。

（五）护理措施

1. 一般护理

（1）休息和活动：心绞痛发作时应立即休息，不稳定型心绞痛者应卧床休息。缓解期患者应保持适当的体力活动，以不引起心绞痛为度，一般不需卧床休息。可根据患者的活动能力制订合理的活动计划，以提高患者的活动耐力，但应避免竞赛活动和屏气用力动作，防止精神过度紧张和长时间工作。

（2）饮食：低盐、低脂、高维生素、易消化饮食。①控制总热量摄入，热量应控制在8360 kJ（2000 kcal）左右，主食每日不超过500 g，避免过饱，少食甜食，晚餐宜少。②低脂饮食，限制动物脂肪、蛋黄及动物内脏的摄入，其标准是把食物中胆固醇含量控制在300 mg/d以内（1个鸡蛋含胆固醇200～300 mg）。少食动物脂肪。③低盐饮食，通常以不超过4 g为宜，如有心功能不全，则应更少。④一日三餐要有规律，避免暴饮暴食，戒烟、限酒。⑤多食新鲜蔬菜、水果以增加维生素的摄取并防止便秘的发生。

（3）保持大便通畅：由于便秘时患者用力排便可增加心肌耗氧量，诱发心绞痛。因此，应指导患者养成按时排便的习惯，增加食物中的纤维含量，多饮水，增加活动，以防止便秘的发生。

2. 病情观察　心绞痛发作时应观察胸痛的部位、性质、程度、持续时间，严密监测血压、心率、心律、脉搏、体温及心电图变化，观察有无心律失常、急性心肌梗死等并发症。

3. 用药护理　注意药物的疗效和不良反应。含服硝酸甘油后1～2分钟起作用，0.5小时后作用消失。硝酸甘油可引起头痛、血压下降，偶伴晕厥。使用时注意事项如下。①随身携带硝酸甘油片，注意有效期，定期更换。②对于规律性发作劳累性心绞痛，可进行预防用药，在外出、排便等活动前含服硝酸甘油。③胸痛发作时每隔5分钟含服硝酸甘油 0.5 mg，直至疼痛缓解。如果疼痛持续 15~30 分钟仍未缓解，应警惕急性心肌梗死的发生。④胸痛发作时含服硝酸甘油后最好平卧，必要时吸氧。⑤静脉滴注硝酸甘油时应监测患者心率、血压的变化，掌握好用药浓度和输液速度，防止低血压的发生。⑥青光眼、低血压时忌用。

4. 心理护理　患者心绞痛发作时应专人护理，给予心理安慰，增加患者的安全感，减少焦虑。尤其是告诉患者不稳定的情绪容易增加心肌耗氧量而诱发心绞痛发作，促使患者主动调节情绪。

5. 健康指导

（1）生活指导：合理安排休息与活动，保证充足的休息时间。活动应循序渐进，以不引起症状为原则。避免重体力劳动、精神过度紧张的工作或过度劳累。指导患者正确用药，学会观察药物的作用和不良反应。

（2）指导患者防止心绞痛再发作。

1）避免诱发因素：保持情绪稳定，避免过于兴奋、激动及紧张；生活规律，避免饱餐、剧烈运动、过度劳累等。

2）减少危险因素：如戒烟，选择低盐、低脂、高纤维素饮食，维持理想体重，控制高血压，调节血脂，治疗糖尿病等。

三、心肌梗死患者的护理

心肌梗死（myocardial infarction，MI）指在冠状动脉病变的基础上，发生冠状动脉供血急剧减少或中断，使相应的心肌因严重而持久的急性缺血而发生心肌坏死。临床表现为持久的胸骨后剧烈疼痛、血清心肌酶增高、心电图进行性改变，可发生心律失常、心力衰竭或休克，属于冠心病的严重类型。

目前，全球每年有 1700 万死于心血管疾病者，其中有一半以上死于急性心肌梗死。

（一）病因和发病机制

基本病因是冠状动脉粥样硬化，冠状动脉粥样硬化造成一支或多支血管的管腔严重狭窄和心肌供血不足，而侧支循环尚未充分建立或各种原因导致心排血量锐减，心肌耗氧量剧增，以致心肌严重而持久地急性缺血达 1 小时以上，即可发生心肌梗死。心肌梗死的原因多数是不稳定粥样斑块破溃，继而出血或形成管腔内血栓，使血管腔完全闭塞，少数情况是粥样斑块内或其下发生出血或血管持续痉挛，也可以使冠状动脉完全闭塞。

促使粥样斑块破溃出血和血栓形成的诱因如下。①管腔内血栓形成、粥样斑块破溃或血管持续痉挛时冠状动脉完全闭塞。②休克、脱水、出血、外科手术或严重心律失常使心排血量骤降，冠状动脉灌流量锐减。③体力活动、情绪过分激动或血压骤升致使左心负荷明显加重，儿茶酚胺分泌增多，心肌需氧量猛增，冠状动脉供血明显不足。④饱餐，特别是进食大量脂肪后，血脂增高，血黏稠度增高。

冠状动脉闭塞后 20~30 分钟，受其供血的心肌即有少数坏死，此时便开始了急性心肌梗死的病理过程。1~2 小时内绝大部分心肌呈凝固坏死，心肌间质充血、水肿，伴大量炎症细胞浸润。继之坏死的心肌纤维逐渐溶解，形成肌溶灶，以后肉芽组织逐渐形成。坏死组织在 1~2 周开始吸收，并逐渐纤维化，6~8 周瘢痕愈合，称为陈旧性或愈合性心肌梗死。

急性心肌梗死发生后，常伴有不同程度的左心衰竭和血流动力学的改变，主要包括

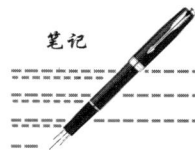

心脏收缩力减弱、心排血量减少、动脉血压下降、心率增快或心律失常、外周血管阻力不同程度增加、动脉血氧含量降低等。

（二）临床表现

1. 先兆 约半数以上患者在起病前数天有乏力、胸部不适、活动时心悸、气急、烦躁、心绞痛等前驱症状，其中以新发生心绞痛或原有心绞痛加重最为突出。心绞痛发作较以往频繁，程度较重，时间较长，硝酸甘油疗效较差，诱发因素不明显。疼痛时伴恶心、呕吐、大汗和心动过速，或伴有心力衰竭、严重心律失常，同时心电图呈现明显缺血性改变。及时处理先兆症状，可使部分患者避免心肌梗死的发生。

2. 症状 与心肌梗死面积的大小、部位以及侧支循环情况密切相关。

（1）疼痛：为最早出现的、最突出的症状。其性质和部位与心绞痛相似，但常发生于安静或睡眠时，疼痛更剧烈，范围更广，呈难以忍受的压榨、窒息或烧灼样疼痛，伴有大汗、烦躁不安、恐惧及濒死感，持续时间可长达数小时或数天，服用硝酸甘油无效。部分患者的疼痛可向上腹部、颈部、下颌、背部放射而被误诊。少数急性心肌梗死患者可无疼痛，开始即表现为休克或急性心力衰竭。部分患者的疼痛位于上腹部，可被误认为胃痉挛、急性胰腺炎等急腹症。

（2）全身症状：发热、心动过速或过缓、白细胞增高、红细胞沉降率增快，由坏死物质吸收所引起，一般在疼痛后24～48小时出现，程度与梗死范围呈正相关，体温38℃左右，很少高于39℃，持续约1周。

（3）胃肠道症状：疼痛剧烈时常伴频繁恶心、呕吐、上腹胀痛，与迷走神经受坏死心肌刺激和心排血量降低组织灌注不足等有关，肠胀气也不少见，重者可出现呃逆。

（4）心律失常：大部分患者有心律失常，心律失常是急性心肌梗死患者死亡的主要原因，24小时内发生率最高，也最危险。室性心律失常最常见，尤以室性期前收缩，如频发、多源、成对出现、短阵室速或呈RonT现象的室性期前收缩常为心室颤动的先兆。室颤出现在急性心肌梗死早期，特别是入院前的主要死因。前壁心肌梗死易发生室性心律失常，下壁心肌梗死易发生房室传导阻滞及窦性心动过缓。

（5）低血压和休克：疼痛期可出现血压下降，但未必是休克。休克多在起病后数小时至1周内发生，发生率约为20%。如果疼痛缓解而收缩压仍低于80 mmHg（10.67 kPa），有烦躁不安、面色苍白、皮肤湿冷、脉细而快、大汗淋漓、尿量减少（尿量<20 ml/h），则为休克的表现。主要为心源性休克，因心肌广泛坏死、心排血量急剧下降所致。

（6）心力衰竭：主要为急性左心衰竭，可在起病最初几天内发生，或在梗死演变期出现，由梗死后心肌收缩力显著减弱或不协调所致。其发生率为32%～48%。患者表现为呼吸困难、咳嗽、发绀、烦躁等，重者出现肺水肿，随后可出现右心衰竭的表现。

3. 体征 除急性心肌梗死早期患者血压可增高外，其他患者都有血压降低。心率多增快，也可减慢，可有各种心律失常。心尖部第一心音减弱，可闻及奔马律。

4. 并发症

（1）乳头肌功能失调或断裂：二尖瓣乳头肌因缺血、坏死等使收缩功能发生障碍，造成二尖瓣脱垂及关闭不全。轻者可以恢复，重者可严重损害左心功能致使发生急性左心衰竭，最终导致死亡。

（2）心脏破裂：少见，常在起病1周内出现，多为心室游离壁破裂，造成心包积血，引起急性心包压塞，进而导致猝死。偶有室间隔破裂造成穿孔，可引起心力衰竭和休克而在数日内死亡。

（3）心室壁瘤：主要见于左心室，发生率为5%～20%，较大的心室壁瘤体检时可有心脏扩大。超声心动图可见心室局部有反常运动，心电图示ST段持续抬高。后期可导致左心衰竭、心律失常、栓塞等。

（4）栓塞：发生率为1%～6%，见于起病后1～2周，如为左室附壁血栓，则引起脑、肾、脾或四肢等动脉栓塞，如由下肢静脉血栓形成部分脱落则致肺栓塞。

（5）心肌梗死后综合征：发生率约10%，于心肌梗死后数周至数月内出现，可反复发生，表现为心包炎、胸膜炎或肺炎，有发热、胸痛等症状，可能为机体对坏死物质的过敏反应。

5. 辅助检查

（1）心电图检查。

1）特征性改变：ST段抬高型急性心肌梗死心电图表现特点如下。①在面向透壁心肌坏死区的导联上ST段呈弓背向上明显抬高，Q波宽而深（病理性Q波），T波倒置。②在背向心肌坏死区的导联上则出现相反的改变，即R波增高、ST段降低和T波直立并增高。

非ST段抬高型急性心肌梗死的心电图特点如下。①无病理性Q波，通常情况下，ST段压低≥0.1 mV，但aVR导联ST段抬高，或对称性T波倒置。②无病理性Q波，也无ST段变化，仅有T波倒置变化。

2）动态性演变：心电图演变过程为抬高的ST段可在数日至2周内逐渐回到基线水平；T波倒置加深呈冠状T波，此后逐渐变浅、平坦，部分可恢复直立；病理性Q波大多永久存在。

3）定位诊断：ST段抬高型急性心肌梗死的定位和范围可根据出现特征性改变的导联数来判断（表3-1）。

表3-1　ST段抬高型急性心肌梗死的定位诊断

部位	心电图受累导联
前间壁	V_1、V_2、V_3
局限前壁	$V_3 \sim V_5$
前侧壁	$V_5 \sim V_7$、I、aVL
广泛前壁	$V_1 \sim V_5$
下壁	II、III、aVF
高侧壁	I、aVL
正后壁	$V_7 \sim V_8$

（2）血清心肌坏死标记物增高。

1）心肌肌钙蛋白I（cTnI）或心肌肌钙蛋白T（cTnT）在起病3～4小时后升高。cTnI于起病后11～24小时达高峰，7～10天降至正常；cTnT于起病后24～48小时达高峰，10～14天降至正常。cTn是诊断急性心肌梗死时最敏感和特异的首选指标。

2）肌红蛋白于起病后2小时内升高，24小时达高峰，24～48小时恢复正常。

3）肌酸激酶（CK）在起病后6小时内升高，12小时达高峰，3～4天恢复正常。肌酸激酶同工酶（CK-MB）在起病后4小时内升高，16～24小时达高峰，3～4天恢复正常。

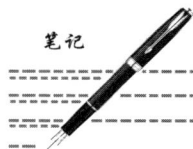

4）天冬氨酸氨基转移酶（AST）在起病 6～10 小时后升高，24 小时达高峰，3～6 天后恢复正常。

（3）超声心动图检查：可了解心室壁的运动情况和左心室功能，诊断室壁瘤和乳头肌功能不全。

（4）血液检查：白细胞计数增高，红细胞沉降率增快，可持续 1～3 周。

（三）处理要点

治疗原则是保护和维持心脏功能，挽救濒死的心肌，防止梗死面积扩大，缩小心肌缺血范围，及时处理各种并发症，防止猝死。使患者既能度过急性期，又能在康复后尽可能多地保留有功能的心肌。

1. 一般治疗

（1）休息：患者未进行再灌注治疗前，应绝对卧床休息，减少探视，防止受到不良刺激。

（2）吸氧：间断或持续吸氧 2～3 天（以 4～6 L/min 为宜）。

（3）监测：急性期应住在冠心病监护病室，进行心电图、血压、呼吸监测 3～5 天，必要时还应进行血流动力学监测。

（4）阿司匹林：无禁忌证者给予口服水溶性阿司匹林或嚼服阿司匹林肠溶片，一般首次剂量达到 150～300 mg，此后 75～150 mg，每天 1 次，长期服用。

2. 解除疼痛　选用下列药物尽快解除疼痛。

（1）哌替啶（度冷丁）50～100 mg 肌内注射或吗啡 5～10 mg 皮下注射，必要时 1～2 小时后可重复使用。注意呼吸功能的抑制。

（2）疼痛轻者可用可待因或罂粟碱。

（3）可使用硝酸甘油或硝酸异山梨酯。

3. 心肌再灌注　积极的治疗措施是在起病后 3～6 小时（最多 12 小时）使闭塞的冠状动脉再通，心肌得到再灌注，濒死心肌可能得以存活或使坏死范围缩小，预后改善。

（1）溶栓疗法：在起病后 6 小时内使用纤溶酶原激活剂溶解冠状动脉内的血栓，可使闭塞的冠状动脉再通，心肌得到再灌注，濒死心肌可能得以存活或使坏死范围缩小。

在溶栓疗法中，常用药物如下。①尿激酶（UK）100 万～200 万 U，30 分钟内静脉滴注。②在皮试结果为阴性的前提下，静脉滴注 150 万 U 链激酶（SK），60 分钟内滴完。③重组组织型纤溶酶原激活剂(rt－PA)15 mg 静脉注射，继而 30 分钟内再静脉滴注 50 mg，随后 60 分钟内再静脉滴注 35 mg。

（2）再通判断：根据冠状动脉造影直接判断或根据以下间接指标判断血栓溶解。①心电图抬高的 ST 段于 2 小时内回降 50%。②胸痛在 2 小时内基本消失。③2 小时内出现再灌注性心律失常。④CK－MB 酶峰值提前出现（14 小时内）。

4. 介入治疗　主要是经皮腔内冠状动脉成形术（PTCA）及冠状动脉内支架植入术，它们是无禁忌证患者的首选治疗，最好在 2 小时内实施。

5. 消除心律失常　需及时消除，以免演变为严重心律失常甚至猝死。

（1）一旦发现室早或室速，立即静脉注射 50～100 mg 利多卡因，每 5～10 分钟重复 1 次，直至期前收缩消失或总量已达 300 mg，然后以 1～3 mg/min 的速度静脉维持（100 mg 利多卡因加入 5% 葡萄糖溶液 100 ml，滴注 1～3 ml/min），情况稳定后改为口服美西律。

（2）发生室颤时，应尽快采用非同步直流电除颤；药物治疗室速效果不佳时，应及早采用同步直流电复律。

（3）缓慢心律失常的患者可用阿托品。

（4）发生二度、三度房室传导阻滞和心室率缓慢时，宜尽早用临时起搏器治疗。

6. 控制休克　心肌梗死时有心源性休克，也有血容量不足、外周血管舒缩功能障碍等因素存在，因此，应在监测血流动力学的前提下进行抗休克处理。抗休克处理包括应用升压药和血管扩张剂、补充血容量、纠正酸中毒等。

7. 治疗心力衰竭　主要是治疗急性左心衰竭，以应用吗啡（或哌替啶）和利尿剂为主，也可用血管扩张剂减轻左心室负荷。轻者可用硝酸异山梨酯舌下含服、硝酸甘油静脉滴注，较重者宜首选硝普钠静脉滴注。血管紧张素转换酶抑制剂对改善心功能、降低心力衰竭的发生率及死亡率有很好的作用，目前已被广泛应用，如卡托普利 12.5 ~ 25 mg，每日 2 ~ 3 次，依那普利 5 ~ 10 mg，每日 2 ~ 3 次等。急性心肌梗死发生后 24 小时内应尽量避免使用洋地黄类药物（可引起室性心律失常）。

8. 其他治疗

（1）抗凝疗法：多用于溶栓之后，对防止梗死面积扩大及再梗死有积极疗效。

在抗凝疗法中，常用药物为肝素，目前临床也用肝素钙或低分子量肝素。抗血小板聚集药物部分替代了抗凝治疗，常用药物为阿司匹林 150 ~ 300 mg/d，或氯吡格雷。

（2）β 受体阻滞剂、钙通道阻滞剂：起病早期即用 β 受体阻滞剂，尤其是前壁心肌梗死伴交感神经功能亢进者，可防止梗死范围扩大，对改善预后有利，但应注意其对心脏收缩功能的抑制。

（3）极化液疗法：将 1.5 g 氯化钾，8 ~ 12 U 胰岛素加入 10% 葡萄糖溶液 500 ml 中静脉滴注，每日 1 ~ 2 次，7 ~ 14 天为一疗程，可促进心肌摄取和代谢葡萄糖，使钾进入细胞内，恢复细胞膜的极化状态，以利于心脏的正常收缩，减少心律失常，并促使抬高的 ST 段回到等电位线。二度以上房室传导阻滞患者禁用此疗法。

（四）常用护理诊断

1. 疼痛　与心肌缺血和心肌坏死有关。
2. 活动无耐力　与氧的供需失调有关。
3. 恐惧　与剧烈疼痛产生濒死感、处于监护病室的陌生环境有关。
4. 有便秘的危险　与进食少、活动少、不习惯床上排便有关。
5. 潜在并发症

（1）心律失常：与心肌缺血累及传导系统有关。
（2）心力衰竭：与心肌坏死有关。
（3）心源性休克：与梗死面积大，心肌收缩力弱有关。

（五）护理措施

1. 一般护理

（1）休息和活动：急性期患者绝对卧床休息 12 小时，保持病室安静，限制探视，避免不良刺激。协助患者进食、洗漱及大小便。如无并发症，起病 24 小时内可进行床上肢体活动，第 3 天可在房内走动，第 4 ~ 5 天逐渐增加活动量，以不感到疲劳为度。有并发症者可适当延长卧床时间。在患者逐渐增加活动的过程中，注意观察患者心率、血压、心电图的变化，询问其感受，了解其反应。若患者活动时主诉乏力、头晕、呼吸困难、心前区疼痛，心率比安静时增加 20 ~ 30 次/分，血压降低 10 mmHg（1.33 kPa）以上或

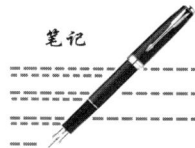

血压异常增高，心电图上出现心律失常或 ST 段改变等，则表示活动量过大，患者应立即停止活动，卧床休息。

（2）饮食指导：第 1 天可进食流质饮食，随后可进食半流质饮食，第 2 天后改为软食，宜进食低盐、低脂、低胆固醇、易消化食物，多吃蔬菜、水果，少量多餐、不宜过饱。禁烟、酒，避免浓茶、咖啡及过冷、过热、辛辣刺激性食物。超重者应控制总热量，有高血压、糖尿病者应进食低脂、低胆固醇及低糖饮食。有心功能不全者，适当限制钠盐。

（3）保持大便通畅：急性心肌梗死患者，由于卧床休息、进食少、使用吗啡等药物，易引起便秘，而用力排便容易诱发心力衰竭、肺梗死，甚至心搏骤停。因此，对此类患者必须加强排便护理，保持大便通畅。了解患者的排便习惯、排便次数及形态，指导患者养成每日按时排便的习惯，多吃蔬菜、水果等粗纤维食物，或服用蜂蜜水；每日行腹部环形按摩，促进排便；也可每日常规给予缓泻剂，必要时给予甘油灌肠。

2. 病情观察　在冠心病监护病房（CCU），密切监测心电图、血压、呼吸、神志、出入量、末梢循环等情况 3 ~ 5 天。有条件的还可进行血流动力学监测。及时发现心律失常、休克、心力衰竭等并发症的早期症状。准备好抢救设备和急救药物，随时准备抢救。

3. 疼痛护理　疼痛可使交感神经兴奋、心肌缺氧加重，促使梗死范围扩大，易发生休克和严重心律失常，因此应及早采取有效的止痛措施。应用吗啡止痛时应注意其对呼吸功能的抑制作用，并密切观察患者血压、脉搏的变化。应用硝酸甘油时，应严格控制滴速，并注意观察患者血压、心率变化。

4. 用药护理　在应用溶栓药物前需要询问患者是否有脑血管疾病病史、活动性出血、近期大手术或外伤史、消化性溃疡等溶栓禁忌证；准确、迅速地配制并输注溶栓药物。在护理过程中，注意事项如下。①观察患者用药后有无寒战、发热、皮疹等过敏反应，是否出现皮肤、黏膜及内脏出血等不良反应，一旦出血严重应立即终止治疗，进行紧急处理。②使用溶栓药物前，应描记心电图，溶栓开始后 3 小时内每 30 分钟复查 1 次 12 导联心电图，以后应定期做全套导联心电图，导联电极位置应严格固定。③抽血测心肌酶，用肝素者需要监测凝血时间。询问患者胸痛有无缓解、消失，心电图 ST 段下降、CK – MB 峰值前移和出现再灌注心律失常是溶栓成功的指征。

5. 心理护理　心肌梗死的发生不仅使患者产生焦虑、抑郁、恐惧等负性心理反应，还会对整个家庭造成严重影响。因此，护理人员应尽量陪伴在患者身边，加强患者的心理护理，如介绍治疗方法、解释不良情绪对疾病的负面影响，及时向家属通告患者的病情和治疗情况，解答家属的疑问，维持患者和家属的心理健康。

6. 健康指导

（1）生活指导：调整和改变以往的生活方式。应低糖、低脂、低胆固醇饮食，肥胖者限制热量摄入，控制体重，避免饱餐，戒烟酒；防止便秘；克服急躁、焦虑的情绪，保持乐观、平和的心态；坚持服药，定期复查等。

（2）运动指导：合理安排休息与活动，保证足够的睡眠，适当参加力所能及的体力活动。掌握运动强度，避免剧烈运动，防止疲劳。

（3）避免危险因素：积极治疗梗死后的心绞痛、高血压、糖尿病、高脂血症，控制危险因素，保持情绪稳定，避免精神紧张、激动；避免寒冷，保持大便通畅，防止排便用力。

（4）坚持按医嘱服药：注意药物不良反应，定期复查。

（5）照顾者指导：心肌梗死是心源性猝死的高危因素，应教会家属心肺复苏的基本技术以备急用。

第六节　原发性高血压患者的护理

引导案例

患者，男，52岁，汽车驾驶员。发现高血压6年，平时血压可达185/105 mmHg，不规则应用降压药治疗。喜高盐饮食，不饮酒，有吸烟史。1小时前，在与朋友饮酒过程中，因情绪激动突然出现剧烈头痛、头晕、烦躁、胸闷、心悸、恶心、呕吐伴视物模糊，被朋友急送医院就诊。血压为200/130 mmHg，脑CT未见明显异常。X线示心脏扩大；心电图示心电轴左偏，左心室肥厚。

案例思考：1. 常用的护理诊断有哪些？

2. 护士应如何配合治疗？

3. 针对该患者，护士应如何做好健康指导？

高血压是以体循环动脉血压增高为主要表现的临床综合征，分为原发性高血压和继发性高血压两类。高血压是多种心脑血管疾病的重要病因和危险因素，影响心、脑、肾等重要脏器的结构和功能，最终导致其功能衰竭，是心血管疾病死亡的主要病因和发病机制之一。

原发性高血压指病因未明的血压升高，简称高血压，占全部高血压患者的95%以上。约5%的高血压患者，血压升高是由于某些疾病导致的一种临床表现，有明确而独立的病因和发病机制，称为继发性高血压。

在我国，高血压的患病率和流行存在地区、城乡和民族差异，北方高于南方，东部高于西部，城市高于农村。高血压患者的知晓率、治疗率和控制率仍然处于较低水平。

目前我国采用的高血压诊断标准为收缩压≥140 mmHg和（或）舒张压≥90 mmHg。根据血压升高水平，又进一步将高血压分为1、2、3级，具体见表3-2。

表3-2　高血压水平的定义和分类

类别	收缩压（mmHg）		舒张压（mmHg）
正常血压	<120	和	<80
正常高值	120~139	和（或）	80~89
高血压	≥140	和（或）	≥90
1级高血压（轻度）	140~159	和（或）	90~99
2级高血压（中度）	160~179	和（或）	100~109
3级高血压（重度）	≥180	和（或）	≥110
单纯收缩期高血压	≥140	和	<90

注：①本表摘自2005《中国高血压防治指南》；②若患者的收缩压与舒张压分属不同级别时，则以较高的级别为准；③单纯收缩期高血压也可按照收缩压水平分为1、2、3级。

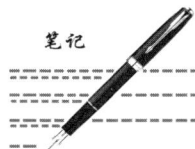

一、病因和发病机制

（一）病因

目前认为原发性高血压是在一定的遗传背景下，由于多种后天环境因素作用，使正常的血压调节机制失代偿所致。一般认为，遗传因素占40%，环境因素占60%。

1. 遗传因素　高血压具有明显的家族聚集性，父母均有高血压，子女的发病概率高达46%，约60%的高血压患者有家族史。

2. 环境因素

（1）饮食：不同地区人群的血压水平和高血压患病率与钠盐平均摄入量显著相关，钠盐摄入越多，血压水平和患病率越高。而低钾、低钙、低动物蛋白的膳食更加重了钠对血压的不良影响。

（2）精神应激：脑力劳动者和从事精神紧张度高的职业者发生高血压的可能性大。长期接触噪声环境和视觉刺激也可引起高血压。

（3）其他因素：肥胖是高血压的重要危险因素，血压与体重指数显著相关。此外服用避孕药、患有阻塞性睡眠呼吸暂停综合征也可能与高血压的发生有关。

（二）发病机制

本病的发病机制尚未完全阐明，从血流动力学角度分析，平均动脉血压（MBP）＝心排血量（CO）×总外周血管阻力（PR）。高血压的血流动力学特征主要是总外周血管阻力相对或绝对增高。目前认为高血压的发病机制包括以下几个方面。

1. 交感神经系统活性亢进　长期过度紧张和反复的精神刺激使大脑皮质兴奋与抑制过程失调，导致交感神经系统活性亢进，血中儿茶酚胺浓度升高，阻力小动脉收缩增强。

2. 肾性水钠潴留　当各种原因引起肾性水钠潴留时，机体为避免心排血量增高使组织过度灌注，全身阻力小动脉收缩增强，导致外周血管阻力增高。

3. 肾素－血管紧张素－醛固酮系统（RAAS）激活　RAAS激活使肾小球入球动脉的旁细胞分泌肾素，可将血管紧张素原水解为血管紧张素Ⅰ，经转换酶的作用转化为血管紧张素Ⅱ，后者使小动脉平滑肌强烈收缩，引起血管阻力增加，还可刺激肾上腺皮质分泌醛固酮，使肾小管对钠的重吸收增加，造成水钠潴留，导致血压升高。

4. 胰岛素抵抗　近年来人们认为胰岛素抵抗是2型糖尿病和高血压发生的共同病理生理基础。胰岛素抵抗造成继发性高胰岛素血症，使肾脏水钠重吸收增加，交感神经系统活性亢进，动脉弹性减退，从而使血压升高。

5. 其他　细胞膜离子转运异常，血管内皮系统生成、激活和释放的各种血管活性物质代谢异常等可导致血压升高。

二、临床表现

1. 症状　大多数患者起病缓慢，早期症状不明显，仅在精神紧张、情绪波动后才出现血压暂时性升高，随后即可恢复正常。随着病情的进展，血压升高逐渐趋于明显，但1天内血压仍有明显的差异。约20%的患者无症状，仅在测量血压时或发生心、脑、肾等并发症时才被发现。高血压病的常见症状有头痛、头晕、眼花、耳鸣、失眠、心悸等。

2. 体征　在高血压初期血压可波动，随病情进展，血压逐渐呈稳定增高，具有明显昼夜节律。听诊时可闻及主动脉瓣区第二心音亢进、主动脉瓣收缩期杂音或收缩早期喀喇音。长期持续的高血压可导致左心室肥厚，听诊时可闻及第四心音。

3. 并发症　随病程进展，血压持续升高，可导致心、脑、肾等靶器官受损。

（1）心脏：血压长期升高使心脏（尤其是左心室）后负荷过重，致使左心室肥厚、扩大，形成高血压性心脏病，最终导致左心衰竭。高血压可促使冠状动脉粥样硬化形成，并使心肌耗氧量增加，可出现心绞痛、心肌梗死和猝死。

（2）脑：长期患有高血压的患者易形成颅内微小动脉瘤，血压突然增高时可引起动脉瘤破裂而致脑出血。血压急剧升高还可发生一过性脑血管痉挛，导致短暂性脑缺血发作（transient ischemic attack，TIA）及脑血栓形成，出现头痛、失语、肢体瘫痪。血压极度升高可发生高血压脑病。

（3）肾脏：长期而持久的血压升高可引起肾小动脉硬化，导致肾功能减退，出现蛋白尿，晚期可出现氮质血症及尿毒症。

（4）眼底：眼底受损程度可反映高血压的严重程度，分为4级。①Ⅰ级：视网膜动脉痉挛、变细、反光增强。②Ⅱ级：视网膜动脉狭窄，动静脉交叉压迫。③Ⅲ级：在上述血管病变基础上有眼底出血或棉絮状渗出。④Ⅳ级：出血或渗出伴有视神经盘水肿。

（5）血管：除心、脑、肾血管等病变外，严重的高血压可促使主动脉夹层形成并破裂，常可致命。

4. 临床特殊类型

（1）恶性高血压：恶性高血压发病急骤，多见于中青年人。临床特点为血压明显升高，舒张压持续在130 mmHg（17.3 kPa）以上。眼底出血、渗出或视盘水肿，出现头痛、视力迅速减退。肾脏损害明显，可见持续的蛋白尿、血尿及管型尿，并伴有肾功能不全。本病进展快，如不及时治疗，预后差，患者可死于肾功能衰竭、脑卒中或心力衰竭。

（2）高血压脑病：发生于重症高血压患者，由于过高的血压突破了脑血流自动调节的范围，脑组织血流灌注过多引起脑水肿。临床表现以脑病的症状与体征为特点，表现为弥漫性严重头痛、呕吐、意识障碍、精神错乱，甚至昏迷、局灶性或全身性抽搐。

（3）高血压急症：是指原发性或继发性高血压患者，在某些诱因作用下，血压突然明显升高（一般超过180/120 mmHg），同时伴有进行性心、脑、肾等重要靶器官功能不全的表现。高血压急症包括高血压脑病、颅内出血（脑出血和蛛网膜下腔出血）、脑梗死、急性心力衰竭、肺水肿、急性冠脉综合征（不稳定型心绞痛、非ST段抬高型心肌梗死和ST段抬高型心肌梗死）、主动脉夹层、子痫等，应注意血压水平的高低与急性靶器官损害的程度并非成正比。一部分高血压急症患者并不伴有特别高的血压值，如并发于妊娠期或某些急性肾小球肾炎的患者，若不及时将血压控制在合理范围内，则会对脏器功能产生严重影响，甚至危及生命，处理过程中需要高度重视。并发急性肺水肿、主动脉夹层、心肌梗死者，即使血压仅为中度升高，也应视为高血压急症。

（4）高血压亚急症：是指血压明显升高但不伴有严重临床症状及进行性靶器官损害。患者可能有因血压明显升高而造成的症状，如头痛、胸闷、鼻出血和烦躁不安等。

高血压急症和高血压亚急症曾被称为高血压危象。血压升高的程度不是区别高血压急症与高血压亚急症的标准，区别两者的唯一标准是有无新近发生的急性进行性靶器官损害。

5. 高血压患者的心血管危险分层　高血压的预后不仅与血压水平有关，而且与其他心血管危险因素的存在以及靶器官损害程度有关。指导治疗和判断预后，现在主张对高

笔记

血压患者做心血管危险分层，将高血压患者分为低危、中危、高危和极高危，具体分层标准根据血压升高水平（1、2、3级）、其他心血管危险因素、糖尿病、靶器官损害及并发症情况而定（表3-3）。

表3-3　高血压患者心血管危险分层

其他危险因素 和病史	血压（mmHg）		
	1级	2级	3级
无其他危险因素	低危	中危	高危
1~2个危险因素	中危	中危	极高危
≥3个其他危险因素或靶器官损害	高危	高危	极高危
有并发症或合并糖尿病	极高危	极高危	极高危

用于分层的危险因素包括：高血压，年龄≥55岁，吸烟，血脂异常，早发心血管病家族史，肥胖，缺乏体力活动。靶器官损害包括：左心室肥厚，颈动脉内膜增厚或形成斑块，肾功能受损。并发症包括：脑血管病、心脏病、肾脏病、周围血管病、视网膜病变。

6. 辅助检查

（1）常规检查：常规检查包括尿常规检查、血糖检查、血脂分析、肾功能检查、血尿酸检查、心电图检查，通过这些检查可发现高血压对靶器官的损害情况。部分患者根据需要和条件可进一步进行眼底检查、超声心动图检查和电解质检查。

（2）特殊检查：24小时动态血压监测（ABPM），踝/臂血压比值，心率变异，颈动脉内膜中层厚度（IMT）等。24小时动态血压监测有助于判断高血压的严重程度，了解血压昼夜节律，指导降压治疗以及评价降压药疗效。

三、处理要点

（一）诊断要点

定期而正确的血压测量是诊断高血压的关键。测量安静休息坐位时上臂肱动脉部位的血压。高血压的诊断必须以未服用降压药情况下、非同日3次血压测定所得的平均值为依据。同时必须排除由于其他疾病导致的继发性高血压。

（二）处理要点

目的：使血压下降至正常范围，防止和减少高血压患者心脑血管病和肾脏疾病的发生率和死亡率。

1. 非药物治疗　即调整生活方式，适合各型（级）高血压。健康的生活方式对高血压的防治非常重要，是高血压治疗必不可少的部分。具体内容包括：合理膳食、限盐少脂、适量运动、控制体重、戒烟和限酒、心理平衡（表3-4）。

表 3 - 4　高血压非药物治疗的内容和目标

内容	目标
减少钠盐摄入	每人每日摄盐量 <6 g
合理饮食	减少膳食中的脂肪,每日摄入蔬菜和水果 500 g
规律运动	每周 3~5 次中量运动
控制体重	体重指数(BMI) <24 kg/m²。男性腰围 <90 cm,女性腰围 <85 cm
戒烟、限酒	坚决戒烟。不提倡饮白酒,如饮酒,则应少量:白酒 <50 ml/d,葡萄酒 <100 ml/d,啤酒 <250 ml/d
心理平衡	调节情绪,缓解压力

2. 药物治疗　目前常用的降压药可归纳为 5 类（表 3 - 5）。

表 3 - 5　常用降压药物

分类	药物	剂量(mg)	用法	不良反应
利尿剂	氢氯噻嗪 螺内酯 呋塞米	12.5~25 20~40 20~40	每日 1~2 次	低钠、低钾、低氯及高尿酸血症
β 受体阻滞剂	美托洛尔 阿替洛尔	25~50 50~100	每日 2 次 每日 1 次	抑制心肌收缩、心动过缓、使支气管收缩
钙拮抗剂	硝苯地平 氨氯地平	5~10 5~10	每日 3 次 每日 1 次	头痛、头晕、面红、消化道不适、皮肤瘙痒
血管紧张素转换酶抑制剂	卡托普利 贝那普利	12.5~25 10~20	每日 3 次 每日 1 次	刺激性干咳、高钾血症、皮疹、低血压
血管紧张素 Ⅱ 受体阻滞剂	氯沙坦	50~100	每日 1 次	高钾血症、皮疹、血管神经性水肿、腹泻

（三）降压药的应用原则

高血压患者需长期降压治疗,不要随意停止治疗或频繁改变治疗方案;治疗应从小剂量开始,逐渐递增剂量;大多数无并发症或合并症的患者可以单独或联合使用降压药,联合用药尚有减少每种药物剂量、降低不良反应的优点。推荐选用长效制剂,长效制剂既能持续平稳降压,又能提高患者依从性。

（四）高血压急症的治疗

及时正确处理高血压急症十分重要,必须迅速使血压下降,同时也应对靶器官的损害和功能障碍予以处理,宜选用静脉给药。

1. 迅速降低血压

（1）硝普钠:为首选降压药物,可直接扩张动脉和静脉以使血压下降,开始以 10~25 μg/min 的速率静脉滴注,根据血压情况调整滴注速率,现配现用,注意避光。

（2）硝酸甘油:以扩张静脉为主,较大剂量也可使动脉扩张。静脉滴注可使血压下降较快。

2. 降颅压　有高血压脑病时宜给予脱水剂（甘露醇）或呋塞米 20~40 mg。

笔记

3. 制止抽搐（镇静）　对于烦躁不安、抽搐者，可给予安定、巴比妥类或水合氯醛保留灌肠。

四、常用护理诊断

1. 疼痛　头痛与血压增高有关。

2. 有受伤的危险　与血压增高所致头晕和视物模糊，或降压药所致低血压有关。

3. 知识缺乏　缺乏改善生活行为及服用降压药的相关知识，缺乏自我监控血压的知识。

4. 潜在并发症　高血压急症、心力衰竭、脑出血等。

五、护理措施

（一）一般护理

1. 休息与活动

（1）保持身心休息与适当活动，提高机体活动能力：在高血压初期患者可适当休息，保证睡眠，安排合适的运动（如散步、练习太极拳、气功等），不宜登高、剧烈运动。血压较高或有并发症的患者需增加卧床休息时间，协助生活自理。

（2）保持安静，减少探视，避免劳累、情绪激动、精神紧张、不规律服药等。

（3）指导患者合理安排休息与工作，放慢生活节奏，保持稳定的心态。

（4）增加运动：宜选择有氧运动，可根据年龄及身体状况选择慢跑或步行，一般每周运动 3 ~ 5 次，每次持续 30 ~ 60 分钟。

2. 合理膳食

（1）减轻体重：体重上升与高血压密切相关，可通过减少每日热量摄入、加强运动尽量将 BMI 控制在 $< 24 \ kg/m^2$。

（2）减少钠盐摄入：首先要减少烹调用盐，以每人每天 $< 6 \ g$ 为宜。

（3）补充钾盐和钙盐：每人每日吃新鲜蔬菜 400 ~ 500 g，喝牛奶 500 ml，可以补充钾 1000 mg 和钙 400 mg。

（4）减少脂肪的摄入：膳食中脂肪量应控制在总热量的 25% 以下。

（5）戒烟、限酒：每日摄入的酒精量不可超过 50 g。

（二）病情观察

1. 监测血压　观察患者血压改变，每天测量血压 2 次，必要时进行动态血压监测。

2. 严密观察并发症征象　观察有无呼吸困难、咳嗽、咳泡沫痰、突发胸痛等心脏受损的表现；观察头痛性质、精神状态、视力、语言能力、肢体活动障碍等急性脑血管病表现；注意有无尿量变化、水肿及肾功能改变，及早发现肾功能衰竭。

3. 防止低血压反应，避免受伤　指导患者改变体位时动作宜缓慢，以防发生急性低血压反应。避免蒸汽浴，防止周围血管扩张导致晕厥。

（三）用药护理

1. 药物不良反应的观察　遵医嘱用药，测量用药前后的血压以判断疗效，并观察药物的不良反应。应用噻嗪类利尿剂和袢利尿剂时注意补钾，防止低钾血症；使用 β 受体阻滞剂时注意是否有心动过缓、支气管痉挛、低血糖和血脂升高；钙通道阻滞剂可致头痛、面部潮红、下肢水肿、心动过速；血管紧张素转化酶抑制剂可引起刺激性干咳及血

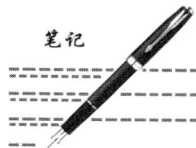

管神经性水肿等不良反应。

2. 用药注意事项　降压药应从小剂量开始，遵医嘱调整剂量，不可自行增减或突然撤换。降压不宜过快、过低，服药期间起床不宜太快、动作不宜过猛，外出活动时应有人陪伴，以防晕倒及受伤。

（四）心理护理

1. 减轻压力，保持心态平衡　原发性高血压患者有趋向好斗和过分谨慎的人格特征，因此，医护人员应指导患者学会自我调节，减轻精神压力，避免情绪激动、紧张等不良刺激，保持健康的心态。

2. 指导患者使用放松技术　如心理训练、音乐治疗和缓慢呼吸等。

（五）高血压急症的护理

（1）定期监测血压，严密观察病情变化，发现血压急剧升高、剧烈头痛、呕吐、大汗、视物模糊、面色及神志改变、肢体运动障碍等症状时，立即通知医生。

（2）一旦发生高血压急症，应绝对卧床休息，抬高床头，避免一切不良刺激和不必要的活动，协助患者进行生活护理，必要时使用镇静剂。

（3）吸氧、保持呼吸道通畅。

（4）立即建立静脉通道，遵医嘱迅速准确给予降压药，以达到快速降压和脱水降低颅内压的目的。降压时，一般首选硝普钠，根据血压水平调整给药速率，开始时以每分钟 $10 \sim 25 \ \mu g$ 的速率静脉滴注，严密监测血压，每 $5 \sim 10$ 分钟测量 1 次血压。若患者发生脑水肿，则应用脱水剂快速静脉滴注，250 ml 甘露醇应在 30 分钟内滴完，以达到快速脱水的作用。

（5）制止抽搐：发生抽搐时用牙垫置于上、下臼齿间，防止唇舌咬伤；患者意识不清时应加床栏，防止坠床。

（六）健康指导

1. 疾病知识指导　向患者及家属解释引起原发性高血压的生理因素、心理因素、社会因素及高血压对机体的危害，以引起患者的高度重视，坚持长期的饮食治疗、运动治疗、药物治疗，将血压控制在正常水平，以减少对靶器官的进一步损害。

2. 用药指导　告诉患者药物的名称、剂量、用法、作用及不良反应。教育患者必须按医嘱执行服药剂量，坚持长期治疗，学会自我观察药物疗效和不良反应。

3. 生活方式指导　①合理膳食：坚持低盐饮食，减少膳食中脂肪的摄入，补充适量蛋白质，多食蔬菜和水果，摄入足量钾、镁、钙。进食应少量多餐，避免暴饮暴食及饮用刺激性饮料，戒烟酒。②预防便秘：如多食粗纤维食物、饮蜂蜜水等，保持大便通畅。排便时用力可使胸、腹压上升，极易引起收缩压升高，甚至造成血管破裂。③适当运动：可根据年龄及身体状况选择慢跑、打太极拳等不同方式的运动，鼓励患者参加有兴趣的休闲娱乐活动，以不感受到压力为限，如养花、养鸟。④减少压力，保持情绪稳定：创造安静、舒适的休养环境；避免过度兴奋，减少影响患者情绪的因素；教会患者训练自我控制能力，使患者消除紧张和压力，保持最佳心理状态。

4. 自测血压　建议患者自备血压计，教会患者或家属定时测量血压并记录，嘱患者定期到门诊复查。

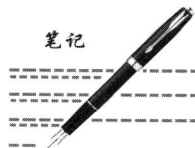

第七节 病毒性心肌炎患者的护理

引导案例

患者，女，16 岁，活动后心悸、气促、胸痛 2 周。2 周前曾患感冒，持续发热1周。查体：面色苍白，心界向左下方扩大，HR 120 次/分，频发室性期前收缩，第一心音减弱。在心尖区可闻及奔马律和3/6 级全收缩期杂音。心肌酶检查 CK – MB 80 U/L。

案例思考：1. 病毒性心肌炎的主要临床表现是什么？

2. 主要的护理措施有哪些？

病毒性心肌炎（viral myocarditis）是指由嗜心肌性病毒感染引起的、以心肌非特异性间质炎症为主要病变的心肌炎，包括无症状的心肌局限性炎症和心肌弥漫性炎症所致的重症心肌炎。

一、病因和发病机制

多种病毒都可引起心肌炎，其中以呼吸道病毒和肠道病毒较常见，临床上绝大多数病毒性心肌炎由柯萨奇病毒 A 或 B、埃可病毒、脊髓灰质炎病毒、流感病毒等引起。病毒性心肌炎的发病机制为病毒的直接作用，包括急性病毒感染及持续病毒感染对心肌的损害，以及免疫机制产生的心肌损害和微血管损伤，这些变化均可损害心脏的功能和结构。

二、临床表现

病毒性心肌炎的临床表现差异很大，轻者可无明显症状，重者可并发严重心律失常、心力衰竭、心源性休克，甚至猝死。

（一）症状

1. 前驱症状 约半数以上患者在发病前 1 ~ 3 周可有病毒感染的前驱表现，如发热、全身酸痛、咽痛、呕吐、腹泻等感冒样症状。

2. 主要症状 有心脏受累的表现，如心悸、胸闷、气促、心前区隐痛、乏力等。严重者可出现急性左心衰竭、严重心律失常、心源性休克等。

（二）体征

较常见的体征有与发热程度不成比例的心动过速、各种心律失常，以室性期前收缩最为常见。心尖部第一心音减弱，可听到第三心音或杂音。可有颈静脉怒张、肺部湿啰音及肝大等心力衰竭的相应体征。

（三）辅助检查

1. 实验室检查 红细胞沉降率增快，C 反应蛋白增加。急性期或心肌炎活动期肌酸激酶同工酶（CK – MB）、肌钙蛋白 T、肌钙蛋白 I 增高。

2. 心电图检查 多有 ST – T 改变，R 波降低，各种心律失常。

3. 胸部 X 线检查 心影正常或扩大，心力衰竭者可有肺淤血征。

4. 病原学检查　血清柯萨奇病毒 IgM 抗体滴度明显增高、外周血肠道病毒核酸阳性等，心内膜心肌活检有助于病原学诊断。

三、处理要点

1. 一般治疗　急性期患者卧床休息，补充富含维生素和蛋白质的食物。

2. 对症治疗　心力衰竭者给予利尿剂、血管紧张素转化酶抑制剂等。期前收缩或有快速心律失常者应用抗心律失常药。高度房室传导阻滞者可考虑使用临时心脏起搏器等。

3. 抗病毒治疗　发病早期应用干扰素等进行抗病毒治疗。近年来采用黄芪、牛磺酸、辅酶 Q 等中西医结合治疗，有抗病毒、调节免疫和改善心功能等作用。

四、常用护理诊断

1. 活动无耐力　与心肌受损、合并心律失常有关。
2. 焦虑　与担心疾病预后、学习和前途有关。
3. 潜在并发症：心力衰竭　与心肌损害有关。

五、护理措施

（一）一般护理

1. 休息与活动　因重症和患病期患者处于过劳状态可致病情急剧恶化，故急性期患者应卧床休息，直至症状消失，脉搏低于每分钟 100 次，血心肌酶、心电图及 X 线等检查提示指标均恢复正常后，可逐渐增加活动量。协助患者满足生活需要，为患者提供良好的休息环境，保证患者充分休息，减轻心脏负担。

2. 饮食　给予高热量、高蛋白、高维生素、丰富矿物质的饮食，以保持适量的营养摄入，满足机体的消耗并促进心肌细胞恢复。严重心肌炎伴水肿者应限制盐的摄入。少量多餐，避免过饱。

（二）病情观察

（1）密切观察生命体征、尿量、意识、皮肤黏膜颜色，注意有无呼吸困难、咳嗽、乏力、颈静脉怒张、水肿、奔马律、肺部湿啰音等心力衰竭的表现。

（2）严重者应持续心电监护，注意心率和心律的变化，当发现频发的室性期前收缩、短阵室速、房室传导阻滞等时，备好抢救仪器及药物，立即通知医生并协助处理（如配合临时起搏、电复律或应用抗心律失常药物，给予吸氧）。严格控制输液的量和速度，防止发生急性肺水肿。

（三）用药护理

病毒性心肌炎患者可发生心力衰竭，对于应用洋地黄的患者应特别注意其毒性反应，因为患心肌炎时心肌细胞对洋地黄的耐受性差。

（四）心理护理

护士应了解患者存在的主要心理问题，耐心进行解释、疏导，解除患者的心理压力，用平和的态度回答患者提出的各种问题，鼓励患者树立战胜疾病的信心。

（五）健康指导

（1）急性心肌炎患者出院后需要继续休息，避免劳累，3～6 个月后可逐渐恢复部分或全部轻体力的学习或工作，避免妊娠、较剧烈的活动、饮酒等对心脏有害的因素。

（2）鼓励患者适当锻炼身体，以增强抵抗力。注意保暖，预防呼吸道感染。

（3）教会患者及家属监测脉率、节律及严重心律失常的自救方法。若发现异常或有胸闷、心悸等不适，应及时复诊。

第八节　循环系统疾病的常见诊治技术及护理

一、心脏起搏术及护理

心脏起搏术是心律失常介入治疗的重要方法之一。心脏起搏器是一种医用电子仪器，人工心脏起搏是指应用人工心脏起搏器发放一定形式的脉冲电流，通过导线和电极的传导，刺激与电极接触的心肌，引起心脏兴奋和收缩，从而替代正常心脏起搏点。心脏起搏术主要用于治疗缓慢性心律失常，也可治疗快速性心律失常。

心脏起搏器的种类如下。①使用时埋藏在患者体内的称埋藏式起搏器，放在体外的称体外式（携带式）起搏器。②根据起搏电极所在心腔位置的不同，心脏起搏器可分为单腔起搏器和双腔起搏器，单腔起搏器又可分为心房起搏器和心室起搏器两类。③根据起搏脉冲与患者自身心律的关系，心脏起搏器可分为非同步起搏器和按需型起搏器两类：非同步起搏器因其起搏频率固定，不受心脏自身心搏的影响，故易出现起搏心律与患者自身心律互相干扰，影响心脏功能，现已不用；按需型起搏器是目前临床上常用的类型，其有感知功能，可感知患者心脏搏动而自动调整，按需要发放电脉冲，故不发生竞争心律。

目前常用的两种经静脉心内膜起搏法如下。①临时性起搏：将双电极导管经外周静脉（常用股静脉、贵要静脉、锁骨下静脉）送至右心室，使电极接触到心内膜，将起搏器置于体外。临时性起搏适用于暂时性和急需起搏救治的患者，一般放置时间不超过2周，以免发生感染。②永久性起搏：将单电极导管从头静脉、锁骨下静脉、颈外静脉送入右心室或右心房，使电极接触心内膜，将起搏器埋于胸壁胸大肌前皮下组织中。永久性起搏适用于需要长期起搏的缓慢性心律失常患者。

（一）适应证

（1）有二度Ⅱ型以上房室传导阻滞且症状明显者。

（2）病态窦房结综合征，心室率极慢（＜40次/分），特别是经常发生阿-斯综合征者。

（3）反复发作的颈动脉窦性昏厥和心室停搏。

（4）外科手术前、介入性心脏诊治前的"保护性"应用。

（5）异位快速心律失常药物治疗无效，临床症状重或有潜在危险者。

（二）护理措施

1. 术前准备

（1）向患者及家属解释病变的性质、安装起搏器的意义、手术基本过程及术中如何配合等，以消除紧张及顾虑，取得密切配合。

（2）填写手术通知单并通知有关科室。

（3）术前1天（紧急起搏者应立即）做普鲁卡因、青霉素皮试，做好手术部位皮肤准备。

（4）检查起搏系统性能，预先进行测试。起搏器和起搏导管进行严密消毒。

（5）术前6小时禁食，精神过度紧张者可在术前0.5小时给予镇静剂，排空大小便。

（6）建立静脉通道，备齐一切抢救设备及药品。

2. 术中配合

（1）密切观察患者的面色、脉搏、呼吸、血压及心电图示波变化情况。

（2）埋入永久性起搏器后，在伤口处放置橡皮引流条，缝合后覆盖无菌纱布并包扎。

3. 术后护理

（1）持续24小时心电监护，注意心率和心律的变化及起搏信号有无脱落、心率和起搏频率是否一致、患者有无对起搏器的不适感。

（2）用沙袋压迫伤口4~6小时，注意伤口部位有无渗血、血肿，观察体温变化。遵医嘱给予抗生素，预防感染。

（3）术后平卧24小时，48小时后床上活动。应禁止患者术侧卧位，术侧上肢不宜过度活动。协助患者进行生活护理，常用物品及呼叫器放于患者健侧易取之处。嘱患者勿用力咳嗽，或咳嗽时用手按压伤口，必要时给予止咳药，以防止因震动致电极脱落。

（4）术后第4天开始协助并鼓励患者做术侧肩部活动，防止肩关节僵硬。

4. 健康指导

（1）告知患者和家属伤口处理、防止感染的注意事项，以及起搏器的设置频率、使用年限、简单排除起搏器故障的方法等。

（2）教会患者每日自测脉搏，如发现脉搏逐渐减慢，提示起搏器电量不足。发现脉率明显改变或出现气急、头晕、疲乏、晕厥、胸痛等现象，提示起搏器发生故障，应立即就医。

（3）装有起搏器的同侧上肢应避免过度用力或幅度过大的动作，因手臂、肩部过度的活动都可能使电极脱落或影响起搏器功能。

（4）远离强磁场和高电压。如发现接触某种环境或电器设备会干扰起搏器功能，应立即离开现场或关掉电器电源。

（5）妥善保管心脏起搏器卡，外出时随身携带，便于出现意外时为诊治提供信息。

（6）定期随访，测试起搏器功能。

二、心脏电复律术及护理

心脏电复律术是指在短时间内经胸壁向心脏通以高压强电流，使心肌纤维瞬间同时除极，以消除异位快速心律失常，使之转复为窦性心律的方法。

目前常用的为直流电心脏电复律器，由电极、除颤装置、同步触发装置、心电图示波、电源等组成。其中同步触发装置能利用患者心电图中的R波来触发放电，使电流仅在心动周期的绝对不应期中发放，避免诱发心室颤动，可用于转复心室颤动以外的各类异位快速心律失常，称为同步电复律。不启用同步触发装置则可在任何时间放电，用于转复心室颤动，称为非同步电复律。

（一）适应证

（1）心室颤动和扑动为电复律的绝对适应证。

（2）各种异位快速心律失常，如阵发性室性心动过速、心房颤动伴血流动力学障碍、预激综合征伴快速心律失常等，尤其是药物治疗无效者。

（二）禁忌证

（1）有洋地黄中毒、低血钾时，暂不宜用电复律。

（2）病态窦房结综合征。

（3）伴有高度或完全房室传导阻滞的心房颤动或扑动。

（4）心脏明显增大及心房内有新鲜血栓形成的房颤患者。

（三）护理措施

1. 复律前准备

（1）向患者及家属解释电复律的目的、必要性、操作过程及并发症等，取得配合，消除顾虑。

（2）遵医嘱在术前 1～2 天停用洋地黄。房颤者需术前应用奎尼丁，以预防复律后的复发，同时观察心率、心律、血压、脉搏及奎尼丁的效果；房颤有栓塞史或检查发现有左房血栓者，宜抗凝治疗 2 周。

（3）物品准备，包括电复律器、心电图示波监护仪及心肺复苏所需的急救药品和设备。

（4）嘱患者在电复律当日早晨禁食，排空大小便。

2. 复律中配合

（1）协助患者平卧于硬板床上，松开患者衣领，建立静脉通道，测血压，吸入氧气。

（2）常规应用心电图示波监护仪，记录心电图。检查及调试电复律器，选 R 波明显导联测试同步性能。

（3）配合麻醉，地西泮 0.3～0.5 mg/kg 缓慢静脉推注，至患者出现蒙眬或嗜睡状态、睫毛反射消失；麻醉中严密观察患者的呼吸，必要时用加压面罩给氧。

（4）安置电极板，在两电极板表面涂以导电糊或包以生理盐水纱布，将电极板分别安置于胸骨右缘第 2～3 肋间和心尖部，与皮肤紧密接触。

（5）按需要量充电，根据病情选择同步或非同步电复律，按键放电。

（6）放电后随即观察心电图变化，连续监测 20～30 分钟。如未复律，可在 3～5 分钟后重复，但一般患者的连续电击次数不超过 3 次。

3. 复律后护理

（1）复律后持续心电监护 24 小时。严密观察患者的心率、心律、呼吸、血压、脉搏、神志、面色、肢体活动情况，做好记录。及时发现电击所致的各种心律失常、栓塞、局部皮肤灼伤、肺水肿等，并配合处理。

（2）患者卧床休息 1～2 天，清醒后 2 小时内避免进食，以免恶心、呕吐。

（3）继续服用奎尼丁、洋地黄或其他抗心律失常药物以维持窦性心律。

（4）术前使用抗凝治疗者，术后需继续用药 2 周，并定期复查凝血时间和凝血酶原时间。

三、心导管检查术

心导管检查术包括右心导管检查与选择性右心造影、左心导管检查与选择性左心造影。目的是明确心脏和大血管病变所在的部位与性质、病变是否引起了血流动力学的改

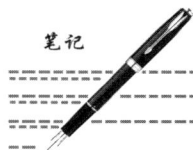

变及改变的程度，为采用介入性治疗或外科手术提供依据。

（一）适应证

（1）需要做血流动力学检测者，如检测中心静脉压（CVP）、肺动脉楔压（PAWP）、肺毛细血管楔压（PCWP）。

（2）先天性心脏病，特别是有心内分流的先天性心脏病的诊断者。

（3）心内电生理检查及心肌活检。

（4）静脉及肺动脉造影。

（5）了解室壁瘤瘤体的大小与位置，以决定是否手术及选择手术方式。

（6）选择性冠状动脉造影及心肌活检术。

（二）禁忌证

（1）感染性疾病，如感染性心内膜炎、败血症、肺部感染等。

（2）严重出血性疾病。

（3）外周静脉有血栓性静脉炎。

（4）严重肝肾功能损害者。

（5）造影剂过敏。

（6）严重心律失常及严重的高血压未经控制者。

（三）方法

一般采用 Seldinger 经皮穿刺法，局麻后自股静脉、上肢贵要静脉或锁骨下静脉或股动脉、肱动脉插入导管到达相应部位。整个检查均在 X 线透视下进行，并做连续的心电监护和压力监测。

（四）护理措施

1. 术前护理

（1）完善检查：指导并协助患者完成必要的实验室检查，如凝血时间、肝肾功能、胸片、超声心动图等检查。

（2）心理准备：向患者及家属介绍心导管检查的目的、方法和意义，以及手术的必要性和安全性，以消除紧张情绪和不必要的思想顾虑。必要时可在手术前晚口服地西泮 5 mg，保证充足的睡眠。做青霉素和碘过敏试验。

（3）皮肤准备：会阴部及两侧腹股沟区常规备皮、清洁皮肤。

（4）用药准备：根据病情及预防感染的需要，遵医嘱进行药物过敏试验，并于术前 0.5~2 小时给患者应用合适的抗生素。

（5）动脉观察：行动脉穿刺者术前应检查患者两侧的足背动脉搏动情况并做记录，以便术中、术后对照观察。

（6）饮食护理：术前 4 小时禁食、禁水。

2. 术后护理

（1）观察生命体征：注意患者的体温、脉搏、血压和神志变化，如发现血压低或伴有恶心、呕吐和大汗者，立即通知医生，采取相应的治疗措施。

（2）观察穿刺部位：术后平卧，静脉穿刺者局部用沙袋压迫 4 小时，穿刺侧肢体制动 4~6 小时，卧床 12 小时；动脉穿刺者局部用 1 kg 沙袋压迫 6~8 小时，术侧肢体制动 24 小时，卧床 24 小时。术侧肢体伸直，注意观察敷料有无渗血、足背动脉搏动是否减弱或消失，观察肢体皮肤颜色与温度。及时了解有无栓塞发生。

（3）预防感染：常规给予抗生素预防感染，一般用青霉素静脉滴注，连续3天。

（4）生活护理：指导患者适当多饮水，促进造影剂排泄。排尿困难时可进行诱导，无效时可导尿。

四、冠状动脉造影术

选择性冠状动脉造影术（SCA）是目前诊断冠心病最为可靠的方法和最主要的手段之一。它可以提供冠状动脉病变的部位、性质、范围、侧支循环状况等准确资料，并有助于选择最佳治疗方案。

（一）适应证

凡疑有冠状动脉病变者均适用，严重心动过缓者应在临时起搏器保护下进行。

（1）对药物治疗中，心绞痛仍较重者，明确动脉病变情况以考虑介入性治疗或旁路移植手术。

（2）胸痛疑似心绞痛而不能确诊者。

（3）中老年患者心脏增大、心力衰竭、心律失常、疑有冠心病而无创伤性检查未能确诊者。

（二）禁忌证

（1）严重心功能不全。

（2）外周动脉血栓性脉管炎。

（3）造影剂过敏。

（4）严重心动过缓者应在临时起搏器保护下手术。

（5）电解质紊乱，尤其是低钾血症未纠正者。

（三）方法

将特殊的心导管经股动脉、肱动脉和桡动脉送至主动脉根部，分别进入左、右冠状动脉开口，注入造影剂使冠状动脉及其主要分支显影。常用造影剂为76%泛影葡胺。

（四）护理措施

与心导管检查术基本相同。术前训练患者床上排尿和连续咳嗽动作，禁食12小时但不禁药。术后动脉穿刺部位应加压包扎，用沙袋压迫6~8小时，患者平卧24小时，注意避免发生伤口出血、血肿的情况，保持足背动脉搏动良好。

五、冠状动脉介入治疗

冠状动脉介入治疗是用心导管技术疏通狭窄甚至闭塞的冠状动脉管腔，从而改善心肌的血流灌注的方法。冠状动脉介入治疗包括经皮冠状动脉腔内成形术（PTCA）、经皮冠状动脉内支架植入术、冠状动脉内旋切术、旋磨术和激光成形术。其中，PTCA和经皮冠状动脉内支架植入术是冠心病的重要治疗手段。

（一）适应证

（1）稳定型心绞痛经药物治疗后仍有症状，狭窄的血管供应处于危险中的中到大面积存活心肌的患者。

（2）有轻度心绞痛症状或无症状心肌缺血的客观证据明确，狭窄病变显著，病变血管供应中到大面积存活心肌的患者。

（3）介入治疗后心绞痛复发，管腔再度狭窄的患者。

（4）急性心肌梗死。

（5）主动脉－冠状动脉旁路移植术后复发心绞痛的患者。

（二）方法

1. PTCA　目前多采用桡动脉途径，以 Seldinger 法穿刺，放置动脉鞘管，同时静脉注射肝素 1 mg/kg，将指引导管送至待扩张的冠状动脉口，选择最能显示病变的部位，至少有两个以上的体位造影，再次确认病变部位及狭窄的性质和程度。然后将导引钢丝送至欲扩张动脉的最远端，再将相应大小的球囊沿导引钢丝送至欲扩张的病变处，造影证实位置无误后，根据病变的性质以不同的压力进行扩张（一般在 4～10 个大气压）。每次扩张后做造影检查以了解扩张的效果，效果不满意可再次扩张直至满意或采用其他手段治疗。

2. 经皮冠状动脉内支架植入术　装载在球囊上的管状支架被送到病变处以后，通过加压扩张球囊，使支架张开于病变处。手术多在 PTCA 后进行（近来对部分合适的病变也可直接放置支架），通过导引钢丝将支架送至狭窄处并使之覆盖所有病变，然后释放。释放后再以高压力扩张（一般大于 12 个大气压），使支架充分扩张并与血管壁紧密贴合，这样有利于减少围手术期并发症和再狭窄的发生。

（三）护理措施

1. 术前准备　基本与冠状动脉造影术相同，但做 PTCA 前必须口服抗血小板聚集药物，如阿司匹林、氯吡格雷等。

2. 术后护理

（1）持续心电监护 24 小时，严密观察有无心律失常、心肌缺血、心肌梗死等急性并发症。

（2）术后鼓励患者多饮水，以加速造影剂排泄；指导患者合理饮食，少量多餐，避免过饱；保持大便通畅；卧床期间，加强生活护理，满足患者的生活需要。

（3）一般在术后 6 小时左右拔除鞘管。鞘管拔除后，用手指压迫止血 30 分钟，压迫点在皮肤穿刺点上方 1～2 cm 处，确认无出血后，以弹力绷带加压包扎，用 1 kg 沙袋压迫 6～8 小时。穿刺侧肢体必须制动 24 小时，以防出血。

（4）常规应用抗生素 3 天，注意观察伤口情况，预防感染。

（5）行抗凝治疗护理。术后常规给予抗凝剂，以防血栓形成和栓塞而导致血管闭塞和急性心肌梗死等并发症。小分子肝素，因其具有不良反应小、使用安全等特点，目前已替代肝素，在临床上广泛使用。若仍使用肝素，为保证肝素剂量的准确，需用微量注射泵控制药量，密切观察有无出血倾向。

（6）绷带拆除后应嘱患者逐渐增加活动量，但起床或下蹲时动作应缓慢，不要突然用力，防止伤口再度出血。术后 1 周内避免抬重物，1 周后视情况可恢复日常生活与轻体力劳动。

（7）并发症的观察护理与对症护理。

1）腰酸、腹胀：多由于术后要求制动、平卧时间过长所致。应告知患者起床活动后症状会自然消失，可适当活动另一侧肢体，严重者可辅以热敷、按摩腰背部等以减轻症状。

2）穿刺局部损伤：包括局部出血或血肿，可因制动不严或时间过短、沙袋移位、起床活动用力过猛、剧烈咳嗽、用力大小便等多种因素引起。术后应严密观察患者的伤口情况，如有出血应重新包扎；对局部淤血及血肿者，可用50%硫酸镁湿热敷或理疗。

3）栓塞：栓子可来源于导管或导丝表面的血栓，或是因操作不当致粥样硬化斑块脱落等。术后应注意观察患者双下肢足背动脉搏动情况，皮肤颜色、温度、感觉变化，下床活动后肢体有无疼痛或跛行等。一旦发现异常，应及时通知医生。

4）尿潴留：因患者不习惯床上排尿所致。术前训练床上排尿很重要，术后应积极做好心理疏导，以解除患者床上排尿时的不安和紧张。发生尿潴留后可先采用诱导排尿的方法，如热敷、听流水声、温水冲洗会阴部、按摩膀胱等，必要时可行临时导尿术。

5）低血压：表现为血压下降的同时伴心率减慢、恶心、呕吐、出冷汗、甚至心跳停止。多为伤口局部加压后引发血管迷走反射所致，少数为硝酸甘油滴速过快引起。应密切观察血压变化，一旦发现异常应立即报告医生并给予1 mg阿托品静注。

6）造影剂反应：极少数患者注入造影剂后会出现皮疹或寒战，使用地塞米松后可缓解。

7）心肌梗死：因病变处血栓形成导致血管急性闭塞所致。术后应经常了解患者是否有胸闷、胸痛等症状，并注意观察心电图上是否出现心肌缺血的表现。

（8）嘱患者继续遵医嘱服药。PTCA术后必须长时间或较长时间服用抗血小板聚集药物，如阿司匹林、氯吡格雷等，其他常用药物有硝酸酯类、钙通道阻滞剂、ACEI类药。行经皮冠状动脉内支架植入术的患者，在术后半年内服用降脂药（如普伐他汀）可减少再狭窄的机会，也可长期服用，但要定期到门诊复查，注意药物的不良反应。

（9）PTCA术后6个月内的再狭窄率约为30%，故患者应定期到门诊随访。临床判断再狭窄的依据是术后6个月内又出现心肌缺血的症状或客观证据。术后1年仍稳定者极少发生再狭窄。

六、经皮球囊二尖瓣成形术

经皮球囊二尖瓣成形术（PBMV）是治疗风湿性单纯二尖瓣狭窄的一种非外科微创手术方法，具有创伤小、相对安全、疗效好、恢复快、可重复应用等特点。

（一）适应证

（1）中至重度单纯瓣膜狭窄，瓣膜柔软，无钙化和瓣下结构异常。
（2）窦性心律，无体循环栓塞史。
（3）有明确的临床表现，无风湿活动，心功能Ⅱ～Ⅲ级。
（4）外科分离手术后再狭窄而无禁忌证。

（二）禁忌证

（1）伴中至重度二尖瓣或主动脉瓣反流、主动脉瓣狭窄。
（2）左心房或左心耳有血栓者，或既往有体循环栓塞史。
（3）瓣下结构病变严重。
（4）目前存在风湿活动。

（三）方法

经皮穿刺将球囊导管从股静脉送入右心房，通过房间隔穿刺将球囊导管送入左心房并到达二尖瓣口，稀释造影剂向球囊内快速加压充盈，膨胀的球囊将粘连狭窄的二尖瓣交界部进行分离，以达到扩张二尖瓣的目的。

（四）护理措施

术前与术后护理同心导管检查术，应注意以下几点。

（1）术后第 2 天复查超声心动图评价扩张效果。

（2）伴心房颤动者继续服用地高辛（控制心室率）及华法林等抗凝剂。

（3）观察术后并发症，如有无二尖瓣反流、心脏压塞、体循环动脉血栓或栓塞等。

七、心导管射频消融术

心导管射频消融术（RFCA）是治疗心律失常的一种导管治疗技术。射频电能是一种低电压、高频电能。射频消融仪通过导管头端的电极释放射频电能，使特定的局部心肌细胞脱水、变性、坏死，达到治疗顽固性心律失常的目的。

（一）适应证

有症状、药物治疗无效或对药物治疗顺从性差的心律失常患者，包括房室结折返性心动过速、显性或隐匿性预激综合征合并心房颤动或房室折返性心动过速、阵发性快速性心房扑动和房颤、特发性或束支折返性室性心动过速。

（二）禁忌证

同心导管检查术。

（三）方法

首先行心脏电生理检查，以明确诊断和确定需要消融的病灶部位。然后选用射频消融导管引入射频电流。消融左侧房室旁路时，消融导管经股动脉逆行植入；消融右侧房室旁路或改良房室结时，消融导管经股静脉植入。

（四）护理措施

与心导管检查术的术前准备和术后护理基本相同。此外，术后 3~5 天应每日复查心电图，注意有无房室传导阻滞；遵医嘱口服抗血小板凝聚药物；注意有无局部动脉出血。

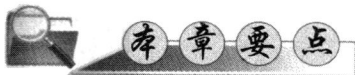

本章要点

本章讲解了循环系统疾病常见症状及体征的临床特点以及心力衰竭、原发性高血压、冠状动脉粥样硬化性心脏病、心律失常、心脏瓣膜病、病毒性心肌炎的临床表现、常用护理诊断、护理措施及健康教育。

1. 循环系统疾病的常见症状、体征及护理　如心源性呼吸困难、心源性水肿、胸痛和心悸的概念及护理评估、常用护理诊断和护理措施。

2. 心力衰竭患者的护理　心力衰竭的概念、基本病因和发病机制，左心衰竭、右心衰竭的临床表现，心功能分级，洋地黄类药物的应用，常用护理诊断和护理措施。

3. 心律失常患者的护理　心律失常的概念，常见的心律失常及其心电图特点。心律失常患者的护理要点。

4. 心脏瓣膜病患者的护理　心脏瓣膜病的概念和常见类型。二尖瓣狭窄、主动脉瓣狭窄的病因、发病机制和临床表现。常见心脏瓣膜病的处理和心脏瓣膜病患者的护理。

5. **冠状动脉粥样硬化性心脏病患者的护理**　冠状动脉粥样硬化性心脏病是指冠状动脉发生粥样硬化，使血管腔狭窄或阻塞，和（或）因冠状动脉功能性改变（痉挛）导致心肌缺血、缺氧或坏死而引起的心脏病，统称为冠状动脉性心脏病，简称冠心病，也称为缺血性心脏病。主要的危险因素有：血脂异常、高血压、吸烟、糖尿病和糖耐量异常、年龄、性别等。临床分型：无症状性心肌缺血、心绞痛、心肌梗死、缺血性心肌病、猝死。临床表现和处理要点。常用护理诊断和护理措施。心绞痛和心肌梗死的心电图变化。

6. **原发性高血压患者的护理**　原发性高血压是以血压增高为主要表现的临床综合征，简称高血压。目前我国采用国际上统一的高血压诊断标准，即收缩压≥140 mmHg 和（或）舒张压≥90 mmHg。高血压分级。临床表现和处理要点、常用护理诊断和护理措施。

7. **病毒性心肌炎患者的护理**　是指因嗜心肌性病毒感染引起的、以心肌非特异性间质炎症为主要病变的心肌炎。多种病毒都可引起心肌炎，其中以呼吸道病毒和肠道病毒较常见。急性期或心肌炎活动期肌酸激酶同Ⅰ酶（CK－MB）、肌钙蛋白 T、肌钙蛋白 I 增高。常用护理诊断和护理措施。

8. **循环系统疾病的常见诊治技术及护理**　心脏起搏术及护理、心脏电复律术及护理、心导管检查术、冠状动脉造影术、冠状动脉介入治疗、经皮球囊二尖瓣成形术和心导管射频消融术的适应证、护理措施。

思考题

一、案例分析

患者，男，46 岁，公司经理。发现高血压 8 年，间断治疗，平时收缩压波动在 160～180 mmHg。1 小时前，在与朋友饮酒过程中，患者因情绪激动突然出现剧烈头痛、头晕、烦躁、胸闷、心悸、恶心、呕吐伴视物模糊，被朋友急送医院就诊。患者平素工作较忙，每日吸烟 8～10 支，每日饮酒 250～500 g。

其父于 3 年前因"高血压、脑出血"病故，母亲健在。患者及家属认为高血压只对老年人有危害。

身体评估：T 36 ℃，P 106 次/分，R 22 次/分，BP 220/130 mmHg，身高 178 cm，体重 96 kg，神清，烦躁，查体合作，口唇无发绀，双肺呼吸音清，心界向左扩大，HR 106 次/分，律齐，主动脉瓣第二心音亢进，腹软，无压痛，肝脾肋下未触及，双下肢无水肿。生理反射存在，病理反射未引出。

实验室及其他检查：血常规、血糖、肾功能正常，甘油三酯 2.44 mmol/L，尿蛋白（－）。眼底检查示有棉絮状渗出物。X 线示心脏扩大。心电图示窦性心律，心电轴左偏，左心室肥厚。

思考：
提出该患者的护理诊断并实施护理措施。

二、案例讨论

患者，女，68 岁，农民。主诉为发作性胸闷、气短 5 年，持续心前区疼痛 4 小时。患者于 5 年前出现劳累后胸闷、气短，当地医院诊断为"冠心病、心绞痛"，给予相应治疗（用药不详）后症状缓解。以后每于劳累后上述症状再发，含服硝酸甘油可缓解，在门诊维持治疗。患者 4 小时前过度劳累后突然出现心前区压榨性疼痛，并向左肩及背部放射，含服硝酸甘油不缓解，大汗，烦躁，伴恶心、呕吐，被家人急送医院。平素喜食肥肉及动物内脏，无烟酒嗜好。患者及家属对所患疾病的有关知识了解甚少。

身体评估：T 37 ℃，P 95 次/分，R 23 次/分，BP 100/65 mmHg，身高 160 cm，体重 62 kg，神清，烦躁，查体合作，大汗，皮肤湿冷，口唇轻度发绀，双肺呼吸音粗，心界不大，HR 95 次/分，可闻及 2～3 次/分期前收缩，心尖部第一心音减弱，腹软，无压痛，肝脾未触及，双下肢无水肿。

辅助检查：血常规示白细胞 11.2×10^9/L，其余正常；血生化 CK－MB 30 U/L，甘油三酯 3.64 mmol/L，心电图示窦性心律，偶发室性期前收缩，Ⅱ、Ⅲ、aVF 导联 ST 段弓背向上抬高，T 波高尖，R 波减低，$V_1 \sim V_3$ 导联 ST 段压低，T 波倒置。

思考：

（1）该患者的初步诊断是什么？

（2）心肌梗死的主要临床症状有哪些？

（3）提出护理诊断。

（4）制订护理计划并实施护理措施。

三、护理操作

患者，王某，39 岁，心脏病史 8 年。因"急性胃肠炎"输液后出现气急、咳嗽、咳粉红色泡沫痰急诊入院。查体：HR 130 次/分，两肺布满湿啰音。诊断为急性左心衰竭，心功能Ⅳ级。

思考：

（1）作为接诊护士，你如何配合抢救与护理？

（2）制订护理计划并实施护理措施。

第四章 消化系统疾病患者的护理

学习目标

1. 掌握消化系统疾病的常见症状、体征及护理；掌握消化系统疾病常见的护理诊断及护理措施。

2. 能够运用护理程序对消化系统常见疾病的患者拟定常用护理诊断，制订护理计划并实施护理措施及健康教育。

3. 学会观察消化系统疾病患者常见的症状和体征并进行正确评估，同时培养关心患者、爱岗敬业、诚信严谨的职业道德。

消化系统的组成主要包括食管、胃、肠、肝、胆囊、胰腺以及腹膜、肠系膜、网膜等。其主要生理功能是对人体所摄取的食物进行消化和吸收，以供全身组织利用，此外尚能分泌多种激素，调节机体生理功能。消化系统疾病包括食管、胃、肠、肝、胆、胰等脏器的器质性和功能性疾病，病变可局限于消化系统或累及其他系统，其他系统或全身性疾病也可引起消化系统疾病或症状。消化系统疾病的特点主要是包含器官多，且与外界沟通，发病率较高；病因复杂，可有一种或多种病因，也与精神因素密切相关；多数呈慢性病程，易造成消化功能障碍；急性变化如出血、穿孔、肝衰竭、急性胰腺炎等可致死；与其他系统、器官密切联系等。故在消化系统疾病患者的护理中要强调整体护理，关注心理护理，重视饮食护理及各种药物的不良反应，尤其是对胃肠道、肝有损害的药物的适应证、不良反应和禁忌证，同时密切观察病情，防治各种并发症。

第一节 消化系统疾病的常见症状、体征及护理

一、恶心与呕吐

恶心（nausea）即上腹部不适、紧迫欲吐感，并伴有迷走神经兴奋的症状，如皮肤苍白、出汗、流涎、血压降低及心动过缓等，常为呕吐先兆。但也可仅有恶心而无呕吐，或仅有呕吐而无恶心。

呕吐（vomiting）是胃内容物或部分小肠内容物，经食管和口腔有力地排出体外的现象。呕吐时可排出胃内有毒物质，对人体有保护作用，但持久而剧烈的呕吐又可引起脱水、电解质紊乱及营养障碍等不良后果。

引起恶心与呕吐的原因多见于胃、肠、肝、胆、胰腺等疾病，也可由全身其他系统疾病、药物或化学毒物中毒引起。

（一）护理评估

1. 病史　①有无胃、肠、肝、胆、胰腺等疾病、代谢障碍（如尿毒症、糖尿病酮症酸中毒等）、心血管系统疾病、颅脑疾病及有无腹部手术等病史，不同病因所致的恶心与呕吐的临床表现特征不同（表4-1）。②恶心和呕吐的发生时间、频率、持续时间。③有无诱因及伴随症状；如果是女患者，则应询问月经史。④发作与饮食、体位、活动的关系。⑤呕吐次数及呕吐物的性质、量、颜色、气味、内容物等。

表4-1　几种以呕吐为主要症状的疾病的临床表现

疾病	健康史	恶心	呕吐特点	伴随症状
急性胃肠炎	不洁饮食史	有	呕吐物为食物	上腹痛、腹泻
幽门梗阻	溃疡病、胃癌	有	进食后6小时呕吐,量大	腹胀、腹部不适
药物中毒	服药史	有	服药后不久即吐	
神经性呕吐	精神因素	无	进食后即吐、量少	神经官能症
早期妊娠反应	停经史	无	晨间呕吐、量少	
脑肿瘤		无	喷射性	头痛

2. 身体状况　①观察神志、生命体征、营养状况、皮肤弹性情况。②有无腹壁静脉曲张，有无胃型、肠型及蠕动波，肠鸣音是否正常等。③有无腹肌紧张、压痛、反跳痛及其部位、程度。④肝脾大小是否正常、硬度和表面情况，有无腹部包块。

3. 心理-社会因素　评估有无因长期或频繁、剧烈呕吐而产生的紧张、恐惧、焦虑等不良心理反应。

4. 辅助检查　①血、尿、粪的常规检查，必要时对呕吐物做毒物分析或细菌培养。②血糖、尿素氮有无异常、呕吐量大者做电解质、酸碱平衡等有关指标测定。③根据病情选择X线、超声波、内镜及脑脊液等检查。

（二）常用护理诊断

1. 营养失调：低于机体需要量　与长期反复呕吐、食物摄入量不足有关。
2. 有体液不足的危险　与大量呕吐导致失水有关。
3. 有窒息的危险　与呕吐物阻塞呼吸道有关。

（三）护理措施

1. 一般护理

（1）活动与休息：保持环境安静，减少不良刺激。轻度呕吐者可适当活动，重度或频繁呕吐者应卧床休息。呕吐时协助患者坐起或取侧卧位；将昏迷患者置于仰卧位，使其头部偏向一侧，以避免呕吐物吸入气道引起窒息。

（2）饮食护理：恶心、呕吐缓解或停止者，给予富含营养、清淡、易消化的饮食，注意少量多餐、逐渐增加食量，并注意食物的色、香、味，以增进食欲；恶心、呕吐剧烈者暂禁食，遵医嘱静脉补充营养。

2. 病情观察

（1）监测生命体征：定时测量和记录生命体征，观察患者神志、面色、表情、呼吸情况；血容量不足时可发生心动过速、呼吸急促、血压降低，特别是直立性低血压；持续性呕吐发生代谢性碱中毒时，患者呼吸可浅慢。

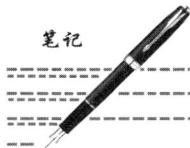

（2）观察失水征象：准确记录每日出入量，观察患者有无软弱无力、口渴、眼窝下陷、皮肤弹性差、尿量减少、体重减轻等表现。

3. 对症护理

（1）采取恰当卧位：呕吐患者采用侧卧位，膝部弯曲，或仰卧位，头部偏向一侧，以避免呕吐物呛入呼吸道引起窒息，并尽快去除诱发呕吐的因素。

（2）积极补充水和电解质：口服补液时，少量多次饮用，以免引起恶心、呕吐。剧烈呕吐不能进食或严重水电解质失衡时，可通过静脉输液以恢复和保持机体的液体平衡状态。

（3）及时清除呕吐物：对呕吐量大、病情严重者，床旁备吸引器，做好口腔护理，及时更换污染衣物等。

4. 心理护理　要安慰、体贴患者，在语言和态度上表示对患者的关心，以消除患者的不安、紧张情绪。

二、腹痛

腹痛（abdominal pain）是腹部的感觉神经纤维受到某些因素（消化器官的膨胀、肌肉痉挛、腹膜刺激、血供不足）等刺激后产生的一种疼痛和不适感。

腹痛按起病缓急，分为急性腹痛与慢性腹痛。急性腹痛常见于脏器炎症、空腔脏器扭转、梗死、破裂、穿孔等；慢性腹痛多见于消化性溃疡、腹腔脏器慢性炎症及腹部肿瘤等。腹痛可表现为隐痛、钝痛、灼痛、胀痛、刀割样痛、钻痛或绞痛等，可为持续性或阵发性疼痛，其部位、性质和程度常与疾病有关。

（一）护理评估

1. 病史　询问腹痛发生的原因或诱因，起病缓急，持续时间，腹痛的部位、性质和程度，与进食、体位、活动的关系，有无伴随症状，有无缓解疼痛的方法和效果。

2. 身体状况　评估腹痛部位、性质、程度，有无放射痛，与饮食、体位和活动的关系，伴随症状；注意有无发热、黄疸、恶心、呕吐、腹泻、休克、血尿等症状。

3. 心理-社会因素　有无因起病急、疼痛剧烈而产生的恐惧；有无持续慢性疼痛所致的焦虑、烦躁、悲观等不良心理反应。

4. 辅助检查　①血、尿、粪的常规检查，粪隐血试验，血、尿淀粉酶检测，肝功能、肾功能检查，心肌酶等检测。②腹部X线检查、超声波、CT检查、腹腔穿刺、内镜检查等。

（二）常用护理诊断

1. 腹痛　与腹腔脏器炎症、平滑肌痉挛、缺血、溃疡及腹膜刺激等有关。

2. 焦虑　与腹痛有关。

（三）护理措施

1. 一般护理

（1）活动与休息：慢性腹痛患者可合理安排工作和生活，保证充足睡眠，注意劳逸结合；急性起病、腹痛明显者给予卧床休息，体位以患者舒适为原则，一般取仰卧位或侧卧位、下肢屈曲，以避免腹肌紧张，有利于减轻疼痛。对烦躁不安者采取防护措施，以防坠床、意外伤害等发生。

119

（2）饮食护理：因病因不同，饮食原则也有所不同。根据是急性或慢性腹痛及其疼痛的性质、程度，按医嘱选择禁食、流食、半流食。急性腹痛患者在诊断未明确前应禁食，必要时行胃肠减压。

2. 病情观察　严密观察疼痛的部位、性质、程度及其伴随症状；对急性腹痛者，还应观察有无生命体征的改变，如发生腹痛剧烈、体温升高、休克等表现，应立即报告医生处理。

3. 对症护理　指导和帮助患者缓解疼痛。①用鼻深吸气，然后张口慢慢呼气，如此有节奏地反复进行。②指导患者通过分散注意力、行为疗法等来缓解疼痛。③采用局部热疗法。除急腹症外，可用热水袋热敷疼痛局部。④腹痛剧烈时，遵医嘱合理应用解痉、镇痛药，并观察治疗效果和不良反应。严禁未明确诊断前随意使用强镇痛药，以防掩盖症状、体征而延误病情。对癌症患者，应遵循按需给药的原则。

4. 用药护理　根据病情、疼痛的性质和程度选择性地给予药物止痛，是解除胃肠道疾病疼痛的重要措施。一般在疼痛发生前用药要比剧烈疼痛时用药效果好，且剂量偏小。用药后应注意加强观察，防止不良反应、耐药性和成瘾性的产生，如阿托品有加快心率、口干、面色潮红等不良反应，哌替啶、吗啡有成瘾性，吗啡还可抑制呼吸中枢等，故疼痛减轻或缓解后应及时停药。

5. 心理护理　对患者进行心理疏导，说明紧张、恐惧等不良情绪可使疼痛加重，而精神放松、情绪稳定、适当应用放松术等可提高对疼痛的耐受性，使疼痛减轻。

三、腹泻

腹泻（diarrhea）指排便次数增多，每日超过 3 次，大便不成形，或带有黏液、脓血或未消化吸收的食物。

腹泻可分为急性腹泻和慢性腹泻，腹泻时间超过 2 个月者为慢性腹泻。严重腹泻可造成脱水、电解质紊乱及代谢性酸中毒，长期慢性腹泻可导致营养不良或全身衰竭。

一般小肠性腹泻多为水样泻或大便稀薄，无里急后重，常有脐周疼痛；大肠性腹泻可出现黏液血便、脓血便或果酱样大便，多有里急后重感。

引起腹泻的常见原因如下。①肠黏膜因炎症、溃疡等导致腹泻。②胃、胰、肝、胆系统疾病引起的消化不良或肠道吸收功能不良。③胃肠道水和电解质分泌过多或吸收受抑制引起腹泻。

（一）护理评估

1. 病史　询问腹泻发生的时间、起病原因或诱因、病程长短；粪便的性状、次数及量、气味和颜色；有无腹痛及疼痛部位；有无里急后重、恶心呕吐、发热等伴随症状。

2. 身体状况　观察患者生命体征、神志、尿量、皮肤弹性等，注意有无水电解质紊乱、酸碱失衡、血容量减少及营养状况；肛周皮肤有无红肿、糜烂等。

3. 心理－社会因素　有无长期或频繁腹泻而产生的精神紧张、焦虑不安等。

4. 辅助检查　①正确采集新鲜粪标本，做显微镜检查，必要时做细菌学检查。②对急性腹泻者，应注意监测血清电解质、酸碱平衡的状况。

（二）常用护理诊断

1. 腹泻　与肠道疾病或全身性疾病有关。

2. 体液不足　与大量腹泻引起失水有关。

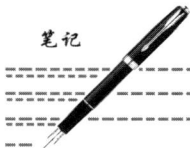

（三）护理措施

1. 一般护理

（1）活动与休息：急性起病、全身症状明显的患者应卧床休息，注意腹部保暖，以减弱肠道运动，减少排便次数，并可缓解伴随的腹痛症状；慢性轻症者可适当活动。

（2）饮食护理：饮食以少渣、低脂、易消化、低纤维素、避免生冷和刺激性食物为原则，急性腹泻者应根据病情和医嘱选择禁食、流食、半流食或软食，注意增加水和钠盐的摄入。

2. 病情观察 严格记录排便次数、量、性状及每日出入量，注意观察伴随症状。急性严重腹泻时，应监测患者生命体征、神志、尿量、皮肤弹性，注意有无脱水征、电解质紊乱及代谢性酸中毒表现。

3. 对症护理 对于排便频繁者，应注意保护其肛周皮肤，嘱其排便后用软纸擦拭并用温水清洗肛周，保持肛周皮肤清洁干燥，必要时涂凡士林或抗生素软膏，并为患者提供床旁便器。

4. 用药护理 应用止泻药时注意观察患者排便情况，腹泻得到控制应及时停药；应用解痉止痛药时，注意观察药物不良反应等；遵医嘱及时补充水分、电解质和营养物质，口服补液时应少量多次饮用，为改善口感和预防恶心，可在口服液中加入少量果汁；静脉补液时，注意输液速度的调节，特别是老年人输液速度不宜过快，以免诱发肺水肿。

5. 心理护理 耐心解释病情，稳定患者情绪，鼓励患者积极配合检查和治疗。

四、呕血与黑便

参见本章第十节。

第二节 胃炎患者的护理

引导案例

患者，男，40 岁，因上腹疼痛伴呕血、黑便 24 小时入院。患者 24 小时前突发上腹痛，为持续性钝痛，伴恶心、腹胀，无呕吐，不伴发热，6 小时前排黑便 2 次，1 小时前呕吐咖啡样胃内容物约 300 ml，伴心悸、头晕。既往无肝炎、肝硬化病史，无消化性溃疡史，无出血性疾病史，无药物过敏史。护理体检：神志清楚，T 37 ℃，P 90 次/分，BP 110/70 mmHg。巩膜无黄染，结膜轻度苍白，心肺无异常。腹软，肝脾未触及，肝肾区无叩击痛，上腹部有轻压痛，无反跳痛，Murphy 征阴性，肠鸣音亢进。辅助检查：血红蛋白 90 g/L；大便潜血试验强阳性；急诊胃镜检查显示，胃黏膜有多处糜烂、水肿及出血点。初步诊断：急性糜烂出血性胃炎。

案例思考：1. 该患者有哪些症状及阳性体征？

2. 该患者的护理诊断有哪些？

3. 应采取哪些护理措施？

胃炎（gastritis）是指各种有害因素所致的一组胃黏膜炎症性病变的疾病。按临床发病的缓急和病程的长短，胃炎一般分为急性胃炎和慢性胃炎两类。

内科护理学

一、急性胃炎患者的护理

急性胃炎（acute gastritis）是指胃黏膜的急性炎症，其主要病变是胃黏膜充血、水肿、糜烂和出血，故常称为急性糜烂出血性胃炎，也称糜烂性胃炎、出血性胃炎或急性胃黏膜病变。急性胃炎的病变可局限于胃窦、胃体，也可波及全胃。

（一）病因和发病机制

引起急性胃炎的主要原因如下。①急性应激：可由严重脏器疾病、大手术、大面积烧伤、休克等引起，胃黏膜缺血和胃酸反弥散进入黏膜。②理化因素：刺激性食物和烈酒、咖啡、药物（如非甾体抗炎药、磺胺类药物、糖皮质激素、铁剂、抗肿瘤药等）及其他因素（如胆汁反流、留置胃管、胃内异物），都可造成物理性胃黏膜损伤，破坏黏膜屏障。③胃黏膜血液循环障碍：常见于老年动脉硬化患者或腹腔动脉栓塞治疗后，血管闭塞造成胃黏膜缺血。④乙醇：乙醇具有的亲脂性和溶脂性可致胃黏膜糜烂及出血。⑤十二指肠胃反流、上消化道动力异常、幽门括约肌功能不全等可致十二指肠内容物、胆汁、肠液和胰液反流入胃，其中的胆汁酸和溶血卵磷脂可致胃黏膜糜烂及出血。

（二）临床表现

1. 症状和体征　多数患者急性起病，症状轻重不一，轻者多无明显症状，仅在胃镜检查时发现。主要表现为上腹饱胀、隐痛、食欲下降、恶心、呕吐等。胃出血常见，一般呈少量、间歇，可自行停止，重者可发生大量出血，表现为呕血和（或）黑便、脱水、酸中毒或休克。持续少量渗血可致贫血。急性应激常以上消化道出血为主要表现。体检时可发现上腹部轻压痛。

2. 并发症　一般预后良好。若由急性应激引起者，可导致上消化道大出血。

3. 辅助检查

（1）粪便检查：大便隐血试验阳性或阴性。

（2）胃镜检查：纤维胃镜可确定诊断，但应在出血后 24～48 小时进行，镜下可见以多发性糜烂、出血灶和黏膜水肿为特征的急性胃黏膜损害。

（三）诊断要点

（1）有服用非甾体抗炎药、饮酒、应激等病史。

（2）呕血、黑便或大便隐血试验阳性。

（3）胃镜检查有特征性表现，可确诊。

（四）处理要点

（1）有急性应激者除积极治疗原发病外，应使用抗酸药及 H_2 受体拮抗药（H_2RA）或质子泵抑制剂（PPI）作为预防措施。

（2）由药物引起病变者应立即停止服用，并用抗酸药治疗。

（3）若已发生消化道大出血者，治疗方法参阅本章第十节。

（五）护理评估

1. 病史　询问患者近期有无酗酒、服药史以及各种应激状况。

2. 身体状况　有无上腹部疼痛、呕吐、呕血、黑便等表现。

3. 心理－社会因素　评估时注意患者心理状态，有无焦虑、恐惧等。

4. 辅助检查　大便隐血是否阳性，胃镜检查结果如何。

（六）常用护理诊断

1. 腹痛　与胃黏膜急性炎症有关。

2. 知识缺乏　缺乏对疾病病因的认识及防治知识。

3. 焦虑　与病情反复发作、出血有关。

（七）护理措施

1. 一般护理　嘱患者卧床休息，身心放松；宜给予患者少渣、温凉、半流质食物；对于少量出血者，可给予米汤等流食中和胃酸，有利于黏膜修复。急性大出血者应禁食，并做好口腔护理。

2. 病情观察　观察疼痛的部位、程度，是否有呕血、黑便。随时监测生命体征的变化，若出现休克表现，迅速配合医生抢救。

3. 对症护理　疼痛时遵医嘱给予物理或药物止痛，若有出血，按上消化道出血护理。对于严重呕吐者，应记录出入量，并及时纠正水电解质紊乱。

4. 用药护理　指导患者正确服用药物，用药方法和注意事项见本章第三节。

5. 心理护理　护理人员应安慰和稳定患者情绪，解释有关急性胃炎的基本知识，向患者说明只要及时治疗、护理得当，就能获得满意效果，以解除其紧张、焦虑情绪。

6. 健康指导　①养成良好的生活习惯，注意劳逸结合，避免紧张劳累，保持心情愉快。②注意饮食卫生，进食要有规律，避免刺激性食物及浓茶、咖啡等，要戒烟、限酒。③避免使用对胃黏膜有刺激的药物，必须使用时可饭后服药或同时服用制酸药。

二、慢性胃炎患者的护理

慢性胃炎（chronic gastritis）是指各种病因所致的胃黏膜慢性炎症。慢性胃炎按病变的解剖部位分为慢性胃窦炎（B型胃炎）和慢性胃体炎（A型胃炎）两类，前者最常见。

（一）病因和发病机制

病因未明，可能的主要病因如下。

1. 幽门螺杆菌（Hp）感染　目前被认为是引起B型胃炎最主要的病因。

2. 自身免疫　A型胃炎患者体内可发现抗壁细胞抗体和抗内因子抗体，提示该型胃炎和自身免疫有关。

3. 理化因素　长期服用刺激性饮料和食物、药物及各种原因引起的十二指肠液反流会削弱或破坏胃黏膜的屏障功能。

4. 其他因素　老年胃黏膜退行性变、胃黏膜营养因子缺乏，以及某些疾病等也可使胃黏膜易于受损。

（二）临床表现

1. 症状与体征　慢性胃炎病程迁延，缺乏特异性症状。部分患者有上腹部饱胀不适，尤以餐后明显，无规律的上腹部隐痛、嗳气、泛酸、呕吐等消化不良症状，A型胃炎可出现厌食、贫血、体重减轻。可有上腹部压痛。

2. 并发症　一般预后良好，病变加重演变为胃癌者极少。

3. 辅助检查

（1）胃镜及胃黏膜活组织检查：是最可靠的确诊方法，可确定病变部位。可通过胃黏膜活组织检查确定病变类型。

（2）胃液分析：A 型胃炎有胃酸缺乏；B 型胃炎则胃酸正常，偶有胃酸增多。

（3）血清学检查：A 型胃炎时血清促胃液素水平明显升高，抗壁细胞抗体和抗内因子抗体阳性；B 型胃炎时血清促胃液素水平是否下降，视病情而定，也可有抗壁细胞抗体，但滴度低。测定维生素 B_{12}，正常人在空腹状态下血清维生素 B_{12} 的浓度为 300～900 ng/L。

（4）Hp 检测：B 型胃炎 90% 以上为阳性。

（三）诊断要点

（1）有反复上腹胀痛及消化不良表现，病程迁延。

（2）胃镜及胃黏膜活组织检查有阳性结果时可确诊。

（四）处理要点

（1）病因治疗。

（2）抗 Hp 治疗：B 型胃炎活动期可采用铋剂或 PPI、抗生素三联治疗（见本章第三节）。

（3）对症治疗：胃酸增高者可应用抗酸药，胃酸缺乏者可服用稀盐酸、胃蛋白酶合剂；有胃动力障碍者用多潘立酮等。A 型胃炎无特殊治疗，如有恶性贫血时可肌内注射维生素 B_{12}。

（五）护理评估

1. 病史　询问有无不良饮食习惯，是否吸烟、嗜酒，有无肝、胆等疾病及用药史、家族史。

2. 身体状况　上腹部有无压痛，有无贫血、舌炎及消化道症状。

3. 心理－社会因素　有无因病程迁延、症状交替出现而产生的焦虑情绪，有无因害怕癌变而出现的恐惧。

4. 辅助检查　有无胃酸缺乏或增高，胃镜及胃黏膜活组织检查是否为阳性。

（六）常用护理诊断

1. 腹痛　与胃黏膜的炎性病变有关。

2. 营养失调：低于机体需要量　与食欲缺乏、消化吸收不良有关。

3. 知识缺乏　缺乏慢性胃炎病因和防治方面的知识。

4. 焦虑　与病情迁延、担心癌变有关。

（七）护理措施

1. 一般护理

（1）休息与活动：指导患者规律生活，注意劳逸结合；急性发作期患者应卧床休息。

（2）饮食护理：饮食要有规律性，要选择维生素丰富、高蛋白质、易消化的食物，避免粗糙、辛辣、坚硬的食物；要细嚼慢咽、避免暴饮暴食；要戒除烟酒；对胃酸缺乏者酌情食用山楂等酸性食物。

2. 对症护理　主要是减少或避免损害胃黏膜的因素，如有胆汁反流时应遵医嘱使用考来烯胺等药物；因其他疾病需用阿司匹林、激素、铁剂等对胃黏膜损害较大的药物时嘱患者饭后服药；患者腹痛时可遵医嘱用解痉药，也可局部热敷；腹胀者可用多潘立酮、多酶片、胃蛋白酶等药物；注意观察疼痛的发展动态，避免随意使用止痛药，以免掩盖症状，延误病情。

3. 用药护理　在治疗 Hp 感染的药物中，铋剂可引起便秘、舌苔及大便呈灰黑色，应向患者说明，并嘱患者用吸管直接吸入；服用阿莫西林、甲硝唑易出现胃肠道反应，应注意观察。

4. 心理护理　患者因症状反复出现会产生焦虑，部分患者因担心癌变而出现恐惧等不良情绪，应安慰和稳定患者情绪，说明本病经正规治疗是可以逆转的，使患者树立治疗信心，减轻患者的心理负担。

5. 健康指导

（1）疾病知识指导：向患者及家属讲解本病的诱发因素；告知患者要养成良好的生活习惯，注意劳逸结合，避免紧张劳累，保持心情愉快；指导患者加强饮食卫生和饮食营养，养成有规律的饮食习惯，戒除烟酒，避免使用对胃黏膜有刺激性的药物；告知患者及家属本病易复发，Hp 感染严重时可出现急性胃炎的表现，部分病例可有癌变倾向，嘱患者定期复查。

（2）用药指导：嘱患者按医嘱服药，并向患者和家属介绍常用药物的用法、疗程及其注意事项。

第三节　消化性溃疡患者的护理

引导案例

患者，男，45 岁，汽车驾驶员。反复中上腹疼痛 3 年余，疼痛呈烧灼感，常有午夜痛，伴恶心、反酸，进食后疼痛能缓解。近日来疼痛加重，恶心、反酸等症状更明显，解黑便 1 次，粪便呈柏油样，患者入院接受治疗。患者有吸烟（每日 40～50 支）和饮浓茶的生活嗜好，饮食习惯偏于辛辣，饮食无规律，经常处于饱餐和过饥之中。护理体检：T 36.6 ℃，P 98 次/分，R 22 次/分，BP 120/80 mmHg，意识清楚，表情痛苦，脸色稍苍白，未发现心肺异常。腹软，未见胃肠型及胃肠蠕动波，上腹部偏右有轻微压痛，无反跳痛及肌紧张，肝、脾未触及。辅助检查：血常规示红细胞 3.8×10^{12}/L，血红蛋白 115 g/L，2 年前 X 线钡餐检查结果显示十二指肠球部变形。初步诊断：十二指肠溃疡。

案例思考：1. 该患者有哪些症状及阳性体征？

2. 该患者的护理诊断是哪些？

3. 应采取哪些护理措施？

消化性溃疡（peptic ulcer，PU）系指胃、十二指肠黏膜被胃消化液消化而形成的慢性溃疡。消化性溃疡可发生于食管下段、胃、十二指肠、胃空肠吻合术后，但临床上溃疡的发生以胃及十二指肠球部最为多见，故又分别称为胃溃疡（gastric ulcer，GU）和十二指肠溃疡（duodenal ulcer，DU）。临床上 DU 较 GU 多见，两者之比约为 3∶1，GU 较 DU 发病年龄约晚 10 年。本病患者中，男性较女性多见。本病好发于秋冬和冬春之交的寒冷季节。

一、病因和发病机制

病因和发病机制尚未十分明确，一般认为与下列因素有关。

1. 胃酸和胃蛋白酶分泌增多 消化性溃疡的形成最终是由于胃酸和胃蛋白酶的消化作用所致。其中又以胃酸分泌增多更为重要，抑制胃酸分泌能促进溃疡愈合，因此胃酸的存在是溃疡发生的决定因素，故常有"无酸就无溃疡"之说。过多的胃酸可促使更多的胃蛋白酶原转变成具有活性的胃蛋白酶，因而加强了胃酸、胃蛋白酶的消化作用。

2. 幽门螺杆菌（Hp）感染 研究表明，临床上消化性溃疡患者的 Hp 感染率可达80％以上，而成功根除 Hp 后，不仅促进了溃疡愈合，而且显著降低了溃疡病的复发率。Hp 感染是慢性胃窦炎的主要病因。几乎所有的 DU 患者均同时患有慢性胃窦炎，而且GU 大多数在慢性胃窦炎基础上发生。这些都说明 Hp 感染与溃疡病的发生有着密切的关系。

3. 非甾体抗炎药和糖皮质激素 阿司匹林、吲哚美辛等非甾体抗炎药不仅能直接穿透上皮细胞膜破坏黏膜屏障，而且能通过抑制前列腺素合成，削弱其对胃和十二指肠黏膜的保护作用，进而发生消化性溃疡。

4. 遗传因素及其他因素 研究表明，遗传因素与消化性溃疡有关，如 O 型血人群中患 DU 者较其他血型者高出 40％；精神紧张、工作负担过重、过度悲愤等应激反应可引起溃疡病的发生；吸烟、嗜酒、饮食失调、胃和十二指肠运动异常等，均可诱发溃疡的发生。

总之，消化性溃疡的形成是由于胃、十二指肠黏膜的保护因素与损害因素失衡所致。黏膜的保护因素包括黏膜屏障、前列腺素的细胞保护、黏膜血流量等，它们均能增强黏膜上皮细胞的更新，维持黏膜的完整性。黏膜的损害因素主要是胃酸和胃蛋白酶的消化作用，其次是胆盐、胰酶、药物等。若损害因素加强或保护因素削弱，则可能导致黏膜病损，胃酸和胃蛋白酶的自身消化作用引起溃疡的发生。正常情况下胃酸并不损害黏膜，主要是黏膜屏障阻止 H^+ 的反弥散，只有在黏膜因某种因素发生病损后，胃酸和胃蛋白酶才起自身消化作用，发生溃疡。研究表明，GU 在发病机制上以黏膜屏障功能障碍为主，而十二指肠球部溃疡则以高胃酸分泌起主导作用。

GU 好发于胃窦小弯部，DU 好发于十二指肠球部。溃疡一般为单个，也可多个，呈圆形或椭圆形，直径 <10 mm，GU 可比 DU 稍大，溃疡边缘光整、底部洁净，由肉芽组织构成，上面覆盖有灰白色或灰黄色纤维渗出物，活动性溃疡周围黏膜常有炎性水肿。溃疡浅者累及黏膜下层，深者达肌层甚至浆膜层。

二、临床表现

临床表现不一，部分患者可无症状，部分以出血、穿孔为首发症状。典型的消化性溃疡具有慢性反复发作过程、周期性发作和节律性上腹痛三大特点。

（一）症状

1. 上腹部疼痛 为主要症状。其疼痛部位、性质、发作时间、节律持续时间等依溃疡部位的不同而有其各自的特点（表 4-2）。

（1）节律性：疼痛具有节律性，GU 多发生在进食后，临床上多有进食→疼痛→缓解的规律；DU 多发生在空腹和夜间，临床上多有疼痛→进食→缓解的规律；疼痛的节律性消失提示可能发生并发症。

（2）周期性发作：多发生于秋冬或冬春之交，发作期和缓解期交替出现。

（3）部分患者可伴有嗳气、反酸、流涎、恶心、呕吐等消化不良的表现。

表 4 - 2　胃溃疡和十二指肠溃疡疼痛的特点比较

比较内容	胃溃疡	十二指肠溃疡
疼痛部位	剑突下正中或偏左	上腹正中或偏右
疼痛性质	隐痛、胀痛、灼痛	钝痛、灼痛或剧痛,也可有饥饿样、胃内嘈杂样不适感
疼痛发作时间	进食后 0.5 ~ 1 小时,至下次进餐前缓解,较少发生于夜间	进食后 2 ~ 3 小时,至下次进餐后缓解,常在午夜发生疼痛
疼痛节律	进食→疼痛→缓解	疼痛→进食→缓解
疼痛持续时间	1 ~ 2 小时后逐渐缓解,至下次进餐后再现上述节律	餐后 2 ~ 4 小时,下次进餐后缓解

2. 全身症状　可有失眠、多汗、脉缓等自主神经功能紊乱的表现。GU 患者因进食疼痛而影响食欲,久之可导致营养不良、消瘦及贫血。DU 患者往往由于进食可缓解疼痛而频繁进食,体重可增加,但如果有慢性出血可引起贫血。

（二）体征

溃疡活动时上腹部可有局限性压痛,缓解期无明显体征。

（三）特殊类型的消化性溃疡

1. 无症状性溃疡　老年人多见（15% ~ 35%）,无任何症状,只是在体检中发现或出现并发症时发现。

2. 老年人消化性溃疡　位于胃体上部的高位溃疡较多见。症状不典型,疼痛多无规律。表现为食欲缺乏、恶心与呕吐,消瘦、贫血较突出,需与胃癌鉴别。

3. 复合性溃疡　指 GU 和 DU 同时存在,DU 先于 GU,症状无特异性,幽门梗阻率高于单独的 DU 和 GU,而复合性溃疡中的 GU 较单独的 GU 癌变率低。

4. 幽门管溃疡　较少见,常伴胃酸分泌过高。主要表现为餐后立即出现较为剧烈而无节律的中上腹痛,对抗酸药反应差,易出现幽门梗阻、穿孔、出血等并发症。

5. 球后溃疡　指发生于十二指肠球部以下的溃疡,多位于十二指肠乳头的近端。常表现为夜间痛和背部放射痛,并发大量出血者也多见。

（四）并发症

1. 出血　是最常见的并发症,占本病的 10% ~ 25%。因溃疡侵蚀周围血管而引起出血,出血量与被侵蚀血管的大小有关,可出现呕血、黑便,甚至低血容量性休克。常由服用非甾体抗炎药诱发。

2. 穿孔　急性穿孔是 GU、DU 常见的严重并发症,见于 2% ~ 10% 的病例。急性穿孔的特征性表现为突发的上腹剧痛,大汗淋漓,烦躁不安,服制酸药不能缓解,当炎症迅速波及全腹时,则出现急性弥漫性腹膜炎的体征。

3. 幽门梗阻　多发生于 DU 和幽门管溃疡。表现为持续性上腹痛,频繁呕吐,呕吐物为大量的呈酸腐味的宿食,呕吐后腹部症状减轻。严重及频繁呕吐可导致水电解质紊乱、营养不良。一般出现的急性梗阻者,多为炎症引起溃疡周围组织充血、水肿和幽门平滑肌痉挛所致,梗阻多为暂时性的,一旦炎症及水肿消退,梗阻症状随即好转。慢性梗阻多由于溃疡愈合后瘢痕挛缩所致,梗阻症状呈持久性。

4. 癌变　少数 GU 可发生癌变,概率 <1%,DU 患者尚无发生癌变的报道。有慢性

GU 病史、年龄在 45 岁以上、溃疡顽固不愈、患者疼痛节律性改变或消失、进行性消瘦、粪潜血试验持续阳性者应考虑有癌变的可能，应及时做胃镜检查以明确诊断。

（五）辅助检查

1. 纤维胃镜检查　对消化性溃疡有确诊价值。可直接观察溃疡部位、病变大小、性质，并可取活体组织做病理检查。

2. X 线钡餐检查　溃疡的 X 线直接征象为龛影，是诊断的重要依据。

3. 粪潜血试验　阳性多提示溃疡处于活动期，经治疗仍持续阳性时，应警惕癌变的可能。

4. 胃液分析　GU 患者胃酸分泌正常或稍低，DU 患者则常有胃酸分泌增高。

5. Hp 检测　为消化性溃疡诊断的常规检查项目。

三、诊断要点

（1）有慢性、周期性、节律性中上腹疼痛的病史，可做出初步诊断。

（2）胃镜检查和 X 线钡餐检查有相应征象，即可确诊。

四、处理要点

治疗原则：去除病因，缓解症状，促进溃疡愈合，防止复发和避免并发症。

（一）去除病因

生活要有规律，避免过劳和精神紧张；坚持健康的饮食方式，戒烟、禁酒；避免应用阿司匹林、利血平等易导致溃疡的药物。

（二）一般治疗

一般治疗主要是指调整患者的生活方式、饮食和不良心理状况等。

（三）药物治疗

药物治疗时主要用降低胃酸、保护胃黏膜和抗幽门螺杆菌的药物。

1. 降低胃酸的药物　包括制酸药和抑制胃酸分泌药两类。制酸药包括碳酸氢钠、氢氧化铝凝胶等，其作用主要是中和胃酸，降低胃蛋白酶活性，减少胃酸对胃黏膜的损害，缓解疼痛，促进溃疡愈合。抑制胃酸分泌药主要有 H_2 受体拮抗药（H_2RA）和质子泵抑制剂（PPI）两类。①H_2 受体拮抗药：H_2RA 是治疗 GU 和 DU 的常用药物，临床常用西咪替丁、雷尼替丁、法莫替丁和罗沙替丁等，此类药物主要通过竞争性结合 H_2 受体，使壁细胞分泌胃酸减少；研究表明，H_2RA 治疗 GU 和 DU 的愈合率分别为 80% ~95% 及 90% ~95%。②质子泵抑制剂：PPI 是已知的作用最强的胃酸分泌抑制剂，代表药物有奥美拉唑、兰索拉唑等，这类药物抑制壁细胞分泌 H^+ 的最后环节 $H^+ - K^+ - ATP$ 酶（质子泵），有效地减少胃酸分泌，其作用时间长，疗效优于 H_2RA。研究表明，PPI 治疗 GU 和 DU 4 周的愈合率分别为 80% ~96% 及 90% ~100%。

2. 保护胃黏膜的药物　①枸橼酸铋钾：其作用机制是在酸性胃液中，能与溃疡面渗出的蛋白质相结合，形成一层保护膜覆盖于溃疡，使之不受胃酸侵袭；并能吸附表皮生长因子和胃液的纤维母细胞生长因子，使枸橼酸铋钾集中在溃疡面，促进上皮重建；还可杀灭幽门螺杆菌。②硫糖铝：在酸性环境中形成糊状黏稠物，附着于溃疡面，阻止胃酸侵袭溃疡面，有利于溃疡修复，并对黏膜起保护作用。③近年来应用的胃黏膜保护药还有：表皮生长因子、生长抑素及前列腺素类药物等。

3. 抗 Hp 药物　现已公认根除 Hp 有助于溃疡愈合，降低溃疡复发率。常以一种质子泵抑制剂或一种胶体铋剂为基础用药，加上克拉霉素、阿莫西林、甲（替）硝唑类 3 种抗菌药物中的 2 种，组成三联疗法（表 4 - 3）。

表 4 - 3　根除 Hp 的三联疗法

PPI 或胶体铋剂	抗菌药物
奥美拉唑　40 mg/d	克拉霉素　500 ~ 1000 mg/d
兰索拉唑　60 mg/d	阿莫西林　1000 ~ 2000 mg/d
胶体次枸橼酸铋　480 mg/d	甲（替）硝唑　800 mg/d
选择 1 种	选择 2 种

注：上述剂量分 2 次服用，疗程 7 ~ 14 天。

（四）手术治疗

手术治疗适用于消化性溃疡并发急性穿孔、瘢痕性幽门梗阻、大量出血经内科紧急处理无效和恶性溃疡等并发症的患者。

五、护理评估

1. 病史　询问患者首次发病时间，有无诱因，如天气变化、饮食不当或情绪波动等；疼痛与进食的关系及其规律性；以往发病时疼痛的部位及性质，使疾病缓解或加重的因素；有无恶心、呕吐、嗳气、反酸，有无呕血和黑便；是否嗜烟酒，有无服用阿司匹林类药物史；有无溃疡病家族史及患者的性格特征；曾做过何种检查及治疗，效果如何。

2. 身体状况　观察患者有无贫血貌、痛苦表情，有无消瘦，生命体征是否正常。检查上腹有无固定压痛点，腹部有无胃蠕动波，有无腹膜刺激征，肠鸣音是否减弱或消失等。

3. 心理 - 社会因素　溃疡病呈慢性过程，有周期性发作和节律性疼痛的特点，评估时注意患者有无因此而产生的焦虑、忧郁等不良情绪，有无长期精神紧张、强烈精神刺激等心理 - 社会因素及个性特点和行为方式，并评估家属对疾病的认识及对患者的态度。

4. 辅助检查　红细胞、血红蛋白是否减少；大便隐血是否阳性；胃液分泌量是否正常、增多或降低；X 线钡餐有无典型的溃疡龛影；纤维胃镜及胃黏膜活组织检查病变部位性质如何；Hp 检测是否阳性等。

六、常用护理诊断

1. 腹痛　与 GU 和 DU 有关。
2. 营养失调：低于机体需要量　与食欲下降和因疼痛畏食有关。
3. 焦虑　与病情反复发作，出现并发症使病情加重有关。
4. 潜在并发症　消化道出血、穿孔、幽门梗阻、癌变。

七、护理措施

（一）一般护理

1. 休息与活动　指导患者生活要有规律，避免过度劳累和精神紧张，吸烟者宜戒烟；溃疡病急性发作腹痛剧烈或合并出血等并发症的患者应卧床休息。

2. **饮食护理** 合理饮食可避免疼痛发作，促进溃疡愈合和恢复全身状况。①指导患者定时进餐，使胃酸分泌有规律；每餐不宜过饱，少食多餐，以免胃窦部过度扩张而刺激胃酸分泌。②忌食刺激性强的食物及产气性食物，其中机械性刺激较强的食物包括生、冷、粗、硬类食物；化学性刺激较强的食物多为产酸类食物或刺激胃酸大量分泌类食物，如浓肉汤、咖啡、油炸食物、酸辣食物、香料等调味品及碳酸饮料等；产气性食物如葱头、芹菜、玉米、干果等。同时还应戒除烟酒。③选择营养丰富、易消化的食物，主食以面食为主，因面食较柔软、含碱、易消化；不习惯于面食者可以用软饭、米粥代替。蛋白质类食物具有中和胃酸作用，适量饮用脱脂淡牛奶能稀释胃酸，宜安排在两餐之间饮用，因牛奶中所含钙质被吸收后反过来刺激胃酸分泌，故不宜多饮。脂肪到达十二指肠时可使小肠分泌肠抑胃泌素，抑制胃酸分泌，但又因其可使胃排空延缓而促进胃酸分泌，所以脂肪的摄入应适量。

（二）病情观察

注意观察疼痛的部位、性质、发作规律、呕吐物及粪便颜色、性质。对呕吐量大者应记录出入液量，并注意监测酸碱代谢和电解质变化。

（三）对症护理

（1）帮助患者减少或去除加重或诱发疼痛的因素。①停服非甾体抗炎药。②避免食用刺激性食物。③戒除烟酒。

（2）注意观察和了解患者疼痛的规律和特点，十二指肠溃疡患者常有空腹痛或夜间痛，指导患者在疼痛前进食制酸性食物（如苏打饼干）或服用制酸药物，以防疼痛发生；疼痛发作时采取弯腰、按压疼痛部位等方法，以缓解疼痛，也可采用局部热敷或针灸止痛。

（四）用药护理

遵医嘱应用治疗消化性溃疡药物时，告知患者用药注意事项，并密切观察疗效和不良反应。

（1）制酸药（碳酸氢钠、氢氧化铝凝胶等）应在餐后1小时和睡前服用。制酸药乳剂在给药前要充分摇匀，服用片剂时应嚼服。制酸药与奶制品相互作用可形成络合物，要避免同时服用。酸性的食物及饮料不宜与制酸药同服。

（2）H_2受体拮抗药应在餐中或餐后即刻服用，也可睡前服用。但不能与制酸药同时服用，如需同时服用，则两药应间隔1小时以上。静脉输入H_2受体拮抗药时要注意控制速度，速度过快可引起低血压和心律失常，用药期间注意监测肝、肾功能和血常规。

（3）服用奥美拉唑可引起头晕，特别是用药初期症状明显。在服药期间，应嘱患者避免开车或做其他注意力高度集中的工作。

（4）胃黏膜保护剂宜在餐前30分钟和睡前服用，胶体铋剂可致粪色发黑，应向患者说明。

（5）硫糖铝片只在酸性条件下有效，故对DU疗效好，应在饭后2～3小时给药，也可与抗胆碱药同服，不能与多酶片同服，以免降低两者的效应。

（6）甲硝唑可引起恶心、呕吐、厌食等胃肠道反应，可按医嘱用甲氧氯普胺、维生素B_6等拮抗。

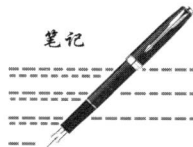

（五）并发症护理

1. 出血 卧床休息，头偏向一侧，以防窒息；安慰患者，消除其紧张心理；出血量少的患者可进温凉、清淡、流质饮食，以减少胃收缩、中和胃酸；大出血者应禁食，迅速建立静脉通道，同时抽血查血型、配血备用，及时无误地按医嘱实施各项止血及维持有效血液循环的措施；密切观察生命体征及面色、肢体温度、尿量、呕血和黑便的量与性状等，准确记录出入液量，动态监测红细胞、血红蛋白及血细胞比容、血尿素氮等。

2. 穿孔 一旦确定有急性穿孔，应立即禁食、禁水，插置胃管抽吸胃内容物并做胃肠减压；患者若无休克症状可将床头抬高 35°～45°，以利于胃肠漏出物向下腹部及盆腔引流，并可松弛腹肌，减轻腹痛及有毒物的吸收；迅速建立静脉通道、输液、做好备血等各项术前准备工作。

3. 幽门梗阻 轻者可进少量流食，重者禁食、胃肠减压、静脉维持营养，纠正水、电解质和酸碱失衡，观察患者呕吐物的量、性质、气味，准确记录出入液量；必要时在清晨和睡前可给予 3% 盐水或 2% 碳酸氢钠溶液洗胃；加强支持疗法，静脉补液（每日 2000～3000 ml），以保证机体能量的供给。

（六）心理护理

加强与患者的沟通和交流，向患者解释疼痛的原因，讲解有关疾病知识，指导患者学习松弛的技巧及分散注意力的方法，消除焦虑和紧张心理。

（七）健康指导

1. 生活指导 指导患者生活要有规律，避免精神过度紧张，保持良好的心态，长时间脑力劳动后要适当活动。

2. 饮食指导 帮助患者纠正不良生活饮食习惯，勿暴饮暴食，戒烟禁酒，建立合理的饮食结构。

3. 用药指导 教会患者正确的服药方法，教会患者观察药物疗效及不良反应，嘱患者遵医嘱坚持用药，勿用或慎用对胃黏膜有损害的药物，如阿司匹林、泼尼松等。

4. 疾病知识指导 定期复查，并指导患者了解消化性溃疡及其并发症的相关知识和识别方法，若上腹疼痛节律性发生改变并加剧，或出现呕血、黑便时，应立即就医。

第四节 肠结核与结核性腹膜炎患者的护理

引导案例

患者，男，26 岁，腹泻、便秘交替半年，每天腹泻 3～4 次，粪便呈糊状，无黏液和脓血，无里急后重，偶有便秘发生，伴低热、乏力、盗汗。护理体检：T 37.8 ℃，P 86 次/分，R 20 次/分，BP 120/80 mmHg，右下腹可扪及肿块，质地中等，伴轻度压痛。

案例思考：1. 该患者最可能的诊断是什么？

2. 该患者的护理诊断有哪些？应采取哪些护理措施？

肠结核（intestinal tuberculosis）是结核分枝杆菌引起的肠道慢性特异性感染，多继发于肠外结核病。本病以青壮年多见，女性略多于男性。

内科护理学

结核性腹膜炎（tuberculous peritonitis）是由结核杆菌引起的慢性腹膜炎症，发病率仅次于肺结核及肠结核，可发生于任何年龄，以儿童、青壮年多见，女性略多于男性，男女之比为（1.2~2.0）:1。

一、病因和发病机制

肠结核多数由人型结核杆菌感染引起，少数可由牛型结核杆菌感染致病。肠结核的感染途径如下。①胃肠道感染：是感染的主要途径。排菌的肺结核患者可因经常咽下带有结核杆菌的痰液而致病；或经常与开放性肺结核患者共餐，忽视餐具消毒而感染；或饮用未经消毒的带菌牛奶或乳制品等。②血行感染：肠外的结核病灶经血行播散而侵犯肠道。③直接蔓延：腹腔内结核病灶（如女性的盆腔结核）可直接蔓延而侵犯肠壁。

结核性腹膜炎的感染途径以腹腔内的结核病灶直接蔓延为主，输卵管结核、肠系膜淋巴结结核、肠结核等为常见的原发病灶。少数病例由血行播散引起。

肠结核主要好发于回盲部，其次为升结肠等。结核杆菌进入肠道后，含有结核杆菌的肠内容物因生理原因在回盲部停留时间较长，且回盲部淋巴组织丰富，淋巴组织容易受结核杆菌侵犯。因此，肠结核好发于回盲部。

人体感染后是否发病与机体的免疫力和结核杆菌的毒力和数量有关。如果入侵的结核杆菌数量多、毒力强，而人体的免疫功能低下或因胃肠道功能紊乱引起局部抵抗力下降，可以引起发病。

肠结核的病理变化随人体对结核杆菌的免疫力与变态反应的情况而定，当人体变态反应强时，病变以炎症渗出为主；当感染菌数量多、毒力大时可发生干酪样坏死，形成溃疡，称为溃疡型肠结核；若机体免疫状况好、感染轻则表现为肉芽组织增生和纤维化，称为增生型肠结核；兼有溃疡增生两种病变者称为混合型肠结核。

结核性腹膜炎的病理改变可分为3种类型，即渗出型、粘连型及干酪型，其中以粘连型最多见，渗出型次之，干酪型最少。在疾病的发展过程中，可由一种类型转变为另一种类型，或两三种类型同时存在，即混合型。①渗出型（又称腹水型）：腹膜充血、水肿，表面覆有纤维蛋白性渗出物，并有无数大小不等的粟粒样黄白色或灰白色结核结节，可融合成较大的结节或斑块，腹水少量至中等量，呈草黄色，有时可为血性腹水，偶见乳糜样腹水。②粘连型：常由渗出型在腹水吸收后形成，也可一开始就表现为粘连型，腹腔内仅有少量腹水，有大量纤维组织增生，腹膜、肠系膜明显增厚，肠袢相互粘连，并可和其他脏器紧密缠结，易发生肠梗阻。③干酪型（小房型）：多由渗出型或粘连型演变而来，主要病变为干酪样坏死，伴不同程度的粘连，在腹腔内形成局限性积液或干酪样脓肿。

二、临床表现

（一）症状与体征

肠结核起病缓慢，病程长，且早期症状不明显。肠结核一般见于中青年，女性:男性约为1.85:1。

1. 腹痛　为常见症状，肠结核多位于右下腹，同时常有上腹或脐周疼痛，是回盲部病变引起的牵涉痛。疼痛性质一般为隐痛或钝痛。进食后可诱发或加重，由于回盲部病变使胃回肠反射或胃结肠反射亢进，进食促使病变肠曲痉挛或蠕动加强，从而出现腹痛

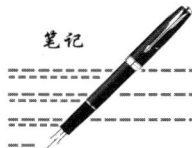

与排便，排便后即有不同程度缓解。增生型肠结核并发肠梗阻时，可出现腹部绞痛、腹胀、肠鸣音亢进、肠型及肠蠕动波。结核性腹膜炎多位于脐周和下腹，有时为全腹部。

2. 腹泻与便秘　腹泻是溃疡型肠结核的主要临床表现之一。排便次数因病变严重程度和范围不同而异，一般每日 2~4 次，重者每日 10 余次。粪便呈糊状，一般不含黏液、脓血，无里急后重感，重者可含少量黏液、脓血。便秘是增生型肠结核的主要表现。肠结核可出现腹泻与便秘交替的表现。部分结核性腹膜炎患者也可出现腹泻。

3. 腹部肿块　主要见于增生型肠结核及粘连型、干酪型结核性腹膜炎患者，多位于右下腹。

4. 腹胀　结核性腹膜炎患者出现中等量以上腹水，常感腹胀。

5. 全身症状　表现为午后低热、盗汗、乏力、消瘦等结核病的毒血症症状及女性月经失调，甚至可出现维生素缺乏、贫血、营养不良性水肿、脂肪肝等。

6. 体征　患者呈慢性病容，倦怠、消瘦。增生型肠结核常在右下腹扪及肿块，肿块位置较固定、质地中等，伴有轻、中度压痛；粘连型及干酪型结核性腹膜炎，肿块多位于中下腹部。结核性腹膜炎患者有腹壁膨隆（大量腹水）、腹壁柔韧感及压痛。

（二）并发症

可并发肠梗阻、肠出血、肠穿孔。

（三）辅助检查

1. 血液检查　血常规表现为轻、中度贫血；白细胞总数可正常，但分类中可见淋巴细胞增多；红细胞沉降率在病变活动期可明显增高，故临床上常将其作为判断肠结核与结核性腹膜炎病变活动性的指标之一。

2. 粪便检查　粪便常规检查可见少量脓细胞和红细胞，多无特异性；粪便浓缩有时可查到结核杆菌。

3. 影像学检查　X 线胃肠钡餐或钡剂灌肠检查对肠结核的诊断具有重要意义。可见病变肠段黏膜皱襞粗乱，呈激惹状态，并可有肠管狭窄、畸形、充盈缺损等影像改变。

4. 结肠镜检查　可直接观察整个结肠及回盲部，并可取结肠组织做活检，对肠结核的诊断和鉴别有重要价值。

5. 腹腔镜检查　腹腔镜检查及直视下取活组织做病理检查是确诊结核性腹膜炎的最有效方法，适用于腹水型患者，粘连型患者则不宜进行，以防损伤内脏。

6. 腹水检查　腹水为草黄色渗出液，静置后常自行凝固，可行腹水比重、蛋白定量、白细胞计数、腹水浓缩涂片、腹水结核菌培养等检查。

7. 结核菌素试验　若呈强阳性，则有助于诊断。

三、诊断要点

（一）肠结核

（1）青壮年患者有肠外结核，特别是肺结核病史。

（2）有腹泻，腹痛、右下腹压痛、肿块，或原因不明的肠梗阻，伴有发热、盗汗等结核的毒血症症状。

（3）X 线钡餐检查、结肠镜检查及活检有肠结核征象。

（4）结核菌素试验呈强阳性。

（5）对高度怀疑肠结核的病例，如抗结核治疗2～6周症状明显改善，2～3个月后病变明显改善，可做出诊断。

（二）结核性腹膜炎

（1）患者有结核病史，伴有其他器官结核病的证据。

（2）发热、盗汗持续2周以上，一般抗生素治疗无效，红细胞沉降率增快。

（3）腹痛、腹胀、腹部包块或腹壁柔韧感。

（4）腹水为渗出液，以淋巴细胞为主，普通细菌培养阴性。

（5）X线胃肠钡餐检查发现肠粘连等征象。

（6）结核菌素试验呈强阳性。

四、处理要点

治疗原则：消除症状，改善全身情况，促使病灶愈合及防治并发症。

1. 休息与营养　可增强患者的抵抗力，是治疗的基础。

2. 药物治疗　主要是抗结核药物治疗。肠结核多采用短程联合治疗，疗程6～9个月，结核性腹膜炎的疗程应在9个月以上。治疗原则、常用治疗方案、常用药的毒副作用等参见肺结核。对血行播散或结核毒血症严重的患者，在应用有效的抗结核药物治疗的基础上，也可加用肾上腺皮质激素以减轻中毒症状，防止肠粘连及肠梗阻的发生。

3. 对症治疗　对腹痛、腹胀、腹泻与便秘等症状进行相应治疗。对腹痛者，可用解痉剂（阿托品等）；对便秘者，可用开塞露或生理盐水低压灌肠；对腹泻者，纠正水电解质失衡等。腹水型结核性腹膜炎经积极抗结核治疗后，腹水可明显减轻，必要时可放腹水，并在腹腔内注入链霉素、异烟肼、氢化可的松，可以促进腹水吸收并减少粘连。

4. 手术治疗　当并发肠梗阻、肠穿孔、肠道大量出血并经积极抢救不能止血时，应行手术治疗。

五、护理评估

1. 病史　询问患者有无与结核病患者接触史，是否有肠外结核（特别是肺结核）及是否伴有其他器官结核病的病史，是否饮用过未经消毒的牛奶或乳制品。

2. 身体状况　注意有无发热、消瘦、贫血。患者腹痛的部位、性质、程度，有无移动性浊音、腹部包块、腹壁柔韧感及压痛，肠鸣音是否异常。

3. 心理-社会因素　患者有无因病程迁延、经济负担沉重而出现的焦虑和对治疗失去信心等不良心理反应。

4. 辅助检查　是否有贫血、程度如何，红细胞沉降率是否增快；粪便检查有无脓细胞及红细胞，粪便结核杆菌检查是否阳性；X线检查是否有肠管狭窄、畸形、充盈缺损等影像改变；结肠镜检查病变部位性质如何；腹水颜色、静置后是否自行凝固，腹水比重、蛋白定量、白细胞计数结果如何；腹水浓缩涂片找抗酸杆菌、腹水结核菌培养等检查结果如何。

六、常用护理诊断

1. 腹痛　与腹膜炎、肠结核、盆腔结核、肠梗阻、肠穿孔有关。

2. 排便异常　与结核杆菌侵犯肠壁致肠功能紊乱有关。

3. 营养失调：低于机体需要量　与结核的毒血症症状及消化吸收功能障碍有关。

七、护理措施

（一）一般护理

1. **休息与活动**　轻症者注意休息，减少活动量，防止劳累；重症者应卧床休息。
2. **饮食护理**　指导患者摄入高热量、高蛋白、低渣饮食，避免食用多纤维的蔬菜、水果及刺激性食物，忌食冷饮、牛奶和乳制品等，以减轻黏膜炎症，防止肠出血等并发症；急性发作期患者应进食无渣流质或半流质饮食；病情严重者应禁食，并按医嘱给予静脉高营养，以利于炎症减轻。

（二）病情观察

注意观察结核的毒血症症状及腹部症状的变化，如腹痛的部位、性质、程度，腹胀的特点及进展情况，有无肠型和肠蠕动波，以便及时发现肠梗阻、肠穿孔等并发症；观察患者排便次数、大便性状、颜色；监测红细胞沉降率的变化，以判断疾病转归情况。

（三）对症护理

患者腹泻时应避免摄入含纤维素多的食物，保持肛周皮肤清洁，遵医嘱适当使用止泻药物，注意水电解质平衡；出现便秘时，指导患者养成定时排便的习惯，进行腹部按摩，并可用开塞露或生理盐水低压灌肠等通便方法，必要时遵医嘱给予缓泻药；因肠梗阻所致疼痛加重者，应行胃肠减压。

（四）用药护理

向患者介绍规律与全程治疗结核病的重要性，注意按时、按量服药，切忌自行间断用药和停药。向患者讲解所用抗结核药的作用和不良反应，指导患者正确用药，注意观察疗效和预防可能出现的不良反应。

（五）心理护理

向患者介绍结核病的有关知识，消除其顾虑，增强其治疗信心。对因腹痛、腹泻、发热而焦虑不安的患者，多与患者交流，分散其注意力，指出不良心态对疾病可产生不利影响，并教会患者相应的心理防卫机制。

（六）健康指导

（1）向患者及家属讲解结核病的防治知识，特别是肠结核的预防重点是肠外结核，肺结核的早期诊断与积极治疗对于防治肠结核至关重要。

（2）对于开放性肺结核患者，要教育其不要吞咽痰液，以免引起肠结核。注意个人卫生，提倡公筷进餐或分餐制，尽量不与结核患者共餐；鲜牛奶应消毒后饮用。

（3）患者的餐具及用物应进行消毒，粪便应进行消毒处理。

（4）嘱患者注意休息，合理营养，生活规律，避免疲劳、受凉，保持良好心态，以增强抵抗力。

（5）向患者及家属解释坚持规律治疗与全程治疗的重要性，要遵医嘱按时、按剂量服药，切忌自行间断用药或停药，否则会影响疗程和疗效，导致治疗失败；要遵医嘱定期到门诊复查。

第五节 炎症性肠病患者的护理

引导案例

患者，男，32岁，以上腹痛及腹泻、便秘交替3年入院，疼痛常局限于左下腹或下腹部，多为轻、中度痉挛性疼痛，同时有疼痛→便意→便后缓解的规律。腹泻每天达3~4次，粪便呈糊状，常混有黏液和脓血，常伴里急后重，偶有便秘发生。护理体检：T 36.8 ℃，P 76 次/分，R 18 次/分，BP 120/80 mmHg，患者呈慢性病容，精神状况差，左下腹有轻压痛。

案例思考：1. 该患者最可能的诊断是什么？

2. 该患者的护理诊断有哪些？应采取哪些护理措施？

炎症性肠病（inflammatory bowel disease，IBD）是一组病因不明的肠道慢性非特异性炎症性疾病，包括溃疡性结肠炎（ulcerative colitis，UC）和克罗恩病（Crohn disease，CD）。

一、溃疡性结肠炎患者的护理

溃疡性结肠炎是一种病因未明的直肠和结肠的慢性非特异性炎症性疾病。炎症主要累及结肠黏膜和黏膜下层，范围多自直肠开始逆行向近段发展，甚至累及全结肠及末段回肠，呈连续性分布。主要临床表现有腹泻、黏液脓血便、腹痛及里急后重。病情轻重不一，常反复发作。本病多见于20~40岁的成人，男女发病率无明显差别。

（一）病因和发病机制

病因尚未明确，目前认为可能与下列因素有关。

1. 免疫异常 本病的免疫异常已为大多数学者所共识。一般认为是本病的促发因素作用于易感者，激发肠黏膜亢进的免疫炎症反应。

2. 感染 常为本病的诱因。

3. 遗传因素 本病发病率在种族间有明显差别；常有家族集聚现象，有5%~15%患者的血缘家族患有本病，且有单卵双胎同患此病现象，提示遗传因素与本病的发病有关。

4. 其他 精神神经因素、过敏、氧自由基损伤等因素与本病的发生有较大关系。饮食因素、卫生条件、生活方式也可能与发病相关。

（二）临床表现

病程长，呈慢性经过，多表现为发作期与缓解期交替。反复发作的腹泻、黏液脓血便及腹痛是UC的主要临床症状。

1. 症状与体征

（1）腹泻：为最主要症状，发作期均可有腹泻。腹泻程度轻重不一，轻者每日2~4次，粪便呈糊状，常混有黏液、脓血，可有腹泻和便秘交替的现象；严重者腹泻每日可多达10~30次，呈血水样而无粪便。病变在直肠或乙状结肠时常伴里急后重。

（2）腹痛：疼痛常局限于左下腹或下腹部，也可波及全腹。腹痛多为轻、中度，常为痉挛性疼痛，轻者或缓解期患者可无腹痛。临床上多有疼痛→便意→便后缓解的规律。

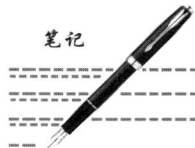

（3）体征：患者呈慢性病容，精神状况差，重者呈消瘦、贫血貌。轻、中型患者仅有左下腹轻压痛，重者可伴有中毒性巨结肠，有肌紧张、压痛、反跳痛等。

（4）其他：消化系统可有腹胀、恶心、呕吐及食欲缺乏等症状。急性发作期患者全身可表现为低热或中等程度发热，重症者可有高热、脉速等中毒症状，易发生低血钾、贫血、低蛋白血症。部分患者可出现与自身免疫相关的肠外症状，如结节性红斑、关节炎等。

2. 并发症　可发生中毒性巨结肠、急性肠穿孔、肠梗阻、肠出血和癌变等并发症。

3. 临床分型　根据病情程度一般分为 3 型。

（1）轻度：多见，病变范围小，起病缓慢，症状轻。腹泻每日 4 次以下，少量便血或无便血，无全身毒血症症状，病程中往往有缓解、复发交替出现。红细胞沉降率正常。

（2）重度：病变范围广，全身和胃肠道症状均严重，腹泻频繁并有明显黏液脓血便。腹泻每日 >6 次，T > 37.5 ℃，P > 90 次/分，Hb < 100 g/L，红细胞沉降率 > 30 mm/h，常表现为极度衰竭、消瘦、贫血、发热、心动过速等全身毒血症症状。

（3）中度：介于轻度与重度之间。

4. 辅助检查

（1）血液检查：可有红细胞和血红蛋白降低，活动期白细胞计数增高，红细胞沉降率增快和 C 反应蛋白增高。少数重症患者可有人血白蛋白及钠、钾、氯降低。

（2）粪便检查：镜下可见红细胞、白细胞及巨噬细胞。

（3）纤维结肠镜检查：是诊断本病的重要方法。可直接观察肠黏膜病变，确定病变的部位、性质、程度，UC 病变呈连续性、弥漫性分布。并可取活组织检查以明确诊断，但对重症患者应慎重，防止发生肠穿孔。

（4）影像学检查：X 线钡剂灌肠检查，早期可观察到黏膜皱襞粗大紊乱，呈锯齿状；晚期结肠袋消失可呈铅管状；可见多发性浅龛影或小的充盈缺损。对重型或暴发型不宜做此检查，以免加重病情或诱发中毒性巨结肠。

（5）免疫学检查：外周血抗中性粒细胞胞质抗体（P - ANCA）和抗酿酒酵母抗体（ASCA）可能分别为 UC 和 CD 的相对特异性抗体。

（三）诊断要点

（1）具有持续或反复发作的腹泻和黏液脓血便、腹痛、里急后重及不同程度的全身症状。

（2）结肠镜和黏膜活检组织学所见特征。

（3）X 线钡剂灌肠所示征象。

（四）处理要点

治疗原则：控制急性发作，维持缓解，减少复发，防治并发症。

1. 氨基水杨酸制剂　柳氮磺胺吡啶（SASP）为本病首选药。氨基水杨酸制剂适用于轻型、中型或重型经糖皮质激素治疗已有缓解的患者。发作期每日给药 4 ~ 6 g，分 4 次口服，病情缓解后改为每日 2 g，疗程为 1 ~ 2 年。

2. 糖皮质激素　为重型或急性暴发型患者的首选药物，适用于对氨基水杨酸制剂治疗无效的患者，可静脉滴注也可保留灌肠。

3. 免疫抑制剂　硫唑嘌呤或硫嘌呤可用于对糖皮质激素治疗效果不佳或对糖皮质激素依赖的慢性活动性病例。

4. 手术治疗　中毒性巨结肠、内科不能控制的结肠大出血需及时手术，并发癌变、肠梗阻、肠穿孔者需手术。

（五）护理评估

1. 病史　询问患者有无溃疡性结肠炎家族史和过敏史，有无感染、过度劳累、营养失调、精神刺激等诱发因素。

2. 身体状况　评估患者全身营养状况，有无贫血、腹痛、腹泻情况及诊治经过。

3. 心理-社会因素　评估患者有无焦虑、抑郁、悲观等不良心理反应。

4. 辅助检查　急性期血细胞计数、红细胞沉降率、C反应蛋白、人血白蛋白及电解质是否改变，粪便检查有无红细胞、白细胞与巨噬细胞。结肠镜检查有无特征性病变，X线钡剂灌肠有无小龛影或小的充盈缺损等。

（六）常用护理诊断

1. 腹泻　与肠内炎症致肠道运动功能失调及水钠吸收障碍有关。

2. 腹痛　与肠道炎症、溃疡、痉挛等有关。

3. 营养失调：低于机体需要量　与肠道吸收功能障碍有关。

（七）护理措施

1. 一般护理

（1）活动与休息：轻症患者应注意休息、减少活动，防止劳累；重症者应卧床休息。提供安静、舒适的休息环境，病室内要有卫生间，或在病室内留置便器。

（2）饮食护理：饮食以高热量、高蛋白、富含维生素、少纤维素为原则，食物宜细软、易消化、少刺激。急性发作期患者应进流质或半流质饮食，可给予稀粥、细面条、鸡蛋羹等，避免食用生、冷、辛辣、乳制品及多纤维的蔬菜、水果等，以减轻黏膜炎症，防止肠出血等并发症。严重者及有肠梗阻时应禁食。

2. 病情观察　严密观察生命体征、水电解质、体重、血红蛋白、人血白蛋白等变化；观察并记录粪便的量、性状、排便次数及腹痛的部位、性质、程度、进展情况；注意是否有大出血、肠梗阻、中毒性巨结肠、肠穿孔等并发症。

3. 对症护理　疼痛明显者，教会患者缓解疼痛的方法，如分散注意力等；患者疼痛性质突然改变时，应注意是否合并大出血、肠梗阻、肠穿孔等并发症，立即配合医生进行抢救；腹泻频繁时指导患者和家属做好肛周皮肤清洁，必要时涂抗生素软膏以防皮肤破溃；发现有脱水、电解质紊乱表现要及时报告医生。

4. 用药护理　遵医嘱用药，注意药物的不良反应，如应用SASP，患者可出现恶心、呕吐、皮疹、粒细胞减少等，应嘱患者餐后服药，服药期间定期复查血常规；应用糖皮质激素者，不可随意停药，防止反跳现象等。若给患者灌肠治疗，则指导患者尽量抬高臀部，延长药物在肠道内的停留时间，以增加疗效等。

5. 心理护理　护理人员应鼓励患者树立信心，自觉不懈地配合治疗，帮助患者及家属认识患者的实际健康状态，明确精神因素可成为溃疡性结肠炎的诱发和加重因素，使患者以平和的心态应对疾病，缓解焦虑和恐惧心理。

6. 健康指导

（1）给患者讲解溃疡性结肠炎的诱发因素，如感染、精神刺激等，注意保暖，防止受凉感冒，保持乐观情绪，避免激动、紧张。

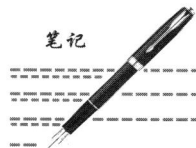

（2）指导患者合理休息与活动，保证充足的睡眠；坚持合理饮食，保证每日摄取足够的营养，避免摄入粗纤维食物、生冷及刺激性食物。

（3）告知患者及家属有关坚持用药的重要性，教会患者识别药物的不良反应，不得随意停药或换药。若出现腹泻、腹痛加剧、便血等异常情况，应及时就诊。

二、克罗恩病患者的护理

克罗恩病是病因未明的胃肠道慢性肉芽肿性疾病。炎症可累及管壁全层，病变可累及胃肠道各部位，以末段回肠及邻近结肠为主，多呈节段性、非对称性分布。临床上以腹痛、腹泻、瘘管形成和肠梗阻为特点，常伴肠外表现，且容易复发、迁延不愈、预后不良。发病年龄多在 15~30 岁，男女患病率无明显差别。

（一）病因和发病机制

克罗恩病的病因及发病机制迄今未明，目前认为可能是多种因素的综合作用，主要包括环境、免疫以及遗传等因素。其发病机制可概括为感染、饮食等环境因素作用于遗传易感人群的肠上皮，最终引起机体的自身免疫反应。

（二）临床表现

1. 症状与体征　多数为慢性、复发性，少数为急性，可表现为急性阑尾炎或急性肠梗阻。腹痛、腹泻、体重下降为本病的三大主要临床表现。

（1）腹痛：为最常见的症状，多位于右下腹或脐周；呈间歇性、痉挛性伴肠鸣；餐后加重，排便、排气后缓解；持续性腹痛或明显压痛提示出现并发症。

（2）腹泻：也为常见症状之一。早期为间歇性，晚期为持续性，呈糊状，无脓血或黏液，累及直肠者可有黏液血便和里急后重。

（3）腹部肿块：右下腹与脐周多见，边缘不清、质地中等、有压痛，腹部肿块若固定，提示粘连，多已有内瘘形成。

（4）瘘管形成：内瘘或外瘘形成是本病临床特征之一。肠段之间的内瘘形成不仅加重腹泻和营养不良，而且可导致相应组织或器官的继发性感染。瘘管是与溃疡性结肠炎相鉴别的重要依据。

（5）肛门直肠周围病变：瘘管、脓肿、肛裂等，也可先于腹部症状。

（6）全身表现：①发热，为常见表现之一，提示炎症活动和继发感染，多为间歇性低热或中度热，也可为持续高热伴毒血症。②营养障碍，因慢性腹泻、食欲减退和慢性消耗所致，表现为消瘦、贫血、低蛋白血症、维生素缺乏等。

（7）肠外表现：以口腔黏膜溃疡、皮肤结节性红斑、关节炎以及眼病为常见。

2. 并发症　可并发肠梗阻（最多见）、腹腔脓肿、吸收不良综合征、肠穿孔与肠出血、胆结石及尿路结石、中毒性巨结肠、癌变等。

3. 辅助检查

（1）血液检查：可有红细胞和血红蛋白降低，白细胞计数增高，红细胞沉降率增快，人血白蛋白降低。

（2）粪便检查：隐血试验常阳性，粪脂含量增加（吸收不良）。

（3）纤维结肠镜检查：呈节段性分布的溃疡或增生，病变肠段之间黏膜正常。

（4）影像学检查：X 线钡剂灌肠检查，可见黏膜皱襞粗乱、纵行溃疡或裂沟、鹅卵石征、假息肉、瘘管形成等。

（三）诊断要点

目前无统一的诊断标准，但可根据临床表现和检查进行诊断。

1. 临床表现　青壮年患者有慢性反复发作性右下腹疼痛与腹泻、腹块或压痛、发热等表现。

2. X 线和（或）结肠镜检查　肠道炎性病变主要在回肠末段与邻近结肠，且呈节段性分布，可见纵行溃疡或裂沟、鹅卵石征、瘘管形成等。

（四）处理要点

治疗原则：控制急性发作，维持缓解，减少复发，防治并发症。

1. 一般治疗

（1）饮食：高营养、低渣或无渣饮食，适当补充多种维生素；要素膳饮食（完全肠内营养）较好，完全胃肠外营养要适当，时间不宜过长。

（2）对症治疗：主要针对腹痛、腹泻和感染。

2. 糖皮质激素　适用于本病活动期，特别是以小肠疾病为主及有肠外表现者。糖皮质激素不能防止复发，不良反应较多。

3. 氨基水杨酸制剂　SASP 适用于结肠克罗恩病。

4. 免疫抑制剂　适用于慢性持续性或反复发作的患者、糖皮质激素治疗效果不佳和药物依赖者。硫唑嘌呤每日 2 mg/kg，巯嘌呤每日 1.5 mg/kg。严重不良反应为骨髓抑制。

5. 手术治疗　适用于完全性肠梗阻、瘘管与脓肿形成、急性肠穿孔或不能控制的肠出血患者。

克罗恩病患者的护理评估、常见护理诊断和护理措施可参见本节溃疡性结肠炎患者的护理。

第六节　肝硬化患者的护理

引导案例

患者，女，30 岁，因食欲缺乏、尿少、腹胀 2 个月住院。19 岁检查时曾发现肝大。体检：消瘦、腹部膨隆、肝未触及、脾肋下 3 cm，腹部移动性浊音阳性。腹水检查：比重 1.012，黏蛋白定性试验（－），细胞数 80×10^6/L。初步诊断：肝硬化腹水。

案例思考：1. 该患者的护理诊断有哪些？

　　　　　2. 应采取哪些护理措施？

肝硬化（cirrhosis of liver）是由于不同病因引起的慢性进行性弥漫性肝病。病理特点为广泛的肝细胞变性和坏死、再生结节形成、结缔组织增生致使正常肝小叶结构破坏和假小叶形成。临床表现主要为肝功能损害和门静脉高压，可有多系统受累，晚期出现消化道出血、肝性脑病、感染等严重并发症。

一、病因和发病机制

引起肝硬化的病因有很多，我国以病毒性肝炎最为常见，国外则以酒精中毒居多。

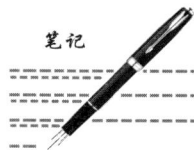

①病毒性肝炎：主要为乙型、丙型和丁型肝炎病毒重叠感染。②慢性酒精中毒：长期大量饮酒、乙醇及其中间代谢产物（乙醛）的毒性作用引起酒精性肝炎，继而发展为肝硬化。③胆汁淤积：持续肝内胆汁淤积或肝外胆管阻塞时，可引起原发性或继发性胆汁性肝硬化。④循环障碍：慢性充血性心力衰竭、缩窄性心包炎、肝静脉和（或）下腔静脉阻塞等使肝脏长期淤血，肝细胞缺氧、坏死和结缔组织增生，最后发展为肝硬化。⑤化学毒物或药物：长期反复接触磷、砷、四氯化碳等化学毒物，或长期服用双醋酚丁、甲基多巴等药物，可引起中毒性肝炎，最终演变为肝硬化。⑥营养障碍：食物中长期缺乏蛋白质、维生素、抗脂肪肝物质等，可致肝细胞脂肪变性和坏死，并降低肝对其他致病因素的抵抗力等。⑦代谢障碍：由于遗传或先天性酶缺陷，代谢产物沉积于肝，引起肝细胞坏死和结缔组织增生，如血色病（铁沉积）、肝豆状核变性（铜沉积）、半乳糖血症等。⑧其他病因：如免疫紊乱、长期或反复感染血吸虫病者，均可发生肝硬化。此外，部分病例发病原因难以确定，称为隐源性肝硬化，其中部分病例可能与隐匿性无黄疸型肝炎有关。

肝硬化时，在形态学上，肝脏变形，早期肿大，晚期明显缩小，质地变硬、重量减轻，表面有弥漫性大小不等的结节和塌陷。在组织学上，肝硬化的演变发展过程主要为肝细胞广泛变性坏死、结节性再生、弥漫性纤维结缔组织增生和假小叶形成。正常肝小叶结构消失，全被假小叶取代。假小叶因无正常的血液供应系统，可再发生肝细胞缺氧、坏死和纤维组织增生。上述病理变化造成肝内血管闭塞、扭曲、受压而致血管床缩小，肝内门静脉、肝静脉和肝动脉小分支之间发生异常吻合而形成短路，导致肝血循环紊乱。这是形成门静脉高压的病理基础，且使肝细胞营养障碍加重，促使肝硬化病变进一步发展。

二、临床表现

肝硬化起病隐匿，病程发展缓慢，可潜伏 3～5 年或更长。临床上将肝硬化分为肝功能代偿期和失代偿期，但两期的界限常不清晰。

（一）代偿期

代偿期患者症状较轻，缺乏特异性。早期表现以乏力、食欲缺乏较为突出，可伴有恶心、厌油腻、腹胀、腹泻、上腹部不适等。症状常因劳累或伴发病而出现，经休息或治疗可缓解。患者营养状况一般，肝脏是否肿大取决于肝硬化的类型，脾轻度至中度肿大。

（二）失代偿期

失代偿期患者主要表现为肝功能减退和门静脉高压症所致的全身多系统症状和体征。

1. 肝功能减退的临床表现

（1）全身症状和体征：一般情况较差，疲倦、乏力、精神不振；营养状况较差，消瘦、面色灰暗黧黑（肝病面容）、皮肤干燥粗糙、夜盲、水肿、舌炎、口角炎等。1/3 患者可有不规则发热，常与病情活动或感染有关。

（2）消化道症状：食欲缺乏为最常见的症状，可有上腹饱胀不适、恶心、呕吐、腹痛、稍油腻饮食易引起腹泻等。肝细胞有进行性或广泛性坏死时可出现黄疸。

（3）出血倾向和贫血：常有鼻出血、牙龈出血、皮肤紫癜和胃肠道出血等倾向；患者常有不同程度贫血与营养不良，与肠道吸收障碍、胃肠道失血等有关。

（4）内分泌失调：主要是雌激素增多、雄激素减少；男性患者可出现性欲减退、乳房发育，女性患者可出现月经失调、闭经、不孕，有时会出现肝掌、蜘蛛痣；患者面部（尤其眼眶周围）等处可见皮肤色素沉着；肝功能减退时可引起水钠潴留而致尿量减少和水肿，并促进腹水形成。

2. 门静脉高压症的临床表现　门静脉高压症的三大临床表现是脾大、侧支循环的建立和开放、腹水。

（1）脾大：脾脏因长期淤血而肿大，多为轻、中度肿大，有时可为巨脾。脾大是肝硬化门脉高压较早出现的体征。晚期脾大常伴有白细胞、血小板和红细胞计数减少，称为脾功能亢进。

（2）侧支循环的建立和开放：门静脉高压时，来自消化器官和脾的回心血液流经肝脏受阻，使门腔静脉交通支充盈扩张，血流增加，建立侧支循环。临床上重要的侧支循环如下。①食管下段和胃底静脉曲张。②腹壁静脉曲张。③痔静脉扩张。④腹膜后吻合支曲张。⑤脾肾分流。

（3）腹水：是肝硬化肝功能失代偿期最显著的临床表现。失代偿期患者75%以上有腹水。大量腹水使腹部膨隆，可发生脐疝，膈抬高，出现呼吸困难、心悸。部分患者伴有胸水。腹水形成的因素如下。①门静脉压增高。②低清蛋白血症。③肝淋巴液生成过多。④抗利尿激素和继发性醛固酮增多。⑤有效循环血量不足，肾血流减少，排尿量减少。

3. 肝脏情况　早期肝增大，表面尚光滑，质地中等硬；晚期肝缩小，表面可呈结节状，质地坚硬；一般无压痛，但在肝细胞进行性坏死或并发肝炎和肝周围炎时可有压痛与叩击痛。

（三）并发症

1. 上消化道出血　为本病最常见的并发症。可导致出血性休克或诱发肝性脑病，死亡率高。

2. 感染　易并发感染，如肺炎、胆道感染、败血症、自发性腹膜炎等。

3. 肝性脑病　是本病晚期最严重的并发症，也是最常见的死亡原因。详见本章第八节。

4. 原发性肝癌　肝硬化患者短期内出现肝脏迅速增大、持续性肝区疼痛、腹水增加且为血性、不明原因的发热等，应考虑并发原发性肝癌。

5. 肝肾综合征　表现为在难治性腹水基础上出现少尿或无尿、氮质血症、稀释性低钠血症和低尿钠，但肾脏无明显器质性损害，故又称功能性肾衰竭。

6. 肝肺综合征　是指严重肝病伴肺血管扩张和低氧血症组成的三联征。临床表现为呼吸困难和低氧血症，内科治疗多无效。

7. 电解质和酸碱平衡紊乱　常见的电解质紊乱如下。①低钠血症。②低钾、低氯血症与代谢性碱中毒。

（四）辅助检查

1. 血常规　代偿期多正常，失代偿期有不同程度的贫血。脾功能亢进时白细胞和血小板计数减少。

2. 尿常规　代偿期正常，失代偿期可有蛋白尿、血尿和管型尿。有黄疸时可出现尿胆红素、尿胆原增加。

3. 肝功能检查　代偿期正常或轻度异常，失代偿期多有异常。重症患者血清胆红素增高，胆固醇酯低于正常。转氨酶轻、中度增高，以谷丙转氨酶（ALT）增高较显著，但肝细胞严重坏死时则天冬氨酸氨基转移酶（AST）常高于 ALT。血清总蛋白正常、降低或增高，但清蛋白降低、球蛋白增高，清蛋白/球蛋白比值降低或倒置。凝血酶原时间有不同程度延长。

4. 免疫功能检查　血清 IgG 显著增高；T 淋巴细胞数常低于正常；可出现非特异性自身抗体，如抗核抗体（ANA）、抗平滑肌抗体；病毒性肝炎者的乙型、丙型或丁型肝炎病毒标志可呈阳性反应。

5. 腹水检查　一般为漏出液，并发自发性腹膜炎、结核性腹膜炎或癌变时腹水性质发生相应变化。

6. 影像学检查　X 线钡餐检查示食管静脉曲张者呈虫蚀样或蚯蚓状充盈缺损；胃底静脉曲张时钡剂呈菊花样充盈缺损。超声显像、CT 和 MRI 检查可显示肝、脾形态改变、腹水。

7. 纤维胃镜检查　可直视静脉曲张的分布和程度。

8. 腹腔镜检查　可直接观察肝、脾情况，并在直视下对病变明显处进行肝穿刺活组织检查。

9. 肝穿刺活组织检查　若见假小叶形成，可确诊为肝硬化。

三、诊断要点

肝硬化失代偿期诊断的主要根据有病毒性肝炎、长期酗酒、血吸虫病或营养失调等病史，肝功能减退与门静脉高压症的临床表现，肝质地坚硬，以及肝功能检查异常等。代偿期常不易诊断，故对原因不明的肝、脾肿大、迁延不愈的肝炎患者应定期复查，肝穿刺活组织检查有利于早期确诊。

四、处理要点

目前尚无特效治疗，应重视早期诊断，加强病因治疗及一般治疗，以缓解病情，延长代偿期和保持劳动力。肝硬化代偿期患者可服用抗纤维化的药物（如秋水仙碱）及中药，避免应用对肝有损害的药物。失代偿期主要是对症治疗、改善肝功能和处理并发症。

1. 腹水治疗

（1）限制水、钠摄入：部分患者通过限制水、钠摄入，可产生自发性利尿。

（2）利尿剂：是目前临床上应用最广泛的治疗腹水的方法。常用的保钾利尿剂有螺内酯和氨苯蝶啶，排钾利尿剂有呋塞米和氢氯噻嗪。单独应用排钾利尿剂需注意补钾。

（3）放腹水、输注清蛋白：对于经限钠、利尿剂治疗腹水难以消退或很快复发的难治性腹水患者，可每次排放腹水 4~6 L，或 1 次排放 10 L，同时静脉输注清蛋白 40~60 g。此法消除腹水的效果较好。

（4）提高血浆胶体渗透压：定期输注血浆、新鲜血或清蛋白。

（5）腹水浓缩回输：用于难治性腹水的治疗。应注意发热、感染、电解质紊乱等不良反应及并发症；注意有感染的腹水不可回输。

（6）减少腹水生成和增加其去路：如腹腔－颈静脉引流是通过装有单向阀门的硅管，利用腹－胸腔压力差，将腹水引入上腔静脉；胸导管－颈内静脉吻合术可使肝淋巴液顺利进入颈内静脉，减少肝淋巴液漏入腹腔，从而减少腹水来源。

2. 手术治疗　各种分流、断流术和脾切除术等，包括近年来开展的以介入放射学方法进行的经颈静脉肝内门体分流术，目的是降低门脉系统压力和消除脾功能亢进。肝移植手术是治疗晚期肝硬化的新方法。

五、护理评估

1. 病史　询问有无肝炎或输血史、心力衰竭、胆道疾病史；有无长期接触化学毒物；是否有嗜酒史或使用过损肝药物；有无慢性肠道感染、消化不良、消瘦、黄疸、出血史。

2. 身体状况　询问患者有无消瘦乏力、食欲缺乏、恶心和呕吐；是否有鼻出血、牙龈出血；男性患者有无性欲减退、乳房发育；女性患者有无月经失调、闭经、不孕；是否有皮肤色素沉着、蜘蛛痣、肝掌；是否有肝、脾肿大及腹水等。

3. 心理 – 社会因素　评估患者的心理状态，有无性格、行为的改变，有无焦虑、抑郁、易怒、悲观等情绪。

4. 辅助检查　注意评估患者的实验室及器械检查结果，如电解质、肝功能及内镜检查等是否异常。

六、常用护理诊断

1. 营养失调：低于机体需要量　与肝功能减退、门静脉高压引起食欲减退、消化和吸收障碍有关。

2. 体液过多　与肝功能减退、门静脉高压引起水钠潴留有关。

3. 活动无耐力　与肝功能减退、大量腹水有关。

4. 有皮肤完整性受损的危险　与营养不良、水肿、皮肤干燥、瘙痒、长期卧床有关。

5. 潜在并发症　上消化道出血、肝性脑病。

6. 焦虑　与担心疾病预后、经济负担等有关。

七、护理措施

（一）一般护理

1. 休息与活动　代偿期患者可参加轻体力工作，减少活动量。失代偿期患者应适当多卧床休息，视病情适量活动，活动以不感到疲劳、不加重症状为度。卧床时尽量取平卧位，可抬高下肢。

2. 饮食护理　①饮食治疗原则：高热量、高蛋白质、高维生素、易消化饮食。蛋白质应选用高生物效价的蛋白质，血氨升高时应限制或禁食蛋白质，待病情好转后再逐渐增加摄入量，并选择植物蛋白。②限制水钠：有腹水者应低盐或无盐饮食，钠限制在每日500～800 mg（氯化钠1.2～2 g），进水量限制在每日1000 ml左右。

（二）病情观察

密切观察腹水和下肢水肿的消长，准确记录出入量，测量腹围、体重。监测电解质和酸碱度的变化，以及时发现并纠正水、电解质、酸碱平衡紊乱，防止肝性脑病、功能性肾衰竭的发生。

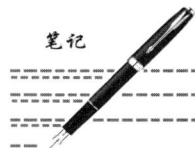

（三）对症护理

腹胀及水肿者限制水和钠盐的摄入，准确记录出入量，定期测量腹围和体重，协助医生做好腹腔穿刺的护理；皮肤瘙痒者避免患者搔抓皮肤，注意皮肤清洁卫生；便秘者遵医嘱给予缓泻剂，保持大便通畅。

（四）用药护理

长期服用螺内酯可引起乳房肿胀，应向患者说明；使用利尿剂时注意维持水、电解质和酸碱平衡。长期服用秋水仙碱时，应注意胃肠道反应及粒细胞减少等不良反应。

（五）心理护理

肝硬化病程漫长，患者常有消极悲观情绪，应给予精神上的安慰和支持，使患者保持愉快心情，安心休养，有助于病情缓解。对表现出严重焦虑和抑郁的患者，应加强巡视并及时进行干预，以免发生意外。

（六）健康指导

1. 疾病知识指导　护理人员应帮助患者和家属掌握本病的有关知识和自我护理方法，把治疗计划落实到日常生活中。

2. 活动指导　指导患者生活起居要规律，保证足够的休息和睡眠。活动量以不疲劳和不加重症状为度。

3. 饮食指导　向患者及家属说明饮食治疗的意义及原则，切实遵循饮食治疗原则和计划。

4. 用药指导　告诉患者按医嘱用药，加用药物需征得医生同意，以免服药不当而加重肝脏负担和肝功能损害。应向患者详细介绍所用药物的名称、剂量、给药时间和方法，教会其观察药物疗效和不良反应。

第七节　原发性肝癌患者的护理

引导案例

患者，男，56岁，进行性消瘦、低热、食欲缺乏，伴右上腹胀痛2个月。查体：皮肤黏膜无黄染，浅表淋巴结无肿大，心肺检查无异常，肝肋下2.5 cm，剑突下4.5 cm可及。白细胞4×10^9/L，B超显示右叶有直径5 cm的强回声团块，中央可见液性暗区。初步诊断：肝癌。

案例思考：1. 该患者的护理诊断有哪些？
2. 应采取哪些护理措施？

原发性肝癌（primary carcinoma of liver）是指原发于肝细胞或肝内胆管细胞的癌肿，为我国常见恶性肿瘤之一，其死亡率在消化系统恶性肿瘤中排第3位，仅次于胃癌和食管癌。本病可发生于任何年龄，以40～49岁为最多，男女之比为5:1。

一、病因和发病机制

（一）病因

原发性肝癌的病因与发病机制尚未完全肯定，可能与多种因素的综合作用有关。

1. **病毒性肝炎** 流行病学调查发现约 1/3 的原发性肝癌患者有慢性肝炎史，肝癌患者血清 HBsAg 及其他乙型肝炎标志的阳性率可达 90%，显著高于健康人群，提示乙型肝炎病毒（HBV）与肝癌发病有关。近年研究发现，肝细胞癌中 5% ~ 8% 患者丙型肝炎病毒（HCV）阳性，提示丙型病毒性肝炎与肝癌的发病关系密切。因此，乙型和丙型肝炎病毒均为肝癌的促发因素。

2. **肝硬化** 原发性肝癌合并肝硬化者占 50% ~ 90%。肝细胞恶变可能在肝细胞受损害后引起再生或不典型增生的过程中发生。在欧美国家，肝癌常发生在酒精性肝硬化的基础上。

3. **黄曲霉毒素** 黄曲霉毒素的代谢产物黄曲霉毒素 B_1（AFB_1）有强烈的致癌作用。流行病学调查发现，在粮油、食品受黄曲霉毒素 B_1 污染严重的地区，肝癌发病率也较高，提示黄曲霉毒素 B_1 与肝癌的发生有关，且黄曲霉毒素 B_1 与 HBV 感染有协同作用。

4. **其他因素** 近年发现池塘中生长的蓝绿藻产生的微囊藻毒素可污染水源，造成饮用水污染而致肝癌。此外，遗传、嗜酒、有机氯类农药、亚硝胺类化学物、寄生虫等，可能与肝癌的发生有关。

（二）病理解剖

1. **分型**

（1）按大体形态分型：①块状型，最多见，癌块直径在 5 cm 以上，可呈单个、多个或融合成块。②结节型：为大小和数目不等的癌结节，直径一般不超过 5 cm。③弥漫型，最少见，有米粒至黄豆大小的癌结节散布全肝，肝大不明显，甚至反可缩小。

（2）按细胞分型：①肝细胞型，占肝癌的 90%，癌细胞由肝细胞发展而来。②胆管细胞型，少见，由胆管细胞发展而来。③混合型，上述两型同时存在，此型更少见。

2. **转移途径** 原发性肝癌可因血行转移、淋巴转移、种植转移造成癌细胞扩散。肝内血行转移发生最早、最常见，很容易侵犯门静脉分支形成肝内多发性转移灶，并在肝外转移至肺、肾上腺、骨等形成肝外转移灶。

二、临床表现

起病常隐匿，早期缺乏典型症状。经甲胎蛋白（AFP）普查检出的早期病例无任何症状和体征，称为亚临床肝癌。一旦出现症状，就诊者病程大多已进入中晚期，其主要表现如下。

（一）症状

1. **肝区疼痛** 半数以上的患者有肝区疼痛，多呈持续性钝痛或胀痛。若肿瘤侵犯膈肌可放射至右肩。当肝表面癌结节包膜下出血或向腹腔破溃时，可表现为腹痛突然加剧，有急腹症表现，如出血量大，则引起晕厥和休克。

2. **消化道症状** 常有食欲减退、腹胀，也可有恶心、呕吐、腹泻等。

3. **全身症状** 有乏力、进行性消瘦、发热、营养不良，晚期患者可呈恶病质等。少数患者出现内分泌代谢异常，可有自发性低血糖、红细胞增多症、高血钙、高血脂等伴癌综合征的表现。对肝大伴有此类表现的患者，应警惕肝癌的存在。

4. 转移灶症状 肿瘤转移可引起相应症状，如转移至肺可引起胸痛和血性胸水；胸腔转移以右侧多见，可有胸水征；骨骼和脊柱转移，可引起局部压痛或神经受压症状；颅内转移可有相应的神经定位症状和体征。

（二）体征

1. 肝大 肝呈进行性肿大，质地坚硬，表面及边缘不规则，有大小不等的结节或巨块，常有不同程度的压痛。癌肿可突出于右肋弓下或剑突下，上腹可呈现局部隆起或饱满；如癌肿位于膈面，则主要表现为膈抬高而肝下缘可不肿大；如压迫血管，致动脉内径变窄，可在腹壁上听到吹风样血管杂音。

2. 黄疸 一般在晚期出现，由于肝细胞损害，或癌肿压迫、侵犯肝门附近的胆管，或癌组织和血块脱落引起胆道梗阻所致。

3. 肝硬化征象 肝癌伴肝硬化门脉高压者可有脾大、静脉侧支循环形成及腹水等表现。腹水一般为漏出液，也有血性腹水出现。

（三）并发症

1. 肝性脑病 常为肝癌终末期的并发症，约1/3的患者因此死亡。

2. 上消化道出血 约占肝癌死亡原因的15%。出血原因包括食管胃底静脉曲张破裂出血、胃肠道黏膜糜烂、凝血功能障碍等。

3. 肝癌结节破裂出血 约10%的肝癌患者因癌结节破裂出血致死。若出血仅限于包膜下，可形成压痛性包块，破入腹腔可引起急性腹痛和腹膜刺激征。

4. 继发感染 容易并发各种感染，如肺炎、败血症、肠道感染等。

（四）辅助检查

1. 癌肿标志物的检测

（1）甲胎蛋白（AFP）：AFP是诊断肝细胞癌最特异性的标志物，现已广泛用于肝癌的普查、诊断、判断治疗效果和预测复发。普查中阳性发现可早于症状出现 8~11 个月，肝癌 AFP 阳性率为70%。AFP 浓度通常与肝癌大小呈正相关。在排除妊娠、肝炎和生殖腺胚胎瘤的基础上，AFP 检查诊断肝癌的标准如下。①AFP 大于 400 ng/ml，为诊断肝癌的条件之一。②AFP 由低浓度逐渐升高不降。③AFP 在 200 μg/L 以上的中等水平持续 8 周。

（2）γ-谷氨酰转移酶同工酶Ⅱ（GGT2）：GGT2 在原发性和转移性肝癌中的阳性率可达到90%，特异性达97.1%。在小肝癌中 GGT2 的阳性率为78.6%。

（3）其他：异常凝血酶原（AP）、α-L-岩藻糖苷酶（AFU）等活性升高。

2. 影像学检查

（1）超声（US）显像：可显示直径为 1 cm 以上的肿瘤，对早期定位诊断有较大价值，结合 AFP 检测，已广泛用于普查肝癌，有利于早期诊断。

（2）CT：可显示 2 cm 以上的肿瘤，阳性率在 90% 以上。如结合肝动脉造影，对 1 cm 以下肿瘤的检出率可达80% 以上，是目前诊断小肝癌和微小肝癌的最佳方法。

（3）X 线肝血管造影：选择性腹腔动脉和肝动脉造影能显示直径 1 cm 以上的癌结节，阳性率可达87% 以上，结合 AFP 检测的阳性结果，常用于小肝癌的诊断。

（4）磁共振成像（MRI）：能清楚显示肝细胞癌内部结构特征，对显示子瘤和瘤栓有价值。

3. 介入检查

（1）肝穿刺活检：近年来在超声或 CT 引导下用细针穿刺癌结节，吸取癌组织检查，可诊断癌细胞阳性者。

（2）剖腹探查：疑有肝癌的病例，经上述检查仍不能证实，如患者情况许可，应进行剖腹探查以争取早期诊断和手术治疗。

三、诊断要点

满足下列三项中的任一项，即可诊断肝癌，这是国际上广泛使用的肝癌诊断标准。

（1）具有两种典型影像学（US、增强 CT、MRI 或选择性肝动脉造影）表现，病灶 > 2 cm。

（2）一项典型的影像学表现，病灶 > 2 cm，AFP > 400 ng/ml。

（3）肝脏活检阳性。

四、处理要点

肝癌对放疗和化疗不敏感，早期肝癌应尽量采取手术切除，对不能切除的大肝癌可运用多种治疗措施。

1. 手术治疗　手术切除仍是目前根治原发性肝癌最好的方法，对诊断明确并有手术指征者应及早手术。如剖腹探查发现肿瘤已不适合手术，术中可选择做肝动脉插管进行局部化学药物灌注治疗，或做肝血流阻断术，也可将两者结合，有时可使癌肿缩小，延长患者生命。还可采用液氮冷冻或激光治疗。

2. 化学抗肿瘤药物治疗　可用 5 - 氟尿嘧啶（5 - FU）、丝裂霉素（MMC）、多柔比星（ADM，又称阿霉素）、顺铂（DDP）等药物，以及去氧氟尿苷、卡培他滨（5 - FU 的前体药物）等近年来被开发出来的新药。采用肝动脉给药和（或）栓塞，并配合放射治疗，效果较明显。

3. 肝动脉化疗栓塞治疗（TACE）　是肝癌非手术疗法中的首选方法，可明显提高患者的 3 年生存率。TACE 是经皮穿刺股动脉，在 X 线透视下将导管插至固有动脉或其分支并注射抗肿瘤药物和栓塞剂，常用栓塞剂有碘化油和颗粒明胶海绵。现临床多用抗肿瘤药物和碘化油混合后注入肝动脉，可发挥持久的抗肿瘤作用。一般 6 ~ 8 周重复 TACE 1 次，使肝癌明显缩小，再行手术切除。

4. 中医治疗　配合手术、化疗和放疗使用，以改善症状，调动机体免疫功能，减少不良反应，从而提高疗效。

5. 并发症的治疗　肝癌结节破裂时，可行肝动脉结扎、大网膜包裹填塞、喷洒止血药等治疗。并发上消化道出血、肝性脑病、感染等时，治疗方法可参阅有关章节。

6. 肝移植　对于肝癌合并肝硬化患者，肝移植是有效治疗手段。但若肝癌已有远处转移，则不宜行肝移植术。

五、常用护理诊断

1. 疼痛：肝区痛　与肿瘤增长迅速，肝包膜被牵拉或肝动脉栓塞术后产生栓塞后综合征有关。

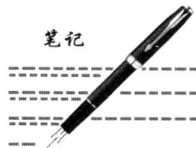

2. 营养失调：低于机体需要量　与恶性肿瘤对机体的慢性消耗、化疗所致胃肠道反应有关。

3. 有感染的危险　与长期消耗及化疗、放疗而致白细胞减少、抵抗力下降有关。

4. 潜在并发症　上消化道出血、肝性脑病、癌结节破裂出血。

5. 预感性悲哀　与患者担心疾病的预后有关。

六、护理措施

（一）一般护理

1. 饮食　肝癌患者应摄取足够的营养，宜采用高蛋白和高热量饮食。安排舒适、安静的进食环境，以促进食欲。选择患者喜爱的食物种类、烹调方式，务必色香味俱全。如患者已处于恶病质期或经口进食不能摄入足够营养，应采取全肠外营养（TPN）。

2. 加强临床护理，减少感染　减少病房探视，定期消毒空气、衣物，保持室内空气新鲜。严格遵循无菌原则进行各项操作，防止交叉感染。指导并协助患者做好皮肤、口腔护理，注意会阴及肛门的清洁，减少感染机会。

（二）病情观察

监测患者的疼痛及感染征象，注意经常评估患者疼痛的强度、性质、部位及伴随症状，及时发现和处理异常情况。密切观察患者生命体征及血常规改变、询问患者有无咽痛、咳嗽、尿痛等不适，及时发现感染迹象并协助医生进行处理。

（三）症状护理

疼痛者遵医嘱给予止痛药，提供安静环境及舒适体位，进行心理疏导。

（四）用药护理

根据医嘱给患者应用抗肿瘤的化学药物，注意药物疗效及不良反应。

（五）心理护理

根据患者的心理反应给予正确的心理疏导，使患者接受疾病诊断的事实，配合治疗和护理，从而延缓生命；注意与患者建立良好的护患关系，多与患者交谈以了解其内心活动，鼓励患者说出其内心感受，给予适当的解释；对于由于极度恐惧而可能有危险行为发生的患者，应加强对患者的监控，避免意外发生；对于癌症晚期的患者，注意维护患者的尊严，耐心处理患者提出的各种要求，并积极协助处理患者出现的各种不适症状，以稳定患者的情绪。此外，应给患者亲属以心理支持和具体指导，提高家庭成员的应对能力，鼓励家庭成员多陪伴患者，减轻患者的恐惧并稳定患者情绪。

（六）健康指导

1. 疾病知识指导　为患者和家属介绍肝癌的有关知识和并发症的预防和识别，以便随时发现病情变化，及时就诊，调整治疗方案。

2. 活动指导　指导患者保持生活规律，注意劳逸结合，避免情绪剧烈波动和劳累。

3. 饮食指导　指导患者合理进食，饮食以高蛋白、适当热量、高维生素为宜。有恶心、呕吐时，服用止吐剂后少量进食，增加餐次，尽量增加摄入量；有肝性脑病倾向时，应减少蛋白质的摄入。

4. 用药指导　指导患者按医嘱服药，忌服损害肝脏的药物。

第八节　肝性脑病患者的护理

引导案例

患者，男，56岁，有慢性乙肝病史12年，近2个月来腹胀加重，下肢水肿，2天前出现黑便，继而出现嗜睡。体检：T 37 ℃，P 104 次/分，R 22 次/分，BP 110/70 mmHg，可见肝掌、蜘蛛痣，双手有扑翼样震颤，腹部移动性浊音阳性。

案例思考：1. 该患者最可能的诊断是什么？

2. 该患者的护理诊断有哪些？应采取哪些护理措施？

肝性脑病（hepatic encephalopathy，HE）又称肝性昏迷（hepatic coma），是严重肝病引起的、以代谢紊乱为基础的中枢神经系统功能失调综合征，主要表现为意识障碍、行为失常和昏迷。若脑病的发生是由于门静脉高压、广泛门 – 腔静脉侧支循环形成所致，则称为门体分流性脑病（portal – systemic encephalopathy，PSE）。无明显临床表现和生化异常，仅能用精细的智力试验和（或）电生理检测才可做出诊断的肝性脑病，称为轻微肝性脑病（MHE）。

一、病因和发病机制

引起本病的最主要原因是各型肝硬化，特别是肝炎后肝硬化最多见，其他原因为重症病毒性肝炎、中毒性肝炎、药物性肝病的急性或暴发性肝衰竭阶段、原发性肝癌、妊娠期急性脂肪肝、严重胆道感染、门静脉高压分流手术等。肝性脑病的发生常有明显诱因，如上消化道出血、高蛋白食物、感染、放腹水、便秘、尿毒症、手术，以及应用大量排钾利尿药、催眠镇静药和麻醉药等。

肝性脑病的发病机制迄今尚未完全明确。以下是目前研究最多、依据最充分的关于肝性脑病发病机制的学说。

1. 氨中毒学说　氨代谢紊乱引起氨中毒是肝性脑病的重要发病机制。血氨增高主要是由于氨的生成过多和（或）代谢清除减少所致。一般认为氨对大脑的毒性作用是干扰脑的能量代谢，引起高能磷酸化合物浓度降低，使脑细胞的能量供应不足，不能维持正常功能。此外，氨在大脑的去毒过程中，需消耗大量的辅酶、三磷酸腺苷、谷氨酸等，并产生大量的谷氨酰胺。谷氨酰胺是一种有机渗透质，可导致脑水肿。谷氨酸是大脑的重要兴奋性神经递质，缺少则使大脑抑制增加。同时，氨是一种具有神经毒性的化合物，可致中枢神经系统直接损害。

2. 假性神经递质学说　神经冲动的传导是通过递质来完成的。正常时，兴奋性递质与抑制性递质保持生理平衡。肝衰竭时，食物中的芳香族氨基酸，如酪氨酸、苯丙氨酸等，在肝内清除发生障碍而进入脑组织形成 β – 多巴胺和苯乙醇胺，后二者的化学结构与正常神经递质去甲肾上腺素相似，但传导神经冲动的能力仅占正常神经递质的1%，故称为假性神经递质。当假性神经递质被脑细胞摄取而取代正常神经递质时，神经传导发生障碍，兴奋冲动不能正常地传至大脑皮质而产生抑制，出现意识障碍或昏迷。

3. γ – 氨基丁酸/苯二氮䓬（GABA/BZ）复合体学说　GABA 是哺乳动物大脑的主要

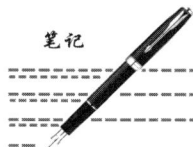

抑制性神经递质，在门体分流和肝衰竭时，可绕过肝进入体循环。在肝性脑病的动物模型中发现 GABA 浓度增高，血脑屏障的通透性也增高，大脑突触后神经元的 GABA 受体增多。这种受体不仅与 GABA 结合，还可与巴比妥类和苯二氮䓬类药物结合，故称为 GABA/BZ 复合体。上述三者的任何一种与受体结合后，均可导致神经传导抑制。

4. 色氨酸　正常情况下色氨酸与清蛋白结合不易进入血脑屏障，肝病时清蛋白合成降低，加之血浆中其他物质对清蛋白的竞争性结合，造成游离的色氨酸增多。游离的色氨酸可通过血脑屏障，在大脑中代谢生成 5 - 羟色胺（5 - HT）及 5 - 羟吲哚乙酸（5 - HITT），二者都是抑制性神经递质，参与肝性脑病的发生。

5. 锰的毒性　锰具有神经毒性，正常时由肝胆道分泌至肠道然后排出体外，肝病时锰不能正常排出并进入人体循环，在大脑中积聚产生毒性。

急性肝衰竭所致肝性脑病患者的脑部常无明显的解剖异常，主要是继发性的脑水肿。慢性肝性脑病患者可能出现大脑和小脑灰质以及皮质下组织的原浆性星形细胞肥大和增多。病程较长者则大脑皮质变薄，神经元及神经纤维消失，皮质深部有片状坏死，甚至小脑和基底部也可累及。

二、临床表现

肝性脑病的临床表现常因原有肝病的性质、肝细胞损害的轻重缓急以及诱因的不同而很不一致。一般根据意识障碍程度、神经系统表现和脑电图改变，将肝性脑病由轻到重分为 5 期。

0 期（潜伏期）：又称轻微肝性脑病，无行为、性格的异常，脑电图正常。

1 期（前驱期）：轻度性格改变和行为异常，应答尚准确，但吐词不清楚且较缓慢。可有扑翼样震颤，脑电图多数正常。此期历时数日或数周，有时症状不明显，易被忽视。

2 期（昏迷前期）：以意识错乱、睡眠障碍、行为异常为主要表现。比一期症状重。定向力和理解力均减退，对时间、地点、人物的概念混乱，不能完成简单的计算和智力构图、言语不清、书写障碍、举止反常，并多有睡眠时间倒错，昼睡夜醒，甚至有幻觉、恐惧、狂躁而被视为一般精神病。患者有明显神经系统阳性体征，如腱反射亢进、肌张力增高、踝阵挛及锥体束征阳性等。此期存在扑翼样震颤，脑电图有特征性异常。患者可出现不随意运动及运动失调。

3 期（昏睡期）：以昏睡和精神错乱为主，大部分时间患者呈昏睡状态，但可以唤醒，醒时尚可应答，但常有神志不清和幻觉。各种神经体征持续存在或加重，肌张力增高，锥体束征阳性。扑翼样震颤仍可引出，脑电图明显异常。

4 期（昏迷期）：神志完全丧失，不能唤醒。浅昏迷时，对疼痛等强刺激尚有反应，腱反射和肌张力亢进，扑翼样震颤无法引出；深昏迷时，各种腱反射消失，肌张力降低，瞳孔散大，可出现阵发性惊厥、踝阵挛阳性。脑电图明显异常。

以上各期的分界常不清楚，前后期临床表现可有重叠，其程度可因病情发展或治疗好转而变化。少数慢性肝性脑病患者还可因中枢神经系统不同部位有器质性损害而出现暂时性或永久性智能减退、共济失调、锥体束征阳性或截瘫。

三、辅助检查

1. 血氨检测　慢性肝性脑病特别是门体分流性脑病患者多有血氨增高；急性肝衰竭所致脑病的血氨多正常。

2. 脑电图检查　典型改变为节律变慢，2~3 期患者出现普遍性每秒 4~7 次 δ 波或三相波；昏迷时表现为高波幅的 δ 波，每秒少于 4 次。

3. 心理智能测验　心理智能测验有多种方法，其中木块图试验常与数字连接试验及数字符号试验联合，用于诊断轻微肝性脑病。但缺点是受年龄、教育程度的影响。

四、诊断要点

肝性脑病的主要诊断依据如下。①严重肝病和（或）广泛门体静脉侧支循环形成。②精神紊乱、昏睡或昏迷。③肝性脑病的诱因。④明显肝功能损害或血氨增高。⑤扑翼样震颤和典型的脑电图改变。

五、处理要点

本病尚无特殊治疗方法，常采用综合治疗措施。

（1）消除诱因，避免诱发和加重肝性脑病。

（2）减少肠内毒物的生成和吸收。

1）饮食：减少或暂停蛋白质饮食。

2）灌肠或导泻：清除肠内积食、积血或其他含氮物。可用生理盐水或弱酸性溶液灌肠，或口服 33% 硫酸镁导泻。也可口服乳果糖或乳梨醇，对急性门体分流性脑病昏迷患者用 66.7% 乳果糖 500 ml 灌肠以作为首选治疗。

3）抑制肠道细菌生长：口服新霉素或甲硝唑，也可选服巴龙霉素、利福昔明。

（3）促进有毒物质的代谢清除，纠正氨基酸代谢紊乱。

1）降氨药物：①L－鸟氨酸－L－门冬氨酸。②谷氨酸钾和谷氨酸钠。③精氨酸。

2）纠正氨基酸代谢紊乱药物：口服或静脉输注以支链氨基酸为主的氨基酸混合液，以恢复患者的正氮平衡。

3）GABA/BZ 复合体拮抗药：如氟马西尼通过抑制 GABA/BZ 受体发挥作用。

4）减少门体分流：对于门体分流性难治性肝性脑病，可采用介入方法，如用钢圈或气囊栓塞有关的门静脉系统减少分流。

5）人工肝：用活性炭、树脂等进行血液灌流可清除血氨，对于肝性脑病有一定疗效。

6）肝移植：由肝衰竭所致的严重和顽固性的肝性脑病是肝移植的适应证。

（4）对症治疗。

1）纠正水、电解质和酸碱失衡：入液量一般不超过 2500 ml/d 为宜，肝硬化腹水患者一般以尿量加 1000 ml 为标准控制入液量，以免血液稀释、血钠过低而加重昏迷。注意纠正低钾和碱中毒，及时补充氯化钾或静脉滴注精氨酸溶液。

2）保护脑细胞功能：可用冰帽降低颅内温度。

3）保持呼吸道通畅：对于深昏迷者，应做气管切开排痰给氧。

4）防治脑水肿：静脉滴注高渗葡萄糖或甘露醇等脱水剂。

六、常用护理诊断

1. 急性意识障碍　与血氨增高，干扰脑细胞能量代谢和神经传导有关。

2. 营养失调：低于机体需要量　与肝功能减退、消化吸收障碍、限制蛋白摄入有关。

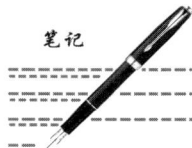

3. 照顾者角色紧张　与患者意识障碍，照顾者缺乏相关知识及经济负担过重等有关。

4. 活动无耐力　与肝功能减退、营养摄入不足有关。

5. 有感染的危险　与长期卧床、营养失调、抵抗力低下有关。

6. 知识缺乏　缺乏预防肝性脑病的有关知识。

七、护理措施

（一）一般护理

1. 休息与活动　保证患者有充足的睡眠和休息，以减轻肝脏负荷。绝对卧床休息，专人护理，保持室内空气新鲜，环境安静，限制探视。

2. 饮食　合理调配饮食，给予高热量、高维生素、低脂肪饮食。严格限制蛋白摄入。忌食冷、硬、刺激性食品，以免造成食管静脉破裂出血。有水肿或腹水者，应限制钠盐的摄入。

3. 排便护理　注意保持大便通畅，避免用力排便。

（二）病情观察

密切注意肝性脑病的早期征象，如患者有无冷漠或欣快、理解力和近期记忆力减退、行为异常，以及扑翼样震颤。观察患者思维及认知的改变。监测并记录患者生命体征及瞳孔变化。定期复查血氨、肝肾功能、电解质的变化，有情况时及时协助医生进行处理。

（三）对症护理

对于烦躁患者应注意加强保护，可加床栏，必要时使用约束带，防止发生坠床及撞伤等意外；对于昏迷患者注意取平卧位，头偏向一侧以防舌后坠阻塞呼吸道，保持呼吸道通畅；做好口腔、眼的护理，对眼睑闭合不全、角膜外露的患者可用生理盐水纱布覆盖眼部；保持床褥干燥、平整，定时协助患者翻身，按摩受压部位，防止压疮；对于尿潴留的患者给予留置导尿，并详细记录尿量、颜色、气味。

（四）用药护理

（1）应用谷氨酸钾和谷氨酸钠时，两者比例应根据血清钾、血清钠浓度和病情而定。患者尿少时慎用钾剂，明显腹水和水肿时慎用钠剂。

（2）应用精氨酸时，滴注速度不宜过快，否则可出现流涎、呕吐、面色潮红等反应。因精氨酸呈酸性，含氯离子，不宜与碱性溶液配伍使用。

（3）乳果糖因在肠内产气较多，可引起腹胀、腹绞痛、恶心、呕吐及电解质紊乱等，应用时应从小剂量开始。

（4）长期服用新霉素的患者中少数可出现听力或肾功能损害，故服用新霉素不宜超过1个月，用药期间应做好听力和肾功能监测。

（5）慎用镇静剂，特别是禁用苯二氮䓬类和巴比妥类镇静药物。若必须使用镇静剂，可使用异丙嗪、氯苯那敏（扑尔敏）等抗组胺药。

（五）心理护理

本病常随着病情发展而加重，使患者逐渐丧失工作和自理能力。长期治病影响家庭生活并给家庭带来沉重的经济负担，使患者及家属出现抑郁、焦虑、恐惧等各种心理问题，故应注意患者的心理状态，鉴别患者是因疾病产生的心理问题还是出现了精神障碍的表现。

（六）健康指导

1. 疾病知识指导　向患者及家属讲解本病的发生、发展过程及治疗、预后，使其认识到疾病的严重性；教会患者家属识别肝性脑病的早期征象，如出现性格行为异常、睡眠异常等，及时就诊。

2. 用药指导　嘱患者按医嘱服药，讲明药物名称、剂量、服药方法及不良反应，避免使用镇静催眠药、含氮药和对肝功能有损害的药物。

第九节　急性胰腺炎患者的护理

引导案例

患者，男，38 岁，4 小时前曾大量饮酒及高脂饮食，2 小时前出现上腹剧烈疼痛，伴恶心、呕吐，弯腰体位时可减轻疼痛。有胆结石史 12 年。体检：T 37.8 ℃，P 108 次/分，R 22 次/分，BP 120/70 mmHg，腹平软，左上腹深压痛，无反跳痛，肠鸣音减少，血白细胞 12.6×10^9/L，血清淀粉酶 1240 U/L。

案例思考：1. 该患者的护理诊断有哪些？

2. 应采取哪些护理措施？

急性胰腺炎（acute pancreatitis，AP）是指胰腺分泌的消化酶引起胰腺组织自身消化的急性化学性炎症。急性胰腺炎者有胰腺水肿或坏死出血，临床主要表现为急性上腹痛、恶心、呕吐、发热、血淀粉酶和尿淀粉酶升高，重症者伴腹膜炎、休克等并发症，部分患者发生猝死。

一、病因和发病机制

（一）病因

引起急性胰腺炎的病因较多，常见的病因有胆道疾病、大量饮酒和暴饮暴食。

1. 胆道系统疾病　国内报道称约50%以上的急性胰腺炎并发胆石症、胆道感染或胆道蛔虫等胆道系统疾病，引起胆源性胰腺炎的可能因素如下。①梗阻：胆石、感染、蛔虫等因素导致 Oddi 括约肌水肿、痉挛，使十二指肠壶腹部出口梗阻，胆道内压力高于胰管内压力，胆汁逆流入胰管，激活胰酶引起急性胰腺炎。②Oddi 括约肌功能不全：胆石在移行过程中损伤胆总管、壶腹部或胆道感染引起 Oddi 括约肌松弛，使富含激酶的十二指肠液反流入胰管，引起急性胰腺炎。③胆道感染时细菌毒素、游离胆酸、非结合胆红素等，可通过胆胰间淋巴管交通支扩散到胰腺，激活胰酶，引起急性胰腺炎。

2. 胰管阻塞　胰管结石、狭窄、肿瘤或蛔虫钻入胰管等均可引起胰管阻塞，胰管内压过高，使胰管小分支和胰腺腺泡破裂，胰液外溢到间质引起急性胰腺炎。

3. 酗酒和暴饮暴食　均可刺激胰液分泌增加，并导致 Oddi 括约肌痉挛，十二指肠乳头水肿，使胰液排出受阻，引起急性胰腺炎。

4. 其他因素　某些急性传染病（如流行性腮腺炎）、外伤、手术、某些药物（如噻嗪类利尿剂、硫唑嘌呤、糖皮质激素），以及任何原因引起的高钙血症和高脂血症等，都可能损伤胰腺组织引起胰腺炎。

（二）发病机制

各种病因引起的急性胰腺炎致病途径不同，却具有共同的发病过程，即胰腺各种消化酶被激活所致的胰腺自身消化。正常情况下胰腺能通过以下几种途径防止这种自身消化。①胰液中含有少量胰酶抑制物可中和少量激活的胰酶。②胰腺腺泡细胞具有特殊的代谢功能，阻止胰酶侵入细胞。③进入胰腺的血液中含有中和胰酶的物质。④胰管上皮有黏多糖保护层。当在某些情况下上述防御机制受到破坏即可发病。

急性胰腺炎按病理变化一般分为急性水肿型胰腺炎和急性出血坏死型胰腺炎。急性水肿型胰腺炎可见胰腺肿大、分叶模糊、间质水肿、充血和炎性细胞浸润等改变；急性出血坏死型胰腺炎可见明显出血，分叶结构消失，胰实质有较大范围的脂肪坏死，坏死灶周围有炎性细胞浸润，病程稍长者可并发脓肿、假性囊肿或瘘管形成。

二、临床表现

急性胰腺炎的临床表现和病程取决于其病因、病理类型，以及治疗是否及时。急性水肿型胰腺炎症状相对较轻，有自限性；急性出血坏死型胰腺炎起病急骤，症状严重，可于数小时内猝死。

（一）症状

1. 剧烈腹痛　突然发作，呈刀割样或绞痛、持续性疼痛，阵发性加重，常在饱餐或饮酒后发作。腹痛常位于中上腹，多向腰背部呈带状放射，弯腰抱膝位时可减轻疼痛，仰卧时加重。水肿型腹痛 3~5 天减轻，出血坏死型腹痛持续时间较长，疼痛可弥漫至全腹部。

2. 恶心、呕吐　起病初始即有频繁呕吐，可吐出胆汁。出血坏死型呕吐缓解后代之以明显腹胀。

3. 发热　急性水肿型胰腺炎有中等程度发热，不伴寒战，持续 3~5 天。若持续发热 1 周以上并伴有白细胞升高，应考虑有胰腺脓肿或胆道炎症等继发感染。

4. 低血压和休克　见于急性出血坏死型胰腺炎，极少数患者可突然出现休克，甚至猝死。也可逐渐出现，或在有并发症时出现。其主要原因是有效循环血量不足、胰腺坏死释放心肌抑制因子致心肌收缩不良、并发感染和消化道出血等。

5. 水、电解质及酸碱平衡紊乱　多有轻重不等的脱水，呕吐频繁者可有代谢性碱中毒。重症者可有显著脱水和代谢性酸中毒，伴血钾、血镁、血钙降低，部分可有血糖增高，偶可发生糖尿病酮症酸中毒或高渗性昏迷。

（二）体征

1. 急性水肿型胰腺炎　腹部体征较轻，多数有上腹压痛，但无腹肌紧张和反跳痛，可有肠鸣音减弱。

2. 急性出血坏死型胰腺炎　患者常呈急性重病面容，表情痛苦，脉搏增快，呼吸急促，血压下降。出现急性腹膜炎体征，腹肌紧张，全腹有显著压痛和反跳痛，伴麻痹性肠梗阻时有明显腹胀，肠鸣音减弱或消失，可出现移动性浊音，腹水多呈血性。少数患者出现 Grey – Turner 征或 Cullen 征。如有胰腺脓肿或假囊肿形成,上腹部可扪及肿块。胰头炎性水肿压迫胆总管时,可出现黄疸。低血钙时有手足抽搐,提示预后不良。

3. 并发症　主要见于急性出血坏死型胰腺炎。局部并发症有胰腺脓肿和假性囊肿。全身并发症常在病后数天出现,如并发急性肾衰竭、急性呼吸窘迫综合征、心力衰竭、消化道出血、肝性脑病、弥散性血管内凝血、肺炎、败血症、糖尿病等,病死率极高。

（三）辅助检查

1. 白细胞计数检查　多有白细胞增多及中性粒细胞核左移。

2. 淀粉酶测定　血清淀粉酶在发病后 2 ~ 12 小时开始升高,48 小时达高峰,持续 3 ~ 5 天;血清淀粉酶超过正常值 3 倍即可诊断本病。但淀粉酶的高低与病变的轻重不一定成正比,急性出血坏死型胰腺炎血清淀粉酶值可正常或低于正常。尿淀粉酶升高较晚,常在发病后 12 ~ 14 小时开始升高,持续 1 ~ 2 周逐渐恢复正常,但尿淀粉酶受患者尿量的影响。

3. 血清脂肪酶测定　血清脂肪酶常在病后 24 ~ 72 小时开始升高,持续 7 ~ 10 天,超过 1. 5 U/L（Cherry – Crandall 法）时有意义。

4. C 反应蛋白（CRP）　CRP 是组织损伤和炎症的非特异性标志物,在胰腺坏死时 CRP 明显升高。

5. 其他生化检查　可有血钙降低,若低于 1. 75 mmol/L,则预后不良。血糖升高较常见,持久的空腹血糖高于 11. 2 mmol/L 则反映胰腺坏死。此外可有血清 AST、LDH 增高,血清蛋白降低。

6. 腹腔穿刺　对有腹膜炎体征而诊断较困难者可行此项检查。腹腔穿刺液中淀粉酶若明显高于血清淀粉酶水平,则提示胰腺炎较重;腹腔穿刺液混浊、淀粉酶和脂肪酶增高有诊断意义。

7. 影像学检查　腹部 B 超和 CT 可见胰腺弥漫性增大,其轮廓与周围边界模糊不清,坏死区呈低回声或低密度图像,对并发胰腺脓肿或假性囊肿的诊断有帮助。

三、诊断要点

急性胰腺炎作为急腹症之一,应在患者就诊 48 小时内明确诊断。患者有胆道疾病、酗酒、暴饮暴食等病史;有突发剧烈而持续的上腹部疼痛,伴恶心、呕吐、发热及上腹部压痛;血、尿淀粉酶显著升高,排除其他急腹症者,即可确诊。

四、处理要点

治疗原则为减轻腹痛、减少胰腺分泌、防治并发症。多数患者属于轻症急性胰腺炎,经 3 ~ 5 天积极治疗多可治愈。重症胰腺炎必须采取综合性治疗措施,积极抢救。

1. 轻症急性胰腺炎的处理要点　①禁食及胃肠减压。②静脉输液,补充血容量,维持水、电解质和酸碱平衡。③腹痛剧烈者可给予哌替啶。④抗感染:因我国大多数急性胰腺炎与胆道疾病有关,故多应用抗生素。⑤抑酸治疗:常静脉给予 H_2 受体拮抗剂或质子泵抑制剂。

2. 重症急性胰腺炎的处理要点　除上述治疗措施外,还应采取以下措施。①抗休克及纠正水电解质平衡紊乱,积极补充液体和电解质,维持有效循环血量。重症患者应给予清蛋白、全血及血浆代用品,休克者在扩容的基础上用血管活性药,注意纠正酸碱失衡。②营养支持，早期一般采用全肠外营养（TPN），如无肠梗阻，应尽早过渡到肠内营养，以增强肠道黏膜屏障。③抗感染治疗，重症患者常规使用抗生素，以预防胰腺坏死并发感染，常用药物有氧氟沙星、环丙沙星、克林霉素、甲硝唑及头孢菌素类等。④减少胰液分泌，生长抑素、胰升糖素和降钙素能抑制胰液分泌，尤以生长抑素和其类似物奥曲肽疗效较好。⑤抑制胰酶活性，仅用于重症胰腺炎的早期，常用药物有抑肽酶、加贝酯。

3. 其他治疗

（1）并发症的处理：对急性坏死型胰腺炎伴腹腔内大量渗液者，或伴急性肾衰竭者，可采用腹膜透析治疗；急性呼吸窘迫综合征除药物治疗外，可做气管切开和应用呼吸机治疗；并发糖尿病者可使用胰岛素。

（2）中医治疗：对急性胰腺炎效果良好，主要包括柴胡、黄连、黄芩、枳实、厚朴、木香、白芍、芒硝、大黄（后下）等，根据症状加减用量。

（3）内镜下 Oddi 括约肌切开术（EST）：可用于胆源性胰腺炎，适用于老年患者和不宜手术者。

（4）腹腔灌洗：腹腔灌洗可清除腹腔内细菌、内毒素、胰酶、炎症因子等。

（5）手术治疗：对于急性出血坏死型胰腺炎经内科治疗无效，或胰腺炎并发脓肿、假性囊肿、弥漫性腹膜炎、肠穿孔、肠梗阻及肠麻痹坏死时，需要实施外科手术治疗。

五、常用护理诊断

1. 腹痛　与胰腺及周围组织炎症、水肿或出血坏死有关。
2. 有体液不足的危险　与呕吐、禁食、胃肠减压、出血有关。
3. 体温过高　与感染及坏死组织吸收有关。
4. 恐惧　与腹痛剧烈及病情进展急骤有关。
5. 潜在并发症　急性肾衰竭、心功能不全、弥散性血管内凝血（DIC）、败血症、急性呼吸窘迫综合征。
6. 知识缺乏　缺乏有关疾病方面的知识。

六、护理措施

（一）一般护理

1. 休息与活动　绝对卧床休息。协助患者取弯腰、屈膝侧卧位，以减轻疼痛。特别注意剧痛而辗转不安者，防止其坠床，保证其安全。

2. 饮食　多数患者需要禁食、禁水1～3天，明显腹胀者需要进行胃肠减压。腹痛和呕吐基本缓解后可从少量低脂、低糖流质食物开始，逐步恢复到普食，但忌油腻食物和饮酒。

（二）病情观察

注意观察呕吐物的量及性质。对胃肠减压者，应注意观察和记录引流量及性质。准确记录24小时出入量，作为补液的依据。定时留取标本，监测血淀粉酶、尿淀粉酶、血糖、电解质的变化，做好动脉血气分析的测定。对于急性出血坏死型胰腺炎患者注意有无多器官功能衰竭的表现。

（三）对症护理

患者剧烈疼痛时遵医嘱给予解痉止痛药物，注意安全，必要时加用床档，防止坠床；高热时可采用头部冰敷、酒精擦浴等物理降温的方法，并观察降温效果。

（四）用药护理

哌替啶反复使用可成瘾；禁用吗啡，以防引起 Oddi 括约肌痉挛，加重病情。若疼痛持续存在且伴高热，则应考虑可能并发胰腺脓肿；如疼痛剧烈，腹肌紧张、压痛和反跳痛明显，提示并发腹膜炎，应报告医生及时处理。

（五）心理护理

由于本病起病急，患者疼痛剧烈，常使患者产生恐惧、焦虑，所以护理人员应了解患者的心理反应，鼓励患者，使其树立信心并积极配合治疗。

（六）健康指导

1. 疾病知识指导　向患者及家属介绍本病的主要发病过程和疾病的主要诱发因素。教育患者积极治疗胆道疾病，注意防止胆道蛔虫。

2. 饮食指导　指导患者及家属掌握饮食卫生知识，平时养成规律进食的习惯，避免暴饮暴食，戒除烟酒，防止复发。

第十节　上消化道大出血患者的护理

引导案例

患者，男，38 岁，平素好饮酒，1 天前在大量饮酒后呕吐暗红色胃内容物 3 次，伴头晕、心悸、出汗，既往健康。体检：面色苍白，T 36.8 ℃，P 102 次/分，R 22 次/分，BP 100/65 mmHg，腹平软，中上腹部压痛，无反跳痛。

案例思考：1. 该患者消化道出血的原因是什么？

2. 该患者的护理诊断有哪些？应采取哪些护理措施？

上消化道出血（upper gastrointestinal hemorrhage）是指 Treitz 韧带以上的消化道，包括食管、胃、十二指肠、胰、胆道病变引起的出血，以及胃空肠吻合术后的空肠病变出血。上消化道大出血一般指在数小时内失血量超过 1000 ml 或循环血量的 20%，是常见的临床急症。

一、病因和发病机制

上消化道出血的病因有很多，其中常见的有消化性溃疡、食管胃底静脉曲张破裂、急性糜烂性出血性胃炎和胃癌。食管贲门黏膜撕裂综合征引起的出血也不少见。少部分由胰腺、胆道病变引起，如胆囊或胆管结石或肿瘤、胰腺癌等。某些全身性疾病也可引起出血，如白血病、血友病、尿毒症、应激性溃疡等。

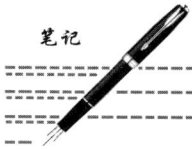

笔记

二、临床表现

（一）症状与体征

临床表现取决于出血病变的性质、部位、出血量与速度，并与患者出血前的全身状况，如有无贫血及心、肾、肝功能有关。

1. 呕血与黑便　是上消化道出血的特征性表现。上消化道出血者均有黑便，但不一定有呕血。出血部位在幽门以上者常有呕血和黑便，在幽门以下者可仅表现为黑便。但出血量少、速度慢的幽门以上病变也可仅见黑便，出血量大、速度快的幽门以下病变可因血液反流入胃，引起恶心、呕吐而出现呕血。呕血与黑便的颜色、性质也与出血量和速度有关。呕血呈鲜红色或有血块提示出血量大且速度快，血液在胃内停留时间短，未经胃酸充分混合即呕出；如呕血呈棕褐色咖啡渣样，表明血液在胃内停留时间长，经胃酸作用形成正铁血红素所致。柏油样黑便，黏稠而发亮，是因血红蛋白中铁与肠内硫化物作用形成硫化铁所致；当出血量大且速度快时，血液在肠内推进快，粪便可呈暗红色甚至鲜红色，需与下消化道出血鉴别；反之，若空肠、回肠的出血量不大，血液在肠内停留时间较长，则也可表现为黑便，需与上消化道出血鉴别。

2. 失血性周围循环衰竭　上消化道大量出血时，由于循环血量急剧减少，静脉回心血量相应不足，导致心排血量降低，常发生急性周围循环衰竭，其程度轻重因出血量大小和失血速度快慢而异。患者可出现头昏、心悸、乏力、出汗、口渴、晕厥等一系列组织缺血的表现。出血性休克早期体征有脉搏细速、脉压变小，血压可因机体代偿作用而正常甚至一时偏高，此时应特别注意血压波动，并予以及时抢救，否则血压将迅速下降。呈现休克状态时，患者表现为面色苍白、口唇发绀、呼吸急促，皮肤湿冷，呈灰白色或紫灰花斑，施压后褪色经久不能恢复，体表静脉塌陷；精神萎靡、烦躁不安，重者反应迟钝、意识模糊；收缩压降至 80 mmHg 以下，脉压差小于 25 mmHg，心率加快至每分钟 120 次以上。休克时尿量减少，若补足血容量后仍少尿或无尿，应考虑并发急性肾衰竭。

3. 发热　大量出血后，多数患者在 24 小时内出现发热，一般不超过 38.5 ℃，可持续 3~5 天。发热机制可能与循环血量减少、急性周围循环衰竭导致体温调节中枢功能障碍有关。

4. 氮质血症　上消化道大量出血后，肠道中血液的蛋白质消化产物被吸收，引起血中尿素氮浓度增高，称为肠源性氮质血症。血尿素氮多在一次出血后数小时上升，24~48 小时达到高峰，3~4 天恢复正常。

（二）辅助检查

1. 实验室检查　测定红细胞、白细胞和血小板计数，血红蛋白浓度、血细胞比容、肝功能、肾功能、大便隐血等，有助于估计失血量及动态观察有无活动性出血，判断治疗效果及协助病因诊断。

2. 内镜检查　是上消化道出血病因诊断的首选检查方法。出血后 24~48 小时行急诊内镜检查，可以直接观察出血部位，明确出血病因，同时对出血灶进行止血治疗。

3. X 线钡剂造影检查　对明确病因有价值。一般主张在出血停止且病情基本稳定数天后进行检查。

4. 其他检查　选择性动脉造影，如腹腔动脉造影、肠系膜上动脉造影，有助于确定出血部位。

三、诊断要点

根据呕血、黑便和失血性周围循环衰竭的临床表现，呕吐物及黑便隐血试验呈强阳性，结合其他实验室检查及器械检查，能查明多数患者的出血部位及原因。

四、处理要点

上消化道大量出血为临床急症，应采取积极措施进行抢救：迅速补充血容量，纠正水、电解质失衡，预防和治疗失血性休克，给予止血治疗，同时积极进行病因诊断和治疗。

（一）补充血容量

立即配血，可先输入平衡液或葡萄糖盐水、右旋糖酐或其他血浆代用品，尽早输入全血，以尽快恢复和维持血容量及有效循环，最好保持血红蛋白 70 g/L 左右为宜。输液量可根据估计的失血量来确定。

（二）止血措施

1. 非曲张静脉上消化道大量出血的止血措施　该类出血是指除了食管胃底静脉曲张破裂出血之外的其他病因所致的上消化道出血，病因中以消化性溃疡出血最常见。

（1）药物止血：①抑制胃酸分泌药：对于消化性溃疡和急性胃黏膜损害引起的出血，临床上常用 H_2 受体拮抗剂或质子泵阻滞剂，以提高和保持胃内较高的 pH，有利于血小板聚集及血浆凝血功能所诱导的止血过程。常用药物及用法有西咪替丁、雷尼替丁、法莫替丁、奥美拉唑，急性出血期均为静脉给药。②口服药物止血：如将去甲肾上腺素 8 mg加入 100 ml 生理盐水中分次口服，也可经胃管滴注入胃，可使出血的小动脉强烈收缩而止血，适用于胃、十二指肠出血。其他有效的止血剂有凝血酶、巴曲酶等。

（2）内镜直视下止血：约80％的消化性溃疡出血者不经特殊处理可自行止血。内镜止血用于有活动性出血或暴露血管的溃疡。治疗方法包括激光光凝、高频电凝、微波、热探头止血、血管夹钳夹、局部药物喷洒和局部药物注射。临床应用注射疗法较多，使用的药物有1/10 000 肾上腺素、生理盐水或硬化剂等。其他病因引起的出血，也可选择以上方法进行治疗。

（3）手术治疗：各种病因所致出血的手术指征和方式见外科护理学有关章节。

（4）介入治疗：少数不能进行内镜止血或手术治疗的严重大出血患者，可经选择性肠系膜动脉造影寻找出血病灶，给予血管栓塞治疗。

2. 食管胃底静脉曲张破裂出血的止血措施　本病往往出血量大、出血速度快、再出血率和病死率高，治疗措施上也有其特殊性。

（1）药物止血：①血管加压素为常用药物，其作用机制是收缩内脏血管，从而减少门静脉血流量，降低门静脉及其侧支循环的压力，以控制食管胃底曲张静脉的出血。用法为血管加压素 0.2 U/min 持续静脉滴注，根据治疗反应，可逐渐增加至 0.4 U/min。同时用硝酸甘油静脉滴注或舌下含服，以减轻大剂量使用血管加压素的不良反应，并且硝酸甘油有协同降低门静脉压力的作用。②研究表明生长抑素能明显减少内脏血流量，并见奇静脉血流量明显减少，临床常使用 14 肽天然生长抑素和生长抑素的人工合成制剂奥曲肽。

（2）三（四）腔二囊管压迫止血：宜用于药物不能控制出血时暂时使用，以争取时间准备其他治疗措施。操作及病情观察注意事项详见本节护理措施。

（3）内镜直视下止血：局部静脉内、外注射硬化剂，硬化剂可选用无水乙醇、鱼肝油酸钠、乙氧硬化醇等；或用橡皮圈结扎出血或曲张的静脉，使血管闭合；或同时使用两种方法。

（4）经颈静脉肝内门体静脉分流术。

五、护理评估

1. **病史**　根据引起上消化道大出血的病因，应询问患者是否有慢性、周期性、节律性上腹痛；出血前有无营养失调、劳累或精神紧张、受凉等诱因；有无服用阿司匹林、吲哚美辛、保泰松、肾上腺糖皮质激素等损伤胃黏膜的药物史或酗酒史，有无病毒性肝炎、血吸虫病、慢性酒精中毒等引起肝硬化的病史；有无创伤、颅脑手术、休克、严重感染等应激史。

2. **身体状况**　有无精神疲倦、烦躁不安、嗜睡、表情淡漠、意识不清甚至昏迷；有无心率加快、心律失常、脉搏细弱、血压降低、脉压变小、呼吸困难、体温不升或发热；注意观察皮肤和甲床色泽，肢体温暖或湿冷，特别是颈动脉充盈情况及尿量多少。

3. **心理 - 社会因素**　注意评估患者有无紧张、恐惧或悲观、沮丧等心理反应，特别是慢性病或全身性疾病致反复出血者，有无对治疗失去信心，不合作等情况。患者及其亲属对疾病和治疗的认识程度如何。

4. **辅助检查**　监测血常规，尤其注意网织红细胞的变化，观察血清电解质的变化，有无血尿素氮增高，定期检查大便隐血，以掌握病情动态。

六、常用护理诊断

1. **潜在并发症**　血容量不足。
2. **活动无耐力**　与失血性周围循环衰竭有关。
3. **有受伤的危险**　创伤、窒息、误吸与气囊压迫使食管胃底黏膜长时间受压、气囊阻塞气道、血液或分泌物反流入气管有关。
4. **恐惧**　与生命或健康受到威胁有关。
5. **知识缺乏**　缺乏有关引起上消化道出血的疾病及其防治的知识。

七、护理措施

（一）一般护理

1. **休息与活动**　大出血时患者应绝对卧床休息，取平卧位并将下肢略抬高；呕吐时头偏向一侧，防止窒息或误吸，必要时用负压吸引器清除气道内的分泌物、血液或呕吐物，保持呼吸道通畅；给予吸氧。

2. **饮食**　食管胃底静脉曲张破裂出血、急性大出血伴恶心、呕吐者应禁食；少量出血无呕吐者，可进温凉、清淡流质饮食。出血停止后改为营养丰富、易消化、无刺激性半流质饮食或软食，少量多餐，逐步过渡到正常饮食。食管胃底静脉曲张破裂出血的患者，止血后 1～2 天可进高热量、高维生素流质饮食，限制钠盐和蛋白质的摄入，避免粗糙、坚硬、刺激性食物，且应细嚼慢咽，防止损伤曲张静脉而再次出血。

（二）病情观察

1. **出血量的估计**　详细询问呕血和（或）黑便的发生时间、次数、量及性状，以便估计出血量和速度。一般说来，大便隐血试验阳性提示每日出血量 > 5 ~ 10 ml；出现黑便表明出血量为 50 ~ 70 ml，一次出血后黑便持续时间取决于患者排便次数，如每日排便一次，粪便色泽约在 3 天后恢复正常；胃内积血量达 250 ~ 300 ml 时可引起呕血；一次出血量在 400 ml 以下时，一般不引起全身症状；如出血量达 400 ~ 500 ml，可出现头晕、心悸、乏力等症状；如出血量超过 1000 ml，临床即出现急性周围循环衰竭的表现，严重者引起失血性休克。

周围循环衰竭的临床表现是估计出血量的重要标准，应动态观察患者的心率、血压。可采用改变体位测量心率、血压并观察症状和体征来估计出血量：先测平卧时的心率与血压，然后测半卧位时的心率与血压，如半卧位即出现心率增快 10 次/分以上、血压下降幅度为 15 ~ 20 mmHg、头晕、出汗甚至晕厥，则表示出血量大，血容量已明显不足，是紧急输血的指征。

2. 继续或再次出血的判断　观察中出现下列迹象，提示有活动性出血或再次出血。①反复呕血，甚至呕吐物由咖啡色转为鲜红色。②黑便次数增多且粪质稀薄，色泽转为暗红色，伴肠鸣音亢进。③周围循环衰竭的表现经补液、输血而未改善，或好转后又恶化，血压波动，中心静脉压不稳定。④红细胞计数、血细胞比容、血红蛋白测定不断下降，网织红细胞持续增高。⑤在补液足够、尿量正常的情况下，血尿素氮持续或再次增高。⑥门静脉高压的患者原有脾大，在出血后常暂时缩小，如不见脾恢复肿大则提示出血未止。

（三）三腔气囊管的应用与护理

熟练的操作和插管后的密切观察及细致护理是达到预期止血效果的关键。插管前仔细检查，确保食管引流管、胃管、食管囊管、胃囊管通畅并分别做好标记，检查两气囊无漏气后抽尽囊内气体，备用。协助医生为患者做鼻腔、咽喉部局麻，经鼻腔或口腔插管至胃内。插管至 65 cm 时抽取胃液，检查管端确在胃内，并抽出胃内积血。先向胃囊注气 150 ~ 200 ml，至囊内压约 50 mmHg（6.7 kPa）并封闭管口，缓缓向外牵引管道，使胃囊压迫胃底部曲张静脉。如单用胃囊压迫已止血，则食管囊不必充气。如未能止血，继续向食管囊注气约 100 ml 至囊内压约 40 mmHg（5.3 kPa）并封闭管口，使气囊压迫食管下段的曲张静脉。管外端以绷带连接 0.5 kg 的沙袋，经牵引架做持续牵引。为防黏膜糜烂，一般持续压迫时间不应超过 24 小时。将食管引流管、胃管连接负压吸引器或定时抽吸，观察出血是否停止，并记录引流液的性状、颜色及量；经胃管冲洗胃腔，以清除积血，可减少氨在肠道内的吸收，以免血氨增高而诱发肝性脑病。

出血停止后，放松牵引，放出囊内气体，保留管道继续观察 24 小时，不再出血可考虑拔管，对昏迷患者也可继续留置管道用于注入流质食物和药液。拔管前口服液状石蜡 20 ~ 30 ml，润滑管、囊外壁，抽尽囊内气体，以缓慢、轻巧的动作拔管。气囊压迫一般以 3 ~ 4 天为度，继续出血者可适当延长。

留置管道期间，定时做好鼻腔、口腔的清洁，用液状石蜡润滑鼻腔、口唇。床旁置备用三腔气囊管、血管钳及换管所需物品，以便紧急换管时使用。

（四）用药护理

避免因输液、输血过多、过快而引起急性肺水肿，对老年患者和心肺功能不全者尤应注意；应输新鲜血，因库存血含氨量高，易诱发肝性脑病；肝病患者忌用吗啡、巴比妥类药物；血管加压素可引起腹痛、血压升高、心律失常、心肌缺血，甚至发生心肌梗

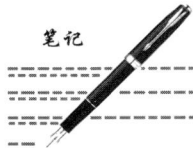

死，故滴注速度应遵医嘱准确无误，并严密观察不良反应。患有冠心病的患者忌用血管加压素。

（五）心理护理

突然大量的呕血，常使患者及家属极度恐惧不安。反复长期消化道出血，则容易使患者产生悲观、绝望的心理反应，对疾病的治疗失去信心。应关心、安慰患者。抢救工作应迅速而不忙乱，以减轻患者的紧张情绪；经常巡视，大出血时陪伴患者，使其有安全感；呕血或解黑便后及时清除血迹、污物，以减少对患者的不良刺激。解释各项检查、治疗措施，听取并解答患者或家属的提问，以减轻他们的疑虑；三（四）腔气囊管会给患者带来不适感，有过插管经验的患者尤其易出现恐惧或焦虑感，故应多巡视、陪伴患者，解释本治疗方法的目的和过程，加以安慰和鼓励，取得患者的配合。

（六）健康指导

1. 疾病知识指导　上消化道出血的临床过程及预后因引起出血的病因而异，应帮助患者和家属掌握有关疾病的病因和诱因、预防、治疗和护理知识，以减少再度出血的危险。

2. 活动指导　生活起居要有规律，劳逸结合，保持乐观情绪，保证休息。

3. 饮食指导　注意饮食卫生和规律，进食营养丰富、易消化的食物，避免过饥或暴饮暴食，避免粗糙、刺激性食物，或过冷、过热、产气多的食物、饮料等，合理饮食是避免诱发上消化道出血的重要环节。

4. 指导识别出血征象与处理　指导患者及家属学会早期识别出血征象及应急措施，若出现呕血、黑便或头晕、心悸等不适，立即卧床休息，保持安静，减少身体活动；呕吐时取侧卧位以免误吸；立即送医院治疗。

第十一节　消化系统疾病常见诊治技术及护理

一、肝穿刺活组织检查术

肝穿刺活组织检查术简称肝活检，是指由穿刺采取肝组织标本进行组织学检查或制成涂片做细胞学检查，以明确肝病诊断，或了解肝病演变过程、观察治疗效果及判断预后。

（一）适应证

（1）原因不明的肝大，肝功能检查异常者。

（2）原因不明的黄疸及门静脉高压者。

（二）禁忌证

（1）全身情况衰竭者。

（2）肝外阻塞性黄疸、肝功能严重障碍、腹水者。

（3）肝包虫病、肝血管瘤、肝周围化脓性感染者。

（4）严重贫血、有出血倾向者。

（三）操作前准备

1. 心理指导　向患者解释穿刺的目的、意义、方法，消除患者顾虑和紧张情绪。

2. 用物准备　准备好穿刺用物。

3. 患者准备　根据医嘱测定肝功能、凝血时间、凝血酶原时间及血小板计数。训练患者深呼吸及屏息呼吸方法（深吸气、呼气、憋住气片刻）以利于术中配合。情绪紧张者可于术前 1 小时口服地西泮 10 mg。穿刺前测量血压、脉搏。

（四）操作过程

1. 准备体位　协助患者取仰卧位，身体右侧靠近床沿，并将右手置于枕后，嘱患者保持固定的体位。

2. 暴露穿刺点　协助患者暴露穿刺部位，确定穿刺点，一般取右侧腋中线 8～9 肋间、肝实音处穿刺。如疑诊肝癌、肝脓肿者，应在 B 超定位下进行。

3. 协助肝活检　常规消毒穿刺部位皮肤，铺无菌孔巾，局部麻醉，根据穿刺目的不同选择穿刺针穿刺。嘱患者先深吸气，然后于深呼气末屏气，术者将穿刺针迅速刺入肝内并立即拔出。穿刺深度不超过 6 cm，穿刺部位以无菌纱布按压 5～10 分钟，再以胶布固定，压上小沙袋并以多头腹带束紧。将抽吸的肝组织标本制成玻片，或注入 95% 乙醇或 10% 甲醛固定液送检。

4. 观察病情　术者操作时，护理人员应在患者床旁，协助完成操作，并密切观察生命体征变化，如有异常应及时处理。

（五）操作后护理

（1）术后患者应绝对卧床休息 12～24 小时。

（2）测血压、脉搏，开始 4 小时内 15～30 分钟测 1 次。如有脉搏细速、血压下降、烦躁不安、面色苍白、出冷汗等内出血征象，应立即通知医生紧急处理。

（3）注意观察穿刺部位，注意有无伤口渗血、红肿、疼痛。若穿刺部位疼痛明显，应仔细检查原因，如果是一般组织创伤性疼痛，可遵医嘱给予止痛剂，若发现气胸、胸膜休克或胆汁性腹膜炎时，应及时处理。

二、纤维胃、十二指肠镜检查术

纤维胃、十二指肠镜检查术是应用最广、进展最快的内镜检查，也称胃镜检查。通过此检查可直接观察胃及十二指肠溃疡或肿瘤等大小、部位及范围，并可行组织学或细胞学检查。

（一）适应证

（1）不明原因的消化道出血。

（2）有明显上消化道症状，但不明原因者。

（3）疑有上消化道病变，而未能确定其性质者。

（4）需要随访观察的病变，如消化性溃疡、萎缩性胃炎、胃手术后及药物治疗前后对比观察等。

（5）需做内镜治疗者，如需要摘取异物、局部止血、摘除息肉、结扎曲张静脉等。

（二）禁忌证

（1）严重的心、肺、肝、肾功能不全者。

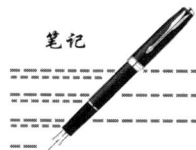

（2）各种原因所致休克、昏迷、癫痫发作等危重状态者。

（3）食管、胃、十二指肠的急性炎症（特别是腐蚀性炎症）或疑有穿孔者。

（4）神志不清或精神失常不能配合检查者。

（5）急性传染性肝炎或胃肠道传染病一般暂缓检查。

（6）严重咽喉部疾病、主动脉瘤及严重的颈胸段脊柱畸形者。

（7）慢性乙型、丙型肝炎或抗原携带者、艾滋病患者应有特殊的消毒措施。

（三）操作前准备

1. 心理指导　向患者仔细介绍检查的目的、意义、方法、安全性、配合方式及可能出现的问题，使患者消除紧张、恐惧的心理，主动配合检查。

2. 患者准备　询问病史和体格检查，以排除检查禁忌证。检查前禁食 8 小时、禁烟 12 小时。估计有胃排空延缓者，应适当延长禁食时间；有幽门梗阻者，应先抽尽胃内容物，必要时洗胃；接受胃肠钡餐检查者，3 天内不宜做胃镜检查。指导患者检查前取出义齿，以免检查中误吸或误咽。如患者过分紧张，检查前可遵医嘱肌内注射或静脉注射地西泮 5 ~ 10 mg。

3. 术前麻醉　了解患者有无麻醉药过敏史，于检查前 5 ~ 10 分钟应给患者进行咽喉部的麻醉，以减少呕吐反射及疼痛。

4. 用物准备　检查镜检用物是否准备齐全。

（四）操作过程

1. 体位准备　协助患者取左侧卧位，双腿屈曲，头垫低枕，使颈部松弛，松开领口及腰带。在患者嘴边放置弯盘，嘱患者咬紧牙垫。

2. 协助插镜　协助医生缓慢地将纤维内镜从患者口腔插入。插镜过程中，护理人员应密切观察患者的反应，保持患者头部位置不动，当胃镜插入 15 cm、到达咽喉部时，嘱患者做吞咽动作，但不可将唾液咽下以免呛咳，应让唾液流入弯盘或用吸管吸出。如患者出现恶心不适，护理人员应嘱患者深呼吸，放松全身肌肉，如恶心较重，可能是麻醉不足，应重新麻醉。配合医生处理插镜中可能遇到的问题，当胃镜进入胃腔内时，要适量注气。使胃腔张开至视野清晰为止。

3. 协助镜检　当患者出现明显不适及恶心呕吐时，护理人员应嘱患者深呼吸，放松全身肌肉；当镜面被黏液、血迹、食物遮挡时，应注水冲洗；当观察到某处病变时，遵医嘱对可疑病变部位摄像、取活组织、刷取细胞涂片及抽取胃液检查，以协助诊断；协助医生做好内镜下治疗。检查过程中应随时观察患者面色、脉搏、呼吸等改变，出现异常时立即停止检查并做相应处理。

4. 协助退镜　检查完毕退出胃镜时尽量抽气，防止腹胀，并手持纱布将镜身外黏附的黏液、血迹擦净。

5. 内镜消毒　对内镜及有关器械彻底清洁、消毒，避免交叉感染。

（五）操作后护理

1. 饮食护理　术后因患者咽喉部麻醉作用尚未消退，嘱其不要吞咽唾液，以免呛咳。检查后 2 小时后能进食、进水，以免食物吸入肺部。当日饮食以流质或易消化的半流质为宜，行活检的患者应进温凉的饮食，以减少食物对胃黏膜创面的刺激，造成出血。

2. 咽部护理　少数患者检查后出现咽痛、咽后壁异物感及声音嘶哑等，1 ~ 2 天症状会自行消失，也可用温水含漱，嘱患者勿用力咳嗽，以免损伤咽喉部黏膜。

3. 腹部护理　检查后部分患者可出现腹胀，可嘱患者坐起哈气，也可进行腹部按摩，促进肠道气体排出。

4. 并发症观察与处理　检查后数日内，严密观察并发症的出现，如患者有无消化道穿孔、出血、感染等并发症，一旦发现及时处理。麻醉意外表现为麻醉后头晕、恶心、头痛、手指麻木，严重者出现呼吸急促，血压下降，应及时协助医生处理。如有黑便、头晕、心率增快，提示消化道出血，应积极处理，必要时在胃镜下止血。如出现腹部疼痛、压痛及肌紧张等急性腹膜炎的征象，提示胃穿孔，应及时手术治疗。

三、纤维结肠镜检查术

纤维结肠镜检查术主要用于诊断溃疡性结肠炎、肿瘤、出血、息肉等，并可行切除息肉、钳取异物等治疗。

（一）适应证

（1）原因不明的慢性腹泻、便血及下腹疼痛，疑有结肠、直肠、末端回肠病变者。

（2）钡剂灌肠有可疑病变需要进一步明确诊断者。

（3）炎症性肠病的诊断与随访。

（4）结肠癌术前诊断、术后随访，息肉摘除术后随访观察。

（5）需要做止血及结肠息肉摘除等治疗者。

（6）大肠肿瘤普查。

（二）禁忌证

（1）严重心肺功能不全、休克及精神病患者。

（2）急性弥漫性腹膜炎、腹腔脏器穿孔、多次腹腔手术、腹内广泛粘连及大量腹水者。

（3）妊娠妇女、妇女月经期一般不宜做检查。

（4）肛门、直肠严重狭窄者。

（5）急性重度结肠炎，如急性细菌性痢疾、急性重度溃疡性结肠炎及憩室炎等。

（三）操作前准备

1. 心理指导　向患者讲解检查的目的、方法、注意事项，消除其顾虑以取得合作。

2. 肠道准备　嘱患者检查前2～3天进少渣饮食，检查前1天进流质饮食，检查当日早晨空腹或饮少量糖水。根据患者的具体情况，采用灌肠法或导泻法清洁肠道，患者排泄物为水样时即可行纤维结肠镜检查术。甘露醇可在肠内被细菌分解，产生易燃气体，由于行高频电凝治疗有引起爆炸的危险，因此在做此类诊疗前禁用甘露醇做肠道准备，以免发生意外。

3. 术前用药　为解除患者紧张、恐惧、腹痛、腹胀等症状，必要时根据医嘱术前给予患者肌内注射地西泮、哌替啶、阿托品或丁溴东莨菪碱，由于此类药物会使患者对疼痛的反应性降低，在发生肠穿孔等并发症时腹部症状不明显，应特别注意，有青光眼或明显前列腺肥大者忌用阿托品。

4. 用物准备　检查镜检用物是否准备齐全。

笔记

（四）操作过程

1. 体位护理 协助患者取膝胸卧位或左侧卧位，腹部放松并屈膝，嘱患者尽量在检查中保持身体不要摆动。

2. 协助进镜 术者先做直肠指检并扩张肛门。助手将镜前端涂上润滑剂（一般用硅油，不可用液状石蜡）后，再嘱患者张口呼吸，放松肛门括约肌，以右手示指按镜头，使镜头滑入肛门，此后按术者口令，遵照循腔进镜原则逐渐缓慢插入肠镜。

3. 协助镜检 根据内镜观察到的情况可摄像、取活组织行细胞学等检查。检查过程中，护理人员密切观察患者反应，如患者出现腹胀不适，可嘱其做缓慢深呼吸；如出现面色、表情、呼吸、脉搏等异常应随时停止插镜，同时建立静脉通道以备抢救。

4. 协助退镜 检查结束后退镜时，再次观察病变部位情况，尽量抽气以减轻腹胀。

5. 内镜消毒 做好内镜的清洗消毒工作，避免交叉感染。

（五）操作后护理

1. 生活护理 检查结束后，做好肛门清洁护理。嘱患者注意休息，进少渣饮食3天。如行息肉摘除、止血治疗者，应给予抗菌治疗、半流质饮食。

2. 并发症观察与处理 检查结束后请患者稍事休息，观察15～30分钟再离开。密切观察患者生命体征，注意观察腹胀、腹痛及排便情况。腹胀明显者，可行内镜下排气；腹痛明显者或排血便者应留院观察；注意粪便颜色，必要时连续3次做粪便隐血试验，以了解有无活动性出血；若发现有剧烈腹痛、腹胀、面色苍白、脉率及心率增快、血压下降、大便次数增多呈黑色等表现，则提示肠出血、肠穿孔，应及时报告医生。

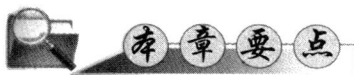

本章要点

本章重点讲解了急性胃炎、慢性胃炎、消化性溃疡的护理措施；肠结核与结核性腹膜炎的健康指导；急性胃炎、慢性胃炎、炎症性肠病、肝硬化、原发性肝癌、肝性脑病、急性胰腺炎的临床表现、辅助检查、诊断要点、处理要点、常用护理诊断、护理措施；上消化道大出血的临床表现、处理要点；消化系统疾病常见诊治技术的护理措施、适应证与禁忌证。

1. 消化系统疾病的常见症状、体征及护理 恶心、呕吐、腹痛和腹泻的概念。引起恶心与呕吐的原因多见于胃、肠、肝、胆、胰腺等疾病，也可由全身其他系统疾病、药物或化学毒物中毒引起。护理评估和护理措施。

2. 胃炎患者的护理 胃炎是指各种有害因素所致的一组胃黏膜炎症性病变的疾病。按临床发病的缓急和病程的长短，胃炎一般分为急性胃炎和慢性胃炎两类。慢性胃炎按病变的解剖部位分为慢性胃窦炎（B型胃炎）和慢性胃体炎（A型胃炎）两类，前者最常见。幽门螺杆菌（Hp）感染目前被认为是引起B型胃炎最主要的病因。A型胃炎多由自身免疫反应引起。

3. 消化性溃疡患者的护理 消化性溃疡系指胃、十二指肠黏膜被胃消化液消化而形成的慢性溃疡。典型的临床表现是消化性溃疡具有慢性反复发作过程、周期性发作和节律性上腹痛三大特点。处理要点、护理评估、常用护理诊断和护理措施。胃溃疡和十二指肠溃疡疼痛的特点比较。

4. 肠结核与结核性腹膜炎患者的护理 肠结核是结核分枝杆菌引起的肠道慢性特异

性感染，多继发于肠外结核病。护理评估和护理措施。

5. 炎症性肠病患者的护理　炎症性肠病是一组病因不明的肠道慢性非特异性炎症性疾病，包括溃疡性结肠炎和克罗恩病。临床表现、诊断要点、护理评估、常用护理诊断和护理措施。

6. 肝硬化患者的护理　肝硬化是由于不同病因引起的慢性进行性弥漫性肝病。病理特点为广泛的肝细胞变性和坏死、再生结节形成、结缔组织增生致使正常肝小叶结构破坏和假小叶形成。主要临床表现为肝功能损害和门静脉高压，可有多系统受累，晚期出现消化道出血、肝性脑病、感染等严重并发症。护理评估、常用护理诊断和护理措施。

7. 原发性肝癌患者的护理　原发性肝癌是指原发于肝细胞或肝内胆管细胞的癌肿。凡有肝病史的中年人，特别是男性患者，如有不明原因的肝区疼痛、消瘦、进行性肝大，应做 AFP 测定，AFP >400 ng/ml。

8. 肝性脑病患者的护理　肝性脑病又称肝性昏迷，是严重肝病引起的、以代谢紊乱为基础的中枢神经系统功能失调综合征，主要表现为意识障碍、行为失常和昏迷。病因和发病机制、辅助检查、常用护理诊断和护理措施。

9. 急性胰腺炎患者的护理　急性胰腺炎是指胰腺分泌的消化酶引起胰腺组织自身消化的急性化学性炎症。临床主要表现为急性上腹痛、恶心、呕吐、发热、血淀粉酶和尿淀粉酶升高，重症者伴腹膜炎、休克等并发症，部分患者发生猝死。治疗原则为减轻腹痛、减少胰腺分泌、防治并发症。常用护理诊断和护理措施。

10. 上消化道大出血患者的护理　上消化道出血是指 Treitz 韧带以上的消化道，包括食管、胃、十二指肠、胰、胆道病变引起的出血，以及胃空肠吻合术后的空肠病变出血。上消化道大出血一般指在数小时内失血量超过 1000 ml 或循环血量的 20%，是常见的临床急症。护理评估、常用护理诊断和护理措施。

11. 消化系统疾病常见诊治技术及护理　肝穿刺活组织检查术，纤维胃、十二指肠镜检查术和纤维结肠镜检查术的适应证、禁忌证，操作前准备和操作后护理。

思考题

一、名词解释
1. 消化性溃疡
2. 肝硬化
3. 肝肾综合征
4. 肝肺综合征
5. 肝性脑病
6. 上消化道大出血

二、简述题
1. 消化性溃疡的饮食护理措施。
2. 门静脉高压症的临床表现。
3. 急性胰腺炎患者疼痛的护理措施。
4. 三腔气囊管的护理措施。

第五章　泌尿系统疾病患者的护理

学习目标

1. 掌握泌尿系统疾病的常见症状、体征及护理措施；掌握泌尿系统常见疾病的护理诊断及护理措施。
2. 能够按照护理程序对泌尿系统疾病患者进行护理评估、做出护理诊断、制订护理计划、实施护理措施及健康教育。
3. 学会对泌尿系统疾病患者进行常规护理，培养关心患者、爱岗敬业、诚信严谨的职业道德。

泌尿系统由肾、输尿管、膀胱、尿道及有关的血管和神经组成，其主要功能是生成和排泄尿液。肾脏不仅是人体主要的排泄器官，可以调节水、电解质及酸碱平衡，维持人体内环境稳定，同时还具有内分泌功能。许多肾脏疾病的病因及发病机制尚不清楚，病变持续发展，均可导致严重的肾功能不全，使全身各系统受到损害。对肾脏疾病患者的防治和护理，应强调整体护理的概念，根据不同病情和阶段，进行有效的护理。

第一节　泌尿系统疾病的常见症状、体征及护理

一、肾性水肿

由肾脏疾病引起的水肿称为肾性水肿，肾性水肿是肾小球疾病最常见的临床表现。肾性水肿分为两类。①肾炎性水肿：肾小球滤过率下降、水钠潴留、毛细血管通透性增高引起肾炎性水肿。特点是水肿首先发生在组织疏松部位，如眼睑或颜面部、足踝部，以晨起明显，严重时可延及下肢及全身。②肾病性水肿：大量的蛋白尿导致血浆液体渗透压下降，进而引起肾病性水肿。水肿显著，指压凹陷明显，常伴有胸水及腹水。

（一）护理评估

1. 病史　水肿发生的诱因及原因、时间、部位；水肿的特点、程度，以及随时间的进展情况，有无出现全身性水肿；有何伴随症状，即有无出现尿量减少、头晕、乏力、呼吸困难、心跳加快、腹胀等；水肿的治疗经过，尤其是患者的用药情况；详细了解所用药物的种类、剂量、用法、疗程、用药后的效果等。有无精神紧张、焦虑、抑郁的表现，其程度如何。

2. 身体状况　患者的精神状况、生命体征、尿量、体重的改变。全身皮肤的检查包

括皮肤水肿的范围、程度、特点，如有无眼睑和面部水肿、下肢水肿、外阴水肿等；心肺检查有无啰音、胸腔积液征、心包摩擦音；腹部有无膨隆、叩诊有无移动性浊音等。

3. 心理－社会因素　水肿的反复出现会加重患者的心理负担，注意观察有无精神紧张、焦虑、抑郁的表现，其程度如何。

4. 辅助检查　尿常规检查，尿蛋白定性和定量；血清电解质有无异常；肾功能的指标，如内生肌酐清除率（Ccr）、血尿素氮（BUN）、血肌酐（Scr）等有无异常。此外，患者有无做过静脉肾盂造影、B超、尿路平片等检查，其结果如何。

（二）常用护理诊断

1. 体液过多　与水钠潴留，大量蛋白尿致血浆清蛋白浓度下降等因素有关。
2. 有皮肤完整性受损的危险　与皮肤水肿、抵抗力降低有关。
3. 自我形象紊乱　与水肿及激素不良反应引起的颜面部或身体外形改变有关。

（三）护理措施

1. 体液过多

（1）一般护理：①重度水肿者应卧床休息，轻度水肿者多卧床休息并避免劳累，胸腔积液者取半卧位。②注重饮食护理。有明显水肿、高血压或少尿的患者，应严格限制水、钠的摄入。轻度水肿、尿量 >1000 ml/d 者，盐 <3 g/d，轻微限水；重度水肿、少尿者，无盐饮食，饮水 <1000 ml/d。如水肿主要因低蛋白血症引起，在无氮质潴留时，可给予正常量的优质蛋白饮食，每日 1.0 g/kg；对于有氮质血症的水肿患者，应同时限制食物中蛋白质的摄入，每日 0.5~0.6 g/kg。对于慢性肾衰竭的患者，可根据肾小球滤过率（GFR）来调节蛋白质的摄入量。对于低蛋白饮食的患者，需要注意提供足够的热量，每日 126~147 kJ/kg，以免引起负氮平衡。同时注意补充各种维生素。

（2）病情观察：每天测量患者的体重，注意其变化情况。观察水肿消长情况，有无胸腔、腹腔、心包积液的表现；有无急性左心衰竭的表现；有无剧烈头痛、恶心、呕吐、视物模糊、甚至神志不清和抽搐等高血压脑病的表现。记录24小时液体出入量，监测尿量的变化。同时密切监测尿常规、肾小球滤过率、BUN、Scr、血浆蛋白、血清电解质等变化。

（3）用药护理：遵医嘱使用利尿剂、肾上腺糖皮质激素或其他免疫抑制剂，观察药物的疗效及可能出现的不良反应。使用激素和免疫抑制剂时，应特别交代患者及家属不可擅自加量、减量甚至停药。服用糖皮质激素和细胞毒性药物时应注意以下几点。①口服激素应饭后服用，以减少对胃黏膜的刺激。②长期用药者应补充钙剂和维生素 D，以防骨质疏松。③使用环磷酰胺（CTX）时注意多饮水，以促进药物从尿中排泄。

（4）健康指导：告知患者及家属出现水肿的原因，如何观察水肿的变化，以及如何保护水肿部位的皮肤等，解释限制水钠对水肿消退的重要性，与患者一起讨论制订符合患者治疗要求、而又能让患者接受的饮食计划。

2. 皮肤完整性受损的危险

（1）皮肤护理：水肿较严重的患者应避免装紧身衣服，卧床休息时宜抬高下肢，增加静脉回流，以减轻水肿。嘱患者经常变换体位，对年老体弱者可协助翻身，用软垫支撑受压部位，并适当予以按摩。对阴囊水肿者，可用吊带托起。协助患者做好全身皮肤黏膜的清洁，嘱患者注意保护好水肿的皮肤，如清洗时勿过分用力，避免损伤皮肤，避免撞伤、跌伤等。气温低需使用热水袋时，嘱患者应特别小心，避免烫伤皮肤。

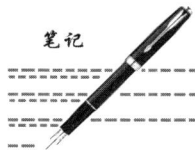

（2）病情观察：观察皮肤有无红肿、破损、化脓等情况发生，体温有无异常。

3. 自我形象紊乱　理解患者的不良情绪变化，对患者进行心理感化，鼓励并帮助患者通过修饰提高自尊。

二、膀胱刺激征

尿频、尿急、尿痛合称膀胱刺激征。尿频是指单位时间内的排尿次数增加；尿急是指一有尿意就迫不及待地排尿；尿痛是指排尿时会阴部及耻骨上区或尿道内出现疼痛或烧灼感。

（一）护理评估

1. 病史　患者的排尿情况，即每天小便的次数、排尿时是否伴有膀胱区或尿道疼痛，是否一有尿意就要排尿，并有排尿不尽的感觉等；患者出现上述症状的起始时间，起病前有无明显诱因，有无其他不适，如发热、腰痛等；患者起病以来的治疗经过，尤其是用过哪些抗生素，药物的剂量、用法、疗程及疗效如何，有无出现不良反应；患者有无泌尿系统畸形、前列腺增生、妇科炎症、结核病等病史，有无留置导尿管，是否进行过尿路器械检查等。

2. 身体状况　患者的精神、营养状况，体温有无升高。肾区有无压痛、叩击痛，输尿管的走行区有无压痛点，尿道口有无红肿等。

3. 心理-社会因素　由于尿路刺激征反复发作带来的不适，加之部分患者可能出现肾损害，因此患者可出现紧张、焦虑等心理反应，应注意评估患者的心理状态、家庭状况、家庭及社会支持等。

4. 辅助检查　尿常规检查的结果如何，如有无白细胞尿（脓尿）、血尿等；尿细菌镜检和定量培养结果如何，是否为有意义的细菌尿。肾功能、影像学检查有无异常。

（二）常用护理诊断

1. 排尿形态异常　尿频、尿急、尿痛与尿路感染有关。
2. 焦虑　与疾病反复发作有关。

（三）护理措施

1. 排尿形态异常
（1）一般护理。
1）环境与休息：保持适宜的温湿度，嘱患者于急性发作期间卧床休息。心情尽量放松，因过分紧张可加重尿频。指导患者从事一些感兴趣的活动，如听轻音乐、读书、看电视、聊天等，以分散对自身不适的注意力，减轻焦虑及缓解尿路刺激征。

2）饮食护理：在无禁忌的情况下，尽量多饮水、多排尿，饮水 > 2000 ml/d，以达到不断冲洗尿路的目的，减少细菌在尿路停留的时间。同时摄入清淡易消化的饮食。

3）皮肤护理：指导患者做好个人卫生，内衣裤透气性好、宽松、干净，定期做好会阴部清洁。女性患者月经期间增加外阴清洗次数。

（2）病情观察：观察患者的体温变化，观察尿路刺激征的程度、性质、伴随症状、辅助检查结果。密切观察治疗效果。

（3）疼痛护理：指导患者进行膀胱区热敷或按摩，以缓解疼痛。对高热、头痛及腰痛者给予退热镇痛剂。

（4）用药护理：遵医嘱使用抗生素，注意观察药物的治疗效果及是否出现不良反应，嘱患者按时、按量、按疗程服药，勿随意停药以达到彻底治疗的目的。指导患者正确留取尿标本。口服碳酸氢钠可碱化尿液，减轻尿路刺激征。

（5）健康指导：指导患者日常多饮水、勤排尿。注意个人卫生，尤其是排便卫生。避免劳累，加强身体锻炼。

2. 焦虑　对患者表示尊重和理解，指导患者使用放松术减轻焦虑，帮助患者树立战胜疾病的信心。

三、尿量异常

尿量异常包括多尿、少尿和无尿。多尿指 24 小时的尿量超过 2500 ml；少尿指 24 小时的尿量少于 400 ml；无尿指 24 小时的尿量少于 100 ml。多尿见于多种原因引起的肾小管功能不全，如慢性肾盂肾炎、肾动脉硬化等；肾外疾病见于尿崩症、糖尿病、肾上腺皮质功能减退等。少尿或无尿的原因可分为肾前性（心排血量减少、血容量不足等）、肾实质性（如急、慢性肾衰竭）和肾后性（尿路梗阻等）3 类因素。

（一）护理评估

1. 病史　引起尿量异常的原因及诱因；尿量异常的程度及持续时间、伴随症状；做过哪些辅助检查，结果如何；采取了哪些治疗措施，效果如何。

2. 身体状况　检查患者的意识、血压、心率、呼吸、体重情况，皮肤黏膜有无水肿，肺部听诊有无湿啰音。

3. 心理-社会因素　尿量异常，尤其是少尿、无尿导致明显水肿时，部分患者出现心功能衰竭。患者及家属是否对疾病产生恐惧、悲观的消极情绪。

4. 辅助检查　血清电解质检查，血气分析检查。

（二）常用护理诊断

1. 体液过多　与肾小球滤过率下降、尿量减少有关。
2. 有体液不足的危险　与肾功能不全、尿量过多有关。
3. 恐惧　与酸碱平衡紊乱和多系统严重症状有关。

（三）护理措施

1. 体液过多或有体液不足的危险

（1）一般护理。

1）环境与休息：良好的环境，保证患者的休息。症状严重者绝对卧床，多尿者备屏风，便器置于易取处。

2）饮食护理：多尿者应多饮水以补充足够的水分，根据血钾测定结果决定饮食中限钾或补钾，不需限盐。少尿或无尿者应控制饮水，进干食，避免进食含钾多的食物，伴水肿时限盐。氮质血症时给予优质低蛋白饮食，并补充热量。

（2）病情观察：严密监测患者意识状态、生命体征、体重变化、24 小时出入量、水肿的征象、尿量异常的情况、实验室检查结果。

（3）用药护理：对于多尿患者，严格遵医嘱用药及补液；对于少尿患者，遵医嘱使用利尿剂，并观察效果及不良反应。用药过程中准确记录 24 小时出入液量，观察排尿次数、尿量有无变化。

笔记

（4）健康指导：向患者及家属解释尿量异常的病因及相关症状，指导患者合理休息和饮食，避免受凉及感染，教会患者监测病情变化。

2. 恐惧　介绍疾病治疗和护理方案，增强患者及家属对疾病的认识，同时关心、安慰患者。

四、血尿

血尿分为肉眼血尿和镜下血尿。当 1 L 尿液含 1 ml 的血液时，尿液呈红色或洗肉水样，甚至伴有血块，称为肉眼血尿；镜下血尿指离心后尿沉渣镜检每高倍视野红细胞大于 3 个。血尿可由各种泌尿系统疾病引起，如肾小球肾炎、泌尿系结石、结核、肿瘤、血管病变、先天畸形等，临床上常将血尿分为肾小球源性血尿和非肾小球源性血尿。

（一）护理评估

1. 病史　询问患者有无肾炎、结石、肿瘤、结核、血管病变、外伤器械检查、过敏、风湿、肾毒性药物等。血尿为初始、终末或全程，伴随症状有哪些，询问治疗经过。

2. 身体状况　注意检查患者有无发热、高血压、出血、贫血、体重减轻、肾区叩击痛、腹部包块等。

3. 心理–社会因素　有无惶恐不安、消极悲观的情绪。

4. 辅助检查　尿常规、细菌培养、放射线、肾穿刺活检。

（二）常用护理诊断

1. 排尿异常　血尿与肾小球滤过率增加及泌尿系损伤出血有关。

2. 个人应付能力差　与反复发生血尿及病情恢复慢有关。

（三）护理措施

1. 排尿异常　血尿

（1）一般护理：大量血尿时应卧床休息，病情恢复时可逐渐增加活动量。适当多饮水，以冲洗尿路、预防感染和血块堵塞。

（2）病情观察：观察尿中红细胞形态，分清是初始血尿、终末血尿还是全程血尿。观察血尿的伴随症状、血尿的颜色和量。伴水肿、高血压、蛋白尿、肾功能损害时多为肾炎或肾病；肾区钝痛见于肾肿瘤、结石、多囊肾；腰部肿块见于肾肿瘤、积水、肾下垂、多囊肾等。

（3）用药护理：注意药物的疗效和不良反应。

（4）健康指导：向患者介绍疾病的情况及药物的服用方法。教会患者留取尿标本的方法，注意尿标本留取正确，送检及时，容器清洁。

2. 个人应付能力差　鼓励患者表达自己的感受，做好解释工作。针对患者的应对机制制订护理计划。

五、蛋白尿

正常人尿液中仅含有微量蛋白质，尿蛋白定性检查为阴性。若 24 小时尿蛋白排泄量持续超过 150 mg，即为蛋白尿；24 小时尿蛋白定量大于 3.5 g，称为大量蛋白尿。

（一）护理评估

1. 病史　询问患者有无剧烈运动、持久站立、精神高度紧张、高温、受冻及慢性肾炎等病史，伴随症状有哪些，询问治疗经过。

2. 身体状况　患者的生命体征、尿量及体重的变化，有无高血压、贫血、水肿等。

3. 心理－社会因素　有无焦虑不安、悲观消极的情绪，是否因蛋白尿反复出现且难以消退而丧失治疗信心。

4. 辅助检查　尿常规、24 小时尿蛋白定量、肾脏彩超、肾穿刺活检等检查。

（二）常用护理诊断

1. 营养失调　与蛋白质丢失所致低蛋白血症有关。

2. 焦虑　与疾病反复发作、预后不良有关。

（三）护理措施

1. 营养失调

（1）一般护理。

1）休息与活动：每日充足的休息和睡眠，适度活动。大量蛋白尿者需卧床休息。

2）饮食护理：给予无氮质血症者正常量的优质蛋白。限制氮质血症者蛋白质的摄入，给予少量优质蛋白，同时补充足够的热量。

（2）病情观察：观察生命体征，监测体重、血压，记录 24 小时出入水量，观察蛋白尿量的增减情况。

（3）用药护理：注意药物的疗效及不良反应。

（4）健康指导：向患者介绍疾病的情况及药物的服用方法，指导患者合理休息与饮食，避免劳累、受凉、感染及应用肾毒性的药物。

2. 焦虑　护理措施同膀胱刺激征。

第二节　肾小球疾病患者的护理

引导案例

患者，男，37 岁。2 年前出现乏力、食欲减退、晨起时眼睑水肿。体格检查：血压 165/100 mmHg，双下肢凹陷性水肿。尿常规：尿蛋白（＋＋），红细胞 10 ～ 15 个/HP，白细胞 0 ～ 3 个/HP，24 小时尿蛋白定量 1.7 g。血液检查：血红蛋白 100 g/L，血浆白蛋白 32 g/L，血肌酐 138 μmol/L，血尿素氮 9.2 mmol/L。

案例思考：1. 该患者最可能的临床诊断是什么？

2. 该患者的护理诊断有哪些？应采取哪些护理措施？

一、肾小球疾病概述

肾小球疾病是一组临床表现相似，但病因、发病机制、病理、病程和预后不尽相同，且主要侵犯双侧肾小球的疾病。肾小球疾病根据病因分为原发性、继发性、遗传性三大类。原发性占绝大多数，是我国引起慢性肾衰竭的主要原因。

（一）病因和发病机制

原发性肾小球疾病的发病机制尚未完全明确。多数肾小球疾病是免疫介导性炎症，在疾病的慢性进展过程中，也有非免疫、非炎症因素的参与，如高血压、蛋白尿、高脂血症等。遗传及自身免疫在肾炎发生中的作用受到重视。

（二）原发性肾小球疾病分型

1. 临床分型　原发性肾小球疾病的临床分型为：急性肾小球肾炎、急进性肾小球肾炎、慢性肾小球肾炎、隐匿性肾小球肾炎、肾病综合征。

2. 病理分型　原发性肾小球疾病的病理分型的基本原则是依据病变的性质和病变累及的范围，可分为：轻微病变性肾小球肾炎、局灶性节段性肾小球肾炎、弥漫性肾小球肾炎、未分类的肾小球肾炎，其中弥漫性肾小球肾炎又可分为膜性肾病、增生性肾小球肾炎、硬化性肾小球肾炎 3 类。

（三）临床表现

1. 蛋白尿　当尿蛋白超过 150 mg/d，尿蛋白定性阳性，称为蛋白尿。若尿蛋白量超过 3.5 g/d，则称为大量蛋白尿。

2. 血尿　离心后尿沉渣镜检每高倍视野红细胞超过 3 个为镜下血尿。1 L 尿中含 1 ml 血液即呈现肉眼血尿。肾小球疾病中，特别是肾小球肾炎，其血尿常为无痛性、全程性血尿，可呈镜下血尿或肉眼血尿，可持续出现或间段出现。

3. 水肿　肾性水肿的基本病理生理改变为水钠潴留。肾小球疾病的水肿可分为肾病性水肿及肾炎性水肿。

4. 高血压　肾小球疾病常伴有高血压，尤其是慢性肾疾病的终末期。高血压主要与水钠潴留、肾素分泌增多、肾内降压物质分泌减少有关。

5. 肾功能异常　急性、急进性的肾小球疾病可出现急性的肾功能恶化，慢性的肾小球疾病可随着疾病的进展，出现不同程度的肾功能损害。

二、急性肾小球肾炎患者的护理

急性肾小球肾炎（acute glomerulonephritis，AGN），简称急性肾炎，是一组起病急，以血尿、蛋白尿、水肿和高血压为主要表现，可伴有一过性氮质血症的疾病。本病常有前驱感染，多见于链球菌感染后，其他细菌、病毒和寄生虫感染后也可引起。本节主要介绍链球菌感染后的急性肾炎。

（一）病因和发病机制

本病常发生于 β - 溶血性链球菌 "致肾炎菌株" 引起的上呼吸道感染（如急性扁桃体炎、咽炎）或皮肤感染（脓疱疮）后，感染导致机体产生免疫反应而引起双侧肾脏弥漫性的炎症反应。

本病的病理类型为毛细血管内增生性肾小球肾炎。

（二）临床表现

本病好发于儿童，男性居多。前驱感染后常有 1～3 周的潜伏期。本病起病较急，病情轻重不一，轻者仅尿常规及血清补体 C_3 异常，重者可出现急性肾衰竭。本病大多预后良好，常在数月内自愈。

1. 症状与体征
典型者呈急性肾炎综合征的表现。

（1）血尿：几乎所有患者均有血尿，约 40% 出现肉眼血尿，且常为首发症状。尿液呈洗肉水样，一般于数天内消失，也可持续数周转为镜下血尿。

（2）水肿：80%以上的患者可出现水肿，多表现为晨起眼睑水肿，面部肿胀感，呈"肾炎面容"，可伴有下肢轻度凹陷性水肿。少数患者出现全身性水肿、胸水、腹水等。

（3）高血压：约80%的患者患病初期水钠潴留时，出现一过性轻、中度高血压，经利尿后血压恢复正常。少数患者出现高血压脑病、急性左心衰竭等。

（4）肾功能异常：大部分患者起病时尿量减少，少数患者少尿（<400 ml/d），可出现一过性轻度氮质血症。一般于1~2周后尿量增加，肾功能于利尿后数日恢复正常，极少数患者出现急性肾衰竭。

2. 辅助检查

（1）尿液检查：均有镜下血尿，呈多形性红细胞。尿蛋白多为 + ~ + +，尿沉渣中可有红细胞管型、颗粒管型等。早期尿中白细胞、上皮细胞稍增多。

（2）血清补体 C_3 及总补体：发病初期下降，于 8 周内恢复正常，对本病诊断意义很大。

（3）肾功能检查：可有 Ccr 降低，BUN、Scr 升高。

（三）处理要点

治疗以休息、对症处理为主，不宜用激素及细胞毒性药物。积极预防并发症的发生，如高血压脑病、急性左心衰竭等。

1. 一般治疗　急性期卧床休息、注意保暖，待肉眼血尿消失、水肿消退、血压恢复正常后逐渐增加活动量。

2. 对症治疗　利尿治疗可消除水肿，降低血压。高血压控制得不满意时，可加用降压药。

3. 控制感染灶　使用青霉素或其他抗生素 10 ~ 14 天。急性扁桃体炎反复发作者，待炎症消退后，可考虑行扁桃体切除术。

4. 透析治疗　对于少数发生急性肾衰竭者，应给予血液透析。

（四）常用护理诊断

1. 体液过多　与肾小球滤过率下降、水钠潴留有关。

2. 活动无耐力　与疾病处于急性发作期、水肿、高血压等有关。

3. 知识缺乏　缺乏自我照顾的有关知识。

4. 潜在并发症　左心衰竭、高血压脑病、急性肾衰竭。

（五）护理措施

1. 一般护理

（1）休息与运动：急性期患者应绝对卧床休息，待水肿消退、肉眼血尿消失后，方可逐步增加活动量。病情稳定后可做一些轻体力活动，避免劳累和剧烈活动。

（2）饮食护理：急性期应严格限制盐的摄入，以减轻水肿和心脏负担，一般 <3 g/d。限制饮水量，每日饮水量应为不显性失水量（约 500 ml）加上前一日 24 小时尿量，饮水量的控制应本着"宁少勿多"的原则。肾功能正常时，给予正常量的蛋白质摄入（每日每千克体重 1 g）；发生氮质血症时，应限制蛋白质的摄入，且以优质蛋白为主，同时应注意热量充足、易于消化和吸收。当病情好转、血压下降、水肿消退、尿蛋白减少后，即可由低盐饮食逐步转为正常饮食。

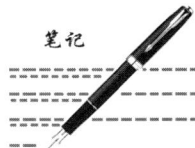

2. 病情观察　注意观察水肿的范围、程度，有无胸水、腹水，监测体重，记录24小时出入水量，观察有无呼吸困难、肺部湿啰音等急性左心衰竭的征象；监测动态血压的变化，监测有无头痛、呕吐、颈项强直等高血压脑病的表现；观察尿液及肾功能变化，及早发现肾衰竭。

3. 用药护理　使用利尿剂时应监测血中电解质的变化，监测体重，记录尿量。在使用降压药的过程中，注意要定时、定量服用，定时监测血压的变化，同时嘱患者体位改变要慢，防止眩晕和直立性低血压。

4. 心理护理　限制儿童的活动可使其产生焦虑、烦躁、抑郁等心理反应，故在患者卧床休息期间，应尽量多关心、巡视患者，及时询问患者的需要并予以解决。

5. 健康指导

（1）预防指导：注意个人卫生，防止上呼吸道感染及皮肤化脓性感染。

（2）生活指导：急性期患者严格卧床休息，掌握饮食护理的意义及遵循饮食计划。

（3）用药指导：遵医嘱正确使用抗生素、利尿剂及降压药等，并观察药物疗效和不良反应。

（4）心理指导：增强战胜疾病的信心，积极配合诊疗计划。

三、慢性肾小球肾炎患者的护理

慢性肾小球肾炎（chronic glomerulonephritis，CGN），简称慢性肾炎，是指起病隐匿，病情迁延，病变进展缓慢，最终将发展成慢性肾衰竭的肾小球疾病。慢性肾小球肾炎的主要临床表现为蛋白尿、血尿、水肿、高血压、肾功能损害。

（一）病因和发病机制

绝大多数患者的病因不明，起病即为慢性，仅少数患者有急性肾炎史。一般认为起始因素为免疫介导性炎症，也有非免疫非炎症因素参与。

病理类型：主要包括系膜增生性肾小球肾炎、系膜毛细血管性肾小球肾炎、膜性肾病、局灶性节段性肾小球硬化等。

（二）临床表现

起病缓慢、隐匿，以青、中年男性居多，可因感染、劳累呈急性发作。临床表现差异较大，轻重不同。

1. 症状与体征

（1）蛋白尿：是本病必有的表现，尿蛋白定量常在每天 1~3 g。

（2）血尿：多为镜下血尿，也可见肉眼血尿。

（3）水肿：多为眼睑水肿和（或）下肢轻、中度可凹性水肿，一般无体腔积液。

（4）高血压：肾衰竭时，90% 以上的患者有高血压。高血压的出现与水钠潴留、血中肾素和血管紧张素的增加有关。在部分病例中高血压也可出现于肾功能正常时。

（5）肾功能损害：呈慢性进行性损害，进展速度主要与病理类型有关。已有肾功能不全的患者，当遇到应激状态时（如感染、劳累、血压增高、肾毒性药物的应用等），肾功能可急剧恶化，如能及时去除这些诱因，肾功能仍可在一定程度上恢复。

（6）其他：慢性肾衰竭患者常出现贫血。长期高血压者可出现心脑血管并发症。有的患者可表现为血压持续升高，眼底出血、渗出。

2. 辅助检查

（1）尿液检查：多数患者为轻度尿异常。尿蛋白为 + ～ + + + ，24 小时尿蛋白定量常在 1 ～ 3 g。尿中可有多形性的红细胞（ + ～ + + ）和颗粒管型等。

（2）血液检查：肾功能不全的患者可有 GFR 下降，BUN、Scr 增高。贫血患者出现血常规改变。血清补体 C_3 多正常，或持续降低 8 周以上不恢复。

（3）B 超检查：多数患者双肾大小正常，肾功能减退后双肾可缩小。

（4）肾组织活检：可确定病理类型。

（三）处理要点

防止或延缓肾功能进行性恶化，改善或缓解临床症状，防治严重的并发症。

1. 一般治疗　避免肾损害的因素：劳累、感染、妊娠、肾毒性药物，控制饮食中磷的摄入。

2. 对症治疗　降压治疗：限盐、利尿药、降压药等。抗凝治疗：双嘧达莫、小剂量阿司匹林。

3. 特殊治疗　一般不主张使用特殊治疗。但如果患者肾功能正常或轻度受损、病理类型较轻，而且尿蛋白较多，可试用激素及免疫抑制剂治疗。

（四）常用护理诊断

1. 营养失调：低于机体的需要量　与限制蛋白、低蛋白血症有关。
2. 有感染的危险　与皮肤水肿、营养失调、应用激素和细胞毒性药物有关。
3. 焦虑　与疾病反复发作、预后不良有关。
4. 潜在并发症　慢性肾衰竭。

（五）护理措施

1. 一般护理

（1）休息与活动：每日充足的休息和睡眠，适度活动。病情加重，伴有心衰、感染者应限制活动。

（2）饮食护理：对于慢性肾炎患者，一般给予低盐、低磷、适量蛋白质、高维生素的饮食，同时供给足够的热量。对于有氮质血症的患者，应限制蛋白质的摄入，水肿时应限制水分的摄入。

2. 病情观察　注意观察患者的尿量，水肿程度有无加重，或出现胸、腹腔积液。监测体重，记录 24 小时出入水量。密切观察血压的变化，血压突然升高或持续高血压可加重肾功能的恶化。监测肾功能（如 Ccr、Scr、BUN），定期检查尿常规，监测水、电解质和酸碱平衡有无异常。

3. 用药护理　长期服用降压药者，嘱患者不可擅自改变药物剂量或停药；观察激素或免疫抑制剂、利尿剂等的不良反应；在使用 ACEI 时要注意监测有无高血钾；用血小板解聚药时注意观察有无出血倾向并监测出血、凝血时间等。

4. 心理护理　多数患者病程较长，肾功能逐渐恶化，预后差。因此，心理护理尤为重要，特别是对于那些由于疾病而影响正常工作、学习和生活的患者。应指导患者注意避免长期精神紧张、焦虑、抑郁等，这些不良心理可造成肾血流量减少，加速肾功能恶化。

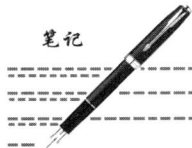

5. 健康指导

（1）勿使用对肾功能有损害的药物，如氨基糖苷类抗生素、抗真菌药等。

（2）饮食上注意摄入优质蛋白，保证热量充足和富含多种维生素。

（3）教会患者与疾病有关的家庭护理知识，包括如何控制饮水量、观察水肿程度、自我监测血压等。避免受凉、潮湿，避免剧烈运动和过重的体力劳动。注意休息，预防呼吸道感染。

（4）需要做肾活组织检查者，应做好解释和术前准备工作。

（5）定期门诊随访，讲明定期复查的必要性。

四、肾病综合征患者的护理

肾病综合征（nephrotic syndrome，NS）是指由各种肾脏疾病所致，以大量蛋白尿（尿蛋白 > 3.5 g/d）、低蛋白血症（血浆白蛋白 < 30 g/L）、水肿、高脂血症为临床表现的一组综合征。其中前两项为必备条件。

（一）病因和发病机制

肾病综合征可分为原发性和继发性两大类。本节仅讨论原发性肾病综合征。原发性肾病综合征的发病机制为免疫介导性炎症所致的肾损害，可导致肾小球的滤过屏障受损和血浆蛋白（白蛋白）滤出。

（二）临床表现

急性肾炎、急进性肾炎、慢性肾炎均可在疾病发展过程中表现为肾病综合征。常为全身水肿，水肿以身体下垂部位明显，重者合并胸腔积液、腹腔积液甚至心包积液，体重可增加 10 kg 以上。

1. 临床特征　肾症综合征的病理类型不同，其临床表现也有所差别，其治疗效果及预后也存在差异。

（1）微小病变型肾病：占儿童肾病的 80% ~ 90%，占成人肾病的 20% ~ 30%。典型的表现为肾病综合征，15% 的患者伴有镜下血尿，一般无持续性高血压及肾功能减退。对激素治疗敏感，但易复发。

（2）系膜增生性肾小球肾炎：占原发性肾病的 30%，青少年多见。半数患者前驱感染后急性起病，甚至出现急性肾炎的表现。肾功能不全和高血压随病变程度加重而加重。轻者对激素及细胞毒性药物反应好，重者差。

（3）系膜毛细血管性肾小球肾炎：占原发性肾病的 10% ~ 20%，青壮年多见。1/4 ~ 1/3 患者在上呼吸道感染后发病，出现急性肾炎的表现，半数患者表现为肾病综合征，几乎均伴有血尿。对激素及细胞毒性药物反应差。10 年后 50% 的患者出现肾功能损害。

（4）膜性肾病：占原发性肾病的 25% ~ 30%，中老年多见。起病隐匿，80% 的患者表现为肾病综合征，30% 的患者伴有血尿。5 ~ 10 年逐渐出现肾功能损害。常联合应用激素与免疫抑制剂进行治疗。本病易发生血栓栓塞，尤其是肾静脉血栓可高达 40% ~ 50%。

（5）局灶性节段性肾小球硬化：占原发性肾病的 5% ~ 10%。青少年多见。起病隐匿，主要表现为肾病综合征，75% 的患者伴有血尿。对激素及细胞毒性药物反应慢。

2. 并发症

（1）感染：为肾病综合征常见的并发症，以呼吸道、泌尿系统、皮肤感染最多见。

（2）血栓、栓塞：以肾静脉血栓最常见，表现为腰腹部剧痛、血尿、少尿甚至肾功能衰竭。肺血管、下肢静脉、冠状血管血栓也很常见。

（3）急性肾损伤。

（4）蛋白质及脂肪代谢紊乱。

3. 辅助检查

（1）尿液检查：尿蛋白定性多为＋＋＋～＋＋＋＋，尿蛋白定量＞3.5 g/d，尿中可见红细胞及管型。

（2）血液检查：血清白蛋白低于 30 g/L，常低至 10～20 g/L；血清胆固醇、甘油三酯、低密度脂蛋白增高。

（3）B 超检查：双肾大小多正常，肾功能衰竭时双肾可变小。

（4）肾组织活检：可确定病理类型。

（三）处理要点

1. 对症治疗

（1）利尿消肿：不易过快、过猛，以免引发血容量不足，诱发血栓、栓塞。

（2）降低血压和减少蛋白尿：ACEI 和 ARB 等降压药，一般用量比常规降压剂量大，才能获得良好疗效。

2. 抑制免疫与炎症反应

（1）糖皮质激素：为治疗肾病综合征的首选药物。应用激素时应注意以下几点。①起始剂量要足量：常用药物为泼尼松 1 mg/（kg·d），口服 8～12 周。②减药要慢：足量治疗后每 2～3 周减少原用量的 10%，当减至 20 mg/d 时，缓慢减量。③持续时间要久：最后以最小有效剂量（10 mg/d）维持半年。

疗效判断结果如下。①激素敏感型：激素治疗后 8～12 周尿蛋白转阴，水肿消退。②激素依赖型：减药到一定程度即复发。③激素耐药型：激素治疗无效。

（2）细胞毒性药物：激素治疗效果不佳或不良反应过大时，可联合使用细胞毒性药物治疗，如环磷酰胺、环孢素、吗替麦考酚酯等。

（3）中药提取物：雷公藤多苷能有效减少尿蛋白，常与激素合用。

3. 并发症治疗

（1）感染：选用敏感、强效、无肾毒性的抗生素。

（2）血栓及栓塞：当血清白蛋白低于 20 g/L 时，提示高凝状态，可给抗凝药肝素，辅以双嘧达莫；出现血栓给予尿激酶溶栓。

（四）常用护理诊断

1. 体液过多　与血浆胶体渗透压下降有关。

2. 营养失调：低于机体需要量　与限制蛋白、低蛋白血症有关。

3. 有感染的危险　与皮肤水肿、营养失调、应用激素和细胞毒性药物有关。

4. 焦虑　与疾病反复发作有关。

5. 潜在并发症　血栓形成、急性肾衰竭、心脑血管并发症。

（五）护理措施

1. 一般护理

（1）休息与活动：严重水肿和高血压时需卧床休息。协助患者活动身体，避免血栓形成。水肿减轻后可进行适当室内活动，尿蛋白下降到 2 g/d 时，可进行室外活动。但应避免过度劳累。

（2）饮食：原则是既改善营养状况，又不增加肾脏的负担。①蛋白质：正常量的优质蛋白，每日 1 g/kg，肾功能不全时根据肌酐清除率调整蛋白质的摄入量。②热量：充足，每日 126～147 kJ/kg。③脂肪：多食富含不饱和脂肪酸的食物。④水和盐：严格限制液体入量，量出为入；盐 <3g/d，甚至无盐饮食。⑤补充维生素及微量元素。

2. 病情观察　监测生命体征、体重、出入水量、辅助检查的结果。注意体温有无升高，观察有无咳嗽、咳痰、肺部湿啰音、尿路刺激征、皮肤红肿等感染征象等。

3. 感染的预防及护理　保持皮肤清洁干燥，避免损伤。清洁口腔、眼结膜、会阴部。做好空气消毒，减少探视，尽量避免去公共场所，注意保暖。出现感染时，按医嘱正确采集标本，使用抗生素，并观察药物的疗效及不良反应。

4. 用药护理　对于使用环孢素的患者，注意监测其血药浓度，观察是否发生肝肾毒性、高血压、高尿酸血症、高血钾、多毛、牙龈增生等；雷公藤多苷的不良反应主要有性功能障碍及肝功能损害。使用抗凝药时应注意观察有无皮肤黏膜及胃肠道出血等。

5. 心理护理　肾病综合征因病程长、易复发，患者常产生焦虑的情绪；患者会因应用激素及免疫抑制剂治疗时出现的不良反应而担心。医护人员应多安慰和鼓励患者，帮助其建立良好的支持系统。

6. 健康指导

（1）预防指导：注意休息，避免劳累；适当活动，以免形成血栓；避免受凉、感冒，注意个人卫生以预防感染。

（2）生活指导：告知优质蛋白、高热量、低脂、高膳食纤维和低盐饮食的重要性。

（3）病情监测：学会自测尿蛋白，监测体重和血压，密切观察肾功能变化及水肿的程度，定期随访。

（4）用药指导：遵医嘱用药，告知患者不可擅自减量或停用激素，介绍各类药物的使用方法、注意事项及可能出现的不良反应。

（5）心理指导：保持乐观开朗的心态，增强战胜疾病的信心。

第三节　尿路感染患者的护理

引导案例

患者，女，29 岁，畏寒、高热伴腰痛、尿频、尿急、尿痛 2 天。2 天前出现无明显诱因的发热，体温 38.9 ℃，伴乏力，腰部疼痛，尿频，排尿时尿痛、尿急，尿色混浊。患者自诉为纺织女工，平时工作过于劳累、出汗多、饮水少。查体：T 39.1 ℃，P 88 次/分，R 24 次/分，BP 120/75 mmHg，双肾区有压痛和叩击痛，双下肢无水肿。余查体未见明显异常。尿常规：尿蛋白（＋），白细胞满视野，红细胞 15～20 个/HP。血常规：外周血白细胞计数 14.2×10^9/L，中性粒细胞 86%。

案例思考：1. 该患者最可能的临床诊断是什么？

2. 该患者的护理诊断有哪些？应采取哪些护理措施？

3. 如何对该患者进行健康指导？

尿路感染（urinary tract infection）简称尿感，是指病原体在尿路中生长、繁殖而引起的感染性疾病。病原菌可包括细菌、真菌、支原体、病毒等。尿路感染可分为上尿路感染和下尿路感染。上尿路感染主要是肾盂肾炎，下尿路感染主要是膀胱炎。本病以女性多见。本章节主要讲述由细菌（不包括结核）引起的尿路感染。

一、病因和发病机制

（一）病因

尿路感染最常见的致病菌为革兰阴性杆菌，70%以上为大肠埃希菌，其次为变形杆菌、克雷伯杆菌等。另外，糖尿病和免疫功能低下者可伴发尿路真菌感染。

（二）发病机制

1. 感染途径　上行感染是最常见和最主要的感染途径。少数也可经血行感染、直接感染和淋巴道感染。
2. 机体的抗病能力　正常情况下，不发生尿路感染，这与尿液冲刷、黏膜杀菌、前列腺液杀菌等作用有关。
3. 易感因素　尿路结石、异物、肿瘤、膀胱输尿管反流、多囊肾等导致的尿路不畅，泌尿系畸形，留置导尿管，进行尿路器械检查及使用免疫抑制剂、慢性疾病的患者。
4. 细菌的致病力　细菌的致病力取决于其对尿路上皮细胞的吸附能力。

二、临床表现

（一）症状与体征

1. 急性膀胱炎　约占尿感的60%，主要表现为：尿频、尿急、尿痛，伴耻骨弓不适，一般无全身感染症状。常有白细胞尿，约30%的患者有血尿。
2. 急性肾盂肾炎　全身表现：起病急，寒战、高热、头痛、食欲减退、恶心呕吐、血白细胞增高等，血培养可呈阳性，泌尿系统表现常有尿频、尿急、尿痛等尿路刺激症状，多数伴腰痛或肾区不适，肋脊角有压痛和（或）叩击痛，腹部上、中输尿管点和耻骨上膀胱区可有压痛。
3. 无症状细菌尿　又称隐匿型尿感，即患者有真性细菌尿但无尿感症状，其发生率随年龄增长而增加，超过60岁的妇女的发生率可达40%~50%。此外，孕妇中约7%有无症状细菌尿。

（二）并发症

1. 肾乳头坏死　常发生于严重的肾盂肾炎伴糖尿病或尿路梗阻，可出现败血症、急性肾衰竭等。临床表现为高热、剧烈腰痛、血尿，可有脱落坏死组织从尿中排出，发生肾绞痛。
2. 肾周围脓肿　常由严重的肾盂肾炎直接扩散而来，患者多有尿路梗阻等易感因素。患者原有的临床表现加重，出现明显的单侧腰痛，向健侧弯腰时疼痛加剧，宜使用强抗感染治疗，必要时做脓肿切开引流。

（三）辅助检查

1. 尿常规　尿液离心后镜检，沉渣中白细胞>5个/HP为异常，如白细胞聚集成堆或有白细胞管型，则诊断意义更大。尿蛋白常为阴性或微量。

2. 尿培养及菌落计数　是诊断尿感的主要依据。可采用清洁中段尿、导尿或膀胱穿刺等方法。尿液中的菌落计数 $\geqslant 10^5$ CFU/ml 可确诊为泌尿系感染；$10^4 \sim 10^5$ CFU/ml 为可疑性泌尿系感染。

3. 尿液直接涂片检菌　用未离心的新鲜中段尿沉渣涂片，若平均每个高倍视野下可见 1 个以上细菌，则提示尿路感染。

4. 肾功能　急性尿路感染患者的肾功能多无改变；慢性感染后期患者的肾功能可发生不同程度的损伤。

5. B 超或 X 线检查　对反复发作或迁延不愈者，应做 B 超及 X 线检查。最常用的 X 线检查为腹部平片及静脉肾盂造影（IVP）。静脉肾盂造影的指征包括复发的尿感、疑为复杂性尿感、有肾盂肾炎的临床证据、感染持续存在、对治疗的反应差。

三、处理要点

（一）急性膀胱炎

1. 初诊治疗　抗菌药物短程治疗通常能治愈急性膀胱炎。

（1）单剂疗法：如复方磺胺甲噁唑 6 片或氧氟沙星 0.6 g 顿服。但这种治疗方法易于再发。

（2）3 日疗法：较常用，给予复方磺胺甲噁唑 2 片，每日 2 次，共 3 天，或氧氟沙星 0.2 g，每日 2 次，共 3 天。

2. 复诊处理　停用抗生素 7 天后，复诊时可能有 2 种情况。

（1）无膀胱刺激征者：若尿培养阴性，则提示治愈；若细菌数 $>10^5$ CFU/ml，则按急性肾盂肾炎处理。

（2）有膀胱刺激征者：若有细菌尿和白细胞尿，则按症状性肾盂肾炎处理，且做 IVP；若无细菌尿但有白细胞尿，可能为感染性尿道综合征；若无细菌尿和白细胞尿，可能为非感染性尿道综合征。

（二）急性肾盂肾炎

1. 抗感染　轻者口服抗生素 14 天。严重者静脉应用敏感的抗生素至患者退热 72 小时后，改为口服抗生素，疗程 2 周。如无效，则应根据药物敏感试验来更改药物。严重的肾盂肾炎需要肌内注射或静脉滴注，或联合应用抗菌药物。常用的抗菌药物有磺胺类、氟喹诺酮类、氨基糖苷类、青霉素类、头孢类等。

2. 解除尿路不畅　严重肾盂肾炎多为复杂性尿感，应尽快做影像学检查，以确定有无尿路梗阻（尤其是结石），如尿液引流不畅未能纠正，复杂性肾盂肾炎很难彻底治愈。

3. 碱化尿液　口服碳酸氢钠片，每次 1.0 g，每日 3 次，可减轻尿路刺激症状。

（三）无症状细菌尿

对于非妊娠妇女的无症状细菌尿，一般不给予治疗，对妊娠妇女及学龄前儿童必须治疗。

（四）再发性尿路感染

再发性尿路感染是指尿感经过治疗，细菌尿转阴后再次发生真性细菌尿，包括复发和再感染。复发是指细菌尿经治疗后暂时转阴，停药后 6 周内原有的致病菌又再次致病，症状再现。再感染是指一次感染经治疗后已经痊愈，停药较长时间后（6周以上）由另一种致病菌感染尿路引起。复发和再感染的临床表现与急性感染基本相同，若频繁复发宜用长疗程抑菌疗法，即每晚睡前口服1种较大剂量的抗菌药，疗程为半年至1年，为防止细菌产生耐药性可定期交替使用抗菌药。

四、常用护理诊断

1. 体温过高　与细菌感染有关。
2. 排尿异常　与膀胱、尿道炎症有关。
3. 焦虑　与疾病引起的不适、反复发作及担心预后有关。
4. 潜在并发症　肾乳头坏死、肾周围脓肿、中毒性休克。

五、护理措施

（一）一般护理

1. 环境与休息　适宜的温、湿度，急性发作时尽量卧床休息。避免过多地干扰患者。

2. 饮食护理　轻症者进食清淡、富于营养、易消化的饮食；发热、全身症状明显者，应给予流质或半流质饮食；无禁忌的情况下，尽量多饮水、勤排尿，使每日排尿量为3000 ml以上，以保证冲洗尿路。

（二）病情观察

监测生命体征（尤其是体温的变化），观察腰痛的性质、部位、程度及变化，有无并发症的发生。观察尿路刺激征的程度、性质、伴随症状、辅助检查结果。

（三）尿细菌学检查的护理

向患者解释检查的意义和方法。做尿细菌定量培养时，最好用清晨第1次（尿液停留膀胱内6～8小时）的清洁、新鲜中段尿液送检。为保证培养结果的准确性，尿细菌定量培养的注意事项如下。①在应用抗菌药之前或停用抗菌药5天之后留取尿标本。②留取尿液时首先用肥皂水清洁外阴、包皮后，再用流水冲洗，用无菌棉球或纱布擦干，再留取中段尿液5～10 ml于一无菌瓶内，并在1小时内做细菌培养或冷藏保存。③女性患者留尿时注意勿混入白带。

（四）用药护理

按医嘱使用抗菌药物，向患者解释有关药物的作用、用法、疗程、注意事项。口服复方磺胺甲噁唑期间要注意多饮水和同时服用碳酸氢钠，以减少磺胺结晶的形成。

（五）心理护理

对患者表示尊重和理解，指导患者使用放松术减轻焦虑，帮助患者树立战胜疾病的信心。

（六）健康指导

1. 预防指导　尽量避免尿路器械检查；与性生活有关的尿感，性交后排尿并服一次抗生素作为预防；有膀胱输尿管反流者，养成二次排尿的习惯。

2. 生活指导　正确清洗外阴，勤换内裤，日常多饮水，勤排尿，排尿彻底。劳逸结

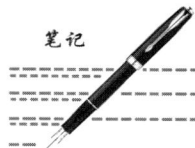

合，均衡营养，增强抵抗力。

3. 知识宣教　让患者及家属了解本病的病因、临床表现、治疗方法等。

第四节　肾衰竭患者的护理

引导案例

患者，男，48 岁，反复水肿 6 年，近 2 年逐渐出现头晕、乏力、失眠、气短、食欲缺乏、腹胀，皮肤碰撞后常见瘀斑。近 3 天来症状加重，尿量明显减少，气喘，双手有麻木感。查体：肾病面容，R 26 次/分，BP 185/105 mmHg，深大呼吸，在双肺底闻及湿啰音，P 110 次/分，律齐。辅助检查：血红蛋白 55 g/L，血肌酐 816 μmol/L，血尿素氮 31.6 mmol/L，血钙 1.6 mmol/L，血钾 6.8 mmol/L，血二氧化碳结合力为 14 mmol/L。

案例思考：1. 该患者最可能的临床诊断是什么？

2. 该患者的护理诊断有哪些？应采取哪些护理措施？

一、急性肾衰竭患者的护理

急性肾衰竭（acute renal failure，ARF）是由于各种原因引起肾小球滤过率（GFR）下降，肾功能在短时间内（数小时至数天）急剧进行性下降而出现的临床综合征。其主要表现为血肌酐和尿素氮迅速升高，水、电解质和酸碱平衡紊乱及全身各系统并发症，常伴少尿或无尿。本病多数具有可逆性。

（一）病因和发病机制

1. 病因

（1）肾前性：主要原因有血容量不足和心排血量降低等。

（2）肾后性：由尿路梗阻所致，如尿路结石、前列腺肥大和肿瘤、尿道狭窄。

（3）肾实质性：由肾实质损害所致，如急性肾小管坏死（缺血、中毒）、急性肾间质病变、肾小球和肾血管病变。其中急性肾小管坏死是肾实质性急性肾衰竭最常见的病因。

2. 发病机制　对于缺血所致急性肾小管坏死的发病机制，目前有 3 种解释。①肾血流动力学异常。②肾小管上皮细胞代谢障碍。③肾小管上皮脱落、管腔中管型形成。

（二）临床表现

1. 症状与体征　典型表现分为起始期、维持期和恢复期。

（1）起始期：患者常有低血压、缺血、脓毒症和肾毒素等病因，无明显的肾实质损伤，但随着病情进一步加重，GFR 下降，可进入维持期。此期是可以预防的。

（2）维持期：此期又称少尿期，多持续 5 ~ 7 天，有时可达 10 ~ 14 天。主要症状如下。①尿量减少至少尿甚至无尿。②可有消化系统（恶心、呕吐、食欲下降等，严重者出现肝衰竭）、心血管系统（轻、中度高血压、心力衰竭、各种心律失常、心包炎）、呼吸系统（肺部感染并发症及呼吸困难、咳嗽、胸闷等）、神经系统和血液系统的表现。严重者表现为多脏器衰竭。③生化及电解质异常：除血肌酐和尿素氮上升、GFR 下降外，代谢性酸中毒和高钾血症较为常见，还可出现低钙、高磷、高镁、低钠、低氯。

（3）恢复期：患者开始出现多尿表现，每日尿量可达 3000～5000 ml，尿比重偏低，常持续 1～3 周，继而再恢复正常。患者多存在营养不良，易发生感染。

2. 辅助检查

（1）血液：少尿期可有轻、中度贫血、Scr 和 BUN 升高、高钾、代谢性酸中毒、低钠、低钙、高磷等。

（2）尿液：尿蛋白多为 ＋～＋＋；尿比重低而固定，多在 1.015 以下；尿渗透压低于 350 mOsm/L；尿沉渣中可见肾小管上皮细胞，少许红细胞、白细胞，上皮细胞管型，颗粒管型等。

（3）其他：泌尿系统超声、肾盂造影等，肾活检是诊断的重要手段。

（三）处理要点

1. 起始期治疗　治疗重点是纠正可逆的病因，预防额外的损伤。例如，纠正全身血流动力学障碍，避免应用各种外源性或内源性肾毒性物质。

2. 维持期治疗

（1）一般治疗：休息，严格限制蛋白质，酌情限水、限钠和限钾。

（2）高钾血症的处理：应用 10% 葡萄糖酸钙溶液 10～20 ml 稀释后缓慢静脉注射、5% 碳酸氢钠 100～200 ml 静脉滴注、50% 葡萄糖溶液 50 ml 加普通胰岛素 10 U 缓慢静脉注射、钠型离子交换树脂 15～30 g 口服（每日 3 次）、透析疗法等，其中透析疗法是治疗高钾血症最有效的方法。

（3）透析疗法：出现下列情况者应行透析治疗。①急性肺水肿。②血钾≥6.5 mmol/L。③BUN≥21.4 mmol/L 或 Scr≥442 μmol/L。④高分解状态，Scr 每日升高≥176.8 μmol/L 或 BUN 每日升高≥8.9 mmol/L，血钾每日上升 1 mmol/L。⑤无尿 2 天或少尿 4 天。⑥酸中毒，pH 值＜7.25 或二氧化碳结合力＜13 mmol/L。

（4）其他：纠正代谢性酸中毒、控制心力衰竭、治疗贫血和出血、预防和治疗感染。

3. 恢复期治疗　重点在于维持水、电解质和酸碱平衡，同时治疗原发病和防治各种并发症。

（四）常用护理诊断

（1）体液过多：与肾小球滤过功能降低导致水钠潴留、水分控制不严等因素有关。

（2）营养失调：与患者食欲低下、限制蛋白质摄入、透析等有关。

（3）有感染的危险：与限制蛋白质摄入、透析、机体抵抗力降低等有关。

（4）恐惧：与肾功能急骤恶化、症状重等因素有关。

（5）潜在并发症：高血压脑病、急性左心衰竭、心律失常、多脏器衰竭等。

（五）护理措施

1. 一般护理

（1）休息与活动：少尿期患者要绝对卧床休息，当尿量增加、病情好转时，可逐渐增加活动量。对有意识障碍者，应加床护栏。

（2）饮食护理。

1）糖及热量：少尿期应给予足够的糖类（150 g/d），多尿期可自由进食。

2）蛋白质：对于少尿期的患者，每日蛋白质摄入量应限制在 0.5 g/kg；对于接受透

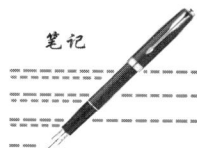

析的患者，给予高蛋白饮食，血液透析者每日蛋白质摄入量应达到 1.2 g/kg，腹膜透析者每日蛋白质摄入量应高于 1.2 g/kg；对于多尿期患者，如 BUN 低于 8.0 mmol/L 时，可给予正常量的蛋白质。

3）其他：对于少尿期的患者，应尽可能限制钠、钾、磷、氯的摄入量。

（3）维持水平衡：对少尿期的患者应按照"量出为入"的原则补充入液量（入液量＝基础补液量 500 ml ＋前一日的出液量）。在利尿早期，要尽量避免患者脱水。

2. 病情观察　监测患者的生命体征、神志、尿量、体重，准确记录出入水量。密切观察血压升高、意识改变等高血压脑病表现。观察气促、端坐呼吸、肺部湿啰音等急性左心衰竭的征象。观察电解质紊乱、实验室检查、并发症（如感染）等。

3. 用药护理　注意观察所应用各种药物（如利尿剂、甘露醇等）的不良反应；透析时要注意电解质紊乱；输血时禁用库存血；抗感染治疗时避免选用有肾毒性的抗生素。

4. 预防感染　尽量为患者安排单人病房，做好病房的清洁和消毒工作；需要留置尿管的患者应加强消毒；卧床患者应定时翻身，做好皮肤清洁；鼓励患者有效排痰，预防肺部感染；做好口腔护理，保持口腔清洁；对于透析患者，应按外科无菌技术操作。

5. 心理护理　理解、同情患者，关心、安慰、鼓励患者。解除患者的恐惧，帮助患者树立战胜疾病的信心。在护理患者的过程中要有高度的责任心和良好的护理心态。

6. 健康指导

（1）生活指导：合理休息，劳逸结合；严格遵守饮食计划；注意个人清洁卫生。

（2）病情监测：学会自测体重、尿量；了解病情变化及并发症表现。

（3）心理指导：让患者学会在日常生活中调节情绪，保持愉快的心情去积极配合治疗。

（4）预防指导：禁用库存血；慎用肾毒性药物；避免各种可加重肾功能恶化的不利因素。

二、慢性肾衰竭患者的护理

慢性肾衰竭（chronic renal failure，CRF）见于各种慢性肾脏疾病的晚期，为各种原发性和继发性慢性肾脏疾病持续发展的共同转归。由于肾功能缓慢进行性减退，最终出现以代谢产物潴留、水电解质紊乱、酸碱平衡失调和全身各系统症状为主要表现的临床综合征。

慢性肾脏病是指多种原因引起的肾脏结构和功能异常超过 3 个月，包括出现肾脏损伤标志（白蛋白尿、尿沉渣异常、肾小炎相关病变、组织等检查异常及影像学检查异常）或有肾移植病史，伴或不伴 GFR 下降，或不明原因的 GFR 下降（＜60 ml/min）超过 3 个月。

近年来根据国际公认的慢性肾脏病临床实践指南（K/DOQI），临床上按照肾小球滤过率的水平将慢性肾脏病分为 5 期，其中 2～5 期为慢性肾衰竭进展的不同阶段，第 5 期为终末期肾病（end-stage renal disease，ESRD），又称为尿毒症。

（一）病因和发病机制

1. 病因　慢性肾衰竭的常见病因如下。①原发性肾脏疾病，慢性肾小球肾炎，慢性肾盂肾炎，多囊肾等。②继发于全身疾病的肾脏病变，系统性红斑狼疮性肾炎，糖尿病肾病，高血压肾小动脉硬化症等。国外最常见的病因依次为糖尿病肾病、高血压肾病、肾小球肾炎等；在我国常见的病因为原发性慢性肾小球肾炎、糖尿病肾病、高血压肾病、多囊肾等。

2. 发病机制　本病的发病机制尚未完全明确，可能与以下因素有关。①肾单位高灌注、高滤过。②肾单位高代谢。③肾组织上皮细胞表型转化的作用。④细胞因子和生长因子促纤维化的作用。⑤其他，如肾脏固有细胞凋亡增多、醛固酮增多等。

（二）临床表现

慢性肾衰竭的病变十分复杂，可累及人体各个脏器，出现各种代谢紊乱，从而构成尿毒症的临床表现。

1. 系统症状

（1）胃肠道表现：消化道症状是常见的最早期表现。患者多有恶心呕吐、腹胀、腹泻、舌和口腔黏膜溃疡，患者口气常有尿味。可出现上消化道出血和消化性溃疡。

（2）心血管系统表现。

1）高血压：大部分患者存在不同程度的高血压。高血压可引起左心室扩大、心力衰竭等表现并加重肾损害，少数患者发生恶性高血压。

2）心力衰竭：是常见的死亡原因之一，大多与水钠潴留及高血压有关。

3）心包炎：主要见于透析不充分者，心包积液多为血性，严重者有心包填塞征。

4）动脉粥样硬化：本病患者的动脉粥样硬化症状发展迅速，是主要的死亡原因之一。

（3）血液系统表现。

1）贫血：尿毒症患者必有的症状，又称为肾性贫血。正细胞正色素性贫血与肾脏产生促红细胞生成素（EPO）减少、铁与叶酸缺乏、血透时失血等有关。

2）出血倾向：常表现为皮下出血、鼻出血、月经过多等，与外周血小板破坏增多、出血时间延长、血小板聚集和黏附能力下降等有关。

3）白细胞异常：本病患者中性粒细胞趋化、吞噬和杀菌的能力减弱，因而易感染。

（4）呼吸系统表现：体液过多或酸中毒时可出现气短、气促，严重酸中毒可致呼吸深长。体液过多、心功能不全可致肺水肿或胸腔积液。毒素过多可致尿毒症肺水肿，X线表现为蝶翼征。

（5）神经、肌肉系统表现：早期常有疲乏、失眠、注意力不集中等精神症状，后期可出现性格改变、抑郁、记忆力下降、谵妄、幻觉、昏迷等。晚期患者常有周围神经病变，以感觉神经障碍为主，最常见的是肢端袜套样分布的感觉丧失，也可有肢体麻木、烧灼感或疼痛感、深反射迟钝或消失，或者神经肌肉兴奋性增加（如肌肉震颤、痉挛、不宁腿综合征），以及肌萎缩和肌无力等。充分透析治疗后可使神经病变改善。

（6）皮肤症状：常见皮肤瘙痒。患者面色较深而萎黄，轻度水肿，呈"尿毒症面容"。

（7）肾性骨营养不良症：可出现纤维性骨炎、尿毒症骨软化症、骨质疏松症和骨硬化症，骨病有症状者少见。早期诊断主要靠骨活组织检查。肾性骨病的发生与活性维生素 D_3 不足、继发性甲旁亢等有关。

（8）内分泌失调：本病患者的血浆活性维生素 D_3、EPO降低。常有性功能障碍，女性可出现闭经、不孕等。

（9）易于并发感染：感染是尿毒症患者的主要死亡原因之一，以肺部感染和尿路感染常见。

（10）其他：可有体温过低、碳水化合物代谢异常、高尿酸血症、脂代谢异常等。

2. 水、电解质和酸碱平衡失调　如高钠或低钠血症、水肿或脱水、高钾或低钾血症、低钙血症、高磷血症、代谢性酸中毒、高镁血症等。

3. 辅助检查

（1）血常规：红细胞计数下降，血红蛋白含量降低，白细胞可升高或降低。

（2）尿液检查：夜尿增多，尿渗透压下降。尿比重低，可持续固定在 1.010。尿沉渣中有红细胞、白细胞、颗粒管型、蜡样管型。

（3）肾功能检查：Ccr 降低、Scr 增高、代谢性酸中毒等。

（4）B 超或 X 线检查：双肾缩小。

（三）处理要点

1. 治疗原发疾病和纠正加重肾衰竭的因素　认真鉴别引起肾功能恶化的原因并采取针对性治疗，以利于肾功能的恢复。常见的危险因素如下。①血容量不足。②严重感染。③组织创伤或不出血。④内源性或外源性毒素的肾损害。⑤泌尿道梗阻。⑥严重高血压。

2. 饮食治疗　原则是优质低蛋白加必需氨基酸。

3. 对症治疗

（1）水、电解质和酸碱平衡失调：及时纠正水钠平衡失调、高血钾、钙磷失调和代谢性酸中毒。

（2）心血管系统。

1）高脂血症：应用降脂药物治疗。

2）高血压：可选用利尿剂及其他降压药。

3）心力衰竭：与一般的心力衰竭治疗方法相同，但疗效较差。肾衰竭中的心力衰竭主要是由于水钠潴留引起的，可用透析脱水。

4）心包炎：透析可改善心包炎的症状，当出现心包填塞时，应紧急进行心包切开引流。

（3）血液系统：主要是治疗贫血，用重组人促红细胞生成素时疗效显著，应注意同时补充造血原料，如铁、叶酸等，也可少量多次输血。

（4）肾性骨病：可口服骨化三醇、行甲状旁腺次全切除术等。

（5）消化系统：上消化道出血按常规处理。

4. 并发感染的治疗　疗效相同时，应尽量选择肾毒性小的抗生素。

5. 透析疗法　透析是替代肾功能的治疗方法，可代替肾的排泄功能，但无法代替其内分泌和代谢功能。血液透析和腹膜透析的疗效相近，各有优缺点，应综合考虑患者的情况来选用。

6. 肾移植　成功的肾移植可使肾功能得以恢复，但排斥反应可导致肾移植失败。

（四）常用护理诊断

1. 营养失调：低于机体需要量　与长期限制蛋白质摄入，消化功能紊乱等有关。

2. 体液过多　与肾小球滤过率降低导致水钠潴留、饮水过多或补液不当等有关。

3. 活动无耐力　与心脏病变，贫血，水、电解质和酸碱平衡紊乱有关。

4. 有感染的危险　与白细胞功能降低、透析等有关。

5. 潜在并发症　上消化道大出血、心力衰竭、肾性骨病、尿毒症性肺炎等。

6. 绝望　与疾病预后差有关。

（五）护理措施

1. 一般护理

（1）休息与活动：慢性肾衰竭患者应卧床休息，避免过度劳累。对病情较重、心力衰竭者，应绝对卧床休息。提供安静的休息环境，协助患者做好各项生活护理。

（2）饮食护理：优质低蛋白加必需氨基酸、低磷、高钙、高维生素、高热量饮食，适当限制钠、钾的摄入。

1）蛋白质的质和量：应根据患者的 GFR 来调整蛋白质的摄入量。当 GFR < 50 ml/min 时，就应开始限制蛋白质的摄入，且要求饮食中 60% 以上的蛋白质是富含必需氨基酸的蛋白质（即高生物价优质蛋白质），如鸡蛋、牛奶、瘦肉等。尽量少摄入植物蛋白，如花生、豆类及其制品，米、面中所含的植物蛋白也要设法去除，如可部分采用麦淀粉作主食。当 GFR < 5 ml/min 时，每日摄入的蛋白质约为 20 g（0.3 g/kg），同时应用必需氨基酸疗法；当 GFR 为 5 ~ 10 ml/min 时，每日摄入的蛋白质约为 25 g（0.4 g/kg）；当 GFR 为 10 ~ 20 ml/min 时，每日摄入的蛋白质约为 35 g（0.6 g/kg）；当 GFR > 20 ml/min 时，每日摄入的蛋白质约为 40 g（0.7 g/kg）。

2）热量的供给：供给患者充足的热量，以减少体内蛋白质的消耗。每日供应热量 125.5 kJ/kg（30 kcal/kg），主要由碳水化合物和脂肪供给。

3）水分的供应：严格控制入液量［入液量 =（400 ~ 700 ml）+ 前一日的尿量］，已进行透析的患者，同样应强调"量出为入"的原则。限制钠盐的摄入。

2. 病情观察　定时测量生命体征，每日定时测量体重，准确记录出入水量，包括服药时的饮水量。密切观察液体量过多的症状和体征：如短期内体重迅速增加、水肿或水肿加重、血压升高、意识改变、心率加快、肺底湿啰音、颈静脉怒张等。密切观察各系统受损症状、电解质紊乱、实验室检查、并发症（如感染）等。

3. 用药护理　积极纠正患者的贫血，遵医嘱用促红细胞生成素，观察用药后的反应，如头痛、高血压、癫痫发作等，定期查血红蛋白和血细胞比容等。遵医嘱用降压药、强心药等。

4. 预防感染的护理　采用下列措施积极预防感染的发生：病室定期通风并做空气消毒，改善患者的营养状况，严格遵循无菌操作，加强生活护理，尤其是口腔及会阴部皮肤的卫生。教导患者尽量避免去公共场所。皮肤瘙痒时可遵医嘱用止痒剂，避免用力搔抓。卧床患者应定期翻身，指导其有效的咳痰技巧。接受血液透析的患者乙型肝炎和丙型肝炎的发生率要明显高于正常人，故要进行乙肝疫苗的接种，尽量减少血液制品的输入等。

5. 心理护理　理解、同情患者，耐心讲解病情及有关治疗，使患者能正确对待疾病，积极参与治疗和护理。

6. 健康指导

（1）进行生活指导，注意劳逸结合，让患者理解避免精神紧张和注意休息的重要性，理解合理饮食的必要性。

（2）预防各种感染，防止并发症的发生。

（3）让患者了解用药常识，严格遵医嘱用药。

（4）指导患者定期复诊和及时就诊。

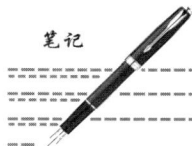

（5）对患者进行心理指导，增强其战胜疾病的信心。

第五节　泌尿系统疾病的常见诊治技术及护理

一、血液透析

血液透析（hemodialysis，HD），简称血透，是血液净化技术的一种。血液透析是利用半透膜的原理，将患者血液与透析液同时引进透析器，二者在透析膜两侧呈反方向流动，凭借半透膜两侧的溶质梯度、渗透梯度和水压梯度，通过弥散、对流、吸附清除毒素；通过超滤和渗透清除体内多余的水分；同时补充需要的物质，纠正电解质、酸碱平衡紊乱。

（一）适应证

1. 慢性维持性血液透析的适应证　具有慢性肾衰竭的临床表现，血尿素氮 >20 mmol/L，血肌酐 >400 μmol/L 者即可施行维持性血液透析。

2. 急诊透析的指征　①药物不能控制的高血钾（>6.5 mmol/L）。②药物不能治疗的少尿、无尿、高度水肿。③慢性肾衰竭合并急性心衰竭、肺水肿、脑水肿。④药物不能控制的高血压。⑤药物不能纠正的代谢性酸中毒。⑥并发心包炎、消化道出血和中枢神经系统症状。

（二）禁忌证

血液透析无绝对禁忌证，但并非所有患者都适合血液透析。因此，下列情况可作为相对禁忌证。①年龄超过 70 岁或 4 岁以下儿童，做血液透析往往难以控制病情，最好行腹膜透析。②恶性肿瘤、老年性痴呆、脑血管病等生命不能长久维持的患者。③慢性肝脏病变，休克或心血管功能不能耐受体外循环者。④严重出血危险者。⑤精神异常不合作者和家属不同意者。

（三）操作前准备

1. 透析设备的准备　透析器是物质交换的场所，最常用的是中空纤维型透析器。中空纤维是由人工合成的半透膜，空芯腔内供血液通过，腔外为透析液。血液透析机可控制透析液的流量及温度、脱水量、血液的流量等，并具有体外循环的各种监护系统。护士应熟练掌握透析机的操作，且注意在开机后各项指标达到稳定后才能开始透析。透析设备的准备还包括透析供水系统、透析管道和穿刺针、透析液的准备。透析液可分为醋酸盐和碳酸氢盐两类，首先配制浓缩 35 倍的透析液，经机器稀释后流入透析器。

2. 透析药品的准备　包括透析用药（生理盐水、肝素、5% 的碳酸氢钠）、急救用药、高渗葡萄糖注射液、10% 的葡萄糖酸钙、地塞米松及透析液等的准备。

3. 患者的准备　主要是血管通路的准备，如使用动静脉内瘘，应熟悉内瘘的穿刺和保护方法；如使用动静脉外瘘，应熟悉其使用方法，并注意观察管道有无滑脱、出血、栓塞、感染等情况的发生，保持导管清洁和无菌。另外，透析患者的营养问题也很重要，应注意补充蛋白质（每日摄入量应达到 1.2 g/kg），此外特别要控制摄水量，即透析间期患者的体重增长不能超过 2.5 kg。

（四）护理措施

1. 血液透析前的护理

（1）医护人员应向尿毒症患者及家属简单介绍血液透析有关知识和注意事项，减轻尿毒症患者恐惧心理，使患者做好心理准备以配合治疗。

（2）血液透析的环境应安静，温度、湿度适宜，床铺干净平整，卧位舒适。

（3）血液透析时应专人专用透析器及管路，核对后进行冲洗和循环。

（4）医护人员应充分了解尿毒症患者一般情况、饮食、体重增加、出入量、血尿素氮、肌酐及有无出血倾向等，根据医嘱设置血液透析时间、超滤量。

（5）医护人员在血液透析前应选择合适血管、消毒穿刺部位，熟练、轻巧地建立血管通路，从血管静脉端注入首剂肝素量。

2. 血液透析过程中的护理

（1）一般护理：①严密观察尿毒症患者生命体征，每小时测血压一次并同时记录跨膜压力、每小时超滤量、肝素追加量等，当尿毒症患者出现发冷、发热、眩晕、出汗、呕吐等症状时立即查血压并通知医生。②密切观察和处理各种透析环境的报警及机器故障，如动脉压和静脉压的升高、降低，透析液监测系统和空气报警等。③密切观察尿毒症患者的整体状况，如面色、意识有无改变，对躁动不安者加强肢体固定，防止穿刺针脱出、防止渗血。④提高超滤技术，充分清除体内水分，透析结束时应达到干体重（指采用血液透析缓慢脱水至出现低血压时的体重，此时体内基本无水钠潴留）。⑤医护人员应微笑服务、动作迅速，随时观察意外发生，收机时体外循环血液要回收干净，防止空气栓塞。

（2）并发症的护理：在血液透析中，并发症发生迅速并危及尿毒症患者生命，护士要有敏锐的观察力，手疾眼快，沉着冷静，如有发现及时告知医师，果断处理。

1）低血压：最常见，发生率为50%～70%。指平均动脉压比透析前下降30 mmHg以上或收缩压降至90 mmHg以下。尿毒症患者表现为出冷汗、恶心、呕吐、面色苍白、呼吸困难、心跳加快，重者意识丧失，甚至昏迷。应立即停止超滤、减慢血流量，打开泵前管小夹，关闭动脉管大夹，输注生理盐水100～200 ml。

2）失衡综合征：表现头痛、恶心、呕吐、烦躁不安、肌肉痉挛，血压升高严重者出现惊厥、木讷、昏迷甚至死亡。发现后，根据医嘱输注高渗盐水40 ml或50%葡萄糖溶液40～60 ml（糖尿病患者禁用）。

3）肌肉痉挛：老年人多见，腓肠肌多发，以痉挛性疼痛为主。局部按摩、热敷，必要时输注高渗盐水或高渗糖。对于非糖尿病患者，首选高渗糖。

3. 透析后的护理 透析后应注意下列护理措施。①测体重，估计透析效果。②若尿毒症患者血压低，则应卧床观察，患者不得离开透析室，血压恢复后方可离开。③在穿刺部位压迫的止血力量要适中，按压10～15分钟。④控制尿毒症患者水分摄入量，防止体重增加过快，饮食含足够的蛋白质和热量，以优质蛋白为主，如鸡蛋、牛奶、瘦肉、鱼等，控制钾、磷的摄入，补充维生素。

二、腹膜透析

腹膜透析（peritoneal dialysis，PD）是利用腹膜作为半渗透膜，利用重力作用将配制好的透析液经导管灌入患者的腹膜腔，在腹膜两侧存在溶质的浓度梯度差，高浓度一侧

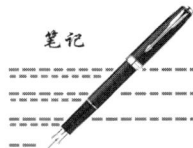

的溶质向低浓度一侧移动（弥散作用），水则从低渗一侧向高渗一侧移动（渗透作用）。通过不断地更换腹腔透析液，以达到清除体内代谢产物、毒性物质及纠正水电解质平衡紊乱的目的。腹膜透析的方法如下。①紧急腹膜透析。②间歇性腹膜透析（IPD）。③持续不卧床腹膜透析（CAPD）。④持续循环腹膜透析（CCPD）。⑤夜间间断性腹膜透析（NIPD）。⑥白天自动化腹膜透析（DAPD）。⑦潮式腹膜透析（TPD）等。本节以 CAPD 为重点进行介绍。

（一）适应证

腹膜透析适应于几乎所有急、慢性肾衰竭，容量负荷过多，水电解质平衡紊乱，以及其他肝衰竭和中毒性疾病等。近年来，随着透析技术和设备的改进，临床观察发现腹膜透析可减缓残余肾功能的丢失，改善患者性功能、生活质量，使患者回归社会的机会增多。

（二）禁忌证

腹膜透析无绝对禁忌证，但不宜在下列情况下透析。①广泛腹膜粘连、腹腔内脏受伤、近期腹部大手术、结肠造瘘或粪瘘、腹壁广泛感染或蜂窝组织炎、腹腔内有弥漫性恶性肿瘤或病变原因不明者。②膈疝、严重肺部病变伴呼吸困难者。③妊娠。

（三）操作前准备

1. 腹腔插管　在成人脐部与耻骨联合线上 1/3 处，通过手术将小号硅化塑料管的一端放入腹腔最低处的膀胱直肠窝内，另一端通过皮下隧道引出，以备透析。注意患者在插管术后 1～2 周需要进行隔离，且由专人护理，房间进行消毒，防止感染。

2. 患者准备　排空膀胱；了解腹膜透析的过程、术中配合和术后注意事项；情绪稳定。

3. 透析液准备　检查透析液的有效期，液体有无混浊、杂质等，包装是否合格。符合标准的透析液输入腹腔前要加热至 37 ℃。

（四）腹膜透析的特点

1. 腹膜透析的优点　①操作简单，应用范围广泛。②无体外循环，无血流动力学改变，透析平稳，安全性较大。③保护残余肾功能。④对中分子物质的清除较血液透析好，对贫血及神经病变的改善优于血液透析。

2. 腹膜透析的缺点　①有感染的可能：由于腹膜透析专用的导管在换液时须和透析袋连接，故有腹腔感染的可能。②体重和血中三酰甘油增加：由于透析液是利用葡萄糖来排除多余水分，所以在透析时吸收了部分葡萄糖，使患者体重增加、血中三酰甘油及其他脂质升高。患者需要适当运动及减少糖分摄取。③蛋白质的流失：在透析的过程中会流失少许蛋白质及维生素，所以需从食物中补充。

（五）护理措施

1. 饮食护理　腹膜透析会使人体丢失大量的蛋白质及其他营养成分，应通过饮食进行补充，要求患者每日摄入的蛋白质量应高于 1.2 g/kg，其中 50% 以上为优质蛋白。水的摄入量根据每日的出量来决定，如出量为 1500 ml 以上，患者无明显高血压、水肿等，可正常饮水。

2. 腹膜透析过程中的护理　分离和连接各种管道前要注意消毒和无菌操作，注意有无伤口渗液；透析液进入腹腔前要加热至 37 ℃；记录透析液输入量及流出量（若流出量＜输入量，则应暂停透析，寻找原因）；观察流出液的色泽及澄清度，并进行常规检查、细菌培养及蛋白定量；若有腹膜炎迹象，应立即采取措施；定期测量生命体征。

3. 常见并发症及其护理

（1）腹膜炎：在过去的 20 年里，随着腹膜透析连接技术的改进，以及对出口处护理的重视，腹膜透析相关感染的发生率已明显下降，腹膜炎不再是不可避免的。目前仍以细菌性感染多见。感染性细菌可来自出口处、血液、肠道或透析液。如有腹痛、发热、透析液色泽变浊和白细胞数增至 100/mm³、透析液内细菌检查阳性（应注意厌氧菌感染）时，可明确诊断。腹膜炎可引起蛋白质严重丧失，腹膜粘连、增厚，导致腹膜透析失效、导管堵塞，甚至危及生命。发生腹膜炎时应选用合适的抗生素，必须保护残余肾功能。护理方法：用透析液 1000 ml 连续冲洗 3～5 次，暂时改为 IPD，腹透液内加入抗生素及肝素等，全身使用抗生素，若经过 2～4 周后感染仍不能控制，应考虑拔出透析管。

（2）腹痛：高渗性透析液、透析液温度过低或过高、腹腔注入液量过多或进入空气过多、透析液酸碱性不当、腹腔感染、导管移位刺激等均可引起腹痛。应注意调节好透析液的温度，降低透析液的渗透压及透析液进出的速度，去除病因，在透析液中加入 1%～2% 的普鲁卡因 3～10 ml，无效时酌情减少透析次数。

（3）透析管引流不畅或透析管堵塞：原因有导管移位或扭曲，被纤维蛋白、血块或大网膜脂肪阻塞，肠腔或腹腔气体过多，透析后肠粘连，透析管端的小孔有部分露在腹腔内液体表面，致使虹吸作用消失。处理方法如下。①可变换体位或取半卧位，按摩腹部。②排空膀胱。③服用导泻剂或灌肠，促进肠蠕动。④在腹膜透析管内注入肝素、尿激酶、生理盐水、透析液等，并留置 30～60 分钟，可使堵塞管的纤维块溶解。⑤对于腹胀明显者，可给予小剂量新斯的明，腹腔内多注入 500 ml 透析液，再取半卧位，以便恢复虹吸作用。如无效，可在严格消毒前提下，送入硬质透析管内芯，疏通透析管。⑥对于无法复通者，可在 X 线透视下调整透析管的位置或重新植入透析管。

（4）水过多或肺水肿：透析早期因患者有明显的氮质血症，若连续用高浓度葡萄糖透析液脱水，则血浆渗透压往往高于透析液渗透压，一旦改为常规透析液，可导致水潴留，甚至有发生肺水肿的危险。

三、肾活检

肾穿刺活体组织检查简称肾活检，是诊断肾脏疾病（尤其是肾小球疾病）必不可少的重要方法，为临床医生提供病理学诊断依据，对确定诊断、指导治疗及评估预后均有重要意义。肾活检方法有开放性肾活检、腹腔镜肾活检、经静脉肾活检、经皮穿刺肾活检、经尿道肾活检等。以下介绍的是目前临床最常用的方法——经皮穿刺肾活检。

（一）适应证

为明确诊断、指导治疗或判断预后，而又无穿刺禁忌证时，内科各种原发性、继发性及遗传性肾实质疾病（尤其是弥漫性病变）皆可采用肾活检。①原发性肾脏疾病：急性肾炎综合征、原发性肾病综合征、无症状性血尿、无症状性蛋白尿等诊断不清时应做肾活检。②继发性或遗传性肾脏疾病。③急性肾衰竭：当临床及实验室检查无法确定病因时，应及时穿刺（包括慢性肾脏疾病患者肾功能急剧恶化时）。④移植肾：肾功能明显减退的原因不清时；严重排异反应决定是否切除移植肾；怀疑原有肾脏病在移植肾中复发。

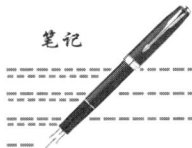

（二）禁忌证

肾活检是一种创伤性检查，选择穿刺病例时不但需要掌握适应证，还要认真排除禁忌证。绝对禁忌证如下。①明显的出血倾向。②重度高血压。③精神病或不配合操作者。④孤立肾。⑤小肾。相对禁忌证如下。①活动性肾盂肾炎、肾结核、肾盂积水或积脓、肾脓肿或肾周围脓肿。②肾肿瘤或肾动脉瘤。③多囊肾或肾脏大囊肿。④肾脏位置过高（深吸气时肾下极也不达第十二肋下）或游走肾。⑤慢性肾衰竭。⑥过度肥胖。⑦重度腹水。⑧心功能衰竭、严重贫血、低血容量、妊娠或年迈者。

（三）操作前准备

耐心与患者沟通，减轻患者紧张和焦虑情绪，让患者签署知情同意书。训练患者屏气呼吸动作。进行血常规检查、凝血功能检查、尿常规检查和尿细菌培养，排除尿路感染；进行肾B超检查，排除孤立肾、多囊肾。有严重高血压时应先控制血压。

（四）操作方法

1. 穿刺针的选择　操作时，可选择负压吸引穿刺针和切割针，目前临床应用最广泛的是 Tru-Cut 槽形切割针，常用穿刺针的规格为16 G。临床上多采用全自动活检枪，以配合穿刺针完成肾穿刺活检。

2. 穿刺点选择　穿刺点一般在肾下极稍偏外侧，此处能最大限度地避开肾门附近的大血管以及肾盂和肾盏，减少肾穿刺后并发症的发生；另外此处的肾皮质较多，能保证取材满意。

3. 穿刺的定位和引导　目前大多采用B超引导肾穿刺。这种方法采用扇形穿刺探头引导，穿刺针沿扇形穿刺探头进针时，可在B超屏幕上实时监控进针的方向、深度及所达到的位置，不再需要在体表标记进针点，也不再需要测量肾脏到皮肤的距离。

4. 穿刺步骤

（1）患者一般取俯卧位，但移植肾穿刺患者取仰卧位，腹部肾区相应位置垫以10～16 cm厚的垫子，使肾脏紧贴腹壁。

（2）选择好穿刺的肾脏和进针点，并测量皮肤表面至肾包膜表面的距离。在患者体表进针点做标记。

（3）超声探头用75%医用酒精消毒。常规消毒局部皮肤，术者戴无菌手套。铺无菌洞巾，用2%利多卡因在穿刺点局部麻醉。

（4）在B超引导下缓慢进针，在屏幕上看到针尖已经快要接触到肾包膜表面时，嘱患者憋气，保持肾脏不移动，此时迅速、果断穿刺取材。需要特别注意的是，在患者憋住气并保持肾脏不移动之前，一定不要将穿刺针刺入肾被膜或肾实质，以免划伤肾脏。

（5）穿刺取出的组织最好先在显微镜下观察以判断有无肾小球，如取材不满意，可以在同侧肾脏重复穿刺。穿刺完毕，局部加压，进行消毒和包扎，协助患者仰卧休息。

5. 标本的处理　肾脏的病理检查应包括光镜检查、免疫荧光检查和电镜检查，所得标本应有足够的体积，最好超过12 mm。

（五）操作后护理

①术后应注意压迫穿刺部位，患者需要在硬板床上俯卧6小时，随后可翻身，但必须卧床24小时。②注意术后有无腹痛、腰痛，定期观察血压、脉搏、体温及尿的颜色。③嘱患者多饮水以免血块阻塞尿路。④术后使用止血药及抗生素3天。⑤术后7～10天应避免

较强体力活动。⑥注意术后并发症的观察及护理，如血尿、周围血肿、动静脉瘘及感染等。

本 章 要 点

本章重点讲解了泌尿系统疾病常见症状的护理措施。肾小球疾病、肾病综合征、尿路感染、急性和慢性肾衰竭的护理诊断和护理措施；透析疗法、肾穿刺的适应证与禁忌证和护理要点。

1. 泌尿系统疾病的常见症状、体征及护理　肾性水肿、膀胱刺激征、尿量异常、血尿、蛋白尿的概念、护理评估、常用护理诊断和护理措施。

2. 肾小球疾病患者的护理　肾小球疾病是一组临床表现相似，但病因、发病机制、病理、病程和预后不尽相同，且主要侵犯双侧肾小球的疾病。该病病因和发病机制复杂，临床表现以蛋白尿、血尿、水肿、高血压和肾功能异常为主。肾病综合征是指由各种肾脏疾病所致，以大量蛋白尿（尿蛋白 > 3.5 g/d）、低蛋白血症（血浆白蛋白 < 30 g/L）、水肿、高脂血症为临床表现的一组综合征。各疾病的护理诊断及护理措施是重点。

3. 尿路感染患者的护理　尿路感染可分为上尿路感染和下尿路感染。上尿路感染主要是肾盂肾炎，下尿路感染主要是膀胱炎。本病主要是由细菌引起，以女性多见。尿细菌学检查的护理及健康指导是重点。

4. 肾衰竭患者的护理　急性肾衰竭是由于各种原因引起 GFR 下降，肾功能在短时间内（数小时至数天）急剧进行性下降而出现的临床综合征。其主要表现为血肌酐和尿素氮迅速升高，水、电解质和酸碱平衡紊乱及全身各系统并发症，常伴少尿或无尿。多数具有可逆性。慢性肾衰竭见于各种慢性肾脏疾病的晚期，为各种原发性和继发性慢性肾脏疾病持续发展的共同转归。由于肾功能缓慢进行性减退，最终出现以代谢产物潴留、水电解质紊乱、酸碱平衡失调和全身各系统症状为主要表现的临床综合征。慢性肾脏病分期以及饮食护理是重点。

5. 泌尿系统疾病的常见诊治技术及护理　介绍了血液透析、腹膜透析、肾活检的适应证和禁忌证以及护理措施。

思 考 题

一、名词解释

1. 膀胱刺激征

2. 肾病综合征

3. 无症状细菌尿

4. 急性肾衰竭

5. 慢性肾衰竭

二、案例分析

患者，男，19 岁，全身重度水肿，排出的尿液中可见较多泡沫，BP 100/65 mmHg，尿蛋白定性（＋＋＋＋），24 小时尿蛋白定量 5.8 g，血浆白蛋白 25 g/L，血肌酐 124 μmol/L，血尿素氮 8.7 mmol/L。

该患者的护理诊断有哪些？应采取哪些护理措施？

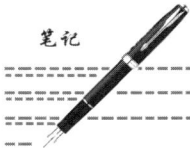

第六章 血液系统疾病患者的护理

学 习 目 标

1. 掌握血液系统常见疾病的临床表现、辅助检查、处理要点。
2. 能够运用护理程序对常见血液系统疾病做出正确的护理诊断，制订护理计划，实施有效的护理措施。
3. 学会观察血液系统疾病常见症状和体征，了解常见血液系统疾病的病因和发病机制，对患者进行健康指导。

　　血液系统由造血组织和血液组成。血液由血浆及悬浮在其中的血细胞（红细胞、白细胞及血小板）组成。造血组织包括骨髓、胸腺、肝、脾、淋巴结等。婴儿出生后的主要造血器官是骨髓。骨髓造血干细胞具有自我更新和多向分化的特征，分化为各种血细胞。血液系统疾病系指原发或主要累及血液和造血器官的疾病，简称血液病。血液病的分类如下。①红细胞疾病，如各种贫血、红细胞增多症等。②白细胞疾病，分为粒细胞、单核-巨噬细胞及淋巴细胞与浆细胞疾病等。③出血性及血栓性疾病，分为血管性、血小板及凝血因子疾病等。④造血干细胞疾病，如再生障碍性贫血等。这些疾病的共同特点多表现为外周血常规的病理性改变、机体免疫功能低下、出血和凝血功能紊乱，还可出现造血器官的结构和功能的异常。随着分子生物学和基因学研究的不断深入和发展，治疗方法已从既往的化疗进展到诱导分化、靶向治疗等。在配合新技术、新疗法的实施过程中，血液病的专科护理也得到了进一步发展，包括饮食指导、症状护理（特别是预防和控制感染、出血的护理）、用药护理、心理护理及成分输血的护理等，这使某些危重患者能够度过危险期，病情得以控制，对提高疾病缓解率、延长患者生存期及改善生活质量起到重要作用。

第一节 血液系统疾病的常见症状、体征及护理

一、贫血

　　贫血是血液系统疾病中最常见的症状，常见病因如下。①红细胞生成减少，如缺铁性贫血、再生障碍性贫血、白血病等。②红细胞破坏增多，常见于各种溶血性贫血。③急、慢性失血，常见于消化道大出血、消化性溃疡、痔疮出血、女性月经过多等。

（一）护理评估

1. 病史

（1）既往史和家族史：询问患者有无消化系统疾病，对于女性患者，应特别询问月经情况。了解患者有无血液病家族遗传史。

（2）患病经过和治疗经过：询问与本病相关的病因、诱因、主要症状、伴随症状和体征，贫血发生时间、发生速度和严重程度、有关检查结果、治疗经过及疗效等。

（3）贫血发生的速度和程度：贫血若为缓慢发生，机体则能逐渐适应低氧状态，患者自觉症状可相对较轻；反之，若贫血发展迅速，红细胞携氧能力骤然大幅度下降，超过机体代偿能力，患者则可出现明显的症状和体征。轻度贫血患者多无明显症状；中度贫血患者常出现明显症状，如头晕、乏力、活动后心悸、气促等；重度贫血患者休息时即可出现明显的头晕、心悸、食欲缺乏、低热等各系统症状，甚至出现贫血性心脏病等严重情况。

2. 身体评估　观察患者的一般状态，有无意识障碍、生命体征是否正常等。评估贫血相关体征，皮肤黏膜苍白是贫血的主要体征，一般以观察甲床、睑结膜、口腔黏膜、口唇及舌质较为可靠。评估各类型贫血的特殊体征，皮肤、巩膜黄染提示溶血性贫血，反甲提示缺铁性贫血，伴有出血和感染提示再生障碍性贫血。

3. 心理－社会评估　贫血患者由于缺血、缺氧引起身体不适，学习、工作、社交活动均受到影响，因此患者情绪波动较大；患者因担心某些检查（如骨髓穿刺）对身体有影响，或因担心输血可能传播疾病而忧虑；原发于骨髓造血功能的贫血，如再生障碍性贫血、白血病等由于治疗难度大、耗资多，无疑会给患者及家属带来沉重的心理负担；长期患病者因外表变化、反复住院等会感到烦恼、自卑；接触工业毒物及放射性核素、家庭经济拮据等，可能会成为发生贫血的社会因素。

4. 辅助检查

（1）血常规检查：血常规检查为贫血的诊断提供依据，尤其是血红蛋白浓度的测定是确定贫血的可靠指标；网织红细胞计数可作为判断贫血疗效的早期指标。血涂片检查可对贫血的性质、类型提供诊断线索。

（2）骨髓检查：骨髓检查是贫血诊断过程中的重要内容，包括骨髓穿刺涂片和骨髓活检。骨髓检查能为贫血患者的红细胞生成活性及病因和发病机制提供直接的依据。

（二）常用护理诊断

1. 活动无耐力　与贫血致组织缺氧有关。

2. 营养失调：低于机体需要量　与造血物质摄入不足或丢失过多有关。

（三）护理措施

1. 一般护理

（1）休息与活动：适当的休息可减少氧的消耗，应根据患者贫血的程度和发生速度，与患者一起制订合理的休息与活动计划。活动量以不感到疲劳、不加重症状为度，待病情好转后逐渐增加活动量。教会患者在活动期间自测脉搏，脉搏＞100 次/分，或出现明显心悸、气促时，应停止活动。

（2）护理重度贫血患者的注意事项：①卧床休息（如半卧位），以减少回心血量，增加肺泡通气量。②吸氧，以改善组织缺氧状况。③保持房间温暖，需要时增加盖被，

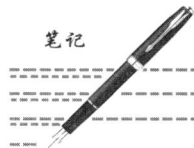

以防因寒冷引起血管收缩，加重缺氧。④协助患者完成日常生活活动，如洗漱、进食、如厕、翻身、沐浴等。

（3）饮食护理：贫血患者胃肠道消化功能减退，应给予高蛋白、高热量、高维生素、易消化食物。缺铁性贫血患者应进食富含铁的食物，如动物肝、瘦肉、蛋黄、海带、黑木耳等；巨幼细胞贫血患者应进食含叶酸和维生素 B_{12} 丰富的食物，如新鲜绿色蔬菜、水果、肉类、动物的肝和肾、禽蛋等；有些溶血性贫血患者忌食某些酸性食物和药物，如维生素 C、阿司匹林、磺胺类药物等，以减少血红蛋白尿的发生。

2. 病情观察

（1）严密观察病情变化，监测生命体征，并经常了解有关检测项目，以结合临床情况判断病情严重程度，随时做好各种急救准备。

（2）加强输血护理，注意控制输血速度，及时发现和处理输血反应。重度贫血患者易发生贫血性心脏病，输血速度必须控制在 1 ml/（kg·h）内，输血速度过快易引起老年患者左心功能不全。一旦患者出现心率快、胸闷、咳粉红色泡沫痰等，应减慢输血速度或立即停止输血，及时报告医生，协助医生紧急抢救。

3. 心理护理　针对贫血的不同原因、临床特点、疗效、预后对患者做好必要的疏导和解释工作；及时发现患者的需要，讲明各种诊疗的目的、意义及方法；鼓励患者正视疾病，以减轻患者的心理负担，使患者积极配合治疗及护理。

二、出血倾向

出血倾向是指机体自发性多部位和（或）血管损伤后出血不止。出血部位可遍及全身，但以皮肤、牙龈及鼻出血最为常见。内脏出血多较严重，如出现呕血、便血、血尿、月经过多等，甚至发生颅内出血而危及生命。常见病因和发病机制如下。①血管壁异常，如遗传性毛细血管扩张症、过敏性紫癜等。②血小板异常，如特发性血小板减少性紫癜、再生障碍性贫血、白血病等。③凝血异常，如血友病、肝病致凝血因子缺乏、弥散性血管内凝血（DIC）等。

（一）护理评估

1. 病史　询问和观察出血发生的缓急及持续时间、部位、范围、出血量；有无明确的病因或诱因；出血的主要伴随症状；个人和家族有无相关病史或类似病史，有无肝病、肾病等基础疾病；饮食营养状况、职业及环境等。

2. 身体评估　监测生命体征与意识状态，观察和评估与出血相关的体征及特点。

（1）皮肤、黏膜出血：是出血性疾病最常见的表现，主要表现包括出现皮肤黏膜瘀点、紫癜、瘀斑、血肿、鼻出血、牙龈出血等。

（2）深部组织出血：①血肿，为较深部皮下、肌肉及其他软组织的出血，常形成高于皮面的边缘不清的圆形肿块。血肿较大时，可引起胀痛、邻近组织器官的压迫症状。②关节积血，以膝、踝等负重关节多见。早期有关节的肿胀及疼痛，反复出血可致关节畸形和功能障碍。③浆膜腔出血。④眼底出血。

（3）内脏出血：可表现为咯血、呕血、便血、尿血、阴道出血（包括月经过多）和颅内出血，一般出血量均较大。若出现头痛、视物模糊、呼吸急促、喷射性呕吐、颈项强直甚至昏迷，则提示颅内出血（颅内出血最为严重，是患者死亡的重要原因）。

3. 心理-社会评估　有出血倾向的患者，常因反复出血影响学习、生活、工作及社交活动；有关节腔出血的患者，有可能出现关节畸形和功能丧失，使患者出现紧张、忧虑等情绪变化；反复出血住院治疗产生的巨额医疗费用也会给患者及家属带来沉重的心理负担。

4. 辅助检查　应根据筛选试验、确诊试验及特殊试验的顺序进行。

（1）筛选试验。

1）血管异常：出血时间（BT）的测定，毛细血管脆性试验。

2）血小板异常：血小板计数或 BT 的测定，血块收缩试验，毛细血管脆性试验。

3）凝血异常：凝血时间（CT）的测定，活化部分凝血活酶时间（APTT）的测定，凝血酶原时间（PT）的测定，凝血酶时间（TT）的测定等。

（2）确诊试验。

1）血管及血小板异常的进一步检查包括毛细血管镜检查，血小板形态的测定，血小板黏附和聚集功能的测定，PF_3 有效性测定、血小板相关抗体检查等。

2）凝血功能障碍的进一步检查是凝血活酶时间纠正试验，有条件时直接测定凝血因子含量及活性，以检出缺乏的凝血因子。

3）纤溶异常的进一步检查包括血浆鱼精蛋白副凝（3P）试验、血和尿的 FDP 测定、D – 二聚体测定、纤溶酶原测定等。

（3）特殊试验：对某些特殊、少见的出血性疾病，还需要进行一些特殊检查方能确定诊断，如蛋白质的结构分析、氨基酸测序、基因检测及免疫病理学检查等。

（二）常用护理诊断

1. 有损伤的危险：出血　与血管壁异常、血小板减少、凝血因子缺乏有关。

2. 恐惧　与反复出血或出血量大有关。

（三）护理措施

1. 一般护理

（1）休息与活动：轻度出血者，尤其是出血仅局限于皮肤黏膜者，可适当活动，但应避免剧烈的或易致损伤的活动及工作，防止外伤，以减少出血的危险。血小板 $< 50 \times 10^9/L$ 者，应减少活动，增加卧床休息的时间；严重出血或血小板 $< 20 \times 10^9/L$ 者，必须绝对卧床休息，协助患者做好各种生活护理，待出血停止后逐渐增加活动。

（2）饮食护理：进食营养丰富、富含维生素、易消化的软食或半流质饮食，忌食过硬、过于粗糙及刺激性强的食物。鼓励患者多食水果、蔬菜，保持大便通畅。

2. 病情观察　严密观察出血的发生部位、出血量、发展或消退情况，注意有无皮肤黏膜出血点、紫癜、瘀斑、牙龈出血、鼻出血、呕血、便血、血尿，女性患者月经是否过多，特别要观察有无头痛、呕吐、视力模糊、意识障碍等颅内出血症状，若有重要脏器出血及出血性休克，则应及时通知医生，积极配合抢救。

3. 出血的预防及护理

（1）皮肤、黏膜出血的预防及护理。

1）皮肤出血的预防及护理：保持皮肤清洁，床单平整，衣着宽松，注意避免碰撞与外伤；勤剪指甲，不用剃须刀刮胡须，以免擦伤、刮伤；沐浴和清洗时避免水温过高和过于用力擦洗皮肤；高热患者禁用酒精擦浴降温。各项护理动作应轻柔，尽可能减少注射次数，注射时尽可能选用小针头，注射及穿刺部位应交替使用，以防局部血肿形成；静脉穿刺时，应避免用力拍打及揉擦，扎止血带时要松紧适宜、时间适中，防止结扎过

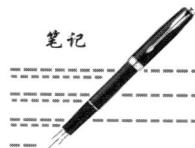

紧、时间过长导致皮下血管损伤和出血；注射和穿刺部位拔针后视病情适当延长按压时间，必要时局部加压包扎，并观察注射和穿刺部位的渗血情况。

2）鼻出血的预防及护理：防止鼻黏膜因干燥而出血，保持室内适宜的温度（18~20℃）和湿度（50%~60%），必要时可局部使用液状石蜡或抗生素软膏；禁止挖鼻、用力擤鼻，防止鼻黏膜毛细血管破裂出血或渗血；鼻腔少量出血时，可用0.1%肾上腺素棉球或凝血酶棉球填塞、压迫止血，并局部冷敷；鼻腔大量出血时及时报告医生，遵医嘱用凡士林油纱条做后鼻腔填塞术，术后定时用无菌液状石蜡滴入，以保持鼻黏膜湿润，3天后轻轻取出纱条，若仍出血，则更换纱条重复填塞。行后鼻腔填塞术后，患者常被迫张口呼吸，应加强口腔护理，避免感染。

3）口腔、牙龈出血的预防及护理：指导患者用软毛牙刷刷牙，忌用牙签剔牙；避免进食过硬、粗糙及刺激性强的食物；进食时要细嚼慢咽，避免损伤口腔黏膜。口腔、牙龈出血或渗血时，及时用生理盐水漱口，遵医嘱用凝血酶棉球或0.1%肾上腺素棉球局部压迫止血，并注意口腔护理。

（2）深部组织出血的预防及护理：减少活动量，避免过度负重和易致创伤的运动。一旦发生出血，立即停止活动，卧床休息。关节腔出血时宜抬高患肢并固定于功能位，深部组织出血时要注意测量血肿范围，局部给予冰袋冷敷和压迫止血。若患者突发视野缺损或视力下降，常提示眼底出血，嘱患者卧床休息，不要揉擦眼睛，以防出血加重。

（3）内脏出血的预防及护理：避免进食生、硬、煎、炸、粗糙和过热的食物，以防机械性或化学性刺激损伤消化道黏膜而出血。嘱患者保持大便通畅，便秘者可用开塞露或缓泻剂促进排便，防止排便过于用力，以免腹压骤增而诱发内脏出血，尤其是颅内出血。一旦发生内脏出血，可参照相关章节各系统疾病的护理措施。

4. 心理护理　简要解释出血的原因、如何减轻或避免出血、目前治疗与护理的主要措施及配合要求等，强调紧张与恐惧不利于病情的控制。加强与患者及家属的沟通，了解患者及家属的要求，建立良好、互信的护患关系，增强患者战胜疾病的信心，减轻患者的恐惧感。

三、继发感染

由于正常白细胞数量减少和（或）功能缺陷、机体免疫力低下及贫血、化疗等因素的影响，血液病患者易继发各种感染且不容易控制。感染部位常见于呼吸道、消化道、口腔黏膜及肛周皮肤，严重者可发生败血症，是患者死亡的主要原因之一。发热是继发感染最常见的症状，但血液病患者的发热分为两种情况。如果是中、高度发热，一般考虑继发感染，但如果是低热而又找不到明显的感染灶时，还要考虑血液系统肿瘤疾病本身引起的发热，因为肿瘤细胞所产生的内源性致热因子，如肿瘤坏死因子（TNF）、白细胞介素-1（IL-1）、白细胞介素-6（IL-6）等，也可导致患者持续发热。

（一）护理评估

1. 病史　询问患者有无感染的诱因，如受凉、过度疲劳、进食不洁食物、感染性疾病接触史（如呼吸道感染）、皮肤或黏膜的破损、各种治疗与护理管道的留置（如导尿管、留置针）等；有无相关感染的临床表现，如咽痛、牙痛、咳嗽、咳痰、腹痛、腹泻、膀胱刺激征、肛周肿痛、女性外阴瘙痒及异常分泌物、皮肤感染（如疖、痈）等。

2. 身体评估　观察生命体征（尤其是体温）及意识状态；观察口腔黏膜有无溃疡，

牙龈有无出血、溢脓；咽和扁桃体有无充血、肿大及脓性分泌物；肺部有无啰音；腹部及输尿管行程压痛点有无压痛，肾区有无叩击痛；肛周皮肤有无红肿、触痛，局部有无波动感；皮肤有无红肿、溃烂，局部有无脓性分泌物等。

3. 心理 - 社会评估　患者常因反复感染、治疗效果不佳、花费巨大、家人照顾能力有限而心情沉重，常出现焦虑、无助感并对治疗失去信心。

4. 辅助检查　监测血常规（尤其是白细胞计数及分类）、尿常规、粪便常规；根据感染部位的不同，可选择 X 线检查、B 超、分泌物或排泄物的涂片检查和培养，以及药敏试验等。

（二）常用护理诊断

体温过高，与感染、肿瘤细胞的高度增生有关。

（三）护理措施

1. 一般护理　中、高度发热患者要采取舒适的体位卧床休息，以减少机体的消耗，必要时可吸氧。给予患者高蛋白、高热量、高维生素、易消化的半流质或流质饮食，以补充机体基本营养需要和因发热所造成的额外消耗。注意饮食卫生，忌食生冷及不洁食物。

2. 病情观察　定期监测体温变化并记录，同时注意观察心率、呼吸、脉搏、血压及意识的变化；观察感染部位的病情变化；经常了解有关检测项目，以结合临床情况判断病情严重程度，随时做好各种急救准备。

3. 预防感染

（1）保持病室整洁，经常通风换气，每日用紫外线照射进行空气消毒 1~2 次，每次 30 分钟，定期用消毒液擦拭家具、地面。

（2）保持患者机体内部清洁、防止体内细菌传播，做好皮肤护理、口腔护理、会阴肛周护理，预防各种感染。进行各项治疗和护理操作时，严格执行无菌操作原则，防止各种医源性感染。

（3）中性粒细胞 $<0.5 \times 10^9/L$ 时称粒细胞缺乏症，应对患者进行保护性隔离，有条件者住无菌隔离室或层流病房，限制或谢绝探视，防止交叉感染，工作人员和探视者需要戴好口罩方可进入病室，接触患者前要认真洗手。

4. 发热护理

（1）保持室内适宜的温度（18~20℃）和湿度（50%~60%），保持室内空气清新。

（2）鼓励患者多饮水，每天至少 2000 ml 以上，必要时遵医嘱静脉补液，维持水电解质平衡。若患者合并心功能不全，则须限制液体摄入量并严格控制补液速度。

（3）对于高热患者，可先给予物理降温，如前额、腋窝及腹股沟等处局部冷敷，32~34℃温水擦浴，4℃冰盐水灌肠等，但伴有出血倾向者禁用酒精擦浴，以免局部血管扩张进一步加重出血或引起再出血。物理降温无效时，遵医嘱用药物降温。降温过程中，及时更换衣服，保持皮肤清洁、干燥，防止受凉。降温不易过快，避免发生虚脱。

5. 用药护理　遵医嘱给予抗感染治疗，合理配制抗生素（现用现配），观察药物的疗效和不良反应，尤其对长期使用抗生素的患者，注意观察有无口腔黏膜及其他部位的双重或多重感染。

6. 心理护理　倾听并耐心细致地解答患者的各种问题，对患者的忧虑、无助表示理解，安慰、鼓励患者，增强其战胜疾病的信心。

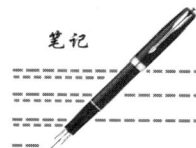

第二节　贫血患者的护理

一、概述

贫血（anemia）是指单位容积内人体外周血中血红蛋白（Hb）浓度、红细胞（RBC）计数和血细胞（HCT）比容低于同年龄、同性别、同地区正常值下限的一种病理状态，其中以血红蛋白浓度较为可靠。贫血不是一种独立的疾病，各系统疾病均可引起贫血。

（一）诊断标准

一般认为在海平面地区，成人贫血诊断标准如表6-1所示。

表6-1　成人贫血的诊断标准

对象	Hb 浓度（g/L）	RBC 计数（×10^{12}/L）	HCT 比容
男	<120	<4.5	<0.42
女	<110	<4.0	<0.37
妊娠期女性	<100	<3.5	<0.30

（二）分类

基于不同的临床特点，贫血有多种分类方法，临床上常合并应用，根据病因和发病机制的分类更能反映贫血的病理本质。综合了解与使用贫血的分类方法，既有助于病因和发病机制、病情及预后的估计，也有助于指导治疗、护理与预防。

1. 根据红细胞形态特点分类　根据平均红细胞体积（mean cell volume，MCV）、平均红细胞血红蛋白含量（mean cell hemoglobin，MCH）和平均红细胞血红蛋白浓度（mean cell hemoglobin concentration，MCHC），可将贫血分成3类，见表6-2。

表6-2　贫血的细胞形态学分类

类型	MCV（fl）	MCH（pg）	MCHC（%）	常见疾病
大细胞性贫血	>100	>34	32~35	巨幼细胞贫血
正常细胞性贫血	80~100	27~34	32~35	再生障碍性贫血
小细胞低色素性贫血	<80	<27	<32	缺铁性贫血

注：以血细胞分析仪法为准。

2. 根据贫血严重程度分类　按血红蛋白的浓度，将贫血按严重程度分为4个等级，见表6-3。

表6-3　贫血的严重程度划分标准

Hb 浓度（g/L）	贫血严重程度
<30	极重度
30~59	重度
60~90	中度
>90	轻度

3. 根据病因和发病机制分类　根据贫血的病因和发病机制，可将贫血分为红细胞生成减少性贫血、红细胞破坏过多性贫血和失血性贫血 3 类，见表 6 - 4。

表 6 - 4　贫血的病因和发病机制分类

贫血类型	病因和发病机制	常见疾病
红细胞生成 减少	造血干祖细胞异常	再生障碍性贫血、造血系统肿瘤
	造血调节异常	骨髓纤维化、骨髓炎、慢性病性贫血
	造血原料不足或利用障碍	缺铁性贫血、巨幼细胞贫血
红细胞破坏 过多	红细胞自身异常	地中海贫血、遗传性球形红细胞增多症
	红细胞周围环境异常	免疫性溶血性贫血
失血	出、凝血性疾病	血小板减少性紫癜、血友病
	非出、凝血性疾病	外伤、消化性溃疡出血、功能性子宫出血

（三）临床表现

贫血时由于血红蛋白含量减少，血液携氧能力下降，导致向全身组织输氧能力的降低和组织缺氧，故可引起一系列不同的临床表现。但患者症状及体征的有无或轻重，与贫血的病因和发病机制、贫血的严重程度、贫血发生及发展的速度、血容量下降的程度、个体对贫血的代偿和耐受等因素有关。

1. 症状与体征

（1）一般表现：疲乏、困倦、软弱无力是贫血最常见和最早出现的症状，可能与骨骼肌氧的供应不足有关，但对贫血的诊断缺乏特异性。皮肤、黏膜苍白是贫血最突出的体征，常为患者就诊的主要原因。黏膜颜色的改变较为可靠，如睑结膜、口腔黏膜、口唇及甲床。其机制是贫血引起有效血容量重新分布，皮肤、黏膜供血减少，颜色变淡。贫血的其他皮肤改变还有干枯、无光泽、弹性降低。溶血性贫血可引起皮肤、黏膜黄染。

（2）呼吸循环系统：轻度贫血无明显表现，仅活动后引起呼吸加快、加深并有心悸、心率加快。贫血愈重，活动量愈大，症状愈明显。重度贫血时，即使平静状态也可能有气短甚至端坐呼吸。长期贫血，心脏超负荷工作且供氧不足，会导致贫血性心脏病，此时不仅有心率变化，还可有心律失常和心功能不全。

（3）神经系统：头痛、眩晕、耳鸣、眼花、失眠、注意力不集中等均为常见症状。晕厥甚至神志模糊可出现于贫血严重或发生急骤者，特别是老年患者。小儿患缺铁性贫血可出现哭闹不安、躁动甚至影响智力发育。

（4）消化系统：贫血时胃肠黏膜缺氧可致消化液分泌减少和胃肠道功能紊乱，患者可有食欲减退、恶心、腹部胀气、腹泻、便秘、舌炎、口腔炎等表现。

（5）泌尿生殖系统：严重贫血患者可出现多尿、低比重尿和轻度蛋白尿。女性患者常有月经失调，表现为闭经、月经过少，偶有月经过多。严重贫血者还可出现性功能减退。

（6）其他：严重贫血者，部分患者可出现低热。由于贫血，患者创口愈合慢，容易并发各种感染。

此外，不同原因所致贫血的临床表现尚有各自的特点，详见相关章节内容。

2. 辅助检查

（1）血常规检查：红细胞计数和血红蛋白浓度测定是确定患者有无贫血及其严重程

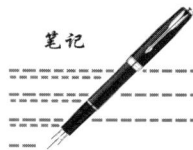

度的基本检查项目。MCV、MCH、MCHC 有助于贫血的细胞形态分类及其病因和发病机制的诊断。网织红细胞计数有助于贫血的鉴别诊断及疗效的观察与评价。贫血是否伴有白细胞及血小板数量的改变为贫血的诊断提供线索。

（2）外周血涂片检查：可通过观察红细胞、白细胞及血小板数量与形态的改变，以及有无异常细胞及原虫等，为贫血的病因和发病机制诊断提供线索。

（3）骨髓检查：包括骨髓细胞涂片检查（包括细胞化学染色）及骨髓活检，可以提示贫血时造血功能的高低及造血组织是否出现肿瘤性改变，是否有坏死、纤维化，是否有髓外肿瘤浸润等，为贫血的病因和发病机制诊断提供线索。

（4）其他检查：主要是贫血病因和发病机制的相关检查，包括各种造血原料水平测定、失血性贫血的原发病检查、造血细胞异常的有关染色体及自身抗体检查等。

（四）处理要点

1. 针对病因和发病机制治疗　针对病因和发病机制治疗是纠正贫血的关键。如缺铁性贫血补充铁剂及治疗导致缺铁的原发病，才能使贫血得到根治；巨幼细胞贫血用维生素 B_{12} 及叶酸治疗；溶血性贫血用糖皮质激素或行脾切除；肾性贫血用促红细胞生成素（EPO）等。在病因和发病机制未明确时，不应乱用药物，否则治疗效果差或易于复发，常使贫血难以得到有效纠正。

2. 支持及对症治疗　输血是治疗贫血的有效方法，其主要优点是能迅速减轻或纠正贫血。但是输血也可能会发生不良反应、并发症及传播某些疾病，因此必须正确掌握输血的适应证，根据病情进行成分输血或输全血，如重度贫血患者输浓缩红细胞、急性大量失血引起的贫血可输全血、重度血小板减少和出血引起的贫血应输血小板等。贫血合并感染者应抗感染治疗，合并其他脏器功能不全者，施以不同的对症治疗。

3. 造血干细胞移植　主要用于重型再生障碍性贫血早期未经输血或极少输血的患者，如果移植成功，可能获得痊愈。

二、缺铁性贫血患者的护理

引导案例

患者，女，41 岁。以"月经量增多 2 年，头晕、乏力、耳鸣 2 月"为主诉入院。体检：T 36.5 ℃，P 89 次/分，R 18 次/分，BP 105/75 mmHg；贫血貌，皮肤干燥、无光泽，浅表淋巴结未触及，胸骨无压痛，双肺呼吸音清，HR 89 次/分，律齐，各瓣膜听诊区未闻及杂音，肝脾肋下未触及。辅助检查：Hb 67 g/L，WBC 5.5×10^9/L，PLT 180×10^9/L，血红细胞大小不等，中心淡染区扩大；骨髓铁染色（－），血清铁蛋白 11 μg/L。

案例思考：1. 该患者的主要护理诊断是什么？

2. 应采取哪些主要的护理措施？

缺铁性贫血（iron deficiency anemia，IDA）是体内贮存铁缺乏导致血红蛋白合成减少、红细胞生成障碍而引起的一种小细胞低色素性贫血。机体缺铁分 3 个阶段：贮存铁缺乏、缺铁性红细胞生成及缺铁性贫血，三者总称为铁缺乏症。缺铁性贫血是铁缺乏症的最终表现，也是各类贫血中最常见的一种。本症是最常见的营养素缺乏症，至今仍是世界各国普遍而重要的健康问题，尤其是发展中国家，其高发人群为育龄妇女、婴幼儿和儿童。

（一）铁代谢

1. 铁的分布和贮存　铁广泛分布于机体各组织。正常成年男性体内含铁总量为 50～55 mg/kg，成年女性为 35～40 mg/kg。人体内铁分为以下两部分。

（1）功能状态铁：如血红蛋白铁（约占体内铁 67%）、肌红蛋白铁（约占体内铁 15%）、转铁蛋白、乳铁蛋白及酶和辅因子结合的铁。

（2）贮存铁：男性为 1000 mg，女性为 300～400 mg，以铁蛋白和含铁血黄素形式存在。

2. 铁的来源和吸收　正常情况下，铁的消耗和补充处于动态平衡，机体铁含量保持稳定。正常成人每天用于造血的需铁量为 20～25 mg，主要来自衰老红细胞破坏后释放的铁（内源性铁），其次是食物中的铁（外源性铁）。为维持体内铁平衡，成人每天需从食物中摄铁 1～1.5 mg，孕妇为 2～4mg。

目前普遍认为食物中的高铁（Fe^{3+}）需转化为亚铁（Fe^{2+}）后才易被机体吸收。主要吸收部位是十二指肠和空肠上段。影响吸收的因素主要有食物种类（动物食品的铁吸收率较高，植物食品的铁吸收率较低）、胃肠功能（如胃酸水平等）、体内铁贮存量、骨髓造血功能及某些药物（如维生素 C）等。

3. 铁的转运和利用　经肠黏膜吸收入血的亚铁（Fe^{2+}）被铜蓝蛋白氧化为高铁（Fe^{3+}）后，部分与血浆中的转铁蛋白结合成为转铁蛋白复合物（即血清铁），将铁运送到组织或被幼红细胞胞饮入细胞内，再与转铁蛋白分离并还原为二价铁，参与血红蛋白的形成。

4. 铁的贮存和排泄　人体内的铁除部分能被身体利用外，其余的则以铁蛋白和含铁血黄素的形式贮存于肝、脾和骨髓等器官的单核－吞噬细胞系统中。当体内需铁量增加时，铁蛋白可在解离后被机体所利用。含铁血黄素可能是变性铁蛋白的聚合体或结晶体，含铁量不定，可被亚铁氰化钾染成蓝色，因其不溶于水，因此难以再被利用。可通过测定血清铁蛋白浓度了解铁的储备状况。

正常情况下，人体每天铁的排泄量极少，主要由粪便排出。育龄妇女主要通过月经、妊娠和哺乳而丢失铁。正常男性每天排泄铁量不超过 1 mg，育龄妇女月经期间每天排泄铁量为 1～1.5 mg，哺乳期妇女每天还可经乳汁排泄铁约 1 mg。

（二）病因和发病机制

1. 病因

（1）需铁量增加而摄入不足：婴幼儿、妊娠和哺乳期妇女、青少年为多见人群。婴幼儿需铁量增加，若饮食结构不合理而导致铁摄入量不足，则易引起缺铁性贫血。青少年的挑食或偏食，易导致缺铁，长期食物缺铁也可在其他人群中引起缺铁性贫血。

（2）铁丢失过多：慢性失血是成人缺铁性贫血最常见、最重要的原因。失血 1 ml 丢失铁约 0.5 mg，反复多次小量失血可使体内贮存铁逐渐耗竭。慢性胃肠道失血较多见，消化道是慢性失血的好发部位，如消化道溃疡出血、肠息肉、胃肠道肿瘤、寄生虫感染、钩虫病、痔疮等。其他因素有女性月经过多、咯血和肺泡出血、血红蛋白尿等。

（3）铁吸收不良：主要与胃肠道功能紊乱或某些药物作用，导致胃酸缺乏或胃肠黏膜吸收功能障碍而影响铁的吸收有关。常见于胃大部切除及胃空肠吻合术后、慢性萎缩性胃炎、长期原因不明的腹泻、慢性肠炎、服用制酸剂等。

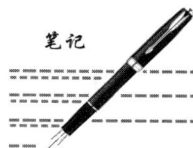

2. 发病机制

（1）缺铁对铁代谢的影响：当体内贮存铁减少到不足以补偿功能状态铁时，则可出现铁代谢指标的异常，血清铁蛋白、血清铁、转铁蛋白饱和度减低，总铁结合力升高。

（2）缺铁对造血系统的影响：红细胞内缺铁，大量原卟啉无法与铁结合成血红素，多以游离原卟啉的形式积累于红细胞内，血红蛋白生成减少，红细胞胞质少、体积小，发生小细胞低色素性贫血。

（3）缺铁对组织细胞代谢的影响：组织缺铁，组织细胞内的含铁酶和铁依赖酶的活性降低，进而影响患者的精神、行为、体力、免疫功能及患儿的生长发育和智力。缺铁还可引起黏膜组织病变和外胚叶组织营养障碍，从而引起一些特殊的临床表现。

（三）临床表现

本病呈慢性过程。

1. 一般性贫血的表现　皮肤黏膜苍白、乏力、易倦、头晕、头痛、心悸、活动后气促、耳鸣、眼花等。

2. 组织缺铁的表现　神经、精神系统异常多见于儿童，表现为过度兴奋、易激惹、好动、注意力难以集中、发育迟缓等。少数患者可有异食癖，喜欢吃生米、泥土、石子等。黏膜损害多表现为口角炎、舌炎、舌乳头萎缩，严重者可发生吞咽困难。皮肤干燥、角化、萎缩、无光泽，毛发干枯、易脱落，指（趾）甲扁平、不光整、脆薄易裂、甚至下凹呈反甲（匙状甲）。

3. 原发病的表现　如消化性溃疡、消化道癌肿或痔疮导致的黑便、血便或腹部不适，女性月经过多等。

4. 辅助检查

（1）血常规：典型表现为小细胞低色素性贫血。红细胞体积小，形态不一，大小不等，中心淡染区扩大。男性 Hb < 120 g/L，女性 Hb < 110 g/L，孕妇 Hb < 100 g/L。MCV < 80 fl，MCH < 27 pg，MCHC < 32%。网织红细胞（Ret）可正常或轻度增高。白细胞和血小板计数可正常。

（2）骨髓象：骨髓增生活跃或明显活跃；以红系增生为主，粒系和巨核系无明显异常；红系以中、晚幼红细胞为主，体积小、核染色质密、胞质少、边缘不整齐，有血红蛋白形成不良表现，即所谓的"核老浆幼"现象。骨髓铁染色显示骨髓小粒可染铁消失，铁粒幼红细胞 < 15%。

（3）生化检查：血清铁 < 8.95 μmol/L，血清总铁结合力 > 64.4 μmol/L，转铁蛋白饱和度 < 15%，血清铁蛋白 < 12 μg/L（反映体内贮存铁的重要指标），红细胞内游离原卟啉 > 0.9 μmol/L，血清可溶性转铁蛋白受体 > 26.5 nmol/L。

（4）其他检查：主要包括缺铁性贫血的原因或原发病相关的检查，如纤维胃镜或肠镜检查、妇科 B 超、粪便常规检查（包括隐血试验与寄生虫卵检查）、尿常规检查、肝肾功能检查等。

（四）处理要点

1. 去除病因　病因治疗是根治缺铁性贫血、防止复发的关键环节，只有去除病因，缺铁性贫血才可能根治。婴幼儿、青少年营养不足引起者应改善饮食、纠正不良饮食习惯；消化性溃疡引起者应抑酸、根除 Hp 等。

2. 铁剂治疗　补充铁剂是纠正缺铁性贫血的有效措施。

（1）铁剂种类：治疗性铁剂有两类：口服铁剂和注射铁剂。口服铁剂有硫酸亚铁、右旋糖酐铁、富马酸亚铁、葡萄糖酸亚铁、琥珀酸亚铁和多糖铁复合物等；注射铁剂有右旋糖酐铁和山梨醇铁等。

（2）给药途径。

1）口服铁剂：首选，安全且疗效可靠，是治疗缺铁性贫血的主要方法。治疗剂量应以铁剂口服片中的元素铁含量进行计算，成人每天口服元素铁150～200 mg。常用药物有硫酸亚铁（0.3 g，每天3次）、右旋糖酐铁（50 mg，每天2～3次）、富马酸亚铁（0.2 g，每天2～3次）。多糖铁复合物（力蜚能）和速力菲为新型口服铁剂，胃肠道反应少，目前临床上应用日趋普遍。口服铁剂有效者，Ret在4～5天开始上升，10天左右达到高峰；Hb 2周左右开始上升，2个月左右恢复正常。在Hb恢复正常后患者仍需要继续服用铁剂3～6个月或待血清铁蛋白达50 μg/L再停药，以补足体内贮存铁。

2）注射铁剂：口服铁剂不能耐受或胃肠道病变影响铁的吸收时，可选铁剂肌内注射。治疗前应计算好铁的总需要量，避免过量致铁中毒。计算公式为：注射铁总量＝［需达到的血红蛋白浓度 - 患者血红蛋白浓度］×0.33×患者体重。首次给药前要做过敏试验，无过敏反应方可进行治疗。常用的注射铁剂是右旋糖酐铁（成人的一般剂量为每天50～100 mg，深部肌内注射，每周注射2～3次，直至完成总剂量）。

（五）常用护理诊断

1. 活动无耐力　与贫血引起全身组织缺血、缺氧有关。

2. 营养失调：低于机体需要量　与铁摄入不足、吸收不良、需要量增加或丢失过多有关。

3. 潜在并发症　铁剂治疗的不良反应、贫血性心脏病。

4. 口腔黏膜受损　与贫血引起口腔炎、舌炎有关。

（六）护理措施

1. 一般护理

（1）休息与活动：见本章第一节。

（2）饮食护理。

1）纠正不良的饮食习惯：①食物是机体铁的重要来源。不良的饮食习惯，如偏食或挑食，是导致铁摄入量不足的重要原因。应指导患者保持均衡饮食，避免偏食或挑食。②无规律、无节制、刺激性过强的饮食容易造成胃肠黏膜的损害，不利于食物铁的吸收。应指导患者养成良好的进食习惯，定时、定量饮食，细嚼慢咽，必要时可少量多餐；尽可能减少刺激性过强食物的摄取。

2）增加含铁丰富食物的摄取：鼓励患者多吃含铁丰富且吸收率较高的食物，如动物肝、瘦肉、蛋黄、鱼、豆类、紫菜、海带、香菇、黑木耳等。

3）促进食物铁的吸收：避免不合理的饮食结构或不利于铁吸收的搭配，如食物中蔬菜过多而肉、蛋类不足，富含铁的食物与牛奶、浓茶、咖啡同服等。许多蔬菜富含铁，但多为高铁（Fe^{3+}），吸收率低；牛奶会改变胃内的酸性环境，浓茶和咖啡中的鞣酸可与食物铁结合而妨碍食物中铁的吸收。因此，为增加食物铁的吸收，在均衡饮食的同时，还应指导患者多吃富含维生素C的食物，也可加服维生素C，因其能使Fe^{3+}还原成Fe^{2+}，利于铁的吸收；尽可能避免同时进食或饮用可减少食物铁吸收的食物或饮料。

2. 病情观察　观察及判断病情，协助医生寻找病因和发病机制，观察有无失血的情

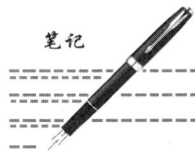

况。观察患者的皮肤、黏膜苍白及自觉症状（如头晕、乏力、心悸等）是否有改善，定期监测血常规、血清铁蛋白等指标，以了解病情变化。

3. 用药护理

（1）口服铁剂的护理。

1）铁剂不良反应及预防：口服铁剂的常见不良反应有恶心、呕吐及胃部不适等，严重时可致患者难以耐受而被迫停药。因此，建议患者从小剂量开始，餐后服药，避免空腹以减少胃肠道刺激。

2）应避免铁剂与牛奶、茶、咖啡、抗酸药（如碳酸钙）及 H_2 受体拮抗剂同服，可服用促进铁吸收的药物（如维生素 C）。

3）为避免牙齿及舌被染黑，口服液体铁剂时须使用吸管，将药液吸至舌根部咽下，再喝温开水并漱口。

4）服铁剂期间，粪便会变为黑色，此为铁与肠内硫化氢作用而生成黑色的硫化铁所致，应做好解释，以消除患者的顾虑。

5）强调要按剂量、按疗程服药，铁剂治疗期间定期监测网织红细胞（Ret）及 Hb，以保证有效治疗，补足贮存铁。

（2）注射铁剂的护理：注射铁剂的不良反应主要有：注射局部肿痛、硬结形成，皮肤发黑和过敏反应（面色潮红、头痛、肌肉关节痛和荨麻疹），严重者可出现过敏性休克。为此，可采取下列措施。

1）采用深部肌内注射法，避开皮肤暴露部位，避免药液溢出致皮肤染色。更换抽液针头，避免针头处铁剂导致组织染色。

2）采用"Z"字形注射法或空气注射法，避免药物溢出。

3）经常更换注射部位，避免硬结形成。

4）注意过敏反应，准备好急救药物。

（3）铁中毒的预防及护理。

1）急性铁中毒多发生在儿童，常因误服或超剂量服用引起。表现为头晕、头痛、恶心、呕吐、腹泻、惊厥，甚至死亡。急救措施为用1%～2%碳酸氢钠洗胃，并以特殊解毒剂去铁胺灌胃，以结合残存的铁。

2）慢性中毒多发生在45岁以上的中老年人群。体内铁量超过正常值的10～20倍，就可能出现慢性中毒症状，肝脾有大量铁沉着时，可表现为肝硬化、骨质疏松、软骨钙化、皮肤灰暗或呈棕黑色、胰岛素分泌减少而导致糖尿病。还可使青少年生殖器官的发育受影响。应告诫患者严格遵医嘱服药，严防儿童误服；注意用铁总量，防止长期服用铁剂或摄铁过多。

4. 心理护理 应帮助患者及家属掌握本病的有关知识，解释缺铁性贫血是完全可以治愈的，且多数症状是暂时的，痊愈后对身体无不良影响，以解除患者的心理障碍，积极配合治疗。

5. 健康指导

（1）疾病知识指导：介绍缺铁性贫血的病因和发病机制、临床表现、治疗及护理等相关知识，提高患者及家属对疾病的认识、对治疗及护理的依从性，从而积极主动地参与疾病的治疗与康复。

（2）饮食指导：注意易患人群的膳食搭配，均衡饮食。婴幼儿要及时添加辅食，包括蛋黄、肝泥、肉末和菜泥等；生长发育期的青少年要注意补充含铁丰富的食物，避免挑食或偏食；月经期、妊娠期与哺乳期的女性，应增加含铁食物的补充，必要时可考虑预防性补充铁剂，尤其是妊娠期妇女，每天可口服元素铁 10~20 mg。

（3）预防和治疗相关疾病的指导：不仅是缺铁性贫血治疗的关键，也是预防缺铁性贫血的重点。特别是慢性胃炎、消化性溃疡、长期腹泻、痔疮出血、月经量过多的患者。

（4）病情监测指导：一旦患者出现自觉症状加重、静息状态下呼吸和心率加快、不能平卧、下肢水肿或尿量减少等，多提示病情加重或并发贫血性心脏病，应及时就诊。

三、再生障碍性贫血患者的护理

引导案例

患者，男，26 岁。以"寒战、高热、乏力 2 天"为主诉入院。体检：T 39.5 ℃，P 110 次/分，R 20 次/分，BP 100/70 mmHg。贫血貌，全身皮肤可见散在出血点，浅表淋巴结未触及，胸骨无压痛，双肺呼吸音清晰，HR 110 次/分，律齐，各瓣膜听诊区未闻及杂音，肝脾肋下未触及。血常规：Hb 61 g/L，WBC 2.0×10^9/L，PLT 20×10^9/L，N 20%，L 80%，Ret 0.4%。

案例思考：1. 该患者的主要护理诊断是什么？
　　　　　2. 应采取哪些主要的护理措施？

再生障碍性贫血（aplastic anemia，AA）简称再障，是由多种病因和发病机制引起的，以造血干细胞数量减少和功能缺陷为主的造血功能障碍性疾病，又称骨髓造血功能衰竭症。AA 的主要表现为骨髓造血功能低下，全血细胞减少和贫血、出血、感染综合征。国内流行病学调查资料显示，年发病率约为 0.74/10 万，各年龄组均可发病，但以老年人、青壮年居多。

（一）病因和发病机制

1. 病因　按病因不同，再障可分为先天性（遗传性）再障和后天性（获得性）再障，获得性再障根据有无明确诱因分为原发性再障和继发性再障。50% 以上的病例无法找到明确的病因，但大量临床观察与调查结果发现，再障的发生与下列因素有关。

（1）化学因素：包括多种药物和化学物质。如氯霉素、磺胺类药物、抗肿瘤化疗药物、苯及其相关制剂、杀虫剂、染发剂等。化学因素引发的骨髓增生不良可呈剂量相关性和剂量非相关性（个体敏感性）。

（2）物理因素：X 射线和 γ 射线等高能射线产生的离子辐射能造成组织细胞损伤，阻止 DNA 复制，干扰骨髓细胞生成。骨髓是放射敏感组织，其抑制程度与放射呈剂量依赖性效应。

（3）病毒因素：流行病学调查和研究表明，再障的发病可能与多种病毒感染有关，如肝炎病毒、微小病毒 B19、EB 病毒等，其中以肝炎病毒和再障的关系较为肯定。

（4）其他因素：有病例报告显示，再障在妊娠期发病，分娩或人工流产后缓解，第二次妊娠时再复发，发病机制不明。有少数阵发性睡眠性血红蛋白尿病例最后逐渐演变成典型的再障。

2. 发病机制　尚未完全阐明，目前认为可能是在一定遗传易感倾向的影响下，相关的疾病因子通过下列 3 种机制而产生作用的结果。

（1）造血干细胞缺陷（"种子"学说）：包括造血干细胞数量的减少和功能异常，二者共同导致骨髓造血祖细胞集落形成能力显著降低，从而导致骨髓内各系造血细胞明显减少，继而引起外周血液中全血细胞减少。

（2）造血微环境的异常（"土壤"学说）：造血微环境是造血干细胞定居、存活、增殖、分化和成熟的场所（T淋巴细胞在胸腺中成熟），包括造血器官中的基质细胞、基质细胞分泌的细胞外基质和各种造血调节因子，以及进入造血器官的神经和血管。某些致病因素在损伤造血干/祖细胞的同时累及了造血微环境中的基质细胞，其改变可导致机体造血功能异常。骨髓基质细胞受损的再障患者行造血干细胞移植不易成功。

（3）免疫异常（"虫子"学说）：再障患者外周血及骨髓淋巴细胞比例增高，T细胞亚群失衡。T细胞分泌的造血负调控因子（IL2、IFN – γ、TNF）明显增多，髓细胞凋亡亢进。多数患者用免疫抑制剂治疗有效，免疫异常为再障的主要发病机制。

（二）临床表现

1. 症状与体征　再障的临床表现与受累细胞系的减少及其发展程度和速度有关，主要表现为进行性贫血、出血及感染，一般无肝大、脾大、淋巴结肿大。

2. 临床分型　临床上根据病情将再障分为两种类型：重型再障（SAA）和非重型再障（NSAA），二者的临床特征见表6 – 5。

表6 – 5　重型、非重型再障的临床特征

临床特征	重型再障	非重型再障
发病特点	起病急,进展快,病情重	起病缓,进展慢,病情较轻
首发症状	感染、出血	贫血为主,偶有出血
感染情况	重,持续高热且难以控制,严重者可发生败血症;常见的感染部位依次为呼吸道、消化道、泌尿生殖道和皮肤、黏膜	轻,持续高热少见且易控制,上呼吸道感染多见,其次为牙龈炎、支气管炎和扁桃体炎
出血情况	出血程度重,不易控制;出血部位广泛,除皮肤、黏膜外,多有内脏出血,甚至颅内出血,可危及生命	出血程度轻,易控制;出血部位以皮肤、黏膜为主,少有内脏出血
贫血情况	进行性加重,症状明显,易发生心衰	轻,慢性过程,少有心衰发生
病程及预后	病程短,预后差,多于1年内死亡	病程长,预后较好,可长期生存

3. 辅助检查

（1）血常规：特点是全血细胞减少，但三系细胞减少程度不一。少数患者可呈二系细胞减少，但无血小板减少时再障的诊断易慎重。贫血属正细胞正色素性，网织红细胞减少。

1）重型再障的血常规特点：除血红蛋白下降较快外，须具备下列3项中的2项。①网织红细胞<1%，绝对值<15×10⁹/L。②中性粒细胞<0.5×10⁹/L。③血小板<20×10⁹/L。

2）非重型再障的血常规特点：血红蛋白下降较慢，网织红细胞、中性粒细胞及血小板减少，但达不到重型再障的程度。

（2）骨髓象。

1）骨髓细胞涂片：①重型再障患者的多部位（包括胸骨骨髓）增生重度减少，三系造血细胞明显减少，尤其是巨核细胞明显减少甚至缺如；非造血细胞（如淋巴细胞、浆细胞、组织嗜碱细胞和网状细胞）相对增多。②非重型再障患者的三系或二系造血细

胞减少，至少有一个部位增生不良，如增生活跃，则有巨核细胞明显减少；非造血细胞相对增多。

2）骨髓活检：在判断造血功能上，骨髓活检优于骨髓穿刺，主要特点是骨髓脂肪变，造血组织均匀减少（<25%），脂肪组织增加。

（三）处理要点

应仔细查找病因和发病机制并去除病因，如避免与有害毒物的进一步接触，停用或禁用一切对骨髓有抑制作用的药物等。再障的处理应采用综合措施，强调早期正规治疗。

1. 支持治疗

（1）控制感染：注意饮食、个人和周围环境的清洁卫生，减少感染机会。白细胞计数特别低者（中性粒细胞 $<0.5\times10^9$/L）宜进行隔离，必要时输浓缩粒细胞。有感染征象者，及时选用有效抗生素，对于重症患者，多主张早期、足量、联合用药。输血是支持治疗的重要内容。

（2）控制出血：用止血药，如酚磺乙胺（止血敏）等，女性月经过多者可肌内注射丙酸睾酮。血小板低于 20×10^9/L 或有明显出血倾向者输注血小板，以防止致命性出血（颅内出血）。

（3）纠正贫血：严重贫血、血红蛋白低于 60 g/L 伴有明显缺氧症状者，给予红细胞输注，如拟行造血干细胞移植，则应尽量避免术前输血，以提高移植成功率。

2. 非重型再障的治疗 雄激素是目前治疗非重型再障的首选药物，总有效率为 50%～60%。作用机制包括刺激肾脏分泌促红细胞生成素和直接刺激骨髓红系造血。常用药物如下。①司坦唑醇（康力龙）2 mg，每日 3 次，口服。②十一酸睾酮（安雄）40～80 mg，每日 3 次，口服。③丙酸睾酮 50～100 mg，肌内注射，每天或隔天 1 次。雄激素起效缓慢，一般在用药 2～4 个月后才起效，疗程为 5～8 个月。

研究资料表明，雄激素联合免疫抑制剂（如环孢素）可提高疗效。造血细胞因子对某些非重型再障可能有一定疗效，目前临床上应用的有促红细胞生成素（EPO）、粒细胞集落刺激因子（G－CSF）、粒细胞－巨噬细胞集落刺激因子（GM－CSF）等，它们对相应细胞系有一定的刺激作用，与雄激素合用可能提高疗效。

3. 重型再障的治疗 患者病情危重，应积极治疗，可根据情况采用下列治疗措施。

（1）造血干细胞移植：是目前治疗重型再障的最佳方法，且能达到根治的目的，应尽早进行。再障患者造血干细胞质量缺陷是这一治疗措施的依据。对年龄小于 40 岁、无感染及其他并发症、有合适供体的重型再障患者可考虑采用。50%～70% 的患者行异基因造血干细胞移植后可获长期存活率，而行同基因造血干细胞移植的患者的长期存活率可高达 90%。

（2）免疫抑制剂治疗：适用于年龄大于 40 岁或无合适造血干细胞移植供体者的重型再障。作用机制是抑制 T 淋巴细胞，降低 T 淋巴细胞产生的造血负调控因子，解除此类因子对造血细胞的抑制和（或）破坏，进而重建造血。常用的免疫抑制剂有抗胸腺细胞球蛋白（ATG）、抗胸腺细胞免疫球蛋白（ALG）和环孢素。马 ALG 每日 10～15 mg/kg，连用 5 天；兔 ATG 每日 3～5 mg/kg，连用 5 天。ALG/ATG 多不单用，可与环孢素 A（CsA）、造血细胞因子合用，效果优于单一用药，有效率达 50%～70%。

（四）常用护理诊断

1. 活动无耐力 与再障所致贫血有关。

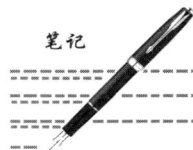

2. 有感染的危险　与粒细胞减少有关。

3. 组织完整性受损　与血小板减少有关。

4. 潜在并发症　颅内出血。

（五）护理措施

贫血、出血和感染的护理详见本章第一节相关内容。

1. 一般护理　保持病室清洁，空气新鲜，定期消毒。给予高蛋白、高维生素、富含营养、易消化的食物。非重型再障无严重贫血时可适当活动，但要防止碰、撞、跌倒等。重型再障患者应绝对卧床休息，并给予保护性隔离，严格执行消毒隔离制度，视病情及治疗情况决定是否住无菌层流病房。

2. 病情观察　观察患者的生命体征及意识状态。观察患者有无进行性贫血加重，观察感染及出血的症状、部位、程度，尤其要观察有无败血症的表现，以及有无重要脏器出血的表现，如颅内出血等。监测血常规、骨髓象，以了解病情变化。

3. 用药护理

（1）雄激素。

1）雄激素的主要不良反应是男性化作用（如痤疮、多毛、声音变粗、女性患者停经等）和肝损害，用药前应向患者说明以消除其顾虑，治疗过程中定期检查肝功能，如发现黄疸应立即停药。

2）丙酸睾酮为油剂，不易吸收，注射部位常可形成硬结，甚至发生无菌性坏死。故需要采取深部、缓慢、分层肌内注射，注意注射部位的轮换，经常检查局部有无硬结，一旦发现及时处理（如局部理疗等），以促进吸收，防止感染。

3）定期监测血常规，通常药物治疗1个月左右网织红细胞开始上升，随之血红蛋白升高，约3个月后红细胞开始上升，而血小板的上升则需要较长时间。

（2）免疫抑制剂。

1）在 ATG 和 ALG 治疗过程中可出现超敏反应、血清病（发热、关节痛、皮疹等）。用药前应做过敏试验；用药期间联合应用小剂量糖皮质激素；每天缓慢静脉滴注 12～16 小时。出现出血加重及继发感染等，应加强病情观察，做好保护性隔离，防止出血和感染。

2）环孢素的主要不良反应是肝肾功能损害、牙龈增生及消化道反应，应用时应加服保肝药，并注意监测血药浓度，一旦出现不良反应时应减量，甚至停药。

（3）造血细胞因子：造血细胞因子单用效果不佳，且价格昂贵，目前多在重型再障免疫抑制剂治疗时或治疗后应用。用药前应做过敏试验，用药期间宜监测血常规。药物不良反应主要有发热、消化道不适、骨痛、肌痛等，一般在停药后消失。

4. 心理护理　重型再障疗效差，患者易产生悲观、消极甚至绝望等负性情绪；非重型再障病程长，患者易失去耐心和信心，出现焦虑和抑郁，因此应做好相应的心理护理。帮助患者认识到不良心理状态对身体康复不利，鼓励患者要与亲人、病友多交谈，指导患者学会自我调整，学会倾诉；争取家庭、亲友及社会人士的支持与帮助，理解和支持患者；使患者克服焦虑、悲哀及恐惧情绪，增强康复的信心，积极配合治疗。

5. 健康指导

（1）疾病知识指导：介绍本病的可能原因、临床表现及目前的主要诊断及治疗方法，增强患者及家属的信心，以便其积极主动地配合治疗和护理。

（2）用药指导：向患者解释再障的治疗措施及治疗的长期性和艰苦性，使患者认识到坚持用药的重要性，一定要按医嘱用药，不可擅自停药。嘱患者定期复诊，以便了解病情变化。

（3）自我防护指导：避免接触有毒、有害化学物质及放射性物质，警惕家用染发剂、杀虫剂对人体的损害，避免应用某些抑制骨髓造血功能的药物，如氯霉素、保泰松等。对长期因职业关系接触有毒害物质的人员，应做好个人防护工作，严格遵守操作规程，定期检查血常规。

（4）病情监测指导：让患者自我监测贫血、出血、感染的症状和体征，以及药物的不良反应，定期监测血常规。若头晕、头痛、心悸、气促、发热、咽痛、咳嗽、皮肤黏膜出血、便血、血尿等症状出现或加重，则提示病情可能恶化，应及时就诊。

第三节　特发性血小板减少性紫癜患者的护理

引导案例

患者，女，30 岁。以"月经量过多 3 年，皮肤紫癜 2 周"为主诉入院。体检：T 36.3 ℃，P 76 次/分，R 19 次/分，BP 100/70 mmHg，双下肢可见散在出血点、紫癜，全身浅表淋巴结未触及，胸骨压痛（－），双肺呼吸音清晰，HR 76 次/分，律齐，各瓣膜听诊区未闻及杂音，腹部平坦、软，肝脾肋下未触及。血常规：Hb 115 g/L，WBC 4.6×10^9/L，PLT 30×10^9/L。骨髓中巨核细胞增多，且伴有发育成熟障碍，无产板型巨核细胞，红系、粒系及单核系正常。

案例思考：1. 该患者的主要护理诊断是什么？
　　　　　2. 应采取哪些主要的护理措施？

特发性血小板减少性紫癜（idiopathic thrombocytopenic purpura，ITP）是一种由免疫介导的血小板过度破坏导致的外周血中血小板减少的获得性自身免疫性出血性疾病，又称为原发免疫性血小板减少症。ITP 的年发病率为（5～10）/10 万，临床可分为急性型 ITP 和慢性型 ITP，前者好发于儿童，后者多见于成人，男女之比为 1∶（3～4）。

一、病因和发病机制

病因和发病机制未明，可能与下列因素有关。

1. 感染　细菌或病毒感染与 ITP 的发病有密切关系：约半数以上急性 ITP 患者，在发病前 2 周左右有上呼吸道感染史；慢性 ITP 患者，常因感染而导致病情加重。

2. 免疫因素　临床研究发现，多数 ITP 患者体内可检测到血小板相关自身抗体。目前认为自身抗体致敏的血小板被单核－巨噬细胞系统过度吞噬破坏是 ITP 发病的主要机制，自身抗体还可损伤巨核细胞或抑制巨核细胞释放血小板。

3. 脾的作用　体外试验表明，脾是 ITP 患者血小板相关自身抗体产生的主要部位，也是血小板破坏的重要场所。与抗体结合后的血小板因表面性状发生改变，通过脾时容易被破坏。

4. 其他因素　慢性 ITP 多见于成年女性，且多发于 40 岁以前，可能与雌激素较高有关。雌激素可能有增强自身免疫反应、抑制血小板生成和（或）增强单核－巨噬细胞系统对与抗体结合的血小板的吞噬和破坏作用。

二、临床表现

（一）症状与体征

1. 急性型 ITP　常见于儿童，占儿童 ITP 的 70% ~ 90%，男女发病率相近。成人急性型 ITP 不到 10%。

（1）起病情况：多在冬、春季节发病，发病前 1 ~ 2 周有急性上呼吸道或其他病毒感染史，部分发生在疫苗接种后。起病急骤，常有畏寒、寒战、发热。

（2）出血表现：①皮肤、黏膜出血，全身皮肤可有大小不等的紫癜、瘀斑，分布不均，四肢多见，严重者可有血肿形成。黏膜出血主要表现为鼻出血、牙龈出血及口腔黏膜出血。②内脏出血，当血小板低于 $20 \times 10^9/L$ 时可发生内脏出血，如呕血、黑便、咯血、尿血、阴道出血等，严重者可致颅内出血，表现为突发性剧烈头痛、呕吐、烦躁不安、甚至意识障碍、瘫痪及抽搐，颅内出血是本病致死的主要原因，但发生率 <1%。③其他，出血量过大，可出现程度不等的贫血、血压降低甚至失血性休克。

（3）急性型 ITP 病程多有自限性，80% 以上的患者可自行缓解，平均病程为 4 ~ 6 周，少数患者迁延至半年或数年以上并转为慢性 ITP。

2. 慢性型 ITP　常见于 40 岁以下的成年女性。

（1）起病情况：起病缓慢，一般无前驱症状。

（2）出血表现：①皮肤、黏膜出血，出血症状相对较轻，常反复发生皮肤出血点、紫癜、瘀斑、鼻出血、牙龈出血等。②严重内脏出血较少见，但月经过多较常见，在部分患者中可为唯一的症状。部分患者的病情可因感染等而骤然加重，出现广泛、严重的皮肤黏膜及内脏出血。③其他，反复发作者可出现贫血和轻度脾大。

（3）慢性型 ITP 呈反复发作过程，自发性缓解者少见，即使缓解也不完全。每次发作可持续数周或数月，甚至迁延数年不等。

（二）辅助检查

1. 血常规　血小板计数明显减少，急性型 ITP 发作期患者的血小板常低于 $20 \times 10^9/L$，甚至低于 $10 \times 10^9/L$，慢性型 ITP 患者的血小板多为 $(30 ~ 80) \times 10^9/L$。红细胞计数一般正常，如有贫血，通常为正细胞性。白细胞计数及分类通常正常。

2. 骨髓象　巨核细胞数增多或正常，急性型幼稚巨核细胞增多，慢性型颗粒型巨核细胞增多。有血小板形成的巨核细胞显著减少（ <30% ），巨核细胞呈现成熟障碍。红系、粒系及单核系正常。

3. 其他　大部分 ITP 患者的抗血小板抗体（多为 PAIgG）和血小板相关补体（PAC_3）增高，缓解期可降至正常。90% 以上患者的血小板生存时间明显缩短。出血时间延长，束臂试验阳性，血块收缩不佳。

三、处理要点

（一）一般治疗

出血严重者应注意休息。血小板低于 $20 \times 10^9/L$ 者，应严格卧床，加强护理，避免外伤。禁用阿司匹林等一切影响血小板聚集的药物，以免加重出血。

（二）糖皮质激素

糖皮质激素为首选药物，近期有效率达80%，对提升血小板及防治出血有明显效果，然而停药后，半数病例可复发，但再发再治仍有效。其作用机制如下。①减少血小板相关自身抗体生成及减轻抗原抗体反应。②抑制单核－巨噬细胞系统对血小板的破坏。③改善毛细血管通透性，改善出血症状。④刺激骨髓造血及血小板向外周血释放。一般使用泼尼松，每日1 mg/kg，顿服或分次口服，出血严重者可短期内静脉滴注大剂量甲泼尼松龙，好转后改口服。待血小板计数恢复正常或接近正常，1个月内快速将药量减至最小维持量5～10 mg/d并维持3～6个月。

（三）脾切除

脾切除是ITP的有效疗法之一。脾切除治疗的有效率为70%～90%，长期安全缓解率可达40%～50%。适应证如下。①糖皮质激素正规治疗3～6个月无效。②糖皮质激素维持量大于30 mg/d。③对糖皮质激素应用禁忌者。④^{51}Cr扫描脾区放射指数增高。禁忌证如下。①年龄小于2岁。②妊娠期。③因其他疾病不能耐受手术。

（四）免疫抑制剂等药物

免疫抑制剂等药物一般不作为首选。适应证如下。①糖皮质激素或脾切除疗效不佳者。②有使用糖皮质激素或脾切除禁忌证者。③与糖皮质激素合用以提高疗效及减少糖皮质激素的用量。主要药物如下。①长春新碱。②抗CD20单克隆抗体：抗CD20人鼠嵌合抗体，375 mg/m^{2}静脉注射，每周1次，共用4周。③血小板生成药物：重组人血小板生成素（rhTPO）等。0.02 mg/kg（最大剂量为2 mg），每周1次，缓慢静脉注射，维持8小时以上，4～6周为一疗程。④环孢素A：主要用于难治性ITP，常用剂量为每日4～7 mg/kg，分次口服。

（五）急重症的处理

急重症的适应证如下。①血小板计数<20×10^9/L者。②出血严重而广泛者。③疑有或已发生颅内出血者。④近期将实施手术或分娩者。处理方法如下。

1. 输注血小板　紧急补充血小板，以暂时控制或预防严重出血。根据病情决定用量，可重复使用。

2. 静脉滴注大剂量丙种球蛋白　可竞争性抑制血小板与相关抗体的结合，减少单核－巨噬细胞系统对血小板的吞噬与破坏，是目前ITP紧急救治的最有效方法之一。常用剂量为每日400 mg/kg，连用5天，可使75%的患者血小板升高，50%的患者血小板升至正常，但治疗反应是暂时的，在治疗3～4周后血小板降至治疗前水平，极少数表现为持续效应。

3. 静脉滴注大剂量甲泼尼龙　常用剂量为每日15 mg/kg或1 g/d，连用3～5天，再根据血小板恢复的情况逐渐减量。

4. 血浆置换　可有效清除血浆中的抗血小板抗体。

四、常用护理诊断

1. 组织完整性受损　出血与血小板减少有关。
2. 有感染的危险　与糖皮质激素治疗有关。

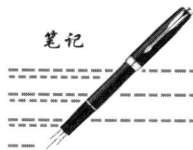

3. 潜在并发症　颅内出血。

五、护理措施

出血和感染的护理详见本章第一节相关内容。

（一）一般护理

急性出血者应卧床休息，避免血压增高，不利于止血。轻度出血者可适当活动，但应避免剧烈活动或易致损伤的活动，防止外伤，以减少出血危险。给予高维生素、高蛋白、高热量、易消化食物。最好根据病情提供流质、半流质饮食或软食。食物的温度不宜太高。多吃蔬菜、水果，防止便秘，禁吃坚硬、辛辣食物。

（二）病情观察

观察生命体征和意识状态。观察出血部位和出血量，尤其要密切观察有无颅内出血的表现。观察经治疗后出血情况有无改善。监测血小板计数，以了解病情变化。

（三）用药护理

（1）用药期间观察药物的疗效和不良反应，积极主动地配合医生。

（2）嘱患者要严格按医生要求按时、按量应用糖皮质激素，不可擅自减量或突然停药，否则会导致疾病复发或加重。向患者讲解长期使用激素可引起诸多不良反应。①向心性肥胖、皮肤变薄、痤疮等外观的变化，但停药后，会慢慢恢复，对此要有心理准备。②诱发和加重感染，因此要防止感染。已发生感染者，要及时告知医生，采取抗感染治疗，必要时停药。③消化道溃疡和出血、高血压、糖尿病、骨质疏松等不良反应，患有以上疾病者，应慎用或禁用。用药过程中要注意观察有无以上疾病的症状出现。定期检查血压、血糖、尿糖等。

（3）长春新碱可引起骨髓造血抑制、末梢神经炎等，环孢素可引起肝肾功能损害等。用药期间定期检查血常规、肝肾功能等。静脉滴注长春新碱、大剂量丙种球蛋白时，要注意保护局部血管并密切观察，一旦发生静脉炎要及时处理。

（4）输血小板时密切观察有无输血反应。

（四）心理护理

告知患者及家属急性型ITP病程呈自限性，积极配合治疗可取得良好效果，增加患者的信心。耐心解答患者提出的问题，进行护理操作时要沉着冷静、敏捷准确，以增加患者的安全感和信任感。慢性型ITP病程较长，无论患者还是家属都应做好充分的思想准备，做好细致的家庭护理，使患者最大限度地减少由于疾病带来的生活上的不便。

（五）健康指导

1. 疾病知识指导　介绍本病的原因、临床表现和诊治方法，增强患者及家属的信心，以便积极主动地配合治疗和护理。指导患者识别出血征象，一旦发现出血表现及时就医。

2. 用药指导　向患者解释慢性型ITP的治疗措施及治疗的长期性，使患者意识到坚持用药的重要性，一定要按医嘱用药，不可擅自停药。避免使用可引起血小板减少或抑制其功能的药物。嘱患者定期复诊，以便了解病情变化。

3. 指导自我防护　用药期间注意预防各种感染，以免引起病情加重或复发。预防外伤，如不用硬质牙刷、不挖鼻孔、不用锐利的工具、不做易发生外伤的活动等。血小板在 50×10^9/L 以下时，要注意休息，不做较强体力活动。

第四节　白血病患者的护理

引导案例

患者，男，23岁。以"高热、牙龈出血1周"为主诉入院。体检：T 39.7 ℃，P 110 次/分，R 22 次/分，BP 95/65 mmHg，全身皮肤未见出血点、紫癜，牙龈有出血，全身浅表淋巴结未触及，胸骨压痛（+），双肺呼吸音清晰，HR 110 次/分，律齐，各瓣膜听诊区未闻及杂音，腹部平坦、软，肝脾肋下未触及。血常规：Hb 75 g/L，WBC 18×10^9/L，PLT 35×10^9/L。骨髓增生活跃，原始粒细胞占 70%，胞质中可见 Auer 小体。

案例思考：1. 该患者的主要护理诊断是什么？

2. 应采取哪些主要的护理措施？

一、概述

白血病（leukemia）是一类造血干细胞的恶性克隆性疾病。克隆的白血病细胞增殖失控、分化障碍、凋亡受阻，停滞在细胞发育的不同阶段。骨髓和其他造血组织中白血病细胞大量增生、积聚，并浸润其他器官和组织，正常造血功能受抑制。我国白血病年发病率为（3~4）/10 万，在恶性肿瘤死亡率中，白血病在男性中位居第 6 位，在女性中位居第 7 位，而在 35 岁以下的人群中则位居第 1 位。

（一）分类

1. 根据白血病细胞的成熟程度和自然病程分类

（1）急性白血病（acute leukemia）：细胞分化停滞在较早阶段，以原始细胞和早期幼稚细胞为主，病情发展快，自然病程短，仅数月。

（2）慢性白血病（chronic leukemia）：细胞分化停滞在较晚阶段，以成熟幼稚细胞和成熟细胞为主，病情发展慢，自然病程长，可为数年。

2. 按白细胞计数分类　多数患者白细胞计数增高，超过 10×10^9/L，称为白细胞增多性白血病；若超过 100×10^9/L，称为高白细胞性白血病；部分患者白细胞计数在正常水平或减少，低者可小于 1.0×10^9/L，称为白细胞不增多性白血病。

（二）病因和发病机制

白血病的病因和发病机制尚不完全清楚，可能与下列因素有关。

1. 生物因素　主要包括病毒感染和免疫功能异常。人类嗜 T 淋巴细胞病毒 I 型（HTLV - I）能引起成人 T 细胞白血病/淋巴瘤（ATL），某些自身免疫性疾病患者的白血病危险度会增加。

2. 放射和化学因素　X 射线、γ 射线等电离辐射，可导致 DNA 突变、断裂和重组，诱发白血病，多年接触苯及其衍生物与白血病发生有关。抗肿瘤药物中的烷化剂可引起继发性白血病，乙双吗啉是亚乙胺的衍生物，具有极强的致染色体畸变的作用，氯霉素、保泰松也可能有致白血病作用。

3. 遗传及其他因素 某些家族性白血病约占白血病的 0.7%。在单卵孪生子中，如果一个人发生白血病，另一个人的发病率达 20%，比双卵孪生子者高 12 倍。Down 综合征的白血病发病率达 50/10 万，比正常人群高 20 倍。某些血液病，如骨髓纤维化、骨髓增生异常综合征、阵发性睡眠性血红蛋白尿、淋巴瘤、多发性骨髓瘤等最终可能发展为白血病。

二、急性白血病

急性白血病（acute leukemia）是造血干细胞的恶性克隆性疾病，骨髓中异常的原始细胞（白血病细胞）大量增殖并浸润其他器官、组织，正常造血功能受抑制。

（一）分类

根据主要受累的细胞系列，使用法英美（FAB）分型。急性白血病可分为急性淋巴细胞白血病（acute lymphoblastic leukemia，ALL，简称急淋）和急性非淋巴细胞白血病（acute non-lymphocytic leukemia，ANLL，简称急非淋）或急性髓系白血病（acute myeloid leukemia，AML）两大类。这两类还可分成多种亚型。

1. 急性淋巴细胞白血病（ALL）

L1：原始和幼淋巴细胞以小细胞为主，胞质较少。

L2：原始和幼淋巴细胞以大细胞为主，胞质较多。

L3：原始和幼淋巴细胞以大细胞为主，大小较一致，胞质较多，细胞内有空泡。

2. 急性髓系白血病（AML）

M0：急性髓细胞白血病微分化型。

M1：急性粒细胞白血病未分化型。

M2：急性粒细胞白血病部分分化型。

M3：急性早幼粒细胞白血病。

M4：急性粒 – 单核细胞白血病。

M5：急性单核细胞白血病。

M6：急性红白血病。

M7：急性巨核细胞白血病。

（二）临床表现

起病缓急不一。急者多为高热、进行性贫血和严重出血。缓者常为面色苍白、疲乏或轻度出血。少数患者因皮肤紫癜、月经过多或拔牙后出血不止就医才发现。

1. 贫血 贫血往往是首发症状，呈进行性发展。半数患者就诊时已有重度贫血。

2. 发热 持续发热是急性白血病最常见的症状和就诊的主要原因之一，半数患者以发热为早期表现。可低热，也可高达 39~40 ℃，伴有畏寒、出汗等。虽然白血病可引起发热，但高热往往提示继发感染。感染主要与下列因素有关。①正常粒细胞缺乏或功能缺陷。②化疗药物及糖皮质激素的应用，使机体免疫功能进一步下降。③白血病细胞的浸润及化疗药物的应用，易造成消化道与呼吸道黏膜屏障受损。④各种穿刺或插管留置时间长。感染可发生在各个部位，口腔炎、牙龈炎、咽峡炎最常见，可发生溃疡或坏死；肺部感染、肛周炎、肛旁脓肿也常见，严重时可致败血症。最常见的致病菌为革兰阴性杆菌，如肺炎克雷伯杆菌、绿脓杆菌、产气杆菌等；其他致病菌有金黄色葡萄球菌、表皮葡萄球菌、粪链球菌等。长期应用抗生素者，可出现真菌感染，如念珠菌、曲霉菌、隐球菌等。因伴免疫功能缺陷，可有病毒感染，如带状疱疹等。偶见卡氏肺孢子虫病。

3. 出血 急性白血病以出血为早期表现者近40%。出血可发生在全身各部，以皮肤瘀点、紫癜、瘀斑、鼻出血、牙龈出血、月经过多为多见。眼底出血可致视力障碍。急性早幼粒细胞白血病易并发弥散性血管内凝血（DIC）而出现全身广泛性出血。颅内出血时有头痛、呕吐、瞳孔不对称，甚至昏迷而死亡。有资料表明，急性白血病死于出血者占62.24%，其中87%为颅内出血。

4. 器官和组织浸润的表现

（1）淋巴结肿大和肝脾大：淋巴结肿大以 ALL 较多见。纵隔淋巴结肿大常见于急性T 淋巴细胞白血病（T‐ALL）。急性白血病患者可有轻至中度的肝脾大，除非慢粒白血病急性变，否则巨脾很罕见。

（2）骨骼和关节：患者常有胸骨下段局部压痛，提示髓腔内白血病细胞过度增生。患者可出现关节、骨骼疼痛，尤以儿童多见。发生骨髓坏死时，可以引起骨骼剧痛。

（3）眼部：部分 AML 形成的粒细胞肉瘤（granulocytic sarcoma）[或称绿色瘤（chloroma）]常累及骨膜，以眼眶部位最常见，可引起眼球突出、复视或失明。

（4）口腔和皮肤：可有牙龈增生、肿胀；皮肤可出现蓝灰色斑丘疹（局部皮肤隆起、变硬，呈紫蓝色结节）等，多见于 M4 和 M5。

（5）中枢神经系统白血病（CNS‐L）：由于化疗药物难以通过血脑屏障，隐藏在中枢神经系统的白血病细胞不能有效被杀灭，因而引起 CNS‐L，成为白血病髓外复发的主要根源。轻者表现为头痛、头晕，重者有呕吐、颈项强直，甚至抽搐、昏迷。CNS‐L 发生在疾病各个时期，但常发生在缓解期。以 ALL 最常见，儿童患者尤甚。

（6）睾丸：睾丸出现无痛性肿大，多为一侧性，另一侧虽不肿大，但活检时往往也有白血病细胞浸润。睾丸白血病多见于 ALL 化疗缓解后的男性幼儿或青年，是仅次于CNS‐L 的髓外复发的根源。

此外，白血病可浸润其他各组织器官，如肺、心、消化道、泌尿系统等均可受累，但并不一定有临床表现。

5. 辅助检查

（1）血常规：大多数患者白细胞计数增多，疾病晚期更显著。血涂片分类检查原始和（或）幼稚细胞一般占30%~90%，甚至可高达95%以上，但白细胞不增多性病例的血片上很难找到原始细胞。白血病患者有不同程度的正细胞性贫血，少数患者的血片上红细胞大小不等，可找到幼红细胞。约50%的患者血小板低于 60×10^9/L，晚期血小板往往极度减少。

（2）骨髓象：是诊断急性白血病的主要依据和常规检查。多数患者的骨髓象显示核细胞显著增多，主要是白血病性原始细胞和幼稚细胞，而较成熟的中间阶段细胞缺如，并残留少量成熟细胞，形成所谓的"裂孔"现象。若原始细胞≥骨髓有核细胞（ANC）的30%，可诊断为 ALL。正常的幼红细胞和巨核细胞减少。少数患者骨髓增生低下，称为低增生性 ALL。虽然骨髓中有核细胞增生低下，但白血病性原始细胞仍占非红系细胞的30%以上。Auer 小体仅见于急非淋，不见于急淋，这将有助于鉴别急淋和急非淋。

（3）细胞化学检查：可协助形态学鉴别各类白血病，主要用于鉴别急淋、急粒及急单。主要方法有髓过氧化物酶染色、糖原染色、非特异性酯酶染色等。

（4）免疫学检查：根据白血病细胞表达的特异性抗原，确定其来源，分析细胞所属

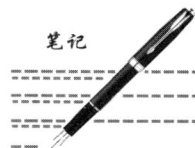

系列。

（5）染色体和基因改变：白血病常伴有特异的染色体和基因改变。例如，M3 常伴有 t（15；17）（q 22；q 21）染色体改变，此系 15 号染色体上的 *PML*（早幼粒白血病基因）与 17 号染色体上的 *RARα*（维 A 酸受体基因）形成 *PML/RARα* 融合基因。这是 M3 发病及用维 A 酸治疗的有效的分子基础。此外，某些急性白血病常有 *N－ras* 癌基因点突变、活化。抑癌基因 p53、Rb 失活。

（6）血液生化改变：血清尿酸浓度增高，特别在化疗期间。尿中尿酸排泄量增加，甚至出现尿酸结晶。患者发生 DIC 时可出现凝血机制障碍。急性单核细胞白血病血清和尿溶菌酶活性增高，急粒不增高，而急淋常降低。出现 CNS－L 时，脑脊液压力增高，白细胞计数增多（$>10 \times 10^9$/L），蛋白质增多（>450 mg/L），而糖定量减少，涂片中可找到白血病细胞。

以上形态学（morphology）、免疫学（immunology）、细胞遗传学（cytogenetics）及分子生物学（molecular biology）检查，共同构成 MICM 分型，是临床上常用的一种分型。

（三）处理要点

1. 对症支持治疗

（1）防治感染：是保证急性白血病患者进行有效化疗或移植的关键措施之一。患者如出现发热，应及时查明感染部位及查找病原菌，及时使用有效的抗生素。

（2）纠正贫血：严重贫血者给予吸氧，输浓缩红细胞，维持 Hb≥80 g/L。但出现白细胞淤滞症时不宜立即输红细胞。积极争取缓解白血病是纠正贫血最有效的方法。

（3）防治出血：如因血小板计数过低而引起出血，输注单采血小板悬液直至出血停止是较有效的措施。

（4）防治高尿酸血症肾病：由于白血病细胞大量破坏，特别在化疗时更甚，血清和尿中尿酸浓度增高，积聚在肾小管形成结晶引起阻塞而发生高尿酸血症肾病。临床表现有少尿、无尿和急性肾衰竭。应鼓励患者多饮水或静脉补液，以保证足够的尿量；碱化尿液；口服别嘌呤醇（每次 100 mg，每日 3 次），以阻断次黄嘌呤和黄嘌呤代谢，从而抑制尿酸合成。对于少尿和无尿，应按急性肾衰竭处理。

（5）高白细胞性白血病的紧急处理：高白细胞血症不仅会增加患者的早期死亡率，而且也会增加髓外白血病的发病率和复发率。当循环血液中白细胞极度增高时（WBC > 200×10^9/L）还可发生白细胞淤滞症，表现为呼吸窘迫、低氧血症、头晕、言语不清、反应迟钝、颅内出血及阴茎异常勃起等。一旦出现上述表现，可使用血细胞分离机，单采清除过高的白细胞，同时给予化疗药物和水化，并预防高尿酸血症、酸中毒、电解质平衡紊乱和凝血异常等并发症。

（6）维持营养：白血病是严重消耗性疾病，特别是放、化疗的不良反应引起患者消化道功能紊乱。应注意补充营养，维持水电解质平衡，给患者高蛋白、高热量、易消化食物，必要时经静脉补充营养。

2. 化学治疗

（1）化学治疗的策略：目的是达到完全缓解病情并延长生存期。所谓完全缓解（CR），即白血病的症状和体征消失，外周血白细胞分类中无白血病细胞；骨髓象原粒细胞＋早幼粒细胞（原始单核细胞＋幼稚单核细胞或原淋巴细胞＋幼淋巴细胞）≤5%，红细胞及巨核细胞系列正常。

急性白血病的化疗过程分两个阶段：诱导缓解（从化疗开始到完全缓解阶段）和缓解后治疗（指 CR 后治疗的延续阶段，包括巩固强化治疗和维持治疗）。

急性白血病未治疗时体内白血病细胞的数量估计为 $10^{10} \sim 10^{13}$，经诱导缓解阶段治疗达到完全缓解标准时体内白血病细胞数量为 $10^8 \sim 10^9$，且在髓外某些隐蔽之处仍可有白血病细胞浸润。因此，完全缓解后应实施巩固强化阶段的治疗 4～6 疗程，然后进入维持阶段。化疗将持续较长时间，以防止复发，达到长期无病生存（DFS）甚至临床治愈。

（2）急淋的化学治疗：急淋患者诱导缓解治疗的经典方案是 VP 方案（长春新碱加泼尼松），儿童完全缓解率高达 80%～90%，成人完全缓解率仅为 50%，而且容易复发。因此，成人急淋常需在 VP 方案基础上加门冬酰胺酶（VLP 方案）或柔红霉素（VDP 方案）或 4 种药物同时应用（VLDP 方案），可使 CR 提高到 72%～77.8%。对成人急淋，完全缓解后应给予早期巩固强化治疗，然后再继续维持治疗 3～4 年。对 pH$^+$ 急淋，在化疗时联用酪氨酸激酶抑制剂（伊马替尼等）进行靶向治疗，CR 率可提高到 90%～95%。

（3）急非淋的化学治疗：目前常用的标准诱导缓解方案是 DA 方案（柔红霉素加阿糖胞苷）或 IA 方案（I 为 IDA，即去甲氧柔红霉素），60 岁以下患者总 CR 率为 50%～80%。国内常用的另一种方案是 HA（高三尖杉酯碱加阿糖胞苷）或 HOAP 方案（在 HA 基础上加长春新碱和泼尼松），完全缓解率可接近 DA 方案。

我国血液病学者发现全反式维 A 酸（ATRA）可使 M3 诱导缓解，其缓解率可达 85%。缓解后单用 ATRA 巩固强化治疗易复发，故缓解后的患者应接受联合化疗或 ATRA 与联合化疗交替维持治疗。此外，我国学者在临床上应用三氧化二砷对 M3 进行诱导治疗，完全缓解率可达 65%～98%。

巩固强化治疗如下。①原诱导方法巩固 4～6 个疗程。②以中剂量阿糖胞苷为主的强化治疗。③用与原诱导治疗方案无交叉耐药的新方案（如依托泊苷 + 米托蒽醌等）。每 1～2 个月化疗 1 次，共计 1～2 年。以后停用化疗，密切随访，如有复发再行治疗。

（4）中枢神经系统白血病的化学治疗：CNS - L 常为髓外白血病复发的根源，以急淋尤为突出。在预防方面，通常在完全缓解后开始鞘内注射氨甲蝶呤或阿糖胞苷。如 CNS - L 的诊断已肯定，用氨甲蝶呤缓慢鞘内注射（每次 10～15 mg，每周 2 次），直到脑脊液恢复正常，同时可应用一定量的糖皮质激素以减轻药物刺激引起的蛛网膜炎。同时可考虑颅部放射线照射和脊髓照射。

（5）造血干细胞移植：是目前被认可的根治性治疗。一般选用同种异基因造血干细胞移植，在第一次完全缓解期进行移植，年龄应控制在 50 岁以下。也可采用同基因造血干细胞移植或自身移植、脐血移植。

（四）常用护理诊断

1. 活动无耐力　与大量、长期化疗，白血病引起代谢增高及贫血有关。
2. 有损伤的危险　出血与血小板减少、白血病浸润有关。
3. 有感染的危险　与正常粒细胞减少、化疗有关。
4. 潜在并发症　化疗不良反应。
5. 预感性悲哀　与急性白血病治疗效果差、死亡率高有关。

（五）护理措施

出血、感染及贫血的护理措施详见本章第一节内容。

1. 一般护理　根据病情与患者共同制订日常活动计划，并协助患者做好日常生活护

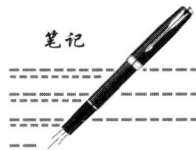

理。给予患者高蛋白、高维生素、高热量、清淡、易消化的食物，少量多餐，同时保证每日充足的饮水量。保持大便通畅。

2. 病情观察　监测生命体征及意识状态。定期监测血常规、尿酸等检验结果，观察贫血、出血、感染及器官和组织浸润等表现的变化，以便及时配合医生进行处理。

3. 用药护理

（1）化疗药物局部反应及护理。

1）局部反应：①化疗药物对组织刺激大，会引起静脉周围组织炎症甚至血管闭塞。②操作不当会发生药物渗漏，轻者引起局部肿胀、疼痛和炎症，重者引起周围组织坏死，甚至造成功能障碍。

2）护理：①合理使用静脉血管，首选中心静脉置管，如外周穿刺中心静脉导管等，如选择外周浅表静脉，宜选择粗直、弹性好的血管。②针头越细，对血管的损伤面越小，越细的针头越是漂浮在血管中，这样对血管的损伤面就越小。③注射前先用生理盐水冲洗，确定针头在静脉内方能注入化疗药物，推注速度要慢，注毕再用生理盐水冲洗后方能拔针头，并按压局部数分钟止血，以防药液外渗。④加强巡视，注意观察静脉回血是否良好。⑤如果注射部位有刺痛感、烧灼感或水肿，则提示药液外漏。需要立即停止用药，不宜立即拔针，边回抽边退针；局部药液渗出处可采用利多卡因或普鲁卡因局部封闭，或遵医嘱选用相应的拮抗剂；可用50%硫酸镁等涂抹，局部24小时冰袋间断冷敷。

（2）化疗药物致骨髓抑制的护理：骨髓抑制是多种化疗药物共有的反应，对于急性白血病的治疗具有双重作用，有利的一面是有助于彻底杀灭白血病细胞，不利的一面是严重的骨髓抑制可增加患者重症贫血、出血和感染的风险而危及生命。多数化疗药物骨髓抑制至最低点的时间为化疗后的7~14天，恢复时间为此后的5~10天。因此，从化疗开始到停止后2周内应加强感染和出血的护理，定期监测血常规变化，协助医生正确用药。

（3）化疗药物致消化道反应的护理：许多化疗药物可引起恶心、呕吐、食欲缺乏等反应。消化道反应出现的时间和反应程度除与化疗药物的种类、剂量有关外，常有较大的个体差异。个别患者对化疗可能没有反应，而有些患者可能就会频繁的呕吐。为减少胃肠道反应，应做好以下护理。①治疗前遵医嘱给予止吐药。②给患者提供安静、舒适、通风良好的休息环境，避免不良刺激。③饮食要清淡、可口、易消化，选择合适的进餐时间，少量多餐。④当患者恶心、呕吐时给予安慰，及时清除呕吐物，保持口腔清洁。⑤减慢化疗药物的滴速，若胃肠道症状较严重，无法正常进食，应遵医嘱给予静脉补充营养。

（4）化疗药物其他不良反应的护理。

1）心脏毒性的护理：柔红霉素、高三尖杉酯碱类药物可引起心脏传导损害，宜缓慢滴注，用药前后要监测患者的心率、心律、血压、面色及有无心悸的发生。一旦出现毒性反应，立即通知医生并正确配合处理。

2）肝肾功能损害的护理：氨甲蝶呤、门冬酰胺酶等药物对肝功能有损害作用，用药期间要观察患者有无黄疸，并定期监测肝功能。环磷酰胺可引起出血性膀胱炎，可用美司钠预防，并保证输液量，鼓励患者多饮水、勤排尿，注意观察尿液的量及颜色。一旦发生血尿，立即停止使用。

3）长春新碱可引起末梢神经炎，出现手足麻木感，告诉患者停药后症状可逐渐消失。

（5）鞘内注射化疗药物的护理：推注药物宜缓慢，注射完毕后嘱患者去枕平卧4～6小时，注意观察有无头痛、呕吐、发热等表现。

（6）尿酸性肾病的防护：遵医嘱预防性应用别嘌呤醇和碳酸氢钠，抑制尿酸生成和碱化尿液，减少尿酸结晶的形成。鼓励患者多饮水，每天2000～3000 ml，注射化疗药物后，最好每半小时排尿1次，持续5小时，就寝时排尿1次。记录24小时出入量，定期检查血尿酸、尿沉渣等。

4. 心理护理　未确诊的患者主要表现为由怀疑而引起的焦虑；一旦确诊，多数患者会产生强烈的恐惧、焦虑、忧伤、悲观、失望等负性情绪。护士应根据不同时期的心理反应，进行针对性的护理。耐心倾听患者诉说，鼓励患者表达内心的悲伤情感，帮助患者认识不良的心理状态可引起食欲下降、失眠、免疫功能低下，可加重病情，对康复极为不利。帮助患者建立良好的生活方式，做些有益的事情，使患者感受到生命的价值，提高生存的信心。指导患者和家庭成员正确对待疾病，白血病虽然难治，但目前治疗进展很快，效果也在逐渐提高，使患者树立战胜疾病的信心。

5. 健康指导

（1）疾病知识指导：帮助患者及家属了解本病有关知识，树立治病信心，保持良好的心理状态。注意感染、出血的防治。

（2）生活指导：指导患者注意个人卫生，如少去人群拥挤的地方，保持皮肤清洁干燥，避免受凉，预防和避免各种创伤。指导患者保持良好的生活方式，合理安排作息时间，保持适量的运动。加强营养，进食高蛋白、高热量、高维生素、易消化的食物，提高机体的抵抗力。

（3）用药指导：指导患者按医嘱用药，说明坚持定期巩固强化治疗可延长白血病的缓解期和生存期。定期在门诊复查血常规，出现发热、出血等不适症状要及时到医院就诊。

三、慢性白血病

根据受累的细胞系列，慢性白血病可分为慢性粒细胞白血病（chronic myelogenous leukemia，CML，简称慢粒）和慢性淋巴细胞白血病（chronic lymphocytic leukemia，CLL，简称慢淋）。我国以慢粒多见，慢淋较少见。

慢性粒细胞白血病是一种造血干细胞的恶性克隆性疾病，其特点为粒细胞显著增多且不成熟，出现Ph染色体和（或）$bcr-abl$融合基因，脾大明显，病程较缓慢，大多因急变而死亡。我国年发病率为（0.39～0.99）/10万，可发生于各年龄组，以中年居多。

（一）临床表现

1. 症状与体征　慢性粒细胞白血病的自然病程可分为慢性期、加速期、急变期。

（1）慢性期：一般持续1～4年。患者有乏力、低热、多汗或盗汗、体重减轻等代谢亢进的症状，由于脾大而自觉左上腹坠胀感。常以脾大为最显著体征，往往在就诊时已达脐或脐以下，质地坚实、平滑、无压痛。如果发生脾梗死，则脾区压痛明显，并有摩擦音。肝大较少见。部分患者胸骨中下段有压痛。当白细胞显著增高时，可有眼底充血及出血。白细胞极度增高时，可发生白细胞淤滞症。

（2）加速期：起病后1～4年约70%的慢粒患者进入加速期，主要表现为不明原因的发热、贫血、出血加重和（或）骨骼疼痛，脾脏进行性肿大。慢粒细胞对原来有效的药物发生耐药。

（3）急变期：加速期历时几个月至 1～2 年后进入急变期。急变期为慢粒的终末期，临床表现与急性白血病类似。多数为急粒变，20%～30% 为急淋变。急性变预后极差，往往数月内死亡。

2. 辅助检查

（1）慢性期。

1）血常规：外周血白细胞计数升高，常超过 $20 \times 10^9/L$，可达 $100 \times 10^9/L$ 以上，可见各阶段粒细胞，主要为中性中晚幼粒细胞和杆状粒细胞，原始细胞 <10%，嗜酸粒细胞和嗜碱粒细胞增多，早期血小板水平多正常或增多，晚期血小板逐渐减少，并出现贫血。

2）骨髓象：增生明显或极度活跃，粒红比例显著增高，以粒系增生为主，中性中晚幼粒细胞和杆状粒细胞增多，原始细胞 <10%，嗜酸粒细胞和嗜碱粒细胞增多。中性粒细胞碱性磷酸酶（NAP）活性减低或呈阴性反应。治疗有效时 NAP 活性可增高，疾病复发时有所下降。红系细胞相对减少。巨核细胞正常或增多，晚期减少。

3）染色体检查：90% 慢粒患者骨髓中期分裂细胞中出现 Ph 染色体，即 t（9；22）（q34；q11），此为 9 号染色体长臂上 $c - abl$ 原癌基因易位至 22 号染色体长臂断裂点集中区（bcr）而形成的 $bcr - abl$ 融合基因。

4）血液生化检查：血清及尿中尿酸浓度增高。

（2）加速期：具有下列之二者，考虑为加速期。

1）外周血和（或）骨髓原始细胞 >10%。

2）外周血嗜碱性粒细胞 >20%。

3）非药物引起的血小板进行性降低或增加。

4）骨髓中有显著的胶原纤维增生。

5）出现 Ph 以外的其他染色体异常。

6）粒 - 单系祖细胞（CFU - GM）增生和分化缺陷，集簇增多，集簇与集落比值增高。

（3）急变期：具有下列之一者，考虑为急变期。

1）骨髓中原粒细胞或原淋巴细胞 + 幼淋巴细胞或原始单核细胞 + 幼稚单核细胞 >20%。

2）外周血中原粒细胞 + 早幼粒细胞 >30%。

3）骨髓中原粒细胞 + 早幼粒细胞 >50%。

4）骨髓外原始细胞浸润。

（二）处理要点

1. 化学药物治疗

（1）羟基脲：是细胞周期特异性化疗药，治疗应着重于慢性期早期，力争细胞遗传学和分子生物学水平的缓解。起效快，但持续时间短。用药后 2～3 天白细胞即下降，停药后又很快回升，降低肿瘤负荷效果好。常用剂量为 3 g/d，分 2 次口服，待白细胞降至 $20 \times 10^9/L$ 左右时，剂量减半，降至 $10 \times 10^9/L$ 时改为小剂量（0.5～1 g/d）维持治疗。需要经常检查血常规，以便调整药物剂量。耐受性好，单独应用时患者中位生存期约为 5 年。

（2）其他药物：白消安、阿糖胞苷等，因起效慢，不良反应大，一般不作为首选。

2. 生物治疗 α-干扰素(IFN-α)目前应用于不适合酪氨酸激酶抑制剂（TKI）和造血干细胞移植的慢粒患者，但对加速期和急变期的患者无效。剂量为每日300万~500万 U/m²，皮下或肌内注射，每周3~7次，持续1年或更长时间。α-干扰素可以单独应用，也可与羟基脲或阿糖胞苷等联合应用。据报道，α-干扰素单独应用可使约2/3的患者获得血液学缓解，约1/3的患者Ph染色体减少或消失。

3. 甲磺酸伊马替尼（格列卫） 格列卫是第一代酪氨酸激酶抑制剂（TKI），能特异性阻断ATP在abl激酶上的结合位置，从而抑制 *bcr-abl* 阳性细胞的增殖，靶向治疗CML。适用于治疗Ph（*bcr-abl*）阳性的慢性期、加速期和急变期的慢粒患者。疗效显著，8年总生存率达85%。治疗剂量：慢性期400 mg/d、加速期或急变期为600~800 mg/d。给药方式：每日1次，口服，进食时服用并饮大量的水。

4. 异基因造血干细胞移植 是目前被认可的能治愈慢粒的方法。5年总生存率达80%。宜在慢性期血常规和体征控制后尽早进行。

5. 慢性粒细胞白血病急变的治疗 可按急性白血病化疗方法进行，但缓解率低且缓解期很短。

6. 其他治疗 脾放射偶用于伴有胀痛的巨脾以缓解症状，但不能改变病程。白细胞淤滞症可用血细胞分离机，单采清除过高的白细胞，同时给予羟基脲化疗和水化、碱化尿液，保证足够的尿量，并口服别嘌呤醇，预防尿酸性肾病。

（三）常用护理诊断

1. 疼痛：脾胀痛 与脾大、脾梗死有关。
2. 活动无耐力 与白血病代谢增高和贫血有关。
3. 潜在并发症 尿酸性肾病。

（四）护理措施

1. 一般护理 慢粒患者的突出体征是脾大，多数患者常有脾胀痛，应置患者于安静、舒适的环境中，减少活动，尽量避免弯腰和碰撞腹部，尽量卧床休息，并取左侧卧位，以减轻不适感。给予患者高蛋白、高维生素、高热量、易消化的饮食，嘱患者少量多餐，以减轻腹胀。

2. 病情观察 监测生命体征及意识状态。每日测量患者脾的大小、质地并做好记录。注意脾区有无压痛，观察有无脾梗死或脾破裂的表现。若有脾梗死或脾破裂发生，则患者突感脾区疼痛、发热、多汗甚至休克，脾区拒按，有明显触痛，脾可进行性肿大，脾区可闻及摩擦音，甚至产生血性腹水。监测血常规、尿酸等检查结果，以便了解病情变化，及时配合医生进行处理。

3. 用药护理

（1）羟基脲、白消安、阿糖胞苷等化疗药物的主要不良反应是骨髓抑制和消化道反应，其护理措施详见急性白血病护理。

（2）α-干扰素的常见不良反应有畏寒、发热、疲劳、头痛、厌食、恶心、肌肉及骨骼疼痛，骨髓抑制及肝肾功能异常，故应定期检查血常规及肝肾功能。若患者耐受不好，可减量甚至停药。

（3）格列卫的常见不良反应有恶心、呕吐、腹泻、水肿、皮疹等，但一般症状较轻。中性粒细胞和血小板减少是其主要不良反应，应定期监测血常规，可合用造血生长因子，严重者需减量或暂时停药。

（4）尿酸性肾病的护理措施详见急性白血病护理。

4. 心理护理　向患者和家属简介慢粒的知识，告知他们若积极配合治疗和护理，使疾病维持在慢性期，可基本进行正常工作和学习，而且异基因造血干细胞移植可能根治慢粒，使患者树立战胜疾病的信心。

5. 健康指导

（1）疾病知识指导：帮助患者及家属了解本病有关知识，树立治病信心，保持良好的心理状态。

（2）生活指导：告知患者慢性期病情稳定后，患者可工作和学习，适当锻炼，但不可过劳，要合理安排作息时间，劳逸结合。加强营养，进食高蛋白、高热量、高维生素、易消化的食物，增强体质。

（3）用药指导：指导患者按医嘱用药，以延长慢性期，减少急性变的发生，延长生存期。定期在门诊查血常规，出现发热、贫血加重、腹部剧烈疼痛等不适症状要及时到医院就诊。

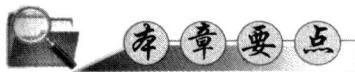

本章要点

本章重点讲解了血液系统疾病的常见症状、体征及护理，缺铁性贫血、再生障碍性贫血、特发性血小板减少性紫癜及白血病患者的临床表现、常用护理诊断及护理措施。

1. 血液系统疾病的常见症状、体征及护理　贫血、出血倾向和继发感染的护理评估、常用护理诊断和护理措施。

2. 贫血患者的护理　贫血的概念。按血红蛋白的浓度，将贫血分为 4 个等级：轻度（Hb >90 g/L）、中度（Hb 为 60 ~ 90 g/L）、重度（Hb 30 ~ 59 g/L）和极重度（Hb < 30 g/L）。贫血分类方法。临床表现。缺铁性贫血是体内贮存铁缺乏导致血红蛋白合成减少、红细胞生成障碍而引起的一种小细胞低色素性贫血。铁代谢。发病机制和临床表现。典型的血常规表现为小细胞低色素性贫血。红细胞体积小，形态不一，大小不等，中心淡染区扩大。骨髓象增生活跃或明显活跃；以红系增生为主。口服铁剂的护理和注射铁剂的护理。铁中毒的预防及护理。再生障碍性贫血是由多种病因和发病机制引起的，以造血干细胞数量减少和功能缺陷为主的造血功能障碍性疾病，又称骨髓造血功能衰竭症。临床表现为进行性贫血、出血及感染，一般无肝大、脾大、淋巴结大。常用护理诊断和护理措施。

3. 特发性血小板减少性紫癜患者的护理　特发性血小板减少性紫癜（ITP）是一种由免疫介导的血小板过度破坏导致的外周血中血小板减少的获得性自身免疫性出血性疾病。病因和发病机制。临床表现。血小板计数明显减少，急性型 ITP 发作期患者的血小板常低于 20×10^9/L，甚至低于 10×10^9/L，慢性型 ITP 患者的血小板多为 （30 ~ 80） $\times 10^9$/L。常用护理诊断和护理措施。

4. 白血病患者的护理　白血病是一类造血干细胞的恶性克隆性疾病。克隆的白血病细胞增殖失控、分化障碍、凋亡受阻，停滞在细胞发育的不同阶段。骨髓和其他造血组织中白血病细胞大量增生、积聚，并浸润其他器官和组织，正常造血功能受抑制。白血病的分类、病因和发病机制，急、慢性白血病的临床表现、处理要点、常用护理诊断和护理措施。急性白血病的用药护理（如化疗药物局部反应及护理、化疗药物其他不良反应的护理）和心理护理。

思考题

一、简述题

1. 重度贫血伴缺氧症状患者的护理要点有哪些？

2. 预防血液患者感染的护理要点有哪些？

3. 如何护理有出血危险的特发性血小板减少性紫癜患者？

4. 化疗药物局部反应的防护要点有哪些？

二、案例分析

肖某，男，19 岁。以"发热、鼻出血 3 天"为主诉入院。体检：T 38 ℃，神志清，精神差。全身浅表淋巴结未触及。牙龈增生，胸骨压痛（＋），双肺呼吸音清晰，HR 115 次/分，律齐，脾轻度肿大，双下肢散在出血点。血常规：Hb 63 g/L，WBC 14×10^9/L，PLT 30×10^9/L。骨髓象：增生明显活跃，原始单核细胞 + 幼稚单核细胞占 72%。初步诊断为急性单核细胞白血病。

请思考以下问题：

1. 主要的护理诊断是什么？

2. 防治感染的护理措施有哪些？

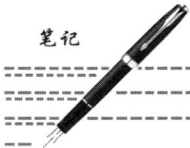

第七章 内分泌及代谢性疾病患者的护理

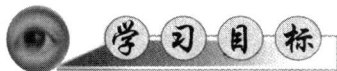

学习目标

1. 掌握甲状腺功能亢进症及糖尿病的临床表现、辅助检查、处理要点。
2. 能够运用护理程序对常见内分泌及代谢性疾病做出正确的护理诊断，制订护理计划，实施有效的护理措施。
3. 学会观察内分泌及代谢性疾病的常见症状和体征，了解常见内分泌及代谢性疾病的病因和发病机制，对患者进行健康指导。

内分泌系统由内分泌腺（下丘脑、垂体、甲状腺、甲状旁腺、肾上腺、胰岛、性腺等）及具有内分泌功能的组织和细胞组成，其主要功能是在神经系统支配和物质代谢反馈调节基础上释放激素，调节人体的生长、发育、生殖、代谢、运动、衰老等生命现象，维持人体内环境的相对稳定。机体在感染、肿瘤、药物及不良生活行为等因素作用下，直接或间接引起内分泌腺体病变，出现内分泌功能亢进或减退。

新陈代谢是人体生命活动的基础，包括物质的合成代谢和分解代谢两个过程。代谢性疾病是指体内物质代谢过程中某一环节发生障碍所致疾病。

内分泌及代谢性疾病大多呈慢性过程，对患者的神经调节、生长发育和营养代谢有着明显的影响，常出现身体外形的改变、营养失调、水电解质和酸碱平衡紊乱，甚至精神异常等。因此，专业而有效的护理有着特别重要的意义。

第一节　内分泌及代谢性疾病的常见症状、体征及护理

身体外形的改变多由内分泌及代谢性疾病所致，也可由其他系统疾病引起，与遗传和环境等因素有关，包括身材过高与身材矮小、色素沉着、消瘦、肥胖等。

一、护理评估

（一）病史

评估患者身体外形改变的原因、发生改变的时间及进展速度、有无伴随症状、治疗情况等。如人幼年时期缺乏生长激素将出现侏儒症，若生长激素分泌过多则导致巨人症；成人后生长激素分泌过多则造成肢端肥大症。例如，肥胖是单纯性（遗传、饮食、年龄等因素引起）还是继发性（皮质醇增多症等）；消瘦是单纯性（遗传、运动过度等因素引起）还是继发性（如甲状腺功能亢进症等）；肥胖或消瘦时有无头晕、疲乏、月经失

调等不适症状等。

（二）身体评估

1. 评估身材过高与身材矮小　一般来讲，成年男性身高超过 2 m，成年女性身高超过 1.85 m，可认为身材过高；成年男性身高低于 1.45 m，成年女性身高低于 1.35 m，可认为身材矮小。

2. 评估皮肤色素沉着　由于表皮基底层的黑色素增多导致的皮肤色泽加深称为色素沉着。如肾上腺皮质疾病患者可出现皮肤色素沉着，尤以摩擦处、掌纹、乳晕、瘢痕处明显；异位 ACTH 综合征患者可出现全身皮肤色泽明显加深。

3. 评估肥胖与消瘦　一般根据体重指数、标准体重等指标来判断肥胖与消瘦。体重指数（BMI）＝体重（kg）／［身高（m）^{2}］，标准体重（kg）＝身高（cm）－105。因体内脂肪增加使体重超过标准体重的 20% 或 BMI ＞24 者称为肥胖；体重低于标准体重的 10% 以上者称为消瘦，极度消瘦者称为恶病质。

（三）心理－社会评估

身体外形的改变常易使患者产生自卑，应评估其有无心理障碍，如有无焦虑、抑郁、孤独、对周围事物不感兴趣、沉默寡言等。

（四）实验室及其他检查

实验室及其他检查包括激素的测定、血液和尿液生化测定、免疫学检查、影像学检查（如 X 线、CT、MRI 检查对某些内分泌疾病有定位价值；B 超检查可用于甲状腺、甲状旁腺、肾上腺、胰腺和性腺肿瘤的定位）等。

二、常用护理诊断

1. 自我形象紊乱　与疾病引起身体外形的改变等因素有关。
2. 营养失调：高（或低）于机体需要量　与营养物质摄入过多（或少）、消耗过少（或多）及内分泌紊乱等因素有关。

三、护理措施

（一）生活护理

1. 合理饮食　根据病情需要采用合理饮食，如肥胖患者饮食原则以低糖、低脂、低盐、高纤维素、高维生素及适量蛋白质为宜；应节制饮食，养成定时、定量进餐及不吃零食的习惯，养成细嚼慢咽的进食方式，有剧烈饥饿感时可补充低热量的蔬菜以增加饱腹感；应戒烟酒。而对于消瘦患者应给予高热量、高蛋白、高维生素、易消化的食物，从少量多餐逐渐过渡到正常饮食，必要时可静脉补充营养液。

2. 指导运动　告知肥胖者，若肥胖不能得到有效防治，不仅影响美观，还很有可能合并糖尿病、高血压、冠心病等，因此对于肥胖患者，应在控制饮食的基础上，积极、有计划地进行有氧运动，有助于减肥，但以不感到明显疲劳为度，病情较重时应卧床休息。

3. 恰当修饰　指导患者采取合适的方法改善自身形象。甲亢突眼的患者外出时可戴有色眼镜，既保护眼睛又改善形象；肥胖患者可选择合适的衣着等。恰当的修饰可以增加患者心理的舒适感和美感。

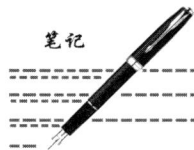

（二）心理护理

耐心倾听患者的诉说，建立良好的护患关系，向患者讲解身体外形的改变是疾病发生、发展过程的表现，只要积极配合治疗和护理，部分改变可恢复正常，并鼓励患者进行正常的社会交往，消除心理障碍，树立自信心。注意患者的心理状态和行为，预防自杀行为的发生。

（三）治疗护理

见相关疾病的护理。

第二节　甲状腺功能亢进症患者的护理

引导案例

患者，女，39 岁。以"怕热多汗、消瘦 4 个月"为主诉入院。体检：T 36.7 ℃，P 112 次/分，R 20 次/分，BP 125/80 mmHg，身高 164 cm，体重 50 kg，颈部甲状腺弥漫性肿大，质软，无压痛，甲状腺上下极可触及震颤，闻及血管杂音。双肺呼吸音清晰。HR 112 次/分，律齐，未闻及杂音。双手及舌震颤，膝及跟腱反射亢进。食欲旺盛，大便每天 3~4 次。实验室检查：游离三碘甲状腺原氨酸（FT_3）12.2 pmol/L，促甲状腺激素（TSH）0.01 mU/L。

案例思考：1. 该患者的主要护理诊断是什么？
　　　　　　2. 应采取哪些主要的护理措施？

甲状腺功能亢进症（hyperthyroidism，简称甲亢）是指由多种原因导致甲状腺功能增强，分泌甲状腺激素（TH）过多所致的临床综合征。甲亢按病因分为甲状腺性甲亢、垂体性甲亢、伴瘤综合征和（或）人绒毛膜促性腺激素（HCG）相关性甲亢、卵巢甲状腺肿伴甲亢、医源性甲亢及暂时性甲亢等类型。临床上以甲状腺性甲亢中的 Graves 病（简称 GD）最多见，占全部甲亢的 80%~85%。本节主要介绍 Graves 病。

Graves 病又称弥漫性毒性甲状腺肿或 Basedow 病，是一种伴 TH 分泌增多的器官特异性自身免疫性疾病。本病多见于女性，男女比例为 1:（4~6），各年龄组均可发病，以 20~40 岁为多。

一、病因和发病机制

GD 的病因和发病机制尚未完全阐明，但公认本病的发生与自身免疫有关。

（一）遗传因素

GD 有明显的家族遗传倾向，并与一定的人类白细胞抗原（HLA）类型有关。

（二）免疫因素

1. 体液免疫　GD 的发病与甲状腺兴奋性自身抗体的关系十分密切。最明显的特征是在患者血清中可检出甲状腺特异性抗体，即 TSH 受体抗体（TSH receptor antibodies，TRAb）。TRAb 分为 3 类。①TSH 受体刺激性抗体（TSAb），TSAb 与 TSH 受体结合产生

231

内科护理学

TSH 生物效应，是 GD 的直接病因。②TSH 刺激阻断性抗体（TSBAb），TSBAb 与 TSH 受体结合则阻断 TSH 与受体结合，抑制甲状腺增生和激素产生。③甲状腺生长免疫球蛋白（TGI），TGI 与 TSH 受体结合，仅刺激甲状腺增生，不引起功能亢进。GD 患者可有 TSAb 和 TSBAb 并存，其甲状腺功能的结果取决于何种抗体占优势。

2. 细胞免疫　甲亢患者的甲状腺及眼球后组织有明显的淋巴细胞浸润，提示有细胞免疫反应参与。

（三）应激因素

感染、精神刺激、创伤等应激因素可能是本病发生和病情恶化的诱因。

二、临床表现

多数起病缓慢，少数在应激因素作用下急性起病。

（一）典型表现

TH 分泌过多致高代谢综合征、甲状腺肿及眼征。

1. TH 分泌过多

（1）高代谢综合征：TH 分泌过多致交感神经兴奋性增高和新陈代谢加速。①基础代谢率明显增高，表现为患者常有疲乏无力、怕热多汗、皮肤温暖而湿润等。②TH 促进肠道糖吸收，加速糖的氧化利用和肝糖原分解，使患者发生糖耐量减低或使糖尿病加重。③TH 促进脂肪合成、分解与氧化，加速胆固醇合成、转化和排泄，使血总胆固醇降低。④TH 促进蛋白质分解加速致负氮平衡，可出现消瘦、尿肌酸排出增多。

（2）精神、神经系统：患者易激动、精神过敏、伸舌和双手向前平举伸出时有细微震颤、多言多动、失眠紧张、思想不集中、焦虑烦躁、多疑、腱反射亢进等。有时出现幻觉，甚至亚躁狂症，但也有寡言、抑郁者，多见于老年患者。

（3）心血管系统：可出现心悸、胸闷、气短。常见体征如下。①心率快，休息和睡眠时心率仍快是本病特征性表现之一。②心律失常，以期前收缩和心房颤动多见。③心尖部可闻及第一心音亢进，常有Ⅰ～Ⅱ级收缩期杂音。④收缩压增高，舒张压稍低或正常，脉压差增大，可出现周围血管征。

严重者发生甲亢性心脏病，表现为明显的心律失常、心脏扩大和心力衰竭。多见于老年甲亢患者和病史较久未能良好控制者。其特点是甲亢完全控制后心脏功能可恢复正常。

（4）消化系统：①食欲亢进，体重却明显下降为本病特征。②大便次数增多，过多甲状腺激素可兴奋肠蠕动以致大便次数增多，有时因脂肪吸收不良而呈脂肪泻。③重者可致肝大和肝功能损害。

（5）运动系统：主要表现为肌肉软弱无力，可伴有骨密度降低。

（6）生殖系统：女性患者常有月经周期延长，甚至闭经。男性多出现阳痿，偶见乳房发育。

（7）造血系统：周围血白细胞总数偏低，淋巴细胞和单核细胞增多，血小板寿命也较短，有时可出现紫癜症。由于消耗增加，营养不良和铁利用障碍偶可引起贫血。

2. 甲状腺肿大　甲状腺多呈程度不等的弥漫性、对称性增大，质地不均，无压痛，随吞咽动作上下移动，肿大程度与病情轻重不成正比。甲状腺上下叶外侧可闻及血管杂音，可触及震颤（以腺体上部较明显），这是本病较为特异性的体征。

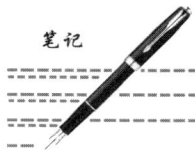

3. 眼征　有单纯性突眼（又称良性突眼）和浸润性突眼（又称恶性突眼）两种。

（1）单纯性突眼：占 25% ~ 50%，主要是交感神经兴奋和 TH 的 β 肾上腺素能样作用使眼外肌群和提上睑肌张力增高所致。主要表现如下。①眼球向前突出，突眼度小于 18 mm。②上眼睑挛缩，眼睑裂隙增宽。③Stellwag 征，瞬目减少和凝视。④von Graefe 征，眼向下看时，上眼睑不能随眼球下垂，可在角膜上缘看到白色巩膜。⑤Joffroy 征，眼向上看时，前额皮肤不能皱起。⑥Mobius 征，两眼看近物时，眼球内侧聚合不能或欠佳。

（2）浸润性突眼：目前认为与自身免疫有关，约占 5%，可单独存在而无甲亢，主要由眼外肌群和球后组织体积增加、淋巴细胞浸润和水肿所致。突眼度一般在 18 mm 以上（有时可达 30 mm），双侧多不对称，除前述眼征外，常有异物感、畏光、流泪、复视、斜视、视力减退，眼球活动度变小甚至固定；严重突眼者眼睑闭合困难，球结膜及角膜外露引起充血、水肿，易继发感染形成角膜溃疡、全角膜炎甚至失明。

（二）特殊临床类型及表现

1. 甲状腺危象　是甲亢恶化的严重表现，可危及生命。①发病原因：可能与交感神经兴奋、垂体 – 肾上腺皮质轴应激反应减弱、大量 T_3、T_4 释放入血有关。②主要诱因：感染、严重精神创伤、甲亢手术前准备不充分、严重躯体疾病、口服过量 TH 制剂等。③临床表现：原有甲亢症状加重，继而高热（体温 > 39 ℃），心率快（140 ~ 240 次/分），常有心房扑动或颤动，烦躁不安、大汗淋漓、恶心、呕吐、腹泻，严重者有大量失水，导致虚脱、休克甚至昏迷。

2. 淡漠型甲状腺功能亢进症　多见于老年患者。起病隐匿，无明显高代谢综合征、甲状腺肿及眼征。主要表现为神志淡漠、乏力、反应迟钝、消瘦。患者有时以某一系统的表现突出而就诊（尤其是心血管和胃肠道症状）。本型由于甲亢长期未能得到及时诊治，易发生甲状腺危象。

3. 胫前黏液性水肿　属自身免疫性病变。在 Graves 病中约占 5%，与浸润性突眼可同时或先后发生，也可单独存在。多见于胫骨前下 1/3 部位，也见于足背、踝关节、上肢、面部。皮损为对称性，早期皮肤增厚、变粗，有广泛大小不等的暗紫红色的斑块或结节，表面突起，边界清楚。后期皮肤增厚呈橘皮样或树皮样。

（三）辅助检查

1. 血清游离甲状腺素（FT_4）、游离三碘甲状腺原氨酸（FT_3）测定　一般均高于正常水平，FT_4、FT_3 是血清中具有生物活性的甲状腺激素，不受甲状腺激素结合球蛋白（TBG）变化的影响，直接反映甲状腺功能，较血清总甲状腺素（TT_4）、总三碘甲状腺原氨酸（TT_3）更具敏感性和特异性，广泛应用于临床。

2. 血清总甲状腺素（TT_4）、总三碘甲状腺原氨酸（TT_3）测定　一般均高于正常水平，但受 TBG 的影响。TT_4 是判断甲状腺功能最基本的筛选指标。TT_3 浓度的变化常与 TT_4 的改变平行，但在甲亢初期与复发早期，TT_3 常较 TT_4 上升快，故 TT_3 为早期 GD、治疗中疗效观察及停药后复发的敏感指标，也可作为 T_3 型甲亢诊断的特异性指标。

3. 促甲状腺激素（TSH）测定　甲状腺功能改变时，TSH 的波动较 T_3、T_4 更迅速、更显著，是反映下丘脑 – 垂体 – 甲状腺轴功能的敏感指标。甲亢时因 TSH 受抑制而减少。

4. 促甲状腺激素释放激素（TRH）兴奋试验　甲亢时血清 T_3、T_4 增高，反馈抑制 TSH，故 TSH 不受 TRH 兴奋。静脉注射 TRH 200 μg 后 TSH 升高者，可排除本病；如

TSH 不增高，则支持甲亢的诊断。

5. TSH 受体刺激性抗体（TSAb）测定　未经治疗的甲亢患者血中 TSAb 阳性检出率可达 80% ~ 100%，有早期诊断意义，可判断病情活动、复发，还可作为治疗后停药的重要指标。

6. 影像学检查　超声、放射性核素扫描、CT、MRI 等检查有助于甲状腺、异位甲状腺肿和球后病变性质的诊断，可根据病情需要选用。

三、处理要点

（一）一般治疗

适当休息。给予支持对症治疗，注意补充足够的热量和营养，但应限制碘的摄入。精神紧张、不安或失眠较重者，可给予地西泮类镇静剂。

（二）抗甲状腺药物（ATD）

1. 适应证　①病情轻、甲状腺轻度至中度增大者。②20 岁以下，孕妇或合并严重心、肝、肾疾病等不宜手术者。③术前准备。④甲状腺次全切除手术复发而不适宜^{131}I 治疗者。⑤作为放射性^{131}I 治疗前后的辅助治疗。

2. 常用药物　常用 ATD 分为硫脲类和咪唑类两类。硫脲类包括甲硫氧嘧啶（MTU）和丙硫氧嘧啶（PTU）等；咪唑类包括甲巯咪唑（MMI）和卡比马唑（CMZ）等。其作用机制是抑制甲状腺激素的合成。PTU 还可抑制 T_4 转换成 T_3，故严重病例、甲状腺危象时作为首选药物。

3. 用药方案　选用硫脲类或咪唑类。长程治疗分初治期、减量期和维持期，按病情轻重决定剂量。

（1）初治期：MTU 或 PTU 300 ~ 450 mg/d，MMI 或 CMZ 30 ~ 40 mg/d，分 2 ~ 3 次口服，至症状缓解或血 TH 恢复正常即可减量。

（2）减量期：每 2 ~ 4 周减量 1 次，MTU 或 PTU 每次减量 50 ~ 100 mg，MMI 或 CMZ 每次减量 5 ~ 10 mg，至症状完全消失，体征明显好转后再减量至维持量。

（3）维持期：MTU 或 PTU 50 ~ 100 mg/d，MMI 或 CMZ 5 ~ 10 mg/d，维持 1.5 ~ 2 年。必要时还可在停药前将维持量减半。疗程中除非有严重反应，一般不宜中断药物，并定期随访疗效。

（三）其他药物

1. β 受体阻滞剂　除阻滞 β 受体外，还可抑制 T_4 转换为 T_3，用于改善甲亢初治期的症状，近期疗效好。此药可与碘剂合用于术前准备，也可用于^{131}I 治疗前后及甲亢危象时。

2. 复方碘溶液　仅用在术前准备和甲状腺危象。

3. 甲状腺素片　若在抗甲状腺药物治疗过程中，症状虽缓解但出现甲状腺反而增大或突眼加重，则可酌减抗甲状腺药物剂量，并加服甲状腺素片，以稳定下丘脑 - 垂体 - 甲状腺轴的功能，避免 T_3、T_4 减少后对 TSH 反馈抑制的减弱。

（四）放射性^{131}I 治疗

利用甲状腺高度摄取和浓集碘的能力及^{131}I 释放 β 射线对甲状腺的生物效应（β 射线

在组织内的射程约 2 mm，电离辐射仅局限于甲状腺局部而不累及甲状旁腺和其他毗邻组织），破坏滤泡上皮而减少 TH 分泌。

1. 适应证 ①中度甲亢，年龄在 25 岁以上者。②对抗甲状腺药物过敏而不能使用，或长期治疗无效，或治疗后复发者。③合并心、肝、肾等疾病不适合手术或术后复发，或不愿手术治疗者。④某些高功能结节的甲亢患者。⑤非自身免疫性家族性毒性甲状腺肿者。

2. 禁忌证 ①妊娠期及哺乳期妇女。②年龄在 25 岁以下者。③严重心、肝、肾功能衰竭或活动性肺结核者。④外周血白细胞少于 $3 \times 10^9/L$ 或中性粒细胞少于 $1.5 \times 10^9/L$。⑤重度浸润性突眼征。⑥甲状腺危象。⑦甲状腺不能摄碘者。

3. 并发症 甲状腺功能减退、放射性甲状腺炎等。

（五）手术治疗

甲状腺次全切除术治愈率可达 70% 以上，但可引起多种并发症。

1. 适应证 ①中、重度甲亢，药物治疗无效。②甲状腺巨大，有压迫症状者。③胸骨后甲状腺肿伴甲亢者。④结节性甲状腺肿伴甲亢者。

2. 禁忌证 ①较重或发展较快的浸润性突眼。②有严重心、肝、肾等并发症，不能耐受手术者。③妊娠早期（第 3 个月前）及晚期（第 6 个月后）。④轻症可用药物治疗者。

3. 并发症 创口出血、呼吸道梗阻、感染、甲状腺危象、喉上与喉返神经损伤、甲状腺功能减退等。

（六）甲状腺危象的防治

去除诱因，积极治疗甲亢是预防甲状腺危象的关键。

1. 抑制 TH 合成 首选 PTU，首次剂量为 600 mg，口服或胃管注入，继而口服 PTU 200 mg，每日 3 次。症状缓解后减至一般治疗剂量。

2. 抑制 TH 释放 服 PTU 后 1~2 小时服用复方碘溶液，首次剂量为 30~60 滴，以后每 6~8 小时 1 次，每次 5~10 滴，一般使用 3~7 天停药。

3. 抑制组织中 T_4 转化为 T_3 PTU、碘剂、β 受体阻滞剂和糖皮质激素均可抑制组织中 T_4 转化为 T_3，可根据病情选用。

4. 降低血 TH 浓度 上述常规治疗效果不佳时，可选用血液透析、腹膜透析或血浆置换等措施迅速降低血 TH 浓度。

5. 对症支持治疗 ①对于高热者，可给予物理或药物降温，避免使用乙酰水杨酸类药物（可使 FT_3、FT_4 升高），必要时可使用异丙嗪进行人工冬眠。②补充足够的液体、热量和维生素。③持续低流量吸氧。④积极防治感染及各种并发症。

四、常用护理诊断

1. 营养失调：低于机体需要量 与代谢增高有关。
2. 活动无耐力 与蛋白质分解增加、甲亢性心脏病、肌无力等有关。
3. 有组织完整性受损的危险 与浸润性突眼有关。
4. 个人应对无效 与甲亢所致精神－神经系统兴奋性增高、性格与情绪改变有关。
5. 潜在并发症 甲状腺危象。

五、护理措施

（一）一般护理

1. 活动与休息　保持病室安静、通风良好，室温20 ℃左右，避免环境嘈杂，使患者得到充分休息。适当活动，以不感到疲劳为度，重者则应卧床休息。协助患者完成日常生活。

2. 饮食护理　应补充足够的营养，给予高热量、高蛋白、高维生素及矿物质丰富的饮食（限制含碘丰富的食物摄入）。主食应足量，可以增加奶类、蛋类、瘦肉等优质蛋白以纠正体内的负氮平衡，多摄取新鲜蔬菜和水果。给予充足的水分，每天2000～3000 ml，以补充出汗、腹泻等丢失的水分，但心脏病患者应避免大量饮水。忌摄入刺激性食物及饮料，如浓茶、咖啡等，以免引起患者精神兴奋。减少食物中粗纤维的摄入，以减少排便次数。

（二）病情观察

监测生命体征及意识状态。观察患者高代谢症候群、突眼、甲状腺肿大的表现及变化，尤其要警惕是否有甲状腺危象发生的迹象。监测甲亢相关检查，以便及时发现不典型的甲亢。

（三）用药护理

指导患者正确用药，不可擅自停药或自行减量。抗甲状腺药物发挥作用多在4周左右，应告知患者。密切观察药物的不良反应。①粒细胞减少：多见于用药后2～3个月，如白细胞低于3×10^9/L或中性粒细胞低于1.5×10^9/L，应考虑停药，给予升白细胞药物；如伴发热、咽痛、皮疹等，应警惕粒细胞缺乏症，须立即停药。②药疹：可用抗组胺药，不必停药，如皮疹加重，应立即停药，以免发生剥脱性皮炎。③若发生中毒性肝炎、肝坏死、精神病、胆汁淤滞综合征、狼疮样综合征、味觉丧失等，应立即停药。

应用β-受体阻滞剂时须观察心率，以防心动过缓。甲状腺素片须从小剂量开始，防止剂量过大引起心绞痛；用药后注意观察患者的心率有无明显增快。

（四）特殊护理

1. 放射性^{131}I治疗的护理

（1）在治疗前和治疗后1个月内避免服用含碘的药物和食物。遵医嘱空腹服用^{131}I，服药后2小时内不吃固体食物，以免引起呕吐造成^{131}I的丢失；服药后24小时内避免咳嗽、咳痰，以减少^{131}I的丢失；服药后2～3天，饮水量应达到每天2000～3000 ml，以增加排尿；服药后第1周避免用手按压甲状腺。

（2）如有发热、心动过速、大量出汗、神经过度兴奋等，需要考虑有甲状腺危象的可能，应及时与医生联系，并做好抢救准备。

（3）患者的排泄物、衣服、被褥、用具等须待放射作用消失后，再做清洁处理，以免污染环境。处理时戴手套，以免造成自身伤害。

2. 甲状腺危象的护理

（1）绝对卧床休息，呼吸困难时取半卧位，立即给予持续低流量吸氧。迅速建立静脉通路，遵医嘱补充液体，使用丙硫氧嘧啶、复方碘溶液、β-受体阻滞剂、氢化可的松等抢救药物。

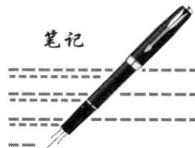

（2）保证病室环境安静、凉爽，监测生命体征和意识状态。准确记录 24 小时出入水量。

（3）对症护理，遵医嘱行物理或药物降温。对于躁动不安者，使用护栏保护患者安全；对于昏迷者，加强皮肤、口腔护理，定时翻身，以预防压疮和肺炎的发生。

3. 浸润性突眼的护理

（1）保护眼睛，防治结膜炎、角膜炎等。外出戴深色眼镜，减少光线和灰尘的刺激。经常用眼药水湿润眼睛，避免过度干燥；睡前涂抗生素眼膏，眼睑不能闭合者用无菌纱布或眼罩覆盖双眼。

（2）按医嘱使用糖皮质激素、免疫抑制剂等药物。

（3）指导患者当眼睛出现异物感、刺痛或流泪时，勿用手直接揉眼睛。睡觉或休息时取高枕卧位，遵医嘱限制钠盐摄入、使用利尿剂，以减轻球后水肿。

（4）定期行眼科检查，以防角膜溃疡造成失明。

（五）心理护理

1. 解释情绪、行为改变的原因　介绍甲亢疾病的知识，提高患者及亲属对疾病的认知水平，使其了解敏感、急躁易怒等是甲亢临床表现的一部分，可因治疗而得到改善，以减轻患者因疾病而产生的压力。

2. 减少不良刺激，合理安排生活　保持病室内安静和轻松的气氛，限制探视，避免外来刺激，满足患者的基本生理及安全需要。护士应为患者实施计划性的集中治疗与护理，以免过多打扰患者。

3. 建立相互信任的护患关系　以平和、耐心的态度对待患者，与患者共同探讨控制情绪和减轻压力的方法，指导和帮助患者处理突发事件。

（六）健康指导

1. 生活指导　指导患者合理地安排工作和休息，保持身心愉快，避免过于劳累和精神刺激。建立良好的人际关系并提供良好的社会支持系统，减轻患者的精神压力。

2. 疾病知识指导　向患者宣传有关甲状腺疾病的知识和眼睛的保护方法，使患者学会自我护理。指导患者衣领宜宽松，避免压迫增大的甲状腺，严禁用手挤压甲状腺以免甲状腺激素分泌过多，加重病情。

3. 用药指导　向患者解释长期服药的重要性，指导患者按时服药，定期复查。服用抗甲状腺药物者应每周查血常规 1 次，每隔 1~2 个月做甲状腺功能测定。每日清晨起床前自测脉搏，定期测量体重，脉搏减慢、体重增加是治疗有效的重要标志。如出现高热、恶心、呕吐、大汗淋漓、腹痛、腹泻、体重锐减、突眼加重等，则提示有甲状腺危象的可能，应及时就诊。

第三节　糖尿病患者的护理

引导案例

患者，女，40 岁。以"多饮、多尿、多食、消瘦半年"为主诉入院。半年前无明显诱因出现烦渴、多饮，每日饮水量为 4500 ml，伴尿量增多，主食由每日 250 g 增至 500 g，体重半年来下降 8 kg。体检：T 36.2 ℃，P 78 次/分，R 18 次/分，BP 130/85 mmHg，听诊时心肺无异常，腹部平软，肝、脾未触及，脊柱及四肢活动自如。实验室检查：血糖 14 mmol/L，尿糖（＋＋＋＋）。

  案例思考：1. 该患者的主要护理诊断是什么？
      2. 应采取哪些主要的护理措施？

  糖尿病（diabetes mellitus，DM）是由于胰岛素分泌缺陷和（或）胰岛素作用缺陷而引起的以慢性高血糖为共同特征，同时伴蛋白质、脂肪、水和电解质等代谢紊乱的一组慢性内分泌代谢性疾病。

  随着人们生活水平的提高、生活方式的改变、人口老龄化的加剧，糖尿病患病率正逐年增加，是仅次于心脑血管病和恶性肿瘤的常见病、多发病。目前全世界约有糖尿病患者 2 亿人，预计到 2025 年将上升到 3 亿人。我国现有糖尿病患者约 5000 万，人约占世界糖尿病患者人数的 1/4。糖尿病已成为威胁人类健康的世界性公共卫生问题。

一、分型

  糖尿病分为 4 型，即 1 型糖尿病、2 型糖尿病、特殊类型糖尿病和妊娠期糖尿病。

  （一）1 型糖尿病

  1 型糖尿病指由于胰岛 B 细胞破坏导致胰岛素绝对缺乏引起的糖尿病，但不包括那些已阐明病因的由胰岛 B 细胞破坏导致的糖尿病；多在 25 岁以前的青少年期发病，症状明显，有自发酮症酸中毒倾向，需要进行胰岛素治疗。

  （二）2 型糖尿病

  2 型糖尿病指由胰岛素抵抗和胰岛素分泌不足引起的糖尿病；多在成年期发病，病程进展较慢，症状相对较轻，中晚期常伴有一种或多种慢性并发症。患者多表现为肥胖，少有自发性酮症酸中毒。多数患者不需要进行胰岛素治疗。

  （三）特殊类型糖尿病

  特殊类型糖尿病包括胰岛 B 细胞功能基因异常、胰岛素作用基因异常、胰腺外分泌疾病、内分泌疾病、药物或化学制剂所致、感染、罕见的免疫介导糖尿病等。

  （四）妊娠期糖尿病

  妊娠期糖尿病指怀孕前无糖尿病病史，妊娠时发现或者发生的糖耐量异常。已知有糖尿病又合并妊娠者不包括在内。

二、病因和发病机制

  病因和发病机制尚未完全阐明。不同类型糖尿病的病因和发病机制不同，概括而言，可能是遗传、环境（如病毒感染、高热量饮食等）及自身免疫反应等因素共同作用导致胰岛 B 细胞分泌胰岛素缺陷和（或）胰岛素作用缺陷引起糖、脂肪、蛋白质、水及电解质等物质代谢紊乱。

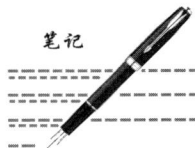

三、临床表现

（一）代谢紊乱症候群

1. **典型症状**　本病为慢性进行性疾病，早期可无症状。当疾病逐渐进展时，可出现"三多一少"，即多尿、多饮、多食、消瘦的典型症状。

血糖升高的渗透性利尿作用导致多尿，体内水分丢失，患者口渴思饮，饮水量明显增加以补充体液；因胰岛素不足，细胞摄取和利用葡萄糖不足，大部分葡萄糖随尿排出，为补充丢失的糖，维持机体活动，患者常善饥多食；外周组织出现葡萄糖利用障碍，脂肪、蛋白质的消耗量增多，加之失水，引起乏力和体重减轻。一般1型糖尿病起病快、病情重、症状明显，2型糖尿病起病慢，病情相对较轻。

2. **其他症状**　由于高血糖及末梢神经病变导致皮肤干燥和感觉异常，患者常有皮肤瘙痒；由于尿糖刺激局部皮肤，患者常有外阴瘙痒，女性患者更多见。还可出现四肢酸痛、麻木、腰痛、性欲减退、阳痿、月经失调、便秘等症状。有些患者无明显糖尿病症状，仅在体检、手术或因并发症就诊时发现血糖高。

（二）急性并发症

1. **糖尿病酮症酸中毒**（diabetic ketoacidosis，DKA）

（1）发生机制：糖尿病代谢紊乱加重时，脂肪分解加速，大量脂肪酸在肝脏经 β 氧化产生大量乙酰乙酸、β-羟丁酸和丙酮，三者统称为酮体。血清酮体积聚量超过正常水平时称为酮血症。尿酮体排出增多称酮尿，临床上统称为酮症。乙酰乙酸和 β-羟丁酸均为较强的有机酸，大量消耗体内储备碱，若代谢紊乱进一步加剧，血酮继续升高，超过机体的处理能力时，便发生代谢性酸中毒。

（2）诱因：1型糖尿病有自发DKA倾向，2型糖尿病在一定诱因作用下也可发生DKA。常见诱因有感染、胰岛素剂量不足或突然中断胰岛素、饮食不当、应激状态（创伤、手术、精神紧张等），有时也可无明显诱因。

（3）临床表现：患者多有多尿、烦渴多饮和疲倦乏力等症状的加重或首次出现；如未及时治疗，病情继续恶化，于2~4天发展至失代偿阶段，出现食欲缺乏、恶心、呕吐，常伴头痛、头晕、烦躁、嗜睡等症状，呼吸深而快，呼气中有烂苹果味；病情进一步发展，出现严重失水，导致尿量减少、皮肤与黏膜干燥、眼球凹陷、心率加快、血压下降、四肢厥冷等；到晚期，各项反射迟钝甚至消失，终至昏迷。少数患者以急腹症就诊，易误诊。

2. **高渗性非酮症糖尿病昏迷**　简称高渗性昏迷，是糖尿病急性代谢紊乱的另一种临床类型，多见于50~70岁的成人，男女发病率相似，约2/3患者于发病前无糖尿病史或仅有轻症糖尿病史。高渗性昏迷的发病率低于DKA。

（1）诱因：常见诱因有感染、急性胃肠炎、胰腺炎、脑血管意外、严重肾脏疾病、血液或腹膜透析治疗、长期静脉内营养、大量输注葡萄糖、不合理的限制水分，以及某些药物的使用，如由糖皮质激素、免疫抑制剂、噻嗪类利尿剂等所致。

（2）临床表现：高渗性昏迷起病多隐匿，从开始发病到出现意识障碍一般为1~2周，偶尔急性起病。常先有多尿、口渴多饮和乏力等糖尿病症状的出现或加重，但多食不明显，甚至食欲减退；反应迟钝、表情淡漠。随着病情加重，逐渐出现典型的高渗性昏迷表现，主要是严重失水和神经系统异常。①全部患者有明显失水表现，患者出现唇舌干裂、眼窝塌陷、皮肤失去弹性、血压降低，心率加快，少数患者出现休克状态，严重失水可致少尿或无尿。②神经系统异常表现为不同程度的意识障碍，可有一过性偏瘫，出现病理征和癫痫样发作，最后陷入昏迷。

3. 感染　糖尿病患者常发生疖、痈等皮肤化脓性感染，可反复发生，有时可以引发败血症和脓毒血症；足癣、甲癣、体癣等皮肤真菌感染也较常见，女性患者常合并真菌性阴道炎。肺结核发病率高，进展快，易形成空洞。肾盂肾炎和膀胱炎为泌尿系统最常见感染，尤其多见于女性，常反复发作，易转为慢性肾盂肾炎。

（三）慢性并发症

慢性并发症可以遍及全身各个组织器官，这些并发症可以单独出现，也可以以不同组合同时或先后出现。

1. 大血管病变　主要病理改变是大、中动脉粥样硬化，常侵犯主动脉、冠状动脉、大脑动脉、肢体外周动脉等，导致冠状动脉粥样硬化性心脏病、高血压、脑血管病、肢体动脉硬化等。肢体动脉硬化以下肢多见，表现为下肢疼痛、感觉异常和间歇性跛行，严重时导致肢体坏疽。目前冠心病和脑血管病是糖尿病的主要死因。

2. 微血管病变　微循环障碍、微血管瘤形成和微血管基底膜增厚是糖尿病微血管病变的特征性改变，其损害几乎可累及全身各组织器官，但通常所称的糖尿病微血管病变则特指糖尿病视网膜病变、糖尿病肾病。

（1）糖尿病视网膜病变：糖尿病病史超过10年者，半数以上可出现视网膜病变，是糖尿病患者失明的主要原因。糖尿病视网膜病变按眼底改变可分两类。①非增殖型（又称单纯性或背景性），为早期表现，病变局限于视网膜内，表现为微血管瘤、出血、软性及硬性渗出物、视网膜动脉和静脉病变。②增殖型，出现新生血管是本型的标志。新生血管易破裂，导致视网膜前和玻璃体内出血，血块机化后，纤维组织牵拉引起视网膜剥离，最终造成失明。除此之外，糖尿病还可引起白内障、青光眼、屈光改变、虹膜睫状体病变等。

（2）糖尿病肾病：糖尿病肾病的特征性变化是糖尿病性肾小球硬化，常见于病史超过10年者，是1型糖尿病患者的主要死亡原因。在2型糖尿病中，其严重性位于冠状动脉和脑血管动脉粥样硬化病变之后。临床表现主要为蛋白尿、水肿、高血压、肾功能减退直至肾衰竭。

3. 神经病变　糖尿病神经病变以周围神经病变最常见，呈对称性。早期以感觉障碍为主，下肢症状较上肢严重，有麻木、蚁行、针刺或触电样感觉，呈手套或袜套样分布；随后出现肌痛，性质为隐痛、刺痛、灼痛等，夜间及寒冷季节加重。后期运动神经受累时，出现肌张力减弱、肌力减退甚至肌萎缩和瘫痪，多累及手、足小肌肉，常出现垂足。

自主神经也常受累，影响胃肠道、泌尿系统、心血管系统和性功能。临床表现有瞳孔改变，排汗异常，腹泻或便秘，体位性低血压，持续心动过速及尿失禁、尿潴留、阳痿等。

4. 糖尿病足　WHO将糖尿病足定义为与下肢远端神经异常和不同程度的周围血管病变相关的足部（踝关节或踝关节以下）感染、溃疡和（或）深层组织破坏。多发生于病程长且病情控制不佳的患者。主要表现为足部溃疡和坏疽，是糖尿病患者致残的主要原因之一。

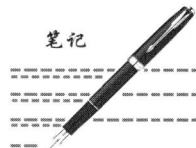

（四）辅助检查

1. 血糖测定　血糖升高是诊断糖尿病的主要依据，也是判断病情变化和评价疗效的主要指标。有静脉血和毛细血管血葡萄糖测定两种方法，糖尿病的诊断需要依据静脉血血浆葡萄糖的测定，毛细血管血葡萄糖测定用于病情的监测。正常人空腹血糖值范围为3.9～6.0 mmol/L，餐后2小时血糖低于7.7 mmol/L。根据 WHO（1999年）标准，符合以下3条中任何1条即可诊断为糖尿病，且在随后的另一日再测1次以证实诊断结果。①空腹血浆葡萄糖（fasting plasma glucose，FPG）水平≥7.0 mmol/L。②口服葡萄糖耐量试验（oral glucose tolerance test，OGTT）中2小时血浆葡萄糖（2 hour plasma glucose，2hPG）水平≥11.1 mmol/L。③糖尿病症状＋随机血浆葡萄糖水平≥11.1 mmol/L。空腹是指至少8小时没有任何热量的摄入。随机是指一天当中的任意时间而不管上次进餐时间。DKA 时血糖多为16.7～33.3 mmol/L，有时可达55.5 mmol/L；高渗性非酮症糖尿病昏迷时血糖多为33.3～66.6 mmol/L。

2. 尿糖测定　尿糖阳性是诊断糖尿病的重要线索，但不能作为诊断依据，尿糖阴性也不能排除糖尿病的可能。因受肾糖阈的影响，尿糖和血糖不一定呈平行变化。糖尿病肾疾患时肾糖阈升高，血糖虽已轻度或中度升高，尿糖仍阴性；妊娠时肾糖阈降低，血糖正常时尿糖可呈阳性。多数情况下24小时尿糖总量与糖代谢紊乱程度一致，可作为判断血糖控制的参考指标。

3. 口服葡萄糖耐量试验（OGTT）　本试验适用于空腹血糖高出正常范围，但未达到诊断糖尿病标准者。OGTT 应在不限制饮食（试验前3天每天进食碳水化合物不少于150 g）和正常体力活动2～3天后的清晨进行，应避免使用影响糖代谢的药物，试验前禁食至少10小时，期间可以饮水。试验当天取空腹血标本后，受试者饮用含有75 g 葡萄糖粉的水溶液250～300 ml，在5分钟内饮完，儿童按1.75 g/kg 葡萄糖服用，总量不超过75 g，服后30分钟、60分钟、120分钟、180分钟取静脉血测血浆葡萄糖。OGTT 中2hPG＜7.7 mmol/L 为正常糖耐量；≥7.8 且＜11.1 mmol/L 为糖耐量降低；≥11.1 mmol/L应考虑糖尿病。

4. 糖化血红蛋白 A1 和糖化血浆白蛋白测定　糖化血红蛋白 A1（glycosylated hemo-globin A1，GHbA1）为血红蛋白2条 β 链 N 端的缬氨酸与葡萄糖非酶化结合而成，为不可逆反应，其量与血糖浓度呈正相关。由于红细胞在血循环中的平均寿命为120天，因此 GHbA1 的测定可反映取血前8～12周血糖的总水平，可以弥补空腹血糖只反映瞬时血糖值的不足，成为糖尿病控制情况的监测指标之一。人血浆白蛋白也可与葡萄糖发生非酶化的糖基化反应而形成果糖胺（fructosamine，FA），其形成的量也与血糖浓度有关。FA 测定可反映糖尿病患者近2～3周血糖的总水平，是糖尿病患者近期病情监测的指标。

5. 其他　糖尿病常伴脂质代谢紊乱，血脂应列为常规检查项目。病情未控制的糖尿病患者，可出现三酰甘油、血浆总胆固醇和低密度脂蛋白胆固醇升高，以及高密度脂蛋白胆固醇降低。

DKA 患者尿酮体阳性或强阳性；血酮体增高，多超过4.8 mmol/L；二氧化碳结合力和 pH 值降低，血钾正常或偏低，血钠、血氯降低；血尿素氮和肌酐常偏高；血清淀粉酶和白细胞也可升高。

高渗性非酮症糖尿病昏迷患者血钠升高可达155 mmol/L，血浆渗透压升高达330～460 mmol/L，一般在350 mmol/L 以上；血酮体正常或略高，多不超过4.8 mmol/L；血尿素氮及肌酐升高；白细胞明显升高。

四、处理要点

由于糖尿病的病因及发病机制尚未完全明了，因此，目前还缺乏有效的病因治疗方法。治疗目标是通过纠正患者的不良生活方式和代谢紊乱，消除糖尿病症状，防止急性并发症的发生，延缓慢性并发症的发生和发展，提高患者的生活质量。为达到上述目标，强调早期、长期、综合治疗及治疗措施个体化的基本治疗原则。糖尿病综合治疗包括糖尿病教育、饮食治疗、运动疗法、药物治疗和血糖监测 5 个方面，其中以饮食治疗和运动疗法为基础，根据病情选用药物治疗。

（一）糖尿病教育

糖尿病教育主要是指针对糖尿病患者的健康教育。只有让患者认识到糖尿病的危害及长期治疗的必要性，让患者学会糖尿病治疗与护理的知识和技能，充分发挥患者自身能力，使患者主动积极配合，才能使血糖控制达标，防止和延缓并发症的发生和发展，提高患者生活质量。

（二）饮食治疗

饮食治疗是糖尿病治疗的基础，应严格和长期执行。对于 1 型糖尿病患者，合理的饮食配合胰岛素治疗，有利于控制高血糖和防止低血糖的发生。对于 2 型糖尿病患者，尤其是超重或肥胖者，科学的饮食治疗有利于减轻体重，改善高血糖、高血压、胰岛素抵抗和脂代谢紊乱，减少降糖药物的用量。

（三）运动疗法

运动疗法为糖尿病基础治疗之一，适用于 2 型糖尿病（尤其伴肥胖）以及病情基本得到控制的 1 型糖尿病。适度的运动有利于减轻体重，提高胰岛素的敏感性，改善糖和脂代谢紊乱，还可减轻患者的压力和紧张情绪。但是当患者出现急性代谢紊乱、严重慢性并发症急性期以及应激情况时应禁忌运动。

（四）药物治疗

1. 口服降糖药物治疗

（1）促胰岛素分泌剂：其作用机制主要是刺激胰岛 B 细胞分泌胰岛素，包括磺脲类和非磺脲类。适应证为饮食治疗和运动疗法不能使血糖获得良好控制的 2 型糖尿病患者。禁忌证为 1 型糖尿病患者、2 型糖尿病患者合并严重感染、酮症酸中毒、高渗性昏迷、进行大手术者，伴有肝肾功能不全以及合并妊娠的患者。①磺脲类：第一代以甲苯磺丁脲和氯磺丙脲为代表；第二代主要有格列本脲（优降糖）、格列齐特（达美康）、格列吡嗪、格列喹酮、格列美脲等。②非磺脲类：有瑞格列奈和那格列奈。

（2）双胍类：其作用机制为促进肌肉等外周组织对葡萄糖的摄取和利用，加速无氧糖酵解，抑制糖异生，抑制或延缓葡萄糖在胃肠道的吸收等，改善糖代谢。本类药物对正常血糖无降低作用，单独应用不引起低血糖。适用于症状轻、体型肥胖的 2 型糖尿病患者，与磺脲类合用可增加降血糖作用。除 1 型糖尿病外，凡忌用促胰岛素分泌剂的情况也忌用双胍类，乳酸性酸中毒者也禁用。常用药物有二甲双胍。

（3）α 葡萄糖苷酶抑制剂：α 葡萄糖苷酶抑制剂在小肠黏膜刷状缘竞争性抑制葡萄糖淀粉酶、蔗糖酶、麦芽糖酶和异麦芽糖酶，延缓葡萄糖和果糖等的吸收，可降低餐后高血糖。对乳糖酶无抑制作用，不影响乳糖的消化和吸收。

本类药物可用于 2 型糖尿病患者，单独应用可降低餐后血糖，与其他药物联合应用可提高疗效。对于 1 型糖尿病或胰岛素治疗的 2 型糖尿病患者，加用本药可改善血糖控制，减少胰岛素用量。但对于有肠道疾患、肝肾功能不全、妊娠、哺乳期、合并感染、酮症酸中毒、高渗性昏迷及对此药过敏的糖尿病患者禁用。常用药物有阿卡波糖、伏格列波糖。

（4）噻唑烷二酮类：也称格列酮类，主要作用是增强靶组织对胰岛素的敏感性，减轻胰岛素抵抗，为胰岛素增敏剂。主要用于胰岛素抵抗明显的 2 型糖尿病患者。不宜用于 1 型糖尿病、有糖尿病急性并发症及慢性并发症严重期的患者。此类药物有罗格列酮、吡格列酮等。

2. 胰岛素治疗

（1）适应证：①1 型糖尿病患者。②经饮食、运动及口服降糖药物治疗血糖控制不满意的 2 型糖尿病患者。③糖尿病伴急、慢性并发症者。④围手术期、妊娠期和分娩期的糖尿病患者。⑤全胰腺切除引起的继发性糖尿病。

（2）制剂类型：按作用快慢和持续时间，胰岛素制剂可分为短（速）效、中效和长（慢）效胰岛素 3 类。根据需要，有不同比例短、中效胰岛素的预混制剂。近年来又研制成功短效人胰岛素类似物制剂（赖脯胰岛素、门冬胰岛素）和长效人胰岛素类似物制剂（甘精胰岛素、地特胰岛素）。几种制剂的类型及作用时间见表 7 - 1。

表 7 - 1　胰岛素制剂的类型及作用时间

制剂类型	注射途径	作用时间（h）			给药时间
		开始	最强	持续	
超短效	皮下注射				
赖脯胰岛素		0.25 ~ 0.5	0.5 ~ 1.5	3 ~ 5	进餐前
门冬胰岛素		0.25 ~ 0.33	1 ~ 3	3 ~ 5	进餐前
短效					
普通胰岛素（R）	静脉注射	即刻	0.5	2	按病情需要
	皮下注射	0.5	2 ~ 4	6 ~ 8	餐前 30 分钟
单峰中性胰岛素	静脉注射	即刻	0.5	2	按病情需要
	皮下注射	0.5	2 ~ 4	6 ~ 8	餐前 30 分钟
诺和灵 R	静脉注射	0.5	1 ~ 3	6 ~ 8	按病情需要，餐前 30 分钟
	皮下注射				
优泌林（常规）	静脉注射	0.5	1 ~ 3	8	按病情需要，餐前 30 分钟
	皮下注射				
中效	皮下注射				
中性精蛋白锌胰岛素		2 ~ 4	8 ~ 12	18 ~ 24	早或晚睡前
单峰中效胰岛素		2 ~ 4	8 ~ 12	18 ~ 24	每日 1 ~ 2 次
诺和灵 N		1.5	4 ~ 12	18 ~ 24	按病情需要
优泌林 - 中效		1 ~ 2	6 ~ 12	18 ~ 24	按病情需要，餐前 15 ~ 20 分钟

（续表）

制剂类型	注射途径	作用时间（h）			给药时间
		开始	最强	持续	
长效	皮下注射				
特慢胰岛素锌混悬液		5～7	16～18	30～36	早餐或晚餐前1小时
诺和灵 UL		5～7	16～18	30～36	每日1次
优泌林 UL		5～7	16～18	30～36	每日1次
精蛋白锌胰岛素		3～4	14～20	24～36	每日1次
单峰精蛋白锌胰岛素		3～4	14～20	24～36	每日1次
特慢	皮下注射				
甘精胰岛素		1～2	无峰值	24	睡前1次
地特胰岛素		1～2	无峰值	24	睡前1次
预混	皮下注射				
诺和灵 30R		0.5	2～8	24	早餐或晚餐前30分钟
优泌林 70/30		0.5	2～8	24	早餐或晚餐前30分钟
诺和灵 50R		0.5	2～8	24	每日1～2次

（3）使用原则和剂量调节：应在一般治疗和饮食治疗的基础上使用胰岛素，由小剂量开始，根据血糖测定结果调整剂量，直到血糖得到良好控制。

（五）糖尿病酮症酸中毒的治疗

1. 输液 是抢救DKA首要的、极其关键的措施。开始使用生理盐水，补液量和速度视失水程度而定。如患者无心力衰竭，开始时补液的速度应快，在2小时内输入1000～2000 ml，以便迅速补充血容量，改善周围循环和肾功能。以后根据血压、心率、尿量及末梢循环情况等决定输液量和速度。从第3～6小时输1000～2000 ml。第1个24小时输液总量为4000～5000 ml，严重失水者可达6000～8000 ml。如治疗前已有低血压或休克，快速输液不能有效升高血压，则应输入胶体溶液并进行抗休克处理。

2. 胰岛素治疗 一般采用小剂量胰岛素治疗方案，既能有效抑制酮体生成，又能避免血糖、血钾和血浆渗透压降低过快带来的各种危险。通常采用短效胰岛素持续静脉滴注。开始时，以每小时0.1 U/kg胰岛素加入生理盐水中持续静脉滴注，通常血糖可以每小时2.8～4.2 mmol/L的速度下降，并根据血糖及病情变化调整胰岛素量和滴速。当血糖降至13.9 mmol/L时改输5%葡萄糖溶液或糖盐水，按葡萄糖与胰岛素之比例为（2～4）:1加入短效胰岛素。待尿酮体稳定转阴后，根据患者尿糖、血糖及进食情况调节胰岛素剂量或改为皮下注射，然后过渡到平时治疗。

3. 纠正电解质及酸碱平衡失调 通过输注生理盐水，低钠、低氯血症一般可获得纠正，但血钾浓度改变不定，应注意监测血钾水平，结合尿量与心电监护情况决定补钾时机、补钾量及速度。血 pH＞7.0 时，不需要给予碱性药物，经充分补液及胰岛素治疗即可纠正；血 pH≤7.0 的严重酸中毒应给予小剂量的碳酸氢钠静脉滴注，但补碱不宜过多、过快，以免诱发或加重脑水肿。应密切监测动脉血气情况。

4. 防治诱因和处理并发症 包括休克、感染、心力衰竭、心律失常、肾衰竭、脑水肿等，详见相关章节。

（六）高渗性非酮症糖尿病昏迷治疗

治疗上大致与酮症酸中毒相似。患者有严重失水，应积极补液。如治疗前已有休克，可先输生理盐水和适量胶体溶液尽快纠正休克。如无休克，经输注生理盐水 1000 ~ 2000 ml 后，有效血浆渗透压仍 > 350 mmol/L、血钠 > 155 mmol/L，可给予一定量的低渗溶液（0.45% 盐水），并在中心静脉压及血浆渗透压监测下调整补液量和速度；当血浆渗透压降至 330 mmol/L 时，再改为生理盐水。当血糖降至 16.7 mmol/L 改用 5% 葡萄糖溶液或糖盐水并加入短效胰岛素（每 3 ~ 4 g 葡萄糖加 1 U 短效胰岛素）。根据尿量补钾。积极消除诱因和治疗各种并发症。

五、常用护理诊断

1. 营养失调：低于机体需求量　与胰岛素分泌绝对或相对不足引起糖、蛋白质、脂肪代谢紊乱有关。

2. 有感染的危险　与血糖增高、脂质代谢紊乱、营养不良和微循环障碍有关。

3. 潜在并发症　酮症酸中毒、高渗性昏迷、糖尿病足。

六、护理措施

（一）一般护理

1. 饮食护理　应向患者讲解饮食治疗的目的、意义及具体措施，使患者积极配合，以取得最佳效果。

（1）制订总热量：根据患者的性别、年龄、身高等计算理想体重［理想体重（kg）＝身高（cm）－105］，然后参照理想体重、工作性质、活动强度及原来的生活习惯等因素，计算每日所需总热量。成人卧床休息状态下每日每千克理想体重给予热量 105 ~ 126 kJ，轻体力劳动者给予 126 ~ 146 kJ，中度体力劳动者给予 146 ~ 167 kJ，重体力劳动者给予 167 kJ 以上。儿童、孕妇、乳母、营养不良或有慢性消耗性疾病者应酌情增加，肥胖者酌减，使患者体重恢复至理想体重的 ±5% 左右。

（2）食物营养成分分配：糖类（碳水化合物）占总热量的 50% ~ 60%，提倡食用粗制米、面和一定量的杂粮。脂肪约占总热量的 30%，少食动物脂肪，尽量用植物油代替。蛋白质占总热量的 12% ~ 15%（每日每千克理想体重 0.8 ~ 1.2 g），其中动物蛋白占 1/3，以保证必需氨基酸的供给。儿童、孕妇、乳母、营养不良或有慢性消耗性疾病者的蛋白质摄入量可适当增加。

（3）三餐分配：按食物成分表将上述热量折算为食谱，三餐分配一般为 1/5、2/5、2/5 或 1/3、1/3、1/3；也可按 4 餐分配为 1/7、2/7、2/7、2/7。三餐饮食内容要搭配均匀，每餐均有碳水化合物、脂肪和蛋白质，且要定时定量，这样有利于减缓葡萄糖的吸收，增加胰岛素的释放。按此食谱食用 2 ~ 3 周，血糖可下降，如血糖控制不理想，应做必要的调整。

（4）饮食注意事项：①严格定时进食，对使用降糖药物的患者尤应注意。②控制饮食的关键在于控制总热量。在保持总热量不变的原则下，增加一种食物应同时减去另一种食物，以保证饮食平衡。当患者因饮食控制而出现易饥的感觉时，可增加豆制品和蔬菜等副食，如油菜、白菜、西红柿、冬瓜、黄瓜等。③严格限制各种甜食，包括各种食糖、糖果、甜点心、饼干、水果及各种含糖饮料等。体重过重者，忌食油炸、油煎食物。

炒菜宜用植物油，忌食动物油。少食动物内脏、蟹黄、虾籽、鱼籽等含胆固醇高的食物。限酒限盐，食盐 <6 g/d。④患者进行体育锻炼时不宜空腹，应补充适量食物，防止低血糖。⑤多食含纤维素高的食物，保持大便通畅。⑥每周定期测量体重一次，衣服重量要相同，且用同一体重秤。如果体重改变 >2 kg，应及时报告医生并协助查找原因。

2. 运动护理

（1）运动项目：根据病情、年龄、兴趣安排有氧运动，如散步、慢跑、骑自行车、健身操、太极拳等，其中以散步最为安全、最容易坚持，可作为首选。

（2）运动强度：合适的运动强度为运动时患者的心率应达到个体 60% 的最大耗氧量。个体处于 60% 最大耗氧量时心率简易计算法为：心率 = 170 - 年龄。

（3）运动时间：运动时间为每次 30~60 分钟，每日 1 次或每周 4~5 次，用胰岛素或口服降糖药物者最好每日定时活动，肥胖者可适当增加活动次数。

（4）运动注意事项：低血糖、酮症、诱发心脑血管意外或运动系统损伤等可能是运动的不良反应，为了防止上述不良反应的出现，在体育锻炼时要注意下列事项。①运动前评估糖尿病的控制情况，根据患者的具体情况决定运动方式、时间及所采用的运动量。血糖 >13.3 mmol/L 或尿酮阳性者不宜活动。②运动时应尽量避免恶劣天气，天气炎热时应保证水的摄入，寒冷天气时注意保暖。随身携带糖果，当出现饥饿感、心慌、出冷汗、头晕及四肢无力等低血糖症状时食用。身体状况不良时应暂停运动。③2 型糖尿病有心脑血管疾患或严重微血管病变者按具体情况妥善安排，收缩压 >24 kPa（180 mmHg）时停止活动，活动时间宜安排在餐后 1 小时，活动要适量，2 型糖尿病仅靠饮食控制者或口服降糖药物治疗者活动前通常不需要添加额外食物。④运动时随身携带糖尿病卡，以备急需。⑤运动后应做好运动日记，以便观察疗效和不良反应。

（二）病情观察

观察患者血糖是否控制在理想状态（空腹血糖 4.4~6.1 mmol/L、非空腹血糖 4.4~8.0 mmol/L 为理想状态），观察有无急性并发症、低血糖、糖尿病足等发生的先兆表现，若有，则及时通知医生并配合处理。

（三）用药护理

1. 口服降糖药物的护理

（1）磺脲类药物：应在餐前半小时服用。其主要不良反应是低血糖反应，同时还有不同程度的胃肠道反应、皮肤瘙痒、胆汁淤积性黄疸、肝功能损害、再生障碍性贫血、溶血性贫血、血小板减少、白细胞减少等。这些不良反应少见，一旦出现，应立即停药并给予相应处理。

（2）双胍类药物：其主要不良反应是胃肠道反应，如口中有金属味、恶心、厌食、腹泻等，餐中或餐后服药可减轻这些不良反应。因双胍类促进无氧糖酵解，产生乳酸，肝肾功能不全、休克或心力衰竭者使用后可诱发乳酸性酸中毒，应予以注意。

（3）α 葡萄糖苷酶抑制剂：应在进食第一口食物后服用，常见不良反应为胃肠道反应，如腹胀、排气增多或腹泻，经一段时间治疗后可减轻。此药在肠道吸收甚微，故无全身不良反应。

（4）噻唑烷二酮类：主要不良反应为水肿，有心力衰竭或肝病者慎用或禁用。

2. 胰岛素的护理

（1）胰岛素的保存：未开启的胰岛素放于冰箱 4~8 ℃ 冷藏保存，使用期间宜放在室温25℃以下，无须放入冰箱，可保存约1个月，应避免过冷、过热、太阳直晒，否则可因蛋白质凝固变性而失效。

（2）胰岛素的注射途径：有静脉和皮下两种。静脉注射方法详见酮症酸中毒的处理。皮下注射时有胰岛素专用注射器、胰岛素笔和胰岛素泵3种。专用于胰岛素注射的1 ml注射器弥补了普通1 ml注射器无效腔较大的缺点，并且注射器上直接标注着胰岛素单位，有利于减少剂量错误的发生；胰岛素笔是一种笔式注射器，胰岛素笔芯可直接装入笔内，易于携带，对老年患者、经常外出的患者尤为方便；使用胰岛素泵时，将胰岛素装入其储药器内，按预先设计的程序注入体内，特点是可模拟胰岛B细胞的生理分泌。

（3）药物抽取：两种胰岛素合用时应先抽正规胰岛素，后抽长效制剂，以免影响正规胰岛素的速效特性。

（4）注射部位：常采用皮下注射，宜选择皮肤疏松部位，如上臂三角肌、臀大肌、大腿前侧、腹部等，注射部位应交替使用以免形成局部硬结和脂肪萎缩，影响药物吸收及疗效。局部消毒应严格以防感染。

（5）不良反应的观察和处理：①低血糖反应，与胰岛素使用剂量过大、饮食失调或运动过量有关。表现为头昏、心悸、多汗、饥饿、甚至昏迷。对低血糖反应者，及时检测血糖，根据病情进食糖类食物或静脉推注50%葡萄糖溶液20~30 ml。②胰岛素过敏，主要表现为注射局部瘙痒、荨麻疹，全身性皮疹少见，罕见血清病、过敏性休克等过敏反应；一旦发生，立即更换胰岛素制剂种类，使用抗组胺药、糖皮质激素等，严重者须停止或暂时中断胰岛素治疗。③注射部位皮下脂肪萎缩或增生，可使胰岛素吸收不良，但临床少见，停止该部位注射后可缓慢恢复。经常更换注射部位可避免此不良反应的发生。

（四）感染的防护

（1）注意个人卫生。保持全身和局部清洁，尤其要加强口腔、皮肤和会阴部的清洁，做到勤洗澡、勤换衣。要选择质地柔软、宽松的衣服，避免使用各种约束带。

（2）注射胰岛素时局部皮肤应严格消毒，以防感染。

（3）皮肤有外伤或感染时，不可任意用药，必须在医生指导下用药。

（五）特殊护理

1. 酮症酸中毒、高渗性昏迷的护理

（1）一般护理：患者绝对卧床休息，注意保暖、持续低流量吸氧。加强生活护理，特别注意皮肤、口腔护理。昏迷者按昏迷常规护理。

（2）迅速建立静脉通路：立即开放两条静脉通路，准确执行医嘱，确保液体和胰岛素的顺利输入。

（3）病情监测：严密观察和记录患者意识状态、生命体征、呼吸气味、皮肤弹性、四肢温度及24小时液体出入量等变化，监测并记录血糖、尿糖、血酮、尿酮水平及血浆渗透压、动脉血气和电解质变化。

2. 糖尿病足的护理

（1）足部的观察与检查：每天观察足部颜色、温度、动脉搏动等有无异常；检查足部有无病变，如鸡眼、甲沟炎、甲癣、水疱等；定期做足部感觉的测试。

（2）促进足部循环：①注意足部保暖。②每天进行适度的体育活动，以促进血液循环，改善神经营养供给，避免同姿势站立过久；坐位时避免两足交叉。③每晚用50~60℃

温水泡足。④经常按摩足部。⑤积极戒烟。

（3）避免足部受伤：①患者应选择软底宽头的鞋子，不宜穿袜口弹性过紧的袜子，以透气及散热性好的棉袜为佳。②指导患者不要赤脚走路，以防刺伤；外出时不要穿拖鞋，以防踢伤。③手足冰冷需要使用热水袋或用热水清洗时，应注意防止烫伤。

（4）保持足部清洁：①勤换鞋袜、洗脚，保持趾间干燥、清洁。②修剪趾甲时使其略呈弧形，与脚趾等缘，不要修剪得过短以免伤及甲沟。③及时治疗足部感染，如足癣等。

（六）心理护理

关心和理解患者，及时将糖尿病的基本知识和预后告知患者及家属，让他们了解糖尿病虽不能根治，但可通过饮食控制、适当运动及药物等综合治疗，可以和正常人一样生活和长寿；耐心倾听患者的诉说，并积极与之交流、沟通，帮助患者认识病情，说明不良情绪与病情加重密切相关，要解除患者焦虑、紧张心理；鼓励患者参加各种糖尿病病友团体活动，增加患者战胜疾病的信心。

（七）健康指导

1. 疾病知识指导　可采取讲座、放录像、提供有关学习资料和个别辅导等多种方法，让患者及家属认识糖尿病是一种终身性疾病，目前尚不能根治，必须终身治疗，以便其积极配合治疗和护理。

2. 提高自我护理能力　①强调饮食治疗和运动疗法的重要性，指导患者掌握具体实施及调整的原则、方法及注意事项。②指导患者学习和掌握监测尿糖、血糖、血压、体重指数的方法，如尿糖定性测定、便携式血糖仪的使用、血压的测量方法、体重指数的计算等，同时让患者了解检测结果的意义，以便患者自我监测病情变化。③指导患者识别低血糖反应的表现，掌握自救方法。指导患者认识并发症先兆，及时就医。④告知患者生活要规律，戒烟酒，注意个人卫生，预防各种感染。一旦发生感染，立即就医。

3. 用药指导　指导患者掌握口服降糖药物的应用方法和不良反应的观察；学会正确注射胰岛素的方法，知道药物的作用、不良反应及使用注意事项。

4. 定期复诊　指导患者出院后要定期复诊，以了解病情控制情况，及时调整用药剂量。每年定期全身检查，以尽早防治慢性并发症。

5. 预防意外发生　告知患者外出时随时携带糖尿病卡片，以备发生紧急情况时能得到及时处理。

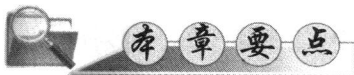

本章要点

本章重点讲解了内分泌及代谢性疾病的常见症状、体征及护理，甲状腺功能亢进症及糖尿病患者的临床表现、常用护理诊断及护理措施。

1. 内分泌及代谢性疾病的常见症状、体征及护理　身体外形改变的护理评估、常用护理诊断和护理措施。

2. 甲状腺功能亢进症患者的护理　甲状腺功能亢进症是指由多种原因导致甲状腺功能增强，分泌甲状腺激素（TH）过多所致的临床综合征。Graves 病又称弥漫性毒性甲状腺肿。典型临床表现有高代谢综合征、甲状腺肿及眼征。血清游离甲状腺素（FT_4）、游离三碘甲状腺原氨酸（FT_3）测定。血清总甲状腺素（TT_4）、总三碘甲状腺原氨酸

（TT₃）测定。促甲状腺激素（TSH）测定。促甲状腺激素释放激素（TRH）兴奋试验。TSH 受体刺激性抗体（TSAb）测定。常用护理诊断和护理措施。

3. 糖尿病患者的护理　糖尿病是由于胰岛素分泌缺陷和（或）胰岛素作用缺陷而引起的以慢性高血糖为共同特征，同时伴蛋白质、脂肪、水和电解质等代谢紊乱的一组慢性内分泌代谢性疾病。糖尿病分为 4 型，即 1 型糖尿病、2 型糖尿病、特殊类型糖尿病和妊娠期糖尿病。典型症状为"三多一少"，即多尿、多饮、多食、消瘦的典型症状。糖尿病酮症酸中毒的发生机制、诱因、临床表现。高渗性非酮症糖尿病昏迷的诱因、临床表现。慢性并发症有大血管病变、微血管病变、神经病变和糖尿病足。糖尿病神经病变以周围神经病变最常见，呈对称性。符合以下 3 条中任何 1 条即可诊断为糖尿病，且在随后的另一日再测 1 次以证实诊断结果。①空腹血浆葡萄糖水平≥7.0 mmol/L。②口服葡萄糖耐量试验中 2 小时血浆葡萄糖水平≥11.1 mmol/L。③糖尿病症状＋随机血浆葡萄糖水平≥11.1 mmol/L。糖化血红蛋白 A1 和糖化血浆白蛋白测定。糖尿病综合治疗包括糖尿病教育、饮食治疗、运动疗法、药物治疗和血糖监测 5 个方面，其中以饮食治疗和运动疗法为基础，根据病情选用药物治疗。常用护理诊断和护理措施。饮食护理如下。①制订总热量。②食物营养成分分配。③三餐分配。运动护理：用胰岛素或口服降糖药物者最好每日定时活动，肥胖者可适当增加活动次数。用药护理：口服降糖药物的护理，胰岛素的护理，糖尿病足的护理。

思考题

一、名词解释

1. 肥胖

2. 甲状腺功能亢进症

3. 糖尿病

二、简述题

1. 甲状腺功能亢进症合并突眼的护理措施有哪些？

2. 抗甲状腺药物的用药护理有哪些？

3. 简述甲状腺功能亢进症患者的饮食护理。

4. 糖尿病患者口服降糖药物和应用胰岛素的护理有哪些？

5. 糖尿病患者的饮食护理要点有哪些？

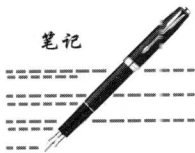

第八章　风湿性疾病患者的护理

> 1. 掌握风湿性疾病的概念及常见疾病（系统性红斑狼疮、类风湿关节炎）的病因和发病机制、临床表现。
> 2. 能够运用风湿性疾病的临床表现和相关知识对风湿性疾病患者做出正确的护理评估及护理诊断，制订护理计划，实施有效的护理措施和护理评价。
> 3. 学会为风湿性疾病患者进行皮肤护理和疼痛护理，指导患者进行关节功能锻炼。

风湿（rheumatism）是指关节、关节周围软组织、肌肉、骨骼出现的慢性疼痛。风湿性疾病（rheumatic diseases）简称风湿病，是一组以内科治疗为主的肌肉骨骼系统疾病，包括弥漫性结缔组织病（diffuse connective tissue disease）及各种病因引起的关节和关节周围软组织（包括肌肉、肌腱、韧带等）的疾病。弥漫性结缔组织病简称结缔组织病（connective tissue disease，CTD），是风湿性疾病中的一大类，除了具有风湿病的慢性病程、肌肉关节病变外，其特点是以血管和结缔组织的慢性炎症为病理基础，可引起多器官系统损害，属自身免疫病。

风湿性疾病共同的临床特点如下。①慢性病程。②发作与缓解交替出现。③同一疾病的临床表现个体差异很大。④有较复杂的生物化学及免疫学变化。⑤治疗效果个体差异较大。⑥疗程较长，具有一定的遗传倾向。

第一节　风湿性疾病的常见症状、体征及护理

一、关节疼痛与肿胀

疼痛是关节受累的首发症状，也是风湿性疾病患者就诊的主要原因。不同疾病关节疼痛的部位和性质的区别：类风湿关节炎（rheumatoid arthritis，RA）的最早、最常见的受累关节是掌指关节、近端指间关节和腕关节，呈对称性分布，持续性疼痛伴晨僵；强直性脊柱炎以髋、膝、肩关节受累最为常见，多为不对称性，呈持续性疼痛；风湿热关节痛多为游走性；痛风多累及单侧第一跖趾关节，疼痛剧烈。疼痛的关节均可有肿胀和压痛，多由关节腔积液或滑膜肥厚所致，为滑膜炎或周围组织炎的体征。

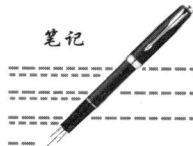

（一）常用护理诊断

1. 疼痛　慢性关节疼痛与炎性反应有关。

2. 焦虑　与疼痛反复发作、病情迁延不愈有关。

（二）护理措施

1. 疼痛

（1）一般护理。

1）休息：急性期关节肿胀伴体温升高时，应卧床休息，限制受累关节活动。

2）创造适宜的环境：环境不能过于嘈杂，也不能过于清净，以免患者感觉的超负荷或剥夺对疼痛产生不良影响。

3）生活护理：对残疾者予以适当的生活照顾。

（2）减轻疼痛：为患者创造安静、舒适的环境。避免疼痛部位受压和寒冷刺激。合理应用非药物性止痛疗法，如松弛术、热敷、按摩、震动、超声波、红外线等方法，分散患者注意力。遵医嘱指导患者饭后服用非甾体抗炎药，多饮水，观察疗效及不良反应。

2. 焦虑

（1）评估心理状态：通过观察和患者交谈，了解其心理状态。

（2）提供心理支持：鼓励患者说出自己的感受并理解、同情患者的感受；耐心听取患者的叙述，对患者提出的问题给予有效和积极的解答，说明焦虑对身体可能造成的危害，建立良好的护患关系。

（3）应用放松技术：教会患者使用放松技术，如缓慢深呼吸、听音乐等方法，减轻患者的痛苦，从而减轻其焦虑。

二、关节僵硬及活动受限

关节僵硬又称晨僵，是指患者晨起前，或患者没有活动的一段静止时间内，当开始活动时出现的一种关节局部不适、不灵活感。轻者活动后症状可减轻或消失，重者需要1小时或数小时才能缓解，以 RA 最为典型。早期关节活动受限主要由于肿胀、疼痛引起，晚期则主要由于关节骨质破坏、纤维骨质粘连和关节半脱位引起，此时关节活动出现严重障碍，最终导致关节功能丧失。晨僵通常是暂时的，而真正的活动受限是固定的、不会变化的。

（一）常用护理诊断

躯体移动障碍，与关节疼痛、僵硬及关节、肌肉功能障碍有关。

（二）护理措施

1. 一般护理　根据患者活动受限的程度，协助患者进行日常生活。在饮食方面，注意教会患者合理调节饮食，给予高蛋白、富含维生素的饮食，以利于疾病康复。

2. 保护或促进关节功能　关节肿痛时，限制活动，保持患者合适体位。急性期后，尽早指导患者下床活动或在床上进行功能锻炼，以恢复关节功能、加强肌肉的力量和耐力。活动程度以患者能够耐受为度。夜间睡眠时注意病变关节的保暖，预防晨僵。

3. 训练患者自理　评估患者日常生活能力及疾病对其生活的影响，制订合适的措施及训练方法，必要时给予帮助。教给患者个人安全方面的注意事项，避免患者损伤。

4. 病情监测及预防并发症　严密观察患肢情况，防止肌肉萎缩；对于卧床患者，应鼓励其有效咳嗽和深呼吸，防止肺部感染；患者活动初期应有人陪护，防止受伤；保持肢体功能位，防止足下垂；协助患者翻身，适当使用防压工具，预防压疮；保证充分的液体供应，多摄入富含纤维素的食物以防止便秘；检测出入量和营养状况。

5. 心理护理　鼓励患者表达自己的感受，理解和关心患者，允许患者以自己的速度完成工作。

三、皮肤受损

风湿性疾病的常见的皮肤受损有皮疹、红斑、水肿、溃疡等，多由于血管炎性反应引起。坏死性脉管炎或血管炎最具特征性的损害是红斑性丘疹，当按压皮肤时红斑不变白（即可触性紫癜），呈多形性。系统性红斑狼疮（systemic lupus erythematosus，SLE）的最具特征性的皮肤损害为面部蝶形红斑，口腔、鼻黏膜受损可表现为溃疡和糜烂；RA患者可表现有皮下结节，多位于肘关节鹰嘴附近、枕部、跟腱等关节隆突部位及受压部位的皮下，结节呈对称性分布，质硬无压痛，大小不一；皮肌炎的皮肤受损表现为对称性眼睑、眼眶周围等出现紫红色斑疹及实质性水肿。

（一）常用护理诊断

皮肤完整性受损，与血管炎性反应及应用免疫抑制剂等因素有关。

（二）护理措施

1. 皮肤护理　除常规的皮肤护理以外，应注意以下事项。①避免阳光直射皮肤。②避免接触刺激性物品，如碱性肥皂、化妆品等。③避免服用诱发本系统疾病的药物，如普鲁卡因胺、肼屈嗪等。

2. 饮食护理　鼓励患者摄入足够的营养和水分，给予足量的蛋白质、维生素等，以维持正氮平衡，提供组织修复的需要。

3. 用药护理　遵医嘱使用药物，注意药物不良反应。

（1）非甾体抗炎药：常用的有布洛芬、阿司匹林等。久用可出现胃肠道不良反应，应在饭后服用，同时服用胃黏膜保护剂及 H_2 受体拮抗剂。

（2）糖皮质激素：常见不良反应有满月脸、水牛背、血压升高、血糖升高、电解质紊乱、引起或加重消化道溃疡、骨质疏松，也可诱发精神失常、机会性感染及无菌性骨坏死。服药期间应给予低盐、高蛋白、含钾和钙丰富的食物，补充钙剂和维生素 D；定期测量血压、血糖、尿糖的变化；做好皮肤和口腔护理；注意患者情绪变化；不能自行停药或减量。

（3）免疫抑制剂：不良反应主要是白细胞减少，也可引起胃肠道反应、出血性膀胱炎、脱发、畸胎等。应鼓励患者多饮水，观察尿液颜色，及早发现膀胱出血情况；育龄妇女在服药期间应避孕；对于脱发者，应鼓励其戴假发，以增强其自尊。

第二节　系统性红斑狼疮患者的护理

引导案例

患者，女，30岁。2年前开始关节痛，半年前出现下肢稍肿，近2个月发热，全身水肿伴尿量明显减少。患者非常紧张，不断询问病情、预后等问题。检查：T 38.3 ℃，P 108 次/分，R 24 次/分，BP 106/64 mmHg，面部有蝶形红斑，双侧手掌、足底可见片状红斑，肾功能检查异常，抗核抗体阳性，抗双链 DNA（dsDNA）抗体阳性，抗 Sm 抗体阳性。初步诊断：系统性红斑狼疮。

　　案例思考：1. 该患者存在哪些护理问题？

　　　　　　　2. 为何诊断为系统性红斑狼疮？如何进行护理？

　　系统性红斑狼疮（systemic lupus erythematosus，SLE）是一种慢性的、反复发作的、炎症性的、常伴有发热的自身免疫性结缔组织疾病。SLE 患者体内存在多种致病性自身抗体（特别是抗核抗体），病变可累及全身多系统、多器官。病程迁延不愈，病情反复发作。以女性多见，患病年龄以 20～40 岁最多。非洲人及亚洲人多见，患病率为（2.9～400）/10 万，在我国的患病率约为 70/10 万。

一、病因和发病机制

　　本病的病因和发病机制不明，目前认为可能与遗传、性激素、环境等因素有关。

　　（一）病因

　　1. 遗传　有色人种 SLE 患病率高于白人，提示 SLE 与种族有关；有家族聚集倾向，近亲的患病率可高达 13%；同卵双生的双胞胎的患病率高达 23%～69%，而异卵双生的双胞胎的患病率仅为 3%；有易感基因，如 $HLA-DR2$、$HLA-DR3$ 阳性，$C4a$、$C1q$、$C1r/s$ 和 $C2$ 天然缺陷的人群的患病率明显高于正常人群。

　　2. 性激素　系统性红斑狼疮以年轻女性多见，其中育龄妇女约占 90%，男性与女性之比为 1:9，提示可能与 X 性染色体及雌激素水平有关，无论是男性还是女性患者体内的雌酮羟基化产物皆增高。另外，妊娠可诱发本病或加重病情。这些均提示系统性红斑狼疮的发病与性激素有关。

　　3. 环境

　　（1）日光：是诱发因素，40% SLE 患者对日光过敏，紫外线使皮肤上皮细胞凋亡，新抗原暴露而成为自身抗原。

　　（2）感染：SLE 症状与病毒感染相似；在 SLE 肾小球内皮及组织中可找到包涵体，血清中抗病毒滴度增高，提示与病毒感染有关。

　　（3）食物：含补骨脂素的食物有增强光敏感的作用，如芹菜、油菜、无花果、黄泥螺等；含联胺基团的食物可诱发 SLE 发病，如烟熏食品、蘑菇等；含 L-刀豆素的食物，如苜蓿的种子、新芽和多种豆荚类食物等，也与 SLE 的发病有关。

　　（4）药物：普鲁卡因胺、青霉胺、异烟肼、甲基多巴等药物的应用，可出现狼疮样症状，停药后多消失。

　　（二）发病机制

　　外来抗原（病原体/药物）引起 B 细胞活化。易感者免疫耐受减弱，B 细胞通过交叉反应与模拟外来抗原的自身抗原相结合，并将抗原递呈给 T 细胞，使之活化，在 T 细胞活化刺激下，B 细胞产生大量自身抗体导致自身组织破坏。

　　系统性红斑狼疮的病理改变为结缔组织纤维蛋白样变性和坏死性血管炎，受损器官的特征性改变如下。①狼疮小体（苏木紫小体）：是抗核抗体作用于细胞核形成的嗜酸

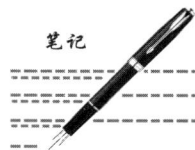

性团块，呈圆形或椭圆形，是诊断 SLE 的特征性依据。②"洋葱皮样"病变：小动脉周围有显著的向心性纤维组织增生。③疣状心内膜炎：在心内膜或腱索上形成的赘生物。④狼疮性肾炎。

二、临床表现

（一）症状与体征

1. 全身症状　多数患者有不同程度的发热（各种热型），尤以长期低、中度热多见，也可出现全身不适、乏力、体重减轻、淋巴结肿大等。

2. 皮肤与黏膜　约80%患者有皮肤损害，常位于皮肤暴露部位，包括面部蝶形红斑、面部丘疹、盘状红斑、指掌部或甲周红斑、指端缺血、面部及躯干皮疹，其中以面部蝶形红斑最具特征性，表现为从鼻梁向两侧面颊部展开的蝶形、不规则的水肿性红斑，呈鲜红色或紫红色。病情缓解时，红斑可消退，留有棕黑色色素沉着。

40%患者有光过敏，40%患者有脱发，30%患者有雷诺现象，30%患者有口腔溃疡。

3. 关节与肌肉　85%患者有关节受累，大多表现为关节痛，部分可伴有关节炎，一般不引起关节畸形。常见受累部位有近端指间关节、腕、膝、踝关节等处，表现为对称性多关节肿痛，呈间歇性。40%患者可有肌痛，有时出现肌炎。

4. 肾脏　系统性红斑狼疮患者均有肾组织病理改变。约70%患者出现狼疮性肾炎（LN），表现为急慢性肾炎、肾病综合征、远端肾小管酸中毒和尿毒症，可有不同程度的水肿、高血压、蛋白尿、管型尿、血尿，最终导致肾衰竭。

5. 心血管　30%患者可有心包炎，约10%患者累及心肌发生心肌炎，10%患者有周围血管病变，如血栓性静脉炎，出现心功能不全是预后不良的重要指征，心肌炎合并肾性高血压和肾功能不全者可发生心力衰竭而死亡。

6. 肺与胸膜　约10%患者可有急性狼疮性肺炎，其特征为双侧弥漫性、肺泡浸润性病灶，表现为发热、干咳、气促，也可表现为肺间质病变。35%患者可有胸膜炎、胸腔积液。

7. 消化道　约30%患者出现食欲缺乏、恶心、呕吐、腹痛、腹泻等症状，少数可有各种急腹症发作，如急性腹膜炎、胰腺炎、胃肠炎，严重者可因肠壁或肠系膜血管炎而引起肠出血、肠穿孔等。

8. 神经系统　20%患者有神经系统损伤，脑损害最多见，表现为头痛、呕吐、精神障碍、癫痫发作、偏瘫、脑血管意外、脊髓炎等，此类患者被称为神经精神性狼疮（NP－SLE）患者，凡有中枢神经系统症状者均表示病情活动，预后不良。严重头痛可以是 SLE 的首发症状。

9. 血液系统　约60%患者有慢性贫血、仅10%为自身免疫性溶血性贫血，约40%患者有白细胞和淋巴细胞减少，20%患者有血小板减少等。

10. 浆膜炎　50%以上患者在急性发作期有浆膜炎，包括中小量胸腔积液，中小量心包积液。

11. 抗磷脂抗体综合征　动脉和（或）静脉血栓形成、习惯性自发性流产、血小板减少。可以出现在 SLE 的活动期，患者血清不止一次出现抗磷脂抗体。

12. 干燥综合征（SS）　约30%患者继发 SS，有唾液腺和泪腺功能不全。

13. 眼　约15%患者有眼底变化，如出血、视神经盘水肿、视网膜渗出物等，其原因为视网膜血管炎，早期治疗可逆转。

（二）辅助检查

1. 一般检查 血细胞三系减少，红细胞沉降率增快提示 SLE 活动期。尿液改变提示肾损害。血清转氨酶升高提示肝损害。

2. 免疫学检查

（1）抗核抗体阳性：敏感性高（95%），特异性低（65%），目前已替代狼疮细胞检查，用于 SLE 的筛查。

（2）抗双链 DNA 抗体阳性：特异性高（95%），敏感性低（70%），与 SLE 活动及预后有关，本抗体滴度高者常有肾损害，且预后差。

（3）抗 Sm 抗体阳性：特异性高（99%），敏感性低（25%），SLE 不活动时也可阳性，故称为 SLE 的标志抗体，是回顾诊断的指标。

（4）抗磷脂抗体阳性：包括抗心磷脂抗体阳性、狼疮抗凝物阳性、梅毒血清试验假阳性。

（5）血清补体 C_3、C_4 水平降低，免疫球蛋白增高：提示 SLE 活动期。

（6）狼疮带试验（狼疮细胞）阳性：代表 SLE 活动性，取腕上方伸侧部位的没有红斑的皮肤，用免疫荧光法检测皮肤的表皮与真皮连接处有无免疫球蛋白的沉积带。

（7）肾活检：对指导狼疮性肾炎患者治疗及估计预后有重要价值。

三、处理要点

1. 非甾体抗炎药 阿司匹林、吲哚美辛、布洛芬等，主要用于发热，关节、肌肉肿痛，无内脏及血液病变的轻症患者。伴肾炎者慎用，因其能使肾功能恶化。注意消化道不良反应，如胃部不适、胃痛、恶心、反酸、甚至胃黏膜出血。

2. 抗疟药（适用于皮疹、光敏感及关节症状，是治疗盘状红斑狼疮的主要药物）磷酸氯喹 250 ~ 500 mg/d，或羟基氯喹 200 ~ 400 mg/d。病情控制后，减量维持。可引起视网膜退行性病变、视觉异常和失明，用药后每 3 ~ 6 个月查一次眼底，发现病变及时停药，视力可恢复正常，另外，还可出现皮肤色素沉着、皮疹、毛发变白、白细胞和血小板减少以及神经系统病变等不良反应。

3. 糖皮质激素 是目前治疗 SLE 的主要药物，适用于急性暴发性狼疮、脏器（肾、中枢神经系统、心、肺等）受损、急性溶血性贫血、血小板减少性紫癜等。起始剂量：泼尼松每日 1 mg/kg，轻者每日 0.5 mg/kg，持续 6 ~ 8 周。减量：病情明显好转后开始减量 10%，持续 1 ~ 2 周。维持量：10 ~ 15 mg/d。冲击疗法：急性暴发性危重者，如急性肾衰竭、NP - SLE 的癫痫发作、明显精神症状等，甲泼尼龙 1 g/d 静脉滴注，用 3 天。严密观察不良反应：严重感染、高血压、心律失常、高血糖。

4. 免疫抑制剂 病情易复发者或重症者加用免疫抑制剂。

（1）环磷酰胺（CTX）冲击疗法：10 ~ 16 mg/kg + 200 ml 生理盐水静脉滴注，>1 小时，4 周重复 1 次。重者 2 周重复 1 次，6 次后改 3 个月冲击 1 次，活动静止后 1 年停止。

（2）硫唑嘌呤：按体重每日 2 mg/kg 口服，活动静止数月后减量，酌情服一段时间可停用。大剂量激素联用免疫抑制剂治疗 4 ~ 12 周，病情改善，在病情允许的情况下，尽快减至小剂量。

（3）环孢霉素 A：对上述免疫抑制剂无效的肾炎患者有效，可减少激素用量，每日

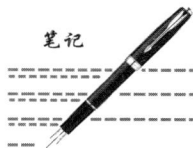

5 mg/kg，分 2 次服用，服用 3 个月后每月减少 1 mg/kg，至每日 1 ~ 3 mg/kg 的维持量。

5. 其他 中医辨证施治可获得一定效果，雷公藤对狼疮性肾炎有一定疗效。

四、常用护理诊断

1. 皮肤完整性受损 与疾病所致血管炎性反应等因素有关。
2. 外周血管灌注量改变 与血管痉挛有关。
3. 潜在并发症 慢性肾衰竭、感染。

五、护理措施

（一）皮肤护理

1. 光过敏者 床位应安排在没有阳光直射的地方。禁止日光浴，外出时穿长袖衣裤，戴保护性眼镜、太阳帽或打伞；对病室进行紫外线消毒时，患者应避开，注意保护患者皮肤。

2. 保持皮肤清洁 皮损处可用清水冲洗，用 30 ℃ 左右温水湿敷红斑处，每日 3 次，每次 30 分钟，可促进局部血液循环，有利于鳞屑脱落。禁用碱性强的肥皂清洁皮肤，避免使用化妆品或其他化学药物，防止对局部皮肤刺激引起过敏。

3. 脱发患者的护理 避免引起脱发加重的因素，如染发烫发剂、定型发胶、卷发。减少洗头次数，每周用温水洗头 2 次，边洗边按摩。也可用梅花针轻刺头皮，每日 2 次，每次 15 分钟。建议脱发患者剪成短发，或用适当方法遮盖脱发，如头巾、帽子、假发等。

4. 避免使用诱发 SLE 的药物 如普鲁卡因胺、青霉胺、异烟肼、甲基多巴等。

5. 注意保持口腔清洁，预防感染 有口腔黏膜破损时，避免食用辛辣等刺激性食物，在漱口后用中药冰硼散或锡类散涂敷溃疡部，可促进愈合。细菌性感染可用 1：5000 呋喃西林液漱口，真菌感染可用 1% ~ 4% 碳酸氢钠液漱口。

（二）休息与饮食

急性活动期的患者应卧床休息，以减少能量消耗，保护脏器功能，预防并发症发生。缓解期或病情稳定的患者可以适当活动或做轻体力工作，避免劳累。

进食高糖、高蛋白、高维生素、易消化的食物。忌食芹菜、无花果、烟熏食品、蘑菇和辛辣食物。戒烟和禁饮咖啡。对于肾功能不全者，应给予低盐、少量优质蛋白饮食，限制水摄入。

（三）病情观察

观察生命体征；观察皮肤黏膜情况，注意有无红斑、血管炎现象；观察受累关节、肌肉的部位及疼痛的性质和程度；观察各组织器官功能，注意神志、瞳孔、尿量，注意有无心包摩擦音、心包积液、心律失常、心衰、呼吸困难、胸痛、咳嗽、贫血、出血、感染、恶心、呕吐、腹痛、腹泻等情况。

（四）用药护理

1. 非甾体抗炎药 主要用于发热、关节肌肉酸痛而无明显内脏或血液病变的轻症患者。常用药物如阿司匹林、双氯芬酸、布洛芬等，通常选用一种药物，足量使用 2 ~ 3 周后无效时才更换另一种药物，患者应遵医嘱服药，不可自行换药，注意不可选用两种以

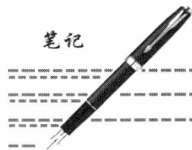

上该类药物同时服用，有肾炎、胃炎者慎用。

2. 糖皮质激素　是目前治疗系统性红斑狼疮的主要药物，对急性活动性系统性红斑狼疮效果好，对一些轻型患者可暂时不使用。注意：不要盲目滥用糖皮质激素，长期使用应逐渐减量并注意避免诱发感染、高血压、糖尿病、骨质疏松等，每周测血压、体重和检查血尿常规，每月做血电解质测定。

3. 免疫抑制剂　硫唑嘌呤可引起过敏反应（如全身不适、头晕、关节痛、恶心、呕吐）及骨髓抑制，停药后可恢复，本药可泌入乳汁，故哺乳期妇女慎用，静脉注射时应注意不要将本药注射至血管周围，因其可导致组织损伤。环孢素 A 对其他免疫抑制剂无效的肾炎患者有效，可起到减少糖皮质激素用量的作用，此药可引起肝肾功能损害，应注意监测肝功能和肾功能。CTX 最常见的不良反应为骨髓抑制，其代谢产物可产生严重的出血性膀胱炎，并可引起生殖系统毒性反应，故应用时应定期监测血常规、尿常规，多饮水，妊娠期妇女禁用。

4. 其他　雷公藤制剂，此药对于儿童、未婚女性和希望生育的夫妇应当慎用，以免影响生育。

（五）心理护理

针对患者的病情，找出产生焦虑的原因，表示理解。护理人员要有同情心，给予安慰、疏导，耐心解答患者提出的各种问题。鼓励患者的亲属和朋友多陪伴患者，给予患者亲情和温暖，使患者获得情感上的支持。

向患者介绍治疗成功的病例及治疗进展，与患者一起制订护理计划，在病情许可的条件下鼓励患者进行自我护理，以增强其信心，让患者明确目标，积极配合治疗。

（六）健康指导

（1）讲明知识和教会患者自我护理，避免一切可能诱发本病的因素。患者应保持心情舒畅，注意劳逸结合，避免过度劳累。

1）注意保持个人卫生，学会皮肤护理，预防皮损和感染。

2）出院后尽量少去公共场所，以防感染，有感染时应积极治疗。

3）定期复查血常规、尿常规、血液生化、免疫学指标，随时发现病情变化。

（2）病情活动伴有心、肺、肾功能不全的育龄妇女应避免妊娠，待病情稳定后在医生指导下再考虑生育。减少妊娠次数，且不宜服用雌激素类避孕药。

（3）遵医嘱用药，避免服用可诱发或加重本病的药物，如普鲁卡因胺、磺胺、异烟肼等。服用肾上腺糖皮质激素时，不可擅自停药、减量或加量，注意药物的副作用，发现问题，及时就诊。

第三节　类风湿关节炎患者的护理

引导案例

　　患者，女，32 岁。6 年前出现两手指关节肿胀疼痛，晨起时感觉疼痛的指关节僵硬，持续约 2 小时。逐渐两手腕关节也开始肿胀疼痛。近半年来病情逐渐加重，指关节、腕关节均出现变形。患者愁眉不展，情绪低落。实验室检查：血红蛋白 100 g/L。红细胞沉

内科护理学

降率加快。类风湿因子阳性（滴度＞1∶20）。X 线胸片示：胸腔积液。关节片示：指关节、腕关节骨质疏松，关节间隙变窄。初步诊断：类风湿关节炎（活动期）、胸腔积液。

案例思考：1. 该患者存在哪些症状及阳性体征？

2. 为何诊断为类风湿关节炎？如何进行护理？

类风湿关节炎（rheumatoid arthritis，RA）是一种以累及周围关节为主的自身免疫性疾病，可伴有关节外的系统性损害。临床特征为受累关节呈对称性、慢性炎性病变，有持续、反复发作的过程，表现为关节肿痛、活动受限，当炎症破坏软骨和骨质时，出现关节畸形和功能障碍。RA 是最常见的炎性关节炎，影响世界上 0.5% ~1% 的人群，任何年龄都可发病，女性的发病率为男性的 2 ~3 倍。

一、病因和发病机制

本病的病因和发病机制尚不清楚，目前认为与感染因子（如支原体、分枝杆菌、肠道细菌、EB 病毒等）及遗传易感性有关。当某种感染因子作为抗原进入人体后，首先被巨噬细胞吞噬，经消化、浓缩后与其细胞膜的 HLA – DR4 分子结合形成复合物，若此复合物被其 T 细胞的受体所识别，则该 T 辅助淋巴细胞被激活，引起一系列免疫反应，包括激活 B 淋巴细胞，使其分化为浆细胞，分泌大量免疫球蛋白，其中有类风湿因子（RF）。RF 可与自身的 IgG 相结合，所形成的免疫复合物导致Ⅲ型变态反应，造成关节和关节外病变。细胞因子是细胞之间相互作用的重要介质，由活化的细胞所分泌。细胞因子使巨噬细胞持续被活化，造成慢性病程，同时也产生很多临床表现，如 IL – 1 在引起滑膜炎症、破坏关节软骨和骨的过程中起重要作用。流行病学调查显示，在 RA 患者的家族成员及同卵双胞胎中 RA 的发病率约15%，说明 RA 有一定的遗传倾向，通过分子生物检测法发现 HLA – DR 出现在 RA 患者的频率明显高于正常人群，因此 HLA – DR 被称为 RA 的易感基因，除 HLA – DR 外，DQ 以及 HLA 以外的基因（如 T 细胞受体基因、TNF 基因、性别基因、球蛋白基因）也被证明与 RA 的发病、发展有很大关系，总的来说，RA 是一个多基因的疾病。

病理改变如下。①关节滑膜炎，急性期滑膜充血水肿、细胞浸润，慢性期滑膜增生肥厚，形成绒毛状突起，突向关节腔内或侵入软骨及软骨下的骨质，绒毛具有破坏性，是造成关节破坏、畸形、功能障碍的病理基础。②血管炎，血管内膜增生引起腔内狭窄或堵塞，血管周围有淋巴细胞浸润。

二、临床表现

RA 的临床表现多样，从主要的关节症状到关节外多系统受累的表现。RA 多以缓慢而隐匿的方式起病，在出现明显关节症状前可有数周低热，少数患者可有高热、乏力、全身不适、体重下降等症状，以后逐渐出现典型关节症状。少数患者起病急，在数天内出现多个关节症状。

（一）关节表现

可分滑膜炎症状和关节结构破坏的表现，前者经治疗后有一定可逆性，但后者一经出现很难逆转。RA 病情和病程有个体差异，从短暂、轻微的少关节炎到急剧进行性多关节炎均可出现，常伴有晨僵。

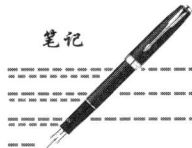

1. **晨僵**　早晨起床后病变关节感觉僵硬，称"晨僵"（日间长时间静止不动后也可出现），如胶黏着样的感觉，持续时间至少 1 小时。晨僵出现在 95% 以上的 RA 患者中。晨僵持续时间和关节炎症的程度成正比，故它常被作为观察本病的活动指标之一，只是主观性很强。其他病因和发病机制的关节炎也可出现晨僵，但不如本病明显和持久。

2. **痛与压痛**　关节痛往往是最早的症状，最常出现的部位为腕关节、掌指关节、近端指间关节，其次是足趾关节、膝关节、踝关节、肘关节、肩等关节。多呈对称性、持续性，但时轻时重，疼痛关节常伴压痛，受累关节的皮肤出现褐色色素沉着。

3. **关节肿**　多因关节腔内积液或关节周围软组织炎症引起，病程较长者可因滑膜慢性炎症后的肥厚而引起肿胀。凡受累的关节均可肿胀，常见的部位为腕关节、掌指关节、近端指间关节、膝关节等关节，多呈对称性。

4. **关节畸形**　见于较晚期患者，关节周围肌肉的萎缩、痉挛使畸形更为加重。最为常见的晚期关节畸形是腕关节和肘关节强直、掌指关节半脱位、手指向尺侧偏斜，使手呈"天鹅颈"样及"纽扣花样"表现。重症患者关节呈纤维性或骨性强直而失去关节功能，致使生活不能自理。

5. **关节功能障碍**　关节肿痛和结构破坏都会引起关节活动障碍。美国风湿病学会根据 RA 影响生活的程度将 RA 分为 4 级。Ⅰ级：能正常进行日常生活和各项工作。Ⅱ级：可进行一般的日常生活和某种职业工作，但参与其他项目活动受限。Ⅲ级：可进行一般的日常生活，但参与某种职业工作或其他项目活动受限。Ⅳ级：日常生活的自理和参与工作的能力均受限。

6. **特殊关节受累表现**　颈椎的可动性小关节及周围腱鞘受累出现颈痛、活动受限，有时甚至因颈椎半脱位而出现脊髓受压；肩关节、髋关节被周围较多肌腱等软组织包围，因此很难发现肿胀。最常见的症状是局部痛和活动受限，髋关节常表现为臀部及下腰部疼痛；颞颌关节受累出现于 25% 的 RA 患者，早期表现为讲话或咀嚼时疼痛加重，严重者有张口受限。

（二）关节外表现

1. **类风湿结节**　是本病较常见的关节外表现，可见于 20% ~ 30% 的患者，多位于关节隆突部及受压部位的皮下，如前臂伸侧、肘部鹰嘴突附近、枕部、跟腱等处。其大小不一，结节直径由数毫米至数厘米不等、质硬、无压痛、呈对称性分布。此外，几乎所有脏器（如心、肺、眼等）均可累及。其存在提示本病活动。

2. **类风湿血管炎**　可出现在患者的任一系统。表现为甲床或指端小血管炎，少数发生局部组织缺血性坏死；侵犯肺部可出现渗出性胸膜炎，部分患者有肺间质性病变、肺内结节样改变。心包炎、心肌炎、心瓣膜炎是心脏受累的常见表现，冠状动脉炎可引起心肌梗死。眼部病变可出现巩膜炎、结膜炎等。神经系统受损可出现脊髓受压、多发性神经炎等表现。

3. **肺**　①肺间质病变：最常见，30% 患者会出现。②结节性肺病：肺内出现单个或多个结节，为肺内类风湿结节的表现。③胸膜疾病：约 10% 患者会出现胸膜炎，为单侧性或双侧性的少量胸水，呈渗出性，糖含量很低。④肺动脉高压：30% 患者会出现，大多数无临床症状。⑤支气管炎：间质性肺炎持续进展形成肺泡支气管炎，引发呼吸衰竭直至死亡，是罕见的临床表现。

4. **心包炎**　是最常见的心脏受累的表现，30% 患者出现少量心包积液，多不引起临床症状。

5. 肾　本病的血管炎很少累及肾脏。

6. 神经系统　可出现脊髓受压，周围神经炎的表现。

7. 血液系统　可出现小细胞低色素性贫血。

8. 干燥综合征　30%~40%本病患者出现干燥综合征，口干、眼干的症状多不明显，必须通过各项检验证实是否有干燥性角结膜炎和口干燥症。

（三）辅助检查

1. 血液检查　有轻至中度贫血，白细胞及分类多正常，活动期血小板增多。红细胞沉降率增快，C反应蛋白增高。约70%患者血清中类风湿因子阳性，其滴度与本病的活动性和严重性有关。70%患者血清中可出现各种不同类型的免疫复合物，补体常增高，合并血管炎者补体降低。

2. 关节滑液检查　患者关节腔内滑液量常超过3.5 ml，滑液呈不透明草黄色渗出液，其中白细胞明显增多，以中性粒细胞占优势。

3. 关节X线检查　以手指和腕关节的X线片最有价值。片中可见手指和腕关节周围软组织的肿胀阴影，关节端骨质疏松（Ⅰ期），关节间隙因软骨的破坏而变得狭窄（Ⅱ期），关节面出现虫蚀样破坏性改变（Ⅲ期），晚期可见关节半脱位、骨性强直（Ⅳ期）。

4. 类风湿结节活检　典型的病理改变有助于诊断。

三、处理要点

目前缺乏根治和预防类风湿关节炎的办法。早诊断、早治疗是类风湿关节炎治疗的关键。

1. 一般治疗　包括休息、关节制动（急性期）、关节功能锻炼（恢复期）、物理疗法等。

2. 药物治疗　是类风湿关节炎治疗中最重要的措施。

（1）非甾体抗炎药：具有解热、镇痛和消肿的作用，是治疗类风湿关节炎的常用药与首选药之一。常用的非甾体抗炎药有阿司匹林、吲哚美辛、布洛芬等。

（2）改变病情抗风湿药：能阻止关节结构的破坏，并有抗炎作用。常用药有氨甲蝶呤（MTX，是治疗类风湿关节炎首选药之一）、柳氮磺吡啶、来氟米特、羟氯喹、雷公藤、金制剂、青霉胺、环孢素、肿瘤坏死因子拮抗剂等。

（3）肾上腺糖皮质激素：有抗免疫、抗炎、缓解关节疼痛的作用，仅适用于有关节外症状或关节炎明显或急性发作者。常用的肾上腺糖皮质激素有泼尼松、泼尼松龙等。也可局部应用，如关节腔内注射可有效缓解关节的炎症症状。

3. 手术治疗　包括关节置换术和滑膜切除术，前者适用于较晚期有畸形并失去功能的关节。

四、常见护理诊断

1. 疼痛　与关节炎性反应有关。

2. 自理缺陷　与关节疼痛、僵直、功能障碍有关。

3. 预感性悲哀　与疾病久治不愈、关节功能障碍影响生活质量有关。

4. 有废用综合征的危险　与关节破坏、畸形有关。

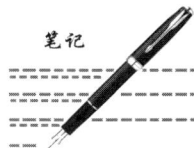

5. 知识缺乏　缺乏疾病的了解和自我护理知识。

五、护理措施

（一）关节护理

1. 病情观察　主要观察关节疼痛的部位、性质，关节肿胀和活动受限的程度，晨僵的持续时间及其发作前症状和伴随症状。

2. 晨僵护理　鼓励患者早晨起床后行温水浴，或用热水浸泡僵硬的关节，继之活动关节。夜间睡眠时戴弹力手套保暖，可减轻晨僵程度。晨僵持续时间长且疼痛明显者，可服用消炎止痛药物。

3. 休息与体位　在疾病的急性活动期，除关节疼痛外，常伴有发热、乏力等全身症状，应卧床休息，以减轻体力消耗，保护关节功能，避免脏器受损，但不宜绝对卧床。限制受累关节活动，保持功能位，如膝下放一平枕，使膝关节保持伸直位；足下放护足板，避免垂足。

4. 关节功能锻炼　症状基本控制后，鼓励患者及早下床活动，必要时提供辅助工具，如手杖、扶车，协助患者行走，行走时穿弹性好且防滑的鞋，预防跌倒和骨折。肢体锻炼由被动活动向主动活动渐进，活动强度应以患者能耐受为度。可做肢体屈伸、散步、手部抓握、提举等活动，也可采用日常活动训练，如穿衣服、脱衣服、洗脸、进食、如厕等。还可配合热疗、红外线、推拿、按摩等，以增加局部血液循环，松弛肌肉，活动关节，一方面减轻疼痛，另一方面保护关节功能。

（二）用药护理

常用药物有非甾体抗炎药，如阿司匹林、布洛芬等，多用于初患或轻症患者，可减轻关节的肿痛发热，但不能阻止类风湿关节炎病变的炎症进程。改变病情抗风湿药和肾上腺糖皮质激素可以改善病情，如氨甲蝶呤、环磷酰胺、青霉胺、雷公藤等，临床诊断明确后应尽早采用改变病情抗风湿药与非甾体抗炎药联合应用的方案。

1. 非甾体抗炎药　能抑制前列腺素合成，消炎作用迅速，是本病不可缺少的非特异性对症治疗的药物。常用药物有肠溶性阿司匹林，还可选用吲哚美辛、布洛芬等。各种非甾体抗炎药至少需要服用 2 周方能判断疗效，不宜同时服用 2 种，因混用非甾体抗炎药时可引起不同程度的胃肠道、肾脏、肝脏等不良反应。为减轻消化道反应，应在饭后服药。

2. 改变病情抗风湿药　起效时间长，有控制病情进展的可能，同时又有抗炎作用，多与非甾体抗炎药联合应用。常用药物有氨甲蝶呤、雷公藤、青霉胺、环磷酰胺、环孢霉素 A 等。用药期间可出现口腔溃疡、恶心、骨髓抑制等不良反应，应注意患者血常规的变化。

3. 肾上腺糖皮质激素　抗炎作用强，能快速缓解症状，但不能根本控制疾病，停药后易复发。长期用药可造成依赖性，停药困难，不良反应较多，所以仅限于活动期有严重全身症状、关节炎明显而又不能被非甾体抗炎药所控制的患者，或慢作用药尚未起效的患者。常用药物有泼尼松，每日 30 ~ 40 mg，症状控制后递减至每日 10 mg 维持。患者不能自行增减剂量或停药，应在医生的指导下逐渐减量。密切观察药物的疗效及不良反应。

（三）心理护理

（1）护士在与患者的接触中应态度和蔼，解答问题要有耐心，采取心理疏导、鼓励等方法做好心理护理。帮助患者认识不良心态对康复的不利影响：长期的情绪低落会造成机体内环境失衡，引起食欲缺乏、失眠等症状，使机体抵抗力下降而加重病情。

（2）激发患者对家庭、社会的责任感，鼓励患者自强自立。对已经发生关节畸形致残的患者，要鼓励患者发挥健康肢体的作用，尽量做到生活自理或参加力所能及的工作。给有手术指征者提供可靠的医疗信息，建议行外科手术治疗，以提高生活质量。

（3）让患者了解疾病的基本知识，强调虽然病程较长且进展缓慢，但合理的治疗和功能锻炼可以避免或延缓致残。介绍治疗显效的患者，使患者与之交谈以达到相互学习、相互鼓励、消除悲观心理的目的。

（4）督促家属亲友给患者物质支持和精神鼓励，每天给予一定的探视，视病情确定陪伴人员，参与患者的生活护理或肢体功能锻炼。亲人的关心会使患者获得情感上的支持，从而增强战胜疾病的信心。

（四）健康指导

（1）向患者及家属介绍本病的基本知识，如病程和治疗方案，使其出院后自觉遵守治疗和护理计划。

（2）养成良好的生活方式和习惯，每天有计划地进行锻炼，保护关节功能，防止关节废用、萎缩。

（3）避免感染、寒冷、潮湿、过度劳累等各种诱因。

（4）定期复查，病情复发时，应及早就医，以免重要脏器受损。

（5）指导患者合理饮食，多食富含蛋白、维生素、钙、铁等食物，预防骨质疏松。

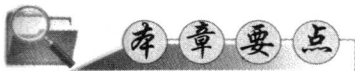

本章要点

本章重点讲解了风湿性疾病中系统性红斑狼疮（SLE）、类风湿关节炎的临床表现、常用护理诊断和护理措施。

1. 风湿性疾病的常见症状、体征及护理　风湿是指关节、关节周围软组织、肌肉、骨骼出现的慢性疼痛。风湿性疾病（rheumatic diseases）简称风湿病，是一组以内科治疗为主的肌肉骨骼系统疾病。风湿性疾病共同的 6 大临床特点是：慢性病程、发作与缓解交替出现、同一疾病的临床表现个体差异很大、有较复杂的生物化学及免疫学变化、治疗效果个体差异较大、疗程较长和具有一定的遗传倾向。关节疼痛与肿胀、关节僵硬及活动受限和皮肤受损的常用护理诊断和护理措施。

2. 系统性红斑狼疮患者的护理　系统性红斑狼疮（SLE）是一种自身免疫性结缔组织疾病。SLE 患者体内存在多种致病性自身抗体（特别是抗核抗体），病变可累及全身多系统、多器官。病程迁延不愈，病情反复发作。病因和发病机制、临床表现、处理要点、常用护理诊断和护理措施。

3. 类风湿关节炎患者的护理　类风湿关节炎是一种以累及周围关节为主的自身免疫性疾病，可伴有关节外的系统性损害。临床特征为受累关节呈对称性、慢性炎性病变，有持续、反复发作的过程。表现为关节肿痛、活动受限，当炎症破坏软骨和骨质时，出现关节畸形和功能障碍。任何年龄都可发病，女性的发病率为男性的 2～3 倍。关节 X 线检查显示，手指和腕关节周围软组织的肿胀阴影，关节端骨质稀疏（Ⅰ期），关节间隙因软骨的破坏而变得狭窄（Ⅱ期），关节面出现虫蚀样破坏性改变（Ⅲ期），晚期可见关节半脱位、骨性强直（Ⅳ期）。病因和发病机制、临床表现、处理要点、常用护理诊断和护理措施。

思考题

一、名词解释

  1. SLE

  2. 类风湿关节炎

二、简述题

  1. SLE 患者的皮肤护理措施有哪些？

  2. SLE 患者的健康教育内容有哪些？

  3. 类风湿关节炎患者晨僵的护理措施有哪些？

三、病例讨论

    患者，女，42 岁。半年来常有低热，全身乏力不适，食欲缺乏。近 3 个月两侧近端指间关节疼痛，并伴晨僵，时而脱发。最近 2 周出现咳嗽，活动后胸闷、气促，双下肢水肿，来院就诊。体检：T 37.9 ℃，P 94 次/分，R 22 次/分，BP 120/82 mmHg。神志清楚，眼睑水肿，面部有蝶形红斑，毛发稀疏，口唇轻度发绀，口腔内有数个溃疡；心肺（−）；腹软，无压痛，肝脾未触及；双下肢轻度水肿，神经系统无异常。

    请回答下列问题：

  1. 该患者的诊断是什么？

  2. 为了确诊，我们需要做哪些相关的辅助检查？

  3. 列出该患者目前存在的 3 个护理诊断。

第九章 神经系统疾病患者的护理

学习目标

1. 掌握头痛、感觉障碍、言语障碍、瘫痪、意识障碍的临床特点。掌握神经系统常见疾病的临床表现和处理要点。
2. 能够运用神经系统疾病的临床特点和护理评估所获得的各种资料，给出准确的护理诊断，制订切实可行的护理计划，实施全面有效的护理措施。
3. 学会指导神经系统疾病患者进行科学的康复训练，促进受损肢体、语言等功能的恢复，提高患者的生活质量，使患者回归社会。

神经系统是人体最精细、结构和功能最复杂的系统，按解剖结构分为中枢神经系统（脑、脊髓）和周围神经系统（脑神经、脊神经），它的主要功能是通过周围神经系统传递神经冲动到达中枢神经系统，对机体内、外环境信息进行综合分析并做出适当反应。

神经系统疾病是由于某些原因，如感染、血管病变、肿瘤、外伤、中毒、免疫障碍、变性、遗传、先天发育异常、营养缺陷、代谢障碍等因素所致的神经系统损伤，临床表现包括运动、感觉、反射、自主神经和高级神经活动障碍。临床以发病率高、致残率高、死亡率高为特点。护理目的是挽救生命、减轻痛苦、预防并发症、提高生存质量。护理人员应科学地指导患者进行康复训练。

第一节 神经系统疾病的常见症状、体征及护理

一、头痛

头痛（headache）是指头颅上半部（眉弓、耳郭上部、枕外隆凸连线以上）的疼痛。颅外的骨膜、关节面、帽状腱膜、肌肉、皮下组织、头皮、血管、眼、耳、鼻、牙和口腔黏膜均为对疼痛敏感的头部结构。这些结构受牵连、挤压、移位、炎症及血管扩张或痉挛等影响而引起头痛。头痛是神经系统最常见的症状之一，其原因复杂多样，大多数头痛是良性的，但小部分头痛源于器质性疾病，应认真评估、及时治疗、正确护理。头痛的分类如下。

1. 原发性头痛　①偏头痛。②紧张性头痛。③丛集性头痛。④其他原发性头痛。
2. 继发性头痛　①头和（或）颈部外伤所致的头痛。②头和（或）颈部血管疾患所致的头痛。③非血管性颅内疾病引起的头痛。④某些物质或某种物质戒断所致的头痛。

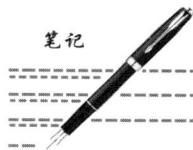

⑤感染所致的头痛。⑥代谢性疾病所致的头痛。⑦头颅、颈部、眼、耳、鼻、鼻窦、牙齿、口腔或其他头面部结构疾患所致的头痛。⑧神经疾患所致的头痛。⑨脑神经痛和与中枢性疾患有关的头痛。⑩其他类头痛。

（一）护理评估

1. 病史　了解头痛的部位、性质、程度、规律、起始与持续时间，头痛发生的方式与经过，加重、减轻或诱发头痛的因素及伴随症状；了解有无发热、头部外伤、高血压及家族史等。

（1）头痛的起病方式。

1）突发性剧烈头痛：蛛网膜下腔出血、脑出血等。

2）急性头痛：颅脑外伤、颅内感染、高血压性头痛、青光眼、中耳炎等。

3）亚急性头痛：颅脑肿瘤、慢性硬膜下血肿、慢性脑膜炎、颞动脉炎、鼻窦炎等。

4）慢性反复发作性头痛：紧张性头痛、偏头痛、丛集性头痛等。

（2）头痛的特点。

1）搏动性头痛：偏头痛、丛集性头痛、高血压性头痛。

2）头部沉重、紧束感性头痛：紧张性头痛。

3）尖锐针刺样，持续数秒电击样头痛：三叉神经痛、枕神经痛。

4）晨间加剧呈进行性加重：颅内占位性病变，如颅脑肿瘤。

（3）诱因：是否与紧张、饥饿、精神压力、噪声、强光刺激、气候变化以及进食某些食物等因素有关；是否因情绪紧张、咳嗽、大笑以及用力性动作而加剧。

（4）头痛的伴随症状。

1）恶心、呕吐：颅内压增高的表现，见于颅内肿瘤或颅内感染，突发头痛伴恶心、呕吐后头痛缓解者可见于偏头痛。

2）眩晕：小脑炎症、肿瘤、椎基底动脉供血不足。

3）体位改变：低颅压性头痛常于卧位时消失，坐位或立位时加重。

4）视力障碍及其他眼部症状：颅内压增高性头痛和青光眼发作可有短暂的视力减退，偏头痛发作前多有视觉先兆，如闪光性暗点和偏盲等。伴有眼底视神经盘水肿和出血可能为脑肿瘤或高血压性脑病等。

5）精神症状：紧张性头痛和功能性头痛常伴失眠、焦虑和紧张等。

6）自主神经症状：头痛时常伴有面色苍白、多汗、心悸、呕吐及腹泻等。

2. 身体评估　观察意识、瞳孔、精神状态，头部是否有外伤。注意生命体征变化，重点评估神经系统有无阳性体征，如颈项强直、Kernig 征等。

3. 心理－社会评估　了解头痛对日常生活、工作和社交的影响，评估患者是否因长期反复头痛而出现恐惧、抑郁或焦虑心理。

4. 辅助检查　可通过脑脊液检查确定有无压力增高，有无炎症改变；可通过头颅 CT 或 MRI 检查确定有无病灶。

（二）常用护理诊断

头痛与颅内外血管收缩或舒张功能障碍及颅内占位性病变等有关。

（三）护理措施

1. 一般护理　居室安静舒适，光线宜暗淡，温度适宜，充分休息。避免诱发或加重头痛的因素，如情绪紧张，食用某些食物（如巧克力、冰激凌），饮酒等。给予患者精神安慰，解除不良刺激，消除焦虑、紧张、恐惧心理。

2. 病情观察　观察头痛的诱因和缓解因素、起病方式、部位、性质、伴随症状等，如有病情变化及时通知医生进行处理。

3. 疼痛护理　指导患者缓慢深呼吸，听轻音乐，冷敷、热敷以及理疗、按摩等，遵医嘱给予适当止痛药物处理。

4. 用药护理

（1）指导患者按医嘱用药，说明药物的用药方法、作用及不良反应，并告知患者长期使用镇痛剂会产生依赖性和成瘾性。

（2）颅内压增高的典型表现包括头痛、呕吐、视盘水肿。当患者出现双侧瞳孔不等大、意识障碍、生命体征改变等脑疝先兆时，应尽快与医生联系，遵医嘱快速滴注20%甘露醇以脱水降颅压。

5. 心理护理　协助患者寻找和避免引起头痛的诱因，耐心倾听患者诉说，理解和同情患者的感受，通过交谈、指导等方式消除焦虑、紧张情绪，增强患者自信心，鼓励其积极配合治疗及护理。

二、感觉障碍

感觉（sensation）是作用于各个感受器的各种形式刺激在人脑中的直接反应，包括一般感觉和特殊感觉。一般感觉包括如下内容。①浅感觉，来自皮肤和黏膜的感觉（如痛觉、温度觉、触觉）。②深感觉，来自肌腱、肌肉、骨膜、关节的感觉（如运动觉、位置觉、振动觉）。③复合觉，大脑顶叶皮质对深、浅感觉分析、比较、整合而形成的感觉（如图形觉、实体觉、定位觉、两点辨别觉、重量觉）。特殊感觉包括视觉、听觉、味觉和嗅觉。

感觉障碍（sensory disorder）是指机体对各种形式的刺激无感知、感知减退或异常。引起感觉障碍的常见病因有感染、脑血管病、脑外伤、脑肿瘤、中毒等。

（一）感觉障碍的分类

1. 刺激性症状

（1）感觉过敏：给予轻微刺激，引起强烈疼痛。

（2）感觉倒错：对某种刺激的感觉错误。例如，对冷刺激产生热感觉，对非疼痛刺激产生疼痛感觉。

（3）感觉过度：对外部刺激阈值增高且反应时间延长，对轻微刺激的辨别能力减弱，当受到强烈刺激后，需要经过一段潜伏期后，出现一种定位不明确的疼痛或不适感。

（4）感觉异常：无外界刺激而发生的异常感觉，如麻木感、蚁行感、灼热感等。

（5）疼痛：①局部疼痛。②放射性疼痛，可由局部放射到受累感觉神经的支配区，多见于神经干或后根病变，如坐骨神经痛。③扩散性疼痛，某神经分支的疼痛可扩散至另一分支的分布区，如手指远端挫伤，疼痛可扩散至整个上肢。④牵涉痛，发生内脏疾患时，可出现相应的体表区疼痛。这是由于内脏和皮肤的传入纤维都汇聚到脊髓后角神经元。当内脏疾患的疼痛冲动经脊髓后根至脊髓后角时，扩散至该脊髓节段的体表而出现疼痛。如胆囊炎引起右肩疼痛，心绞痛引起左肩臂疼痛等。⑤灼性神经痛，烧灼样剧烈疼痛，常见于含自主神经纤维较多的周围神经不全损伤，如正中神经损伤等。

2. 抑制性症状　感觉路径受破坏而出现的感觉减退或缺失。①感觉减退，在清醒状态下，对强刺激产生弱感觉，是由于感觉神经纤维遭受不完全性损害所致。②感觉缺失，在清醒状态下对刺激无任何感觉。在同一部位对各种感觉均缺失，称为完全性感觉缺失；在同一部位仅有某种感觉缺失而其他感觉保存，称为分离性感觉障碍。

（二）感觉障碍的定位诊断

1. 单一周围神经型（神经干型）感觉障碍　在受损伤的某一神经干分布区内，各种感觉均减弱或消失。如桡神经麻痹、尺神经麻痹等单神经病。

2. 末梢型感觉障碍　四肢有对称性的末端各种感觉障碍（痛觉、温觉、触觉、深感觉），呈手套、袜套样分布，常伴有自主神经功能障碍，见于多发性神经病等。

3. 后根型感觉障碍　感觉障碍范围与神经根的分布一致，为节段性感觉障碍。例如，腰椎间盘突出、髓外肿瘤等。

4. 脊髓型感觉障碍

（1）横贯性脊髓损害：病变部位以下所有感觉（痛觉、温觉、触觉、深感觉）减弱，平面上部可有过敏带；常见于脊髓炎和脊髓肿瘤等。

（2）脊髓半离断型（脊髓半切征）感觉障碍：病变侧损伤平面以下的深感觉障碍及上运动神经元瘫痪，对侧损伤平面以下痛温觉缺失；见于髓外占位性病变、脊髓外伤等。

5. 脑干型感觉障碍　延髓外侧和脑桥下部一侧病变，出现同侧面部及对侧半身感觉障碍；脑桥上部和中脑一侧病变，出现对侧面部及半身感觉障碍；见于炎症、脑血管病、肿瘤等。

6. 丘脑型感觉障碍　出现对侧偏身（包括面部）完全性感觉缺失或减退；常伴发患侧肢体的自发痛，多见于脑血管病。

7. 内囊型感觉障碍　对侧偏身（包括面部）感觉缺失或减退，常伴有偏瘫及偏盲，称三偏综合征，见于脑血管疾病。

8. 皮质型感觉障碍　顶叶皮质损害，病灶对侧的复合觉障碍，轻度痛温觉障碍；若部分区域受损，则可出现对侧单肢性感觉障碍；若为刺激性病灶，则出现局限性感觉性癫痫（发作性感觉异常）。

（三）护理评估

1. 病史

（1）评估患者感觉障碍出现的时间、发展过程、加重或缓解因素。

（2）了解患者是否有麻木感、冷热感、潮湿感、重压感、针刺感、振动感或自发性疼痛。

（3）评估患者是否因感觉异常而烦闷、忧虑等。

2. 身体评估　评估意识状态与精神状况，注意有无认知、情感或行为方面的异常；有无智力障碍；有无疲劳或注意力不集中；评估感觉障碍的部位、类型、范围及性质，检查有无肢体运动障碍及类型。观察全身状况及伴随症状，注意相应区域的皮肤颜色、毛发分布，有无烫伤或外伤瘢痕及皮疹、出汗等。

3. 辅助检查　肌电图、诱发电位及 MRI 检查。

（四）常用护理诊断

感知改变，与中枢神经及周围神经受损有关。

（五）护理措施

1. 日常生活护理　保持环境安静、舒适、整洁，使患者心情愉悦。保持床面整洁，以减少对皮肤的刺激，避免感觉障碍部位受压或受机械性刺激，避免搔抓感觉异常部位，防止皮肤损伤及感染。衣服应以棉质、宽松、柔软为佳。应注意肢体部的保暖，慎用或不用热水袋，以免烫伤，如需使用，水温以不超过 50 ℃为宜。洗澡时水温适宜，防止皮肤损伤。深感觉障碍者活动时应有专人陪伴，病房内、走廊、卫生间等需要安装扶手等保护装置，光线充足、地面平整，避免异物，防止跌倒和外伤。

2. 感觉训练　可用温水、冷水刺激温觉；用大头针等刺激痛觉；用砂纸、棉絮等刺激触觉。经常用温水擦拭肢体，并配合轻柔、缓慢的按摩动作，促进感觉恢复和血液循环。

三、言语障碍

言语障碍（disphasia）可分为失语症和构音障碍。失语症是指在意识清楚的情况下，由于优势侧大脑半球语言中枢病变导致的语言表达或理解障碍。患者表现为发音和构音正常但不能言语，肢体运动功能正常但不能书写，视力正常但不能阅读，听力正常但不理解言语。构音障碍是指与发音相关的中枢神经、周围神经或肌肉疾病导致的一类言语障碍的总称，表现为发音器官的肌无力及运动不协调。

（一）失语症的分类

1. 运动性失语　由优势侧半球额下回后部的运动性语言中枢（Broca 区）病变引起，又称表达性失语或 Broca 失语。患者能够理解他人言语，能够发音，但言语产生困难，或不能言语，或用词错误，或不能说出连贯的句子而呈电报式语言。患者能够理解书面文字，但不能读出或读错。

2. 感觉性失语　由优势侧半球颞上回后部听觉语言中枢（Wernicke 区）病变引起，又称听觉性失语或 Wernicke 失语。患者听力正常，但不能理解他人和自己的言语。不能对他人的提问或指令做出正确反应。自己的言语尽管流利，但用词错误，缺乏逻辑，让人难以理解。

3. 命名性失语　由优势侧半球颞中回后部病变引起。患者对语言的理解正常，自发言语和言语的复述较流利，但对物体的命名发生障碍。表现为能够叙述某物的性状和用途，也能对他人称呼该物名称的对错做出正确判断，但自己不能正确说出该物名称。

4. 失写症　由优势侧半球额中回后部病变引起，又称书写不能。患者手部运动功能正常，但丧失书写的能力，或写出的内容存在词汇、语义和语法方面的错误，抄写能力保留。多合并运动性和感觉性失语。

5. 失读症　由优势侧半球顶叶角回病变引起。患者并无失明，但不能辨识书面文字，不能理解文字意义。轻者能够朗读文字材料，但常出现语义错误，如将"桌子"念成"椅子"，将"上"念成"下"等。重者无法读出自己所写的内容。

（二）不同部位病变导致的构音障碍特点

1. 上运动神经元损害　单侧皮质延髓束病变造成对侧中枢性面瘫和舌瘫，主要表现为双唇和舌承担的辅音部分不清晰，发音和语音共鸣正常。双侧皮质延髓束损害导致咽喉部肌肉和声带麻痹，表现为说话带鼻音、声音嘶哑和言语缓慢。由于唇、舌、齿功能

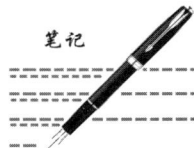

受到影响，以及发音时鼻腔漏气，致使辅音发音明显不清晰。伴有吞咽困难、饮水呛咳、咽反射亢进和强迫性哭笑等。

2. 基底节病变 由于唇、舌肌张力增高以及声带不能完全张开，导致构音缓慢而含糊，声调低沉，发音单调，音节颤抖样融合，言语断节，口吃样重复言语。

3. 小脑病变 表现为构音含糊，音节缓慢拖长，声音强弱不等甚至呈爆发样，言语不连贯，呈吟诗样或分节样。

4. 下运动神经元损害 支配发音和构音器官肌肉的脑神经核和（或）脑神经发生病变，特点为发音费力和声音强度减弱。舌下神经发生病变时所有舌音不清晰，语音含糊。迷走神经喉返支单侧损害时表现为声音嘶哑和复音现象。迷走神经咽支和舌咽神经损害时说话带鼻音并影响声音共鸣。膈神经损害时表现为声音强度减弱，发音费力，语句变短。

5. 肌肉病变 重症肌无力、进行性肌营养不良症或强直性肌病等累及发音和构音相关的肌肉时可造成构音障碍，表现类似下运动神经元损害，按原发病不同伴随其他相应的临床症状。

（三）护理评估

1. 病史 评估患者有无言语交流方面的困难，能否进行自发性谈话、命名及复述，有无语音含糊不清、发音不准，或虽语音流利、发音清晰，但错误较多、答非所问；了解患者的文化水平与语言背景，如出生地、生长地及有无方言等，观察患者有无孤独、烦躁及悲观情绪。

2. 身体评估 评估言语障碍的类型、程度，评估意识状态、精神状态及行为表现，检查有无定向力、注意力、记忆力和计算力异常；能否理解他人语言，并按照评估者的指令执行有目的的动作；有无听觉和视觉缺损，能否自发书写姓名、地址和辨词朗读；评估口、咽、喉等发音器官有无肌肉瘫痪和共济失调，观察有无面部表情改变、流涎或口腔滞留食物等。

3. 辅助检查 观察头颅 CT、MRI 检查有无异常，新斯的明试验是否为阳性等。

（四）常用护理诊断

语言沟通障碍，与大脑语言中枢病变或发音器官的神经肌肉受损有关。

（五）护理措施

1. 语言康复训练 护理人员、患者及家属共同制订语言康复训练计划，根据病情选择适当的训练方法。轻症者以直接改善其功能为目标，重症者则将重点放在活化其残存功能或进行试验性的治疗。

（1）选择患者感兴趣的话题，鼓励其大声说话，激发其语言交流的欲望，患者进行尝试和获取成功时给予表扬和鼓励。

（2）充分利用日常生活中的适当时机（如运动、休闲、娱乐）进行训练。对不能很好地理解语言的患者，可辅以肢体语言或实物进行交谈，通过语言与逻辑性的结合，训练患者理解语言的能力；对说话有困难的患者可借助书写等方式来表达需要和目的；对失去阅读能力者可将日常用语、短语、短句等写在卡片上，由易到难、由短到长、由简到繁进行朗读。

（3）语言康复训练是一个漫长而艰难的过程，告知家属在对患者进行语言训练时要有耐心，循序渐进、持之以恒，不可急于求成。根据患者病情及情绪状态，逐渐丰富内容，增加刺激量，有效达到逐步恢复语言的目的。

2. 心理护理　体贴、关心、尊重患者，避免挫伤自尊心的言行；鼓励患者克服害羞心理，大声说话，增强其语言训练的勇气和信心，当患者进行尝试和获得成功时给予及时肯定和表扬；鼓励家属、朋友多与患者交谈，耐心、缓慢、清楚地解释每个问题，直至患者理解为止；营造和谐的亲情氛围和语言学习环境。

四、运动障碍

运动障碍可分为瘫痪、不随意运动及共济失调等，本节重点介绍瘫痪。瘫痪（paralysis）是指骨骼肌的收缩能力减弱或丧失所致的肢体运动障碍。

（一）瘫痪的类型

根据病变部位的不同，瘫痪可分为上运动神经元瘫痪和下运动神经元瘫痪，二者的区别见表9-1。上运动神经元包括额叶中央前回运动区 Betz 细胞及其轴突组成的皮质脊髓束和皮质脑干束，它的功能是发放和传递随意运动至下运动神经元，并控制其活动。下运动神经元包括脊髓前角细胞、脑神经运动核及其发出的轴突，它是接受从锥体系统、锥体外系系统和小脑系统传出的冲动的最后通路，功能是将这些冲动组合起来，通过前根、神经丛、周围神经传递至运动终板，引起肌肉收缩。

（二）瘫痪的临床表现

不同部位的病变可导致不同程度的肢体运动障碍，如单瘫、偏瘫、截瘫、四肢瘫及交叉瘫等（图9-1）。

（三）护理评估

1. 病史　了解起病的缓急，运动障碍的性质、分布、程度及伴随症状；注意有无损伤、发热、抽搐或疼痛；既往有无类似病史；评估患者是否因肢体运动障碍而产生急躁、焦虑情绪或悲观、抑郁心理。

2. 身体评估　评估肢体的肌力、肌张力、营养等情况，了解有无肌肉萎缩及关节活动障碍；评估腱反射是否亢进、减退或消失，有无病理反射等；了解患者能否在床上翻身或坐起；了解患者行走的姿势、速度、节律和步态，行走时各部位的运动及重心移动情况；观察有无进食、构音、呼吸异常及抽搐和不自主运动等。

肌力是被评估者主动运动时肌肉产生的收缩力，肌力减退称为瘫痪，表现为随意运动障碍。肌力的评估按0～5级的6级记录法。肌力分级标准包括：0级为肌肉无任何收缩现象（完全瘫痪）；1级为肌肉可轻微收缩，但不能活动关节，仅在触摸肌肉时感觉到；2级为肌肉收缩可引起关节活动，但不能对抗地心引力，肢体不能抬高；3级为肢体能抬离床面，但不能对抗阻力；4级为能做对抗阻力的活动，但较正常差；5级为正常肌力。

3. 瘫痪的分类

（1）按病变部位分类：可分为上运动神经元瘫痪和下运动神经元瘫痪（表9-1）。

表9-1　上、下运动神经元瘫痪的鉴别

鉴别要点	上运动神经元瘫痪	下运动神经元瘫痪
瘫痪分布	整个肢体为主（单瘫、偏瘫、截瘫）	肌群为主
肌张力	增高（折刀样），呈痉挛性瘫痪	降低，呈迟缓性瘫痪
腱反射	增强	减弱或消失
病理反射	有	无
肌萎缩	无或轻度失用性萎缩	明显
肌束性颤动	无	可有
肌电图	神经传导正常，无失神经电位	神经传导异常，有失神经电位

（2）按瘫痪的形式分类：单瘫、偏瘫、截瘫、四肢瘫及交叉瘫等（图9-1）。

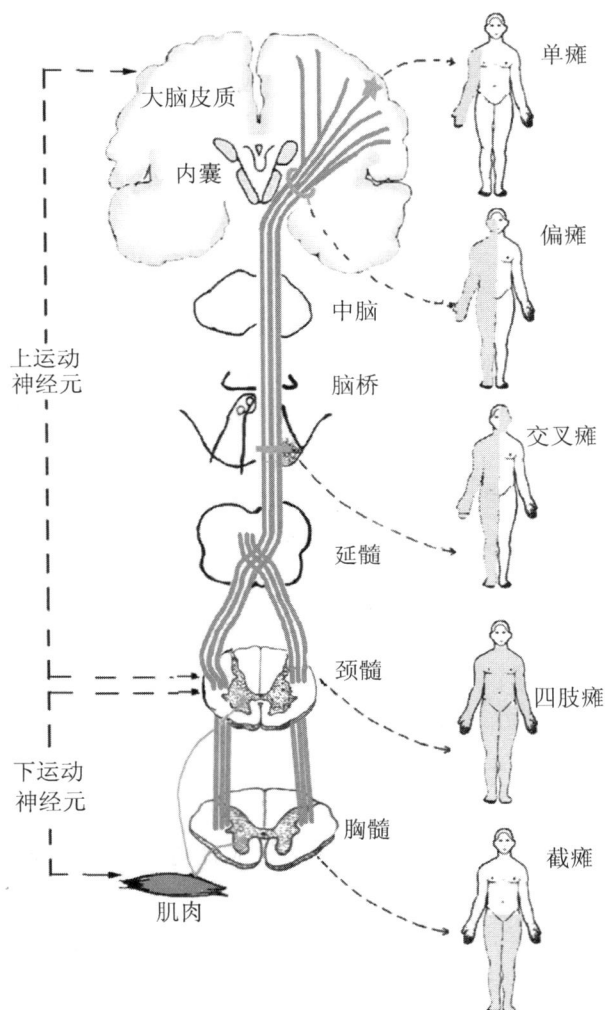

图9-1　锥体束不同部位损伤的瘫痪形式

1）单瘫：一个肢体的瘫痪称单瘫，病变可位于大脑皮质运动区、周围神经或脊髓前角。

2）偏瘫：一侧上、下肢体的瘫痪称偏瘫，常伴有同侧中枢性面舌瘫。病变多在对侧大脑半球内囊。

3）截瘫：双下肢瘫痪称截瘫，常伴有传导束型感觉障碍及尿便障碍；多由脊髓的胸腰段病变引起。

4）四肢瘫：双上肢、双下肢的瘫痪称为四肢瘫，常伴有传导型感觉障碍和尿便障碍，多由脊髓的颈段病变引起。

5）交叉瘫：一侧脑神经麻痹和对侧肢体瘫痪称交叉瘫，由脑干损害引起。

4. 辅助检查　头颅 CT、MRI 可了解中枢神经系统有无病灶；肌电图及神经传导进度检查可了解脊髓前角细胞、神经传导速度及肌肉有无异常；血液生化检查可检测血清铜蓝蛋白、抗 O、红细胞沉降率、肌酶谱、血清钾离子有无异常；神经肌肉活检可鉴别各种肌病和周围神经病。

（四）常用护理诊断

1. 躯体移动障碍　与中枢神经系统病变及神经肌肉受损，肢体瘫痪或协调能力异常有关。

2. 有废用综合征的危险　与肢体运动障碍，长期卧床有关。

（五）护理措施

1. 日常生活护理　病房安静、整洁、舒适，及时提供有关疾病治疗及预后的可靠信息。

（1）评估患者生活自理能力缺陷程度，满足患者基本生活需要，指导和帮助患者完成日常生活（如洗漱、进食、如厕、穿脱衣服及个人卫生等）。

（2）保证卧床患者床铺整洁、干燥，每 2~3 小时协助患者翻身 1 次。将患侧肢体置于功能位，防止关节变形，失去正常功能。使用气垫或气圈保护易受压部位，防止压疮。

（3）保持室内空气流通，注意保暖。鼓励患者多咳嗽，防止肺部感染。进食缓慢，食物温度适宜，吞咽困难者可采用鼻饲，保持口腔清洁，防止吸入性肺炎。

（4）排尿困难者可按摩膀胱，留置尿管者每 4 小时开放 1 次，每天擦洗尿道口 1~3 次，每周更换导尿管 1 次，保持外阴、尿道口清洁和干燥。每天使用 1：5000 呋喃西林冲洗膀胱。鼓励患者多饮水、多排尿，以达到自行冲洗的目的。便秘者应多食用含粗纤维丰富的食物，每天定时排便，必要时可遵医嘱使用开塞露或缓泻剂。

2. 康复护理　根据患者肢体瘫痪程度合理制订功能锻炼计划，采用合理、适度、循序渐进、主动运动和被动运动相结合的原则。告知患者早期康复锻炼的重要性，与患者及其家属共同制订康复训练计划，并及时评价和修改；病情稳定后鼓励患者用健侧肢体活动，急性期后（发病 1 周左右）应尽早对患侧肢体进行按摩及被动运动，促进神经功能恢复，改善患肢血液循环及营养状况。协助和督促患者进行早期床上的桥式主动运动、Bobath 握手（十字交叉握手）；肢体出现自主运动后鼓励患者以自主运动为主，被动运动为辅，以健肢带动患肢，如坐起、翻身、站立、蹲下、提物等。瘫痪患者穿脱衣服时患侧肢体应先穿后脱，衣服应宽松舒适。床周应设有护栏，防止碰伤及坠床。康复训练时应有专人陪伴，在走廊、卫生间等处要装置扶手等保护设施，保证地面平整。清除活动范围内的障碍物，防止跌倒及外伤。

3. 心理护理　鼓励患者正确对待疾病，树立战胜疾病的信心，消除抑郁、恐惧心理或悲观情绪，摆脱对他人的过度依赖；关心、尊重患者，多与患者交谈，鼓励其积极配合治疗及功能锻炼。

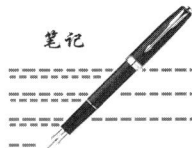

五、意识障碍

意识是指个体对外界环境、自身状况以及它们相互联系的确认。意识活动包括觉醒和意识内容两个方面。前者是指与睡眠呈周期性交替的清醒状态，后者是指感知、思维、记忆、注意、智能、情感和意志活动等心理过程。各种感觉冲动经特异性上行投射系统传导，途经脑干时发出侧支至脑干网状结构，再由上行网状激活系统上传冲动激活大脑皮质，维持觉醒状态。上行网状激活系统和大脑皮质的广泛损害可导致不同程度觉醒水平的障碍，意识内容变化则主要由于大脑皮质病变造成。

意识障碍（disorder of consciousness）是指人对周围环境及自身状态的识别和觉醒能力出现障碍。引起意识障碍的常见病因如下。①颅内疾病，如脑炎、脑膜炎、脑出血、脑梗死、脑肿瘤等。②全身感染性疾病，如败血症、中毒性肺炎等。③心血管疾病，如高血压脑病、肺性脑病等。④代谢性疾病，如糖尿病酮症酸中毒、肝昏迷、糖尿病等。⑤中毒性疾病，如安眠药中毒、一氧化碳中毒等。

（一）护理评估

1. 病史　详细了解发病方式及过程，有无高血压、糖尿病等相关疾病，有无外伤或中毒，有无癫痫病史。评估患者的家庭背景、家属的心理状态及对患者的关心程度。

2. 身体评估　通过言语、疼痛等刺激检查患者有无睁眼动作、肢体反应，判断意识障碍的程度；了解是否为特殊类型的意识障碍；检查双侧瞳孔是否等大等圆，对光反射、吞咽反射及角膜反射是否灵敏等；观察生命体征变化，注意有无呼吸节律与频率的改变；评估有无肢体瘫痪、头颅外伤；耳、鼻、结膜有无出血等；皮肤有无破损、发绀、出血、多汗等；脑膜刺激征是否为阳性。

（1）以觉醒程度改变为主的意识障碍。

1）嗜睡：是一种病理性思睡，表现为睡眠状态过度延长。当呼唤或推动患者肢体时即可将其唤醒，患者能进行正确的交谈或执行指令，停止刺激后患者又继续入睡。

2）昏睡：是一种比嗜睡程度深的觉醒障碍。一般的外界刺激不能使其觉醒，给予较强烈的刺激时可有短时的意识清醒，醒后可简短回答提问，当刺激减弱后又很快进入睡眠状态。

3）昏迷：是指意识完全丧失，无自发睁眼，缺乏觉醒－睡眠周期，任何感觉刺激均不能唤醒的状态。

①浅昏迷：表现为睁眼反应消失或偶见半闭合状态，无自发言语和有目的的活动。疼痛刺激时有回避动作和痛苦表情，脑干反射基本保留（瞳孔对光反射、角膜反射、咳嗽反射和吞咽反射等）。

②中度昏迷：对外界一般刺激无反应，强烈疼痛刺激时可见防御反射活动，角膜反射减弱或消失，呼吸节律紊乱，可见周期性呼吸或中枢神经性过度换气。

③深昏迷：对任何刺激均无反应，全身肌肉松弛、眼球固定、瞳孔散大、脑干反射消失、生命体征发生明显变化，呼吸不规则。

判断昏迷程度时首先应观察患者的自发活动和身体姿势，是否有拉扯衣服、自发咀嚼、眨眼或打哈欠，是否有对外物的注视或视觉追随，是否自发改变姿势。可给予刺激（棉絮轻触鼻黏膜、针刺皮肤、压迫眶上神经）后观察患者的反射活动。根据患者的自发和反射活动情况，对昏迷程度做出评价。为了较准确地评价意识障碍的程度，国际上通用 Glasgow 昏迷评分量表（表9-2）。最高得分15分，最低得分3分，分数越低病情越重。8分或8分以上患者的恢复机会较大，7分以下患者的预后较差，3~5分并伴有脑干反射消失的患者有潜在的死亡危险。

表9-2 Glasgow 昏迷评分量表

检查项目	临床表现	评分
睁眼反应	自动睁眼	4
	呼之睁眼	3
	疼痛引起睁眼	2
	不睁眼	1
言语反应	能回答定向问题	5
	应答错误	4
	言语混乱	3
	言语难辨	2
	不语	1
运动反应	能按指令做动作	6
	对疼痛能定位	5
	对疼痛能躲避	4
	刺痛肢体有屈曲反应	3
	刺痛肢体有过伸反应	2
	无动作	1

（2）以意识内容改变为主的意识障碍。

1）意识模糊：注意力减退，定向障碍，情感淡漠，随意活动减少，言语不连贯，思睡。对声、光、疼痛等刺激能表现出有目的的简单动作反应。

2）谵妄状态：对客观环境的认识能力及反应能力均下降，注意力涣散，定向障碍，言语增多，思维不连贯，多伴有觉醒-睡眠周期紊乱。常有错觉和幻觉，在恐怖性错觉、幻觉的影响下，表现出紧张、恐怖和兴奋不安，大喊大叫，甚至出现冲动、攻击行为。病情呈波动性，夜间加重，白天减轻。起病急，持续时间多为数小时至数天，个别患者可持续更长时间。发作时意识障碍明显，间歇期可恢复意识。

3. 辅助检查　血糖、血脂、电解质及血常规是否正常，脑电图是否提示脑功能受损。头部 CT、MRI 检查有无异常。

（二）常用护理诊断

意识障碍，与脑组织受损、功能障碍有关。

（三）护理措施

1. 日常生活护理　保持床铺平整、干净，皮肤清洁，可在长期受压部位（如骶尾部、外踝、足跟等）放置气圈、气垫。每2小时翻身1次，配合局部按摩，预防压疮。谵妄躁动者加设床栏，防止坠床，必要时做适当的约束。慎用热水袋，防止烫伤。

2. 保持呼吸道通畅　患者取平卧位，垫高肩部，颈部伸展，防止舌后坠。头偏向一侧，防止分泌物及呕吐物误吸，痰多时应随时吸痰，吸痰时严格执行无菌操作。准备好

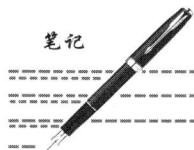

气管切开包和呼吸机。预防呼吸道感染，去除义齿，每日口腔护理 2 次。张口呼吸者可在其口鼻处覆盖湿润纱布。长期卧床者易发生坠积性肺炎，应随时观察并记录体温、呼吸节律及频率，观察痰的颜色、量及性质，发现异常及时与医生联系。

3. 大小便护理　保持外阴、尿道口清洁和干燥，防止泌尿系感染。尿失禁或尿潴留患者应留置导尿管，保持导尿管通畅并记录尿量，意识清醒后及时撤掉导尿管，诱导患者自行排尿。便秘者可使用开塞露或缓泻剂，保持大便通畅，防止用力排便时颅内压升高，加重意识障碍。大便失禁时做好肛门及会阴的护理，预防局部感染。

4. 病情监测　密切观察生命体征、意识障碍程度、瞳孔变化，观察有无恶心、呕吐，以及呕吐物的性状与量等，若出现生命体征改变、意识障碍加重、瞳孔散大，则提示病情严重，详细记录并及时通知医生进行处理。

第二节　脑血管疾病患者的护理

脑血管疾病（cerebrovascular disease）是指脑血管病变引起的脑功能障碍。脑血管病变包括由于血栓和栓塞形成导致的血管腔闭塞、血管破裂、血管壁损伤或通透性发生改变及血液黏度增加或血液成分异常变化导致的疾病。脑卒中（stroke）是脑血管疾病的主要类型。脑卒中是指急性起病，由于脑局部血液循环障碍所导致的神经功能缺损综合征，症状持续时间至少 24 小时。脑血管疾病的发病率、死亡率及致残率均高，它与心脏病、恶性肿瘤构成人类的三大致死病因。在对脑血管疾病进行有效治疗的同时，应积极开展针对脑血管疾病危险因素的预防。

一、脑血管疾病的分类

脑血管疾病按病程发展可分为短暂性脑缺血发作（transient ischemic attack，TIA）、进展性卒中和完全性卒中（表 9 - 3）。

脑血管疾病按病理改变可分为缺血性卒中和出血性卒中，前者包括脑血栓和脑栓塞，后者包括脑出血和蛛网膜下腔出血（表 9 - 3）。

表 9 - 3　脑血管疾病分类简表

Ⅰ. 短暂性脑缺血发作	1. 颈动脉系统
	2. 椎 - 基底动脉系统
Ⅱ. 脑卒中	1. 蛛网膜下腔出血
	2. 脑出血
	3. 脑梗死
	（1）动脉粥样硬化性血栓性脑梗死
	（2）脑栓塞
	（3）腔隙性梗死
	（4）出血性梗死
	（5）无症状性梗死
	（6）其他
	（7）原因不明

（续表）

Ⅲ. 椎 – 基底动脉供血不足
Ⅳ. 脑血管性痴呆
Ⅴ. 颅内动脉瘤
Ⅵ. 颅内血管畸形
Ⅶ. 脑动脉炎
Ⅷ. 其他动脉疾病
Ⅸ. 颈内静脉疾病、静脉窦及脑部静脉血栓形成
Ⅹ. 颅外段动静脉疾病

二、脑血管疾病的危险因素

脑血管疾病的危险因素分为可干预性和不可干预性两类。可干预性危险因素是脑卒中一级预防主要针对的目标，包括高血压、心脏病、糖尿病、血脂异常、高同型半胱氨酸血症、短暂性脑缺血发作、吸烟、酗酒、肥胖、情绪应激、抗凝治疗等，其中控制高血压是预防脑卒中发生的最重要环节。不可干预性危险因素包括年龄、性别、种族、遗传因素等。

三、脑的血液循环

脑的血液供应来自颈内动脉系统和椎 – 基底动脉系统。

1. 颈内动脉系统　颈内动脉起自颈总动脉，主要分支有眼动脉、脉络膜动脉、后交通动脉、大脑前动脉和大脑中动脉，主要供应眼部和大脑半球前 3/5 部分（额叶、颞叶、顶叶和基底节）的血液。

2. 椎 – 基底动脉系统　主要供应大脑半球后 2/5、丘脑、脑干和小脑的血液。

四、脑血流量的调节

脑是人体最重要的器官，虽然脑的重量仅占人体重量的 2% ~3%，但正常成人全脑血流量为 800 ~1000 ml/min，占每分心搏出量的 20%，葡萄糖消耗量和氧耗量占全身供给量的 20% ~25%。脑组织中几乎无葡萄糖和氧的储备，当脑血供中断导致脑缺氧时，2分钟内脑电活动停止，5 分钟内脑组织出现不可逆性损伤。因此，足够的脑血液供应对保持正常的脑功能极为重要。

当平均动脉压为 8.0 ~21.3 kPa（60 ~160 mmHg）时，脑血管平滑肌可随血压变化相应地收缩或舒张，从而维持脑血流量的稳定。当平均动脉压低于 8.0 kPa（60 mmHg）时，脑小动脉舒张至最大限度，血管阻力不能继续降低，导致脑血流量减少；当平均动脉压高于 21.3 kPa（160 mmHg）时，脑小动脉收缩至最大限度，血管阻力不能继续增加，引起脑血流量增多。高血压患者脑血流量自动调节范围的上、下限均上移，对低血压的耐受能力减弱，因此，在急剧降压后会诱发脑缺血发作。

五、短暂性脑缺血发作患者的护理

引导案例

患者，男，55 岁。突然转头后出现双下肢无力摔倒在地，伴头晕、恶心，未呕吐，能自行站起，休息后双下肢无力稍缓解，无意识障碍，无大小便失禁，1 小时后来院就诊。头颅 CT 示无异常。1 个月前有类似发作史，既往有高血压病史，平时血压控制较差，嗜烟酒。体格检查：T 36.8 ℃，P 100 次/分，R 20 次/分，BP 150/100 mmHg，双上肢肌力 5 级，双下肢肌力 4 级，肌张力、腱反射正常，巴宾斯基征（ - ），脑膜刺激征（ - ）。

　　案例思考：1. 该患者有哪些脑血管疾病的危险因素？
　　　　　　　2. 该疾病有哪些临床特点和采取哪些护理措施？

　　短暂性脑缺血发作（TIA）是指由于某种因素造成的脑动脉一过性或短暂性供血障碍，导致相应供血区局灶性神经功能缺损或视网膜功能障碍。症状持续时间为数分钟到数小时，24 小时完全恢复，可反复发作，不遗留神经功能缺损的症状和体征。TIA 患者发生脑卒中的概率明显高于一般人群，一次 TIA 发作后 1 个月内发生脑卒中的概率是 4% ~ 8%，1 年内为 12% ~ 13%，5 年内高达 24% ~ 29%。TIA 患者在发病的第 1 年内脑卒中的发病率较一般人群高 13 ~ 16 倍，5 年内仍高 7 倍左右。

　　（一）病因和发病机制

　　本病多与高血压动脉硬化有关，其发病可能由多种因素引起。

　　1. 微血栓　颈内动脉和椎 - 基底动脉系统动脉硬化狭窄处的附壁血栓、硬化斑块及其中的血液分解物、血小板聚集物等游离脱落后，阻塞脑部动脉，当栓子碎裂或向远端移动时，缺血症状消失。

　　2. 脑血管痉挛　颈内动脉或椎 - 基底动脉系统的动脉硬化斑块使血管腔狭窄，产生血液涡流。涡流加速时，刺激血管壁导致血管痉挛，出现 TIA；涡流减速时，症状消失。

　　3. 脑血流动力学改变　颈动脉和椎 - 基底动脉系统闭塞或狭窄时，如突然发生一过性血压过低，由于脑血流量减少，导致 TIA；血压回升后，症状消失。

　　4. 其他　颈部动脉扭曲、过长、打结或椎动脉受颈椎骨质增生压迫，转头时可引起发作。

　　（二）临床表现

　　TIA 好发于 50 ~ 70 岁，男性多于女性，患者多伴有高血压、动脉粥样硬化、心脏病、糖尿病和血脂异常等脑血管病的危险因素。起病突然，迅速出现局灶性神经系统或视网膜功能缺损，持续数分钟至数小时，多在 1 小时内恢复，最长不超过 24 小时，不遗留任何后遗症状。常反复发作，每次发作时症状基本相似。椎 - 基底动脉系统 TIA 更易出现反复发作。

　　1. 颈内动脉系统 TIA　最常见的症状是对侧发作性肢体单瘫、面瘫或偏瘫。其他症状包括对侧单肢或偏身麻木；同侧单眼一过性黑矇或失明；对侧偏瘫及感觉障碍；优势半球受累可出现失语。

　　2. 椎 - 基底动脉系统 TIA　最常见的症状是眩晕、恶心和呕吐，多数患者不伴有耳鸣，为脑干前庭系统缺血的表现。少数患者伴有耳鸣，是内听动脉缺血的症状。脑干网状结构缺血可引起跌倒发作，表现为突然出现双下肢无力而倒地，但可随即自行站起，整个过程中患者意识清楚。脑干和小脑缺血可引起复视、交叉性感觉障碍、眼震、交叉性瘫痪、吞咽困难和构音障碍、共济失调及平衡障碍、意识障碍等。大脑后动脉缺血致枕叶视皮层受累可出现单侧或双侧视力障碍或视野缺损。

3. 辅助检查　头部 CT 和 MRI 检查可正常。出现 TIA 时，MRI 弥散加权成像（DWI）和灌注加权成像（PWI）可显示脑局部缺血性改变。单光子发射计算机断层成像术（SPECT）和正电子发射断层成像术（PET）检查可发现局部脑血流量减少和脑代谢率降低。神经心理学检查可发现轻微的脑功能损害。

（三）处理要点

1. 药物治疗

（1）抗血小板聚集药物：阻止血小板活化、黏附和聚集，防止血栓形成，减少 TIA 复发。阿司匹林，50 ~ 150 mg，每日 1 次，通过抑制环氧化酶而抑制血小板聚集，长期服用对消化道有刺激性，严重时可致消化道出血。氯吡格雷，75 mg，每日 1 次。

（2）抗凝治疗：TIA 患者经抗血小板治疗，仍频繁发作者，应考虑抗凝治疗。有出血倾向、溃疡病、严重高血压及肝肾疾病的患者禁忌抗凝治疗。肝素 100 mg 加入 5% 葡萄糖溶液或 0.85% 生理盐水 500 ml 中，以每分钟 10 ~ 20 滴的速度静脉滴注，同时监测部分凝血活酶时间，使其控制在正常范围的 1.5 倍之内。低分子肝素 4000 ~ 5000 U，腹壁皮下注射，每日 2 次，连用 7 ~ 10 天。华法林 6 ~ 12 mg，每日 1 次，口服，3 ~ 5 天后改为 2 ~ 6 mg 维持，凝血酶原时间为正常值的 1.5 倍或国际标准化比值 2.0 ~ 3.0。

（3）钙拮抗剂：阻止细胞内钙超载，防止血管痉挛，增加血流量，改善微循环。尼莫地平 20 ~ 40 mg，每日 3 次。盐酸氟桂利嗪 5 mg，每日睡前口服 1 次。

2. 病因治疗　是预防 TIA 复发的关键。积极查找病因，针对可能存在的脑血管病的危险因素，如高血压、糖尿病、血脂异常、心脏疾病等进行有效的预防和治疗。建立健康的生活方式，合理运动，避免酗酒，适度降低体重等。

3. 手术治疗　单次或多次发生 TIA 的患者，如抗血小板药物治疗效果不佳，且颈动脉狭窄程度超过 70%，可进行颈动脉内膜切除术。

（四）常用护理诊断

1. 知识缺乏　与缺乏疾病防治知识有关。
2. 恐惧　与突发神经定位症状而导致的组织器官功能障碍有关。
3. 焦虑　与疾病反复发作，担忧预后有关。
4. 有外伤的危险　与眩晕、肢体麻木、乏力有关。

（五）护理措施

1. 一般护理　保持室内空气清新，环境安静、舒适。指导患者适当休息和运动，仰头或头部转动时应缓慢，动作幅度不要太大。对于频繁发病的患者，必要时应有家人陪伴。

2. 病情观察　密切观察生命体征，意识状态等。短期内出现频繁发作者要给予高度重视，及时与医生联系进行有效处理，防止疾病进展。

3. 用药护理　遵医嘱用药，饭后服用抗血小板聚集药物（如阿司匹林等），以减少胃肠道刺激。在抗凝药物治疗期间，应密切观察有无出血倾向，及时测定出凝血时间及凝血酶原时间，出现异常时应及时告知医生给予相应处理。

4. 健康指导

（1）解释疾病的病因、临床特点、防治知识。强调疾病频繁发作的危害性。使患者及家属对疾病有足够的认识并给予高度重视。帮助患者寻找和消除致病的危险因素，积极防治高血压、心脏病、糖尿病等疾病。

（2）给予低盐、低脂、低胆固醇、充足的蛋白质和丰富的维生素饮食，禁忌刺激性食物，避免暴饮暴食，戒烟酒。

（3）根据身体情况适当参加体育锻炼，如快走、打太极拳等，注意劳逸结合。避免各种引起循环血量减少、血液浓缩的因素，如大量呕吐、腹泻、高热、大汗等，以防诱发脑血栓形成。

（4）积极治疗原发病，坚持按医嘱服药，不可随意停药或换药，定期到门诊复查。如 TIA 反复发作，应及时就医。

六、脑梗死患者的护理

引导案例

患者，女，60 岁。2 天前晨起后出现右侧肢体无力，休息后无缓解，肢体无力进行性加重，右手不能持物，行走受限，伴言语不清，口角歪斜。无头痛、头晕，无恶心、呕吐，无大小便失禁。头颅 CT 示左侧基底节区低密度影。半年内 TIA 发作 3 次，既往有高血压和糖尿病病史。体格检查：T 37 ℃，P 90 次/分，R 22 次/分，BP 160/100 mmHg，右上肢肌力 1 级，右下肢肌力 2 级，肌张力略高，腱反射（＋＋＋），Babinski 征（＋），脑膜刺激征（－）。

案例思考：1. 该患者有哪些脑血管疾病的危险因素？

　　　　　2. 该疾病有哪些临床特点和采取哪些护理措施？

脑梗死（cerebral infarction）又称缺血性脑卒中，是指各种原因引起的脑部血液供应障碍，使局部脑组织发生不可逆性损害，导致脑组织缺血、缺氧性坏死。脑梗死的分类方法有很多，根据起病方式和病程将脑梗死分为以下类型：完全型，指起病 6 小时内病情达高峰；进展型，病情逐渐进展，可持续 6 小时至数天。按发病机制将脑梗死分为动脉粥样硬化性血栓性脑梗死、脑栓塞、腔隙性脑梗死及分水岭脑梗死等。

动脉粥样硬化性血栓性脑梗死是脑梗死中最常见的类型，是在脑动脉粥样硬化等原因引起的血管壁病变的基础上，管腔狭窄、闭塞或有血栓形成，造成局部脑组织因血液供应中断而发生缺血、缺氧性坏死，引起相应的神经系统症状和体征。

脑栓塞是指血液中的各种栓子（如心脏内的附壁血栓、动脉粥样硬化的斑块、脂肪、肿瘤细胞、纤维软骨或空气等）随血流进入脑动脉而阻塞血管，当侧支循环不能代偿时，引起该动脉供血区脑组织缺血性坏死，出现局灶性神经功能缺损。

（一）病因和发病机制

1. 动脉粥样硬化性血栓性脑梗死　该病最常见的病因为动脉粥样硬化。由于动脉粥样硬化斑块破裂或形成溃疡，血小板、血液中其他有形成分及纤维黏附于受损且粗糙的内膜上，形成附壁血栓，在血压下降、血流缓慢、血流量减少，血液黏度增加和血管痉挛等情况影响下，血栓逐渐增大，最后导致动脉完全闭塞。糖尿病、高脂血症和高血压等可加速脑动脉粥样硬化的发展。其他病因有非特异性脑动脉炎、钩端螺旋体病、动脉瘤、真性红细胞增多症和头颈部外伤等。

急性脑梗死病灶由缺血中心区及其周围的缺血半暗带组成。缺血半暗带内的脑组织损伤具有可逆性，在治疗和恢复神经系统功能上半暗带具有重要作用，这些措施必须在一个限定的时间内进行，一般认为再灌注时间窗为发病后的 3~4 小时，不超过 6 小时。

2. 脑栓塞　按栓子来源的不同，脑栓塞分为 3 类。

（1）心源性脑栓塞：是脑栓塞中最常见的病因，约 75% 的心源性栓子栓塞于脑部。引起脑栓塞常见的心脏疾病有心房颤动、心瓣膜病、感染性心内膜炎、心肌梗死、心肌病、心脏手术、先天性心脏病等。

（2）非心源性脑栓塞：动脉粥样硬化性斑块可形成栓子导致栓塞；其他少见的栓子有脂肪滴、空气、肿瘤细胞、寄生虫卵和异物等。

（3）来源不明的脑栓塞：少数病例查不到栓子的来源。

脑栓塞常突然阻塞动脉，引起脑血管痉挛，加重脑组织的缺血程度。因无足够的时间建立侧支循环，所以栓塞与发生在同一动脉的血栓相比，病变范围较大。脑栓塞发生后，栓子可不再移动，牢固地阻塞管腔；但更为常见的是栓子分解破裂，进入更小的血管，导致最初闭塞的动脉血流恢复后发生漏出性出血，形成出血性梗死。在栓子的来源未消除时，脑栓塞可反复发作。某些炎性栓子可引起脑脓肿、脑炎及局部脑动脉炎等。

（二）临床表现

1. 动脉粥样硬化性血栓性脑梗死　该病多见于有动脉粥样硬化的中老年人，多伴有糖尿病病史。常于安静或睡眠中发病，症状常在数小时或数天内达到高峰。有些患者病前有一次或多次 TIA（表 9-4）。神经功能缺损的症状和体征变异较大，与血管闭塞程度、闭塞血管大小、部位和侧支循环的好坏有关。

（1）颈内动脉系统（前循环）脑梗死：出现对侧偏瘫、偏身感觉障碍、双眼对侧同向性偏盲，同侧 Horner 征，优势半球病变可出现失语。

（2）椎-基底动脉系统（后循环）脑梗死：出现对侧偏盲、偏瘫及偏身感觉障碍。眩晕、恶心、呕吐、眼球震颤；声音嘶哑、吞咽困难、饮水呛咳；小脑性共济失调；交叉性感觉或运动障碍；同侧 Horner 征。优势半球受累可出现失读及命名性失语等。

2. 脑栓塞　临床表现的轻重与栓子的大小、数量、部位、心功能状况等因素有关。发病急骤，症状多在数秒或数分钟内达到高峰。部分患者可有意识障碍，较大栓塞或多发性栓塞时患者可迅速进入昏迷和出现颅内压增高症状。局部神经缺失症状取决于栓塞的动脉，多为偏瘫或单瘫、偏身感觉缺失、偏盲及抽搐等。主侧半球病变时可出现失语、失用等。多数可有原发病的症状。患者可有心房颤动、风湿性心内膜炎、心肌梗死等疾病的表现，或有心脏手术、介入性治疗及长骨骨折等病史。部分患者有皮肤、黏膜栓塞或其他器官栓塞的表现。

表 9-4　常见脑血管疾病鉴别诊断要点

指标	缺血性脑血管病		出血性脑血管病	
	动脉粥样硬化性血栓性脑梗死	脑栓塞	脑出血	蛛网膜下腔出血
发病年龄	中老年人多见	任何年龄组均可见	中老年（50~65岁）多见	各年龄组均可见，以青壮年多见
常见原因	动脉粥样硬化	各种心脏病	高血压及动脉硬化	动脉瘤（先天性、动脉硬化性）、血管畸形
TIA 病史	较多见	少见	少见	无
起病时状态	多在静息时	不定,多由静态到动态时	多在动态（激动、活动）时	多在动态（激动、活动）时

（续表）

指标	缺血性脑血管病		出血性脑血管病	
	动脉粥样硬化性血栓性脑梗死	脑栓塞	脑出血	蛛网膜下腔出血
起病缓急	较缓(以时、日计)	最急(以秒、分计)	急(以分、时计)	急骤(以分计)
意识障碍	无或轻度	少见、短暂	多见、持续	少见、短暂
头痛	多无	少见	多有	剧烈
呕吐	少见	少见	多见	最多见
血压	正常或增高	多正常	明显增高	正常或增高
瞳孔	多正常	多正常	患侧有时变大	多正常
眼底	动脉硬化	可见动脉栓塞	动脉硬化,可见视网膜出血	可见玻璃体膜下出血
偏瘫	多见	多见	多见	无
脑膜刺激征	无	无	可有	明显
脑脊液	多正常	多正常	压力增高,血性	压力增高,血性
CT 检查	脑内低密度灶	脑内低密度灶	脑内高密度灶	蛛网膜下腔高密度影

3. 辅助检查

（1）动脉粥样硬化性血栓性脑梗死。

1）血液检查及心电图：血液检查包括血常规、血流变、肾功能、血清离子、血糖及血脂等。这些检查项目有利于发现脑梗死的危险因素。

2）头颅 CT：脑梗死发病后 24 小时内，一般无影像学改变。24 小时后，梗死区出现低密度病灶。对于急性脑卒中患者，头颅 CT 是最常用的影像学检查手段，对于早期脑梗死与脑出血的鉴别很重要，缺点是对小脑和脑干病变及微小病灶显示不佳。（图 9-2）

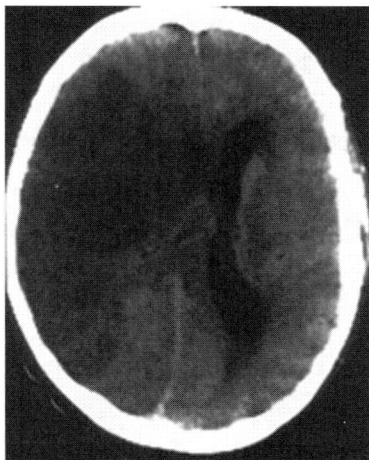

图 9-2　右侧脑梗死的 CT 表现

3）头颅 MRI：脑梗死发病数小时后，即可显示 T_1 低信号和 T_2 高信号的病变区域。与 CT 相比，MRI 可以发现脑干、小脑梗死及微小病灶。

（2）脑栓塞。

1）头颅 CT 及 MRI：可显示脑栓塞的部位和范围。CT 检查显示，在发病后的 24 ~

48小时病变部位出现低密度病灶，发生出血性梗死时在低密度的梗死区出现1个或多个高密度影。

2）其他：应常规进行心电图、胸部X线片和超声心动图检查。怀疑亚急性感染性心内膜炎时，应进行血常规、红细胞沉降率及血细菌培养等检查。

（三）处理要点

1.动脉粥样硬化性血栓性脑梗死

（1）急性期治疗：要重视超早期（<6小时）和急性期的处理。

1）溶栓治疗：常用溶栓药物包括：组织型纤溶酶原激活剂（rt-PA）和尿激酶（UK）等。最常用的是UK，100万～150万U，给药方法包括静脉和动脉途径，动脉溶栓时可以减少用药剂量，但须在数字减影血管造影DSA监视下进行。

2）抗凝治疗：常用药物有肝素、低分子肝素及华法林（药物用法如上文所述）。抗凝治疗对大血管动脉粥样硬化引起的脑卒中和有频繁栓子脱落引起的脑卒中可能有效，对于中度到重度脑卒中患者不推荐使用抗凝治疗。并发症主要为出血倾向和血小板减少等。

3）降纤治疗：常用药物包括巴曲酶、降纤酶及安克洛酶。用法：首次剂量为10 BU，之后隔日5 BU，静脉注射，共用3次。每次用药之前需要进行纤维蛋白原的检测。

4）抗血小板聚集治疗：发病早期给予抗血小板聚集药物阿司匹林（药物用法如上文所述），可降低脑卒中的复发率，改善预后。

5）脑保护治疗：①神经保护剂，如胞磷胆碱等。②亚低温治疗，亚低温（32～34℃）可降低脑氧代谢率，抑制兴奋性氨基酸释放和细胞内钙超载，减少自由基生成。

6）降颅压治疗：脑水肿的发生多见于大面积脑梗死，水肿的高峰期为发病后的3～5天。常用降颅压药物有甘露醇、呋塞米和甘油果糖。甘露醇0.25～0.50 g/kg，每4～6小时1次，每日最大用量为2 g/kg；呋塞米10 mg，每2～8小时1次，有助于维持渗透压梯度。甘油果糖250～500 ml静脉滴注，每日1～2次。

7）中药治疗：有活血化瘀、通经活络，降低血小板聚集、抗凝、改善脑血流、降低血液黏滞度及神经保护作用，如三七、丹参、川芎、葛根素等。

8）设立脑卒中绿色通道和卒中单元（SU）：脑卒中绿色通道包括医院24小时内均能进行头部CT及MRI检查，与凝血化验有关的检查可在30分钟内完成并回报结果及诊疗费用的保证等，尽量为急性期的溶栓及神经保护赢得时间。

9）调控血压：脑梗死早期的高血压处理取决于血压升高的程度及患者的整体情况。如收缩压小于180 mmHg或舒张压小于110 mmHg，则不需要降血压治疗，以免加重脑缺血；如收缩压为185～210 mmHg或舒张压为115～120 mmHg，则不必急于降压，应严密观察血压变化；如收缩压大于220 mmHg、舒张压大于120 mmHg以上，则应给予缓慢降血压治疗，并严密观察血压变化，防止血压降得过低。在溶栓治疗前后，如果收缩压大于220 mmHg或舒张压大于120 mmHg以上，则应及时行降压治疗，以防止继发性出血。可使用微量输液泵静脉滴注硝普钠，也可用利喜定、卡维地洛等。血压过低对脑梗死不利，应适当提高血压。

10）控制血糖：急性期血糖增高可以是原有糖尿病的表现或是应激反应，高血糖和低血糖都能加重缺血性脑损伤。当血糖超过10 mmol/L时，应立即给予胰岛素治疗，将血糖控制在7.8～10 mmol/L以下。刚刚开始使用胰岛素时应1～2小时监测血糖1次。当

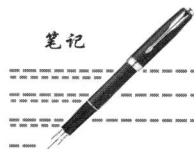

血糖控制以后，通常需要给予每小时 1 U 的胰岛素维持，以后可改为餐前皮下注射。

（2）恢复期治疗。

1）康复治疗：目标是减轻脑卒中引起的功能缺损，重建正常运动模式，提高生活质量。病情稳定后应尽早进行。除运动康复治疗外，还应注意语言、认知、心理、职业与社会康复等。应进行广泛的宣传教育，强调康复是一个持续的过程，提高社会和家庭对康复治疗重要性的认识。

2）脑血管病的二级预防：积极处理各项可进行干预的脑卒中危险因素，应用抗血小板聚集药物，降低脑卒中复发的危险性。

2. 脑栓塞　治疗与动脉粥样硬化性血栓性脑梗死的治疗基本相同，因心源性脑栓塞容易复发，急性期患者应卧床休息数周，避免活动，减少复发的风险。当发生出血性梗死时，要立即停用溶栓药、抗凝药和抗血小板聚集药物，防止出血加重和血肿扩大；适当应用止血药物，治疗脑水肿，调节血压；感染性栓塞应使用抗生素，并禁用溶栓和抗凝治疗，防止感染扩散。在脂肪栓塞时，可采用肝素、右旋糖酐、5% 碳酸氢钠及脂溶剂等，有助于脂肪颗粒的溶解。

（四）常用护理诊断

1. 躯体移动障碍　与脑血管闭塞、脑组织缺血、脑组织缺氧使锥体束受损导致肢体瘫痪有关。

2. 进食自理能力缺陷　与意识障碍、延髓麻痹有关。

3. 语言沟通障碍　与病变累及大脑优势半球、语言中枢受损有关。

4. 有废用综合征的危险　与肢体瘫痪及未能及时进行肢体康复锻炼有关。

5. 焦虑　与失语、肢体瘫痪有关。

（五）护理措施

1. 一般护理　急性期患者应绝对卧床休息，取平卧位，以便有较多血液供给脑组织。头部禁用冰袋或冷敷，以免血管收缩、血流缓慢使脑血流量减少。给予低盐、低脂饮食，如有吞咽困难、呛咳者，可给予糊状流质或半流质饮食，必要时给予鼻饲。进食前要先证实胃管在胃内后方可注入食物，每天口腔护理 2 次，尽可能鼓励患者用健侧手进食。

协助患者的日常生活［洗脸、刷牙、漱口、梳头、剪指（趾）甲、洗澡等］。如厕时需要有人陪护，注意安全，防止跌倒。指导患者使用辅助设施，如床栏、扶手、拐杖、轮椅等，帮助完成自理活动。消除周围环境中的障碍物，以防跌倒，对有意识障碍的患者加设床栏，防止坠床。

长期卧床者每 2 小时翻身 1 次，按摩局部骨隆突处，必要时在受压处垫软枕或橡皮圈，以减轻局部受压。翻身时动作轻柔，避免推、拉、拖，以免擦伤皮肤。鼓励患者咳嗽，指导患者有效排痰、体位引流的方法，必要时给予负压抽吸痰液，防止肺部感染。保持会阴部干燥、清洁，及时擦洗，及时更换衣裤。留置导尿管的患者，每 4 小时松开开关 1 次，定时排尿，促进膀胱功能恢复；导尿时，严格遵守无菌操作规程，防止泌尿系感染。鼓励患者养成定时排便的习惯，保持大便通畅。

2. 病情观察　经常巡视患者，监测生命体征，观察颅内压升高的症状、偏瘫的部位和程度、感觉障碍的程度、认知和语言能力等。观察尿液的量、颜色等是否有改变。留置导尿管的患者应定时做尿培养，监测是否有泌尿系感染。观察痰液的量及性状，如有异常，可给予床旁雾化吸入和湿化吸氧。准确记录出入量，对于呕吐、大汗、高热等症状应及时遵医嘱补液。

3. 用药护理　遵医嘱用药，并注意药物的不良反应。静脉滴注扩血管药物时，滴速宜慢，随时观察血压变化，根据血压情况调整滴速；应用低分子右旋糖酐时，可出现发热、荨麻疹等过敏反应，应注意观察，必要时须做过敏试验；使用抗血小板聚集药物、抗凝剂和溶栓剂期间，严格掌握药物剂量，监测出凝血时间、凝血酶原时间，注意观察有无出血倾向，如有异常，应立即报告医生进行处理。使用降颅压药物时，注意监测血、尿常规和肾功能，防止出现水电解质紊乱及肾功能损害。

4. 心理护理　创造安静、舒适的环境，给予精神安慰和支持。帮助患者树立恢复生活自理能力的信心，积极配合治疗。加强交流，尤其对失语患者，应鼓励并指导患者用非语言方式来表达需求及情感。消除因失语、偏瘫、生活自理能力受限等出现的烦躁、郁闷、消极、自卑心理。

5. 康复护理

（1）告知患者及家属早期康复的必要性及重要性，并共同制订康复计划，指导患者进行功能训练。准确评估患肢的活动能力，逐渐增加活动量，以达到增加其耐受水平的目的。

（2）按照循序渐进、被动与主动运动相结合、语言训练与肢体锻炼相结合的原则进行康复护理。如床上被动运动→床上主动活动→床边活动→下床活动，幅度由小到大，由大关节到小关节；以轻柔缓慢的手法进行按摩（具体方法见本章第一节的运动障碍护理内容）。语言康复训练可利用图片、字画及简单易学的读物等，按照字→词→语段的顺序进行。

（3）鼓励患者做力所能及的活动，训练日常生活基本技能（如穿脱衣服、系纽扣、洗脸、漱口、自己动手吃饭、使用各种餐具等）。指导患者调动健侧肢体能动性，以辅助患肢进行运动。可配合针灸、理疗等，促进肢体功能恢复。

6. 健康指导

（1）告知患者及家属应积极治疗原发病，如高血压、糖尿病、风湿性心瓣膜病等，在降压治疗过程中要做到平稳降压、不宜使血压波动过大或下降过低。

（2）坚持适量的体力活动，促进心血管功能，改善脑血液循环。提倡低盐、低脂、低胆固醇、高维生素饮食，戒烟酒，避免辛辣食物，忌暴饮暴食。养成良好的生活习惯，去除疾病诱因，干预危险因素。

（3）应坚持长期服用抗血小板聚集药物，告知药物常见的不良反应，一旦出现应及时就医。

（4）老年人晨间睡醒时不要急于起床，最好安静平卧10分钟后缓慢起床，以防体位性低血压导致脑血栓形成。

（5）患者及家属学会康复功能训练的基本方法，并长期坚持进行。根据病情选择适当的体育项目，培养独立完成日常生活的主动性。

（6）定期复查，如出现头晕、肢体麻木、TIA等先兆表现时，应及时就诊。

七、脑出血患者的护理

引导案例

患者，男，62岁。情绪激动后突然摔倒在地，右侧肢体活动受限，伴言语不清、口角

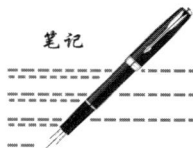

歪斜、小便失禁。1 小时后急诊入院，头颅 CT 示左侧基底节区高密度影。既往有高血压和冠心病病史，肥胖，嗜烟酒。体格检查：T 37 ℃，P 100 次/分，R 26 次/分，BP 180/110 mmHg，右上肢肌力 2 级，右下肢肌力 3 级，肌张力略高，腱反射（＋＋＋），右侧 Babinski 征（－），脑膜刺激征（－）。

案例思考：1. 该患者有哪些脑血管疾病的危险因素？
　　　　　2. 该疾病有哪些临床特点及如何护理？

脑出血（intracerebral hemorrhage，ICH）是指原发性非外伤性脑实质内出血，也称自发性脑出血，占急性脑血管病的 20%～30%。年发病率为（60～80）/10 万，急性期病死率为 30%～40%，是急性脑血管病中死亡率最高的疾病。其中大脑半球出血约占 80%，脑干和小脑出血约占 20%。

（一）病因和发病机制

1. 病因　高血压和动脉硬化是脑出血的主要因素，其他常见病因包括先天性脑动脉瘤、脑血管畸形、脑肿瘤、血液病、感染、药物（如抗凝剂及溶栓剂等）、外伤及中毒等。

2. 发病机制　脑内动脉壁薄弱，中层肌细胞和外膜结缔组织较少，且无外弹力层。长期高血压使脑细、小动脉发生玻璃样变及纤维素性坏死，管壁弹性减弱，血压骤然升高时血管易破裂出血。在血流冲击下，血管壁病变导致微小动脉瘤形成，血压剧烈波动时，微小动脉瘤破裂导致脑出血。高血压脑出血的发病部位以基底节区最多见，主要原因是供应基底节区的豆纹动脉从大脑中动脉成直角发出，在原有血管病变的基础上，受到压力较高的血流冲击后导致血管破裂，血液可破入脑室系统或流入蛛网膜下腔。脑出血后由于血肿的占位效应及血肿周围组织水肿，引起颅内压升高，使脑组织受压移位。幕上半球的血肿向下挤压丘脑下部和脑干，使其变形、移位和继发出血，出现小脑天幕疝；如中线结构下移，可形成中心疝；如颅内压增高明显或小脑大量出血时可发生枕骨大孔疝。脑疝是导致患者死亡的直接原因。

（二）临床表现

1. 基底节区出血　壳核是高血压脑出血最常见的出血部位，占 50%～60%，丘脑出血占 10%～15%，尾状核出血少见。

（1）壳核出血：主要由豆纹动脉（尤其是其外侧支）破裂引起。血肿常向内扩展波及内囊。内囊损伤后引起对侧偏瘫、双眼向病灶侧凝视、病灶对侧偏身感觉障碍和同向性偏盲，优势半球受累可有失语。出血量大时患者很快出现昏迷，病情在数小时内迅速恶化。

（2）丘脑出血：主要由丘脑穿通动脉或丘脑膝状体动脉破裂引起。血肿压迫或损伤内囊引起病灶对侧偏瘫或偏身感觉障碍。优势半球出血可出现失语。

2. 脑叶出血　脑叶出血占出血部位的 5%～10%。顶叶出血最多见，其次为颞叶、枕叶及额叶。可表现为头痛、呕吐、癫痫发作等。顶叶出血可有偏身感觉障碍。颞叶出血表现为 Wernicke 失语，精神症状等。枕叶出血表现为视野缺损。额叶出血可有偏瘫、Broca 失语、尿便障碍、摸索和强握反射等。

3. 脑桥出血　脑桥出血占出血部位的 10%，多由基底动脉脑桥支破裂引起。表现为突然头痛、呕吐、眩晕、复视、侧视麻痹、交叉性瘫痪或偏瘫、四肢瘫等。可伴有高热、大汗、应激性溃疡、急性肺水肿、急性心肌缺血甚至心肌梗死。大量出血（>5 ml）时，患者很快昏迷，出现双侧瞳孔呈针尖样、四肢瘫痪、呼吸困难、去大脑强直发作、呕吐咖啡色胃内容物、中枢性高热等症状，常在 48 小时内死亡。

4. 小脑出血　小脑出血占出血部位的 10%，多为小脑上动脉的分支出血。主要表现为小脑症状，眩晕和共济失调，伴有频繁呕吐及枕部疼痛等，多无瘫痪。大量小脑出血，尤其是蚓部出血时，患者很快出现昏迷及脑干受压征象，双侧瞳孔呈针尖样，呼吸节律不规则，去大脑强直发作，最后致枕骨大孔疝而死亡。

5. 原发性脑室出血　脑室出血占出血部位的 3%~5%，是由脉络丛血管或室管膜下动脉出血所致。出血量较少时，表现为突然头痛、呕吐、颈项强直、Kernig 征阳性。出血量大时，很快进入昏迷或昏迷程度加深，双侧瞳孔缩小呈针尖样，病理反射阳性，出现去大脑强直发作、上消化道出血、中枢性高热、血糖升高、尿崩症等，预后差，多迅速死亡。

6. 辅助检查

（1）头颅 CT：是确诊脑出血的首选检查。早期血肿在 CT 上表现为圆形或椭圆形的高密度影，边界清楚。（图 9-3）CT 可准确显示出血的部位、大小、脑水肿情况及其是否破入脑室等，有助于指导治疗和判断预后。

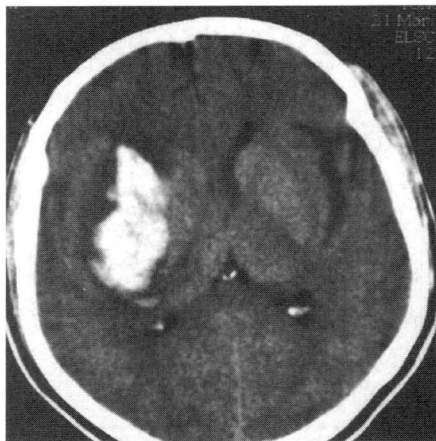

图 9-3　右侧脑出血的头颅 CT 表现

（2）头颅 MRI：发病 1 天内，血肿呈 T_1 等信号或低信号，T_2 呈高信号或混合信号；第 2 天至 1 周内，T_1 为等信号或稍低信号，T_2 为低信号；第 2~4 周，T_1 和 T_2 均为高信号；4 周后，T_1 为低信号，T_2 为高信号。

（3）脑血管造影：磁共振血管成像（MRA）、CT 血管成像（CTA）和数字减影血管造影（DSA）等可显示脑血管的位置、形态及分布等，并易于发现脑动脉瘤、脑血管畸形等脑出血病因。

（4）脑脊液检查：在无条件进行 CT 检查时，对病情不是十分严重、无明显颅内压增高的患者可进行腰穿。脑出血时脑脊液压力常升高，呈均匀血性。当病情危重、有脑疝形成或小脑出血时，禁忌腰穿检查。

（5）其他：血常规、尿常规、血糖、肝功能、肾功能、凝血功能、血清离子及心电图等检查，有助于了解患者的全身状态。

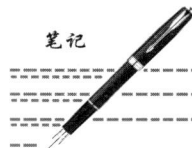

（三）处理要点

1. 内科治疗

（1）一般治疗。

1）就地诊治，避免长途搬动，一般应卧床休息 2～4 周，床头略抬高。保持呼吸道通畅，昏迷患者应将头歪向一侧，以利于口腔、气道分泌物及呕吐物流出，并可防止舌根后坠阻塞呼吸道。随时吸出口腔内的分泌物和呕吐物，必要时行气管切开。定时翻身、拍背，防止肺炎、压疮等。

2）对于烦躁不安者，可应用镇静剂。

3）头部降温，用冰帽或冰袋降低头部温度，降低颅内新陈代谢，减轻脑水肿及颅内高压。对于有意识障碍、血氧饱和度下降或缺氧现象的患者，应给予吸氧。对于昏迷患者，可酌情应用抗生素预防感染。

（2）脱水降颅压：脑出血后 3～5 天，脑水肿达到高峰。药物治疗的主要目的是减轻脑水肿，降低颅内压，防止脑疝形成。可用 20% 甘露醇 250 ml 快速静脉滴注，每 6～8 小时1 次，使用 5～7 天，可同时应用呋塞米 20～40 mg，静脉注射，二者交替使用，维持渗透梯度。用药过程中应监测肾功能和水电解质。也可用甘油果糖 500 ml 静脉滴注，每日1～2 次。应权衡利弊，酌情应用激素，且以急性期内短期应用为宜。

（3）控制高血压：脑出血时血压升高，在颅内压增高的情况下，为保证脑组织供血，出现了脑血管自动调节反应，当颅内压下降时，血压也随之下降，所以首先应进行脱水降颅压治疗，暂不使用降压药。当血压过高时，容易增加再出血的危险性，应及时控制高血压。行降颅内压治疗后，收缩压 ≥200 mmHg、舒张压 ≥110 mmHg 时，应行降血压治疗，使血压维持在略高于发病前水平。收缩压 < 180 mmHg 或舒张压 < 105 mmHg 时，可不必使用降压药，降压治疗时避免使用利血平等强降压药，注意血压降低幅度不宜过大，防止因血压下降过快而造成脑的低灌注，加重脑损害。血压过低者应行升压治疗，以保持脑灌注压。

（4）注意热量补充和水电解质及酸碱平衡：昏迷患者、消化道出血或严重呕吐患者可先禁食 1～2 天，并从静脉内补充营养和水分，每日总输液量以 1500～2500 ml 为宜，每日补充钾盐 3～4 g，应经常检查电解质及血气分析，以便采取针对性治疗。如无消化道出血或呕吐者可酌情早期开始鼻饲疗法，同时减少输液量。

（5）防治并发症：保持呼吸道通畅，防止吸入性肺炎或窒息的发生，必要时给氧并吸痰。如有呼吸道感染时，及时使用抗生素。防止压疮和泌尿系感染。如有消化道出血时，可使用西咪替丁 0.4～0.6 g 静脉滴注，每日 1 次，或选用其他抗纤溶止血剂。

2. 外科治疗　进行开颅清除血肿术或行血肿穿刺疗法，消除血肿，解除脑组织受压，降低颅内压，改善脑血液循环。如有手术适应证应尽早进行。

（四）常用护理诊断

1. 疼痛　与出血性脑血管病导致颅内压增高有关。

2. 意识障碍　与脑出血有关。

3. 躯体移动障碍　与脑血管破裂形成的血肿使锥体束受损导致肢体运动功能障碍有关。

4. 语言沟通障碍　与出血性脑血管病病变累及语言中枢有关。

5. 有受伤的危险　与出血性脑血管病导致意识障碍及感觉障碍有关。

6. 有皮肤完整性受损的危险　与长期卧床、肢体运动功能障碍有关。

7. 潜在并发症　脑疝、上消化道出血、坠积性肺炎、泌尿系感染。

（五）护理措施

1. 一般护理

（1）休息与体位：急性期患者应绝对卧床，发病后 24 ~ 48 小时避免搬动患者。患者取侧卧位，防止分泌物和呕吐物反流引起误吸。头部抬高 15° ~ 30°，利于颅内血液回流，减轻脑水肿。病室应保持安静，避免声、光刺激，限制亲友探视。各项护理操作动作应轻柔，必须搬动患者时需要保持身体长轴在一条直线上。保持情绪稳定，避免情绪激动、剧烈咳嗽、打喷嚏等，防止颅内压和血压增高导致再次出血。

（2）饮食：发病后 1 ~ 2 天禁食。生命体征平稳、无颅内压增高及严重上消化道出血后，开始流质饮食，昏迷者可给予鼻饲。保证足够营养供给。

（3）大小便护理：保持大便通畅，防止用力排便而导致颅内压增高，必要时遵医嘱给予缓泻剂，禁止大量不保留灌肠。对尿失禁或尿潴留患者应留置导尿，留置尿管者用 1∶5000 呋喃西林液冲洗膀胱，每日 1 ~ 2 次，防止泌尿系感染。

2. 病情观察　密切观察生命体征、意识、瞳孔等，及时判断患者有无病情加重及并发症的发生。如出现持续高热，常由于脑出血累及下丘脑体温调节中枢所致，应给予物理降温，头部置冰袋或冰帽，并予以氧气吸入，提高脑组织对缺氧的耐受性。当意识障碍呈进行性加重时，常提示颅内有进行性出血；当出现剧烈头痛、频繁呕吐、烦躁不安、血压进行性升高、脉搏加快、呼吸不规则、意识障碍加重、一侧瞳孔散大时，常提示脑疝，应立即与医生联系，迅速建立静脉通路，遵医嘱快速静脉滴注 20% 甘露醇 250 ml（30 分钟内完成滴注），限制每天液体摄入量（一般禁食患者以尿量加 500 ml 液体为宜），避免增高颅内压的因素（如剧烈咳嗽、打喷嚏、躁动、用力排便等）。每次鼻饲前抽吸胃液，观察颜色变化，以及时发现有无上消化道出血。准备好气管切开包或气管插管包，必要时配合医生进行气管切开或气管插管，并做好相应的术后护理。

3. 用药护理　遵医嘱给予甘露醇等脱水剂，注意剂量、滴速，记录尿量，防止水电解质平衡紊乱。

4. 康复护理　急性期患者绝对卧床休息，每 2 小时翻身 1 次，以免局部皮肤长时间受压，翻身后保持肢体功能位。病情稳定后，尽早对瘫痪肢体关节进行按摩和被动运动，防止肌肉失用性萎缩（康复期功能训练详见本章第一节的运动障碍护理内容）。

5. 健康指导

（1）安慰患者，消除其紧张、恐惧心理，鼓励患者树立战胜疾病的信心，增强自我照顾的意识。引导家属以积极的态度接受亲人躯体和心理方面的改变，告知早期锻炼的重要性，介绍康复功能锻炼的具体操作方法，尽可能帮助患者恢复生活自理能力。

（2）向患者及家属介绍疾病的相关知识，告知积极治疗原发病对防止再次发生出血性脑血管疾病的重要性。

（3）低盐、低脂饮食，避免刺激性食物及饱餐，多吃新鲜蔬菜和水果，戒烟酒，建立良好的生活方式。

（4）避免情绪激动、精神紧张、过度劳累及用力排便等诱发因素，指导患者自我控制情绪、保持乐观心态。

（5）教会患者家属测量血压的方法，每日定时监测血压，发现血压异常波动时及时就诊。

（6）向患者及家属介绍脑出血的先兆症状，如头痛、眩晕、肢体麻木、活动障碍、言语不清等，教会家属应对再次脑出血的基本急救措施，并及时就诊。

八、蛛网膜下腔出血患者的护理

引导案例

患者，男，35 岁。过量饮酒后突然出现剧烈头痛，伴恶心、呕吐，无肢体活动障碍，无大小便失禁，1 小时后急诊入院。头颅 CT 示基底池高密度影。平时健康状况良好，无高血压、冠心病病史。体格检查：T 36.7 ℃，P 90 次/分，R 20 次/分，BP 170/100 mmHg，意识清楚，言语清晰，四肢肌力 5 级，肌张力、腱反射正常，双侧 Babinski 征（－），脑膜刺激征（＋）。

案例思考：1. 该患者有哪些脑血管疾病的危险因素？
　　　　　2. 该疾病有哪些临床特点及如何护理？

蛛网膜下腔出血（subarachnoid hemorrhage，SAH）是指脑底部或脑表面血管破裂后，血液流入蛛网膜下腔引起相应临床症状的一种脑卒中，又称为原发性蛛网膜下腔出血。继发性蛛网膜下腔出血是指脑实质内出血、脑室出血、硬膜外或硬膜下血管破裂血液流入蛛网膜下腔。本节仅叙述原发性蛛网膜下腔出血。蛛网膜下腔出血占所有脑卒中的 5% ~ 10%，年发病率为（6 ~ 20）/10 万。

（一）病因和发病机制

蛛网膜下腔出血的病因如下。①颅内动脉瘤，最常见，占 50% ~ 80%。②脑血管畸形，主要是动静脉畸形，青少年多见。③脑底异常血管网病。④其他，如夹层动脉瘤、血管炎、颅内静脉系统血栓形成、结缔组织病、血液病、颅内肿瘤、凝血障碍性疾病、抗凝治疗并发症等。颅内动脉瘤破裂出血的主要危险因素有吸烟、高血压、过量饮酒、既往有动脉瘤破裂史、动脉瘤体积较大、多发性动脉瘤等。

动脉瘤可能由动脉壁先天性肌层缺陷或后天获得性内弹力层变性或二者的联合作用所致。随着年龄的增长，动脉壁弹性逐渐减弱，薄弱的管壁在血流冲击等因素影响下向外突出形成囊状动脉瘤，其好发于脑底 Willis 环的分叉部位，梭形动脉瘤好发于脑底部较大的动脉主干。病变血管可自发或因血压突然增高或其他不明诱因而破裂，血液进入蛛网膜下腔，通过脑脊液迅速播散，刺激脑膜引起脑膜刺激征。颅内容量增加引起颅内压增高，甚至脑疝。在脑室和脑底凝固的血液可阻塞脑脊液循环通路，使其吸收和回流受阻，引起梗阻性脑积水，或引起蛛网膜粘连。血细胞释放的血管活性物质可引起血管痉挛，严重者发生脑梗死。

（二）临床表现

各年龄段人群均可发病，青壮年更常见。

1. 病程及病因　突然起病，多为数秒或数分钟发生剧烈头痛，呈涨痛或爆裂样疼痛，难以忍受。可为局限性头痛或全头痛，持续不能缓解或进行性加重，多伴有恶心、呕吐。患者常能清楚地描述发病情形。情绪激动，剧烈运动，用力咳嗽或排便等是常见诱因。

2. 症状　发病数小时后可见脑膜刺激征（颈项强直、Kernig 征、Brudzinski 征）阳性；眼底镜检查可发现玻璃体膜下出血，视盘水肿或视网膜出血；可出现局灶性神经功能缺损体征，如动眼神经麻痹、轻偏瘫、失语或感觉障碍等。

3. 常见并发症

（1）再出血：是一种严重的并发症。再出血的病死率约为 50%。发病后 24 小时内再出血的风险最大，以后 4 周内再出血的风险均较高。表现为在病情稳定或好转的情况下，突然发生剧烈头痛、恶心呕吐、意识障碍加深、抽搐、原有症状和体征加重或重新出现等。

（2）脑血管痉挛：20% ～30% 的患者出现脑血管痉挛，引起迟发性缺血性损伤，可继发脑梗死。血管痉挛一般于蛛网膜下腔出血后 3 ～5 天开始，5 ～14 天为高峰期，2 ～4 周后逐渐减少。表现为意识改变、局灶性神经功能损害体征（如偏瘫）或二者均有。

（3）脑积水：多发生于出血后 1 周内，因蛛网膜下腔和脑室内血凝块堵塞脑脊液循环通路所致。轻者表现为嗜睡、精神运动迟缓和近记忆损害。重者出现头痛、呕吐、意识障碍等。

4. 辅助检查

（1）头颅 CT：是诊断 SAH 的首选方法，CT 平扫最常表现为基底池弥散性高密度影（图 9 - 4）。

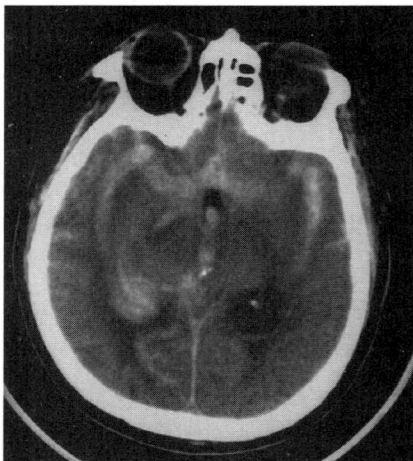

图 9 - 4　蛛网膜下腔出血的头颅 CT 表现

（2）头颅 MRI：T₁ 高信号表现可持续至少 2 周，发病后 1 ～2 周，CT 不能提供蛛网膜下腔出血的证据时，MRI 可作为诊断蛛网膜下腔出血和了解破裂动脉瘤部位的一种重要方法。

（3）脑脊液检查：脑脊液呈均匀一致的血性，压力增高。出血 12 小时后脑脊液出现黄变。

（4）脑血管影像学检查：DSA 可清楚显示动脉瘤的位置、大小、有无血管痉挛等。CTA 和 MRA 是无创性的脑血管显影方法，但敏感性和准确性不如 DSA。

（三）处理要点

1. 内科治疗

（1）安静休息：避免情绪激动和用力（如咳嗽、用力排便等）。烦躁者可给予安定

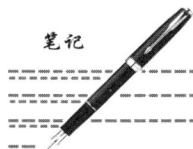

类药物镇静，注意液体出入量平衡，纠正水电解质紊乱。慎用阿司匹林等可能影响凝血功能的非甾体类消炎镇痛药物或吗啡、哌替啶等可能影响呼吸功能的药物。

（2）降低颅内压：对有颅内压增高者，适当限制液体入量。常用脱水剂如甘露醇、呋塞米、甘油果糖，也可以酌情选用白蛋白。

（3）防治再出血。

1）安静休息：绝对卧床 4～6 周，减少探视，保持环境安静和避光。避免用力和情绪波动。及时应用镇静、镇痛、镇吐、镇咳等药物。

2）调控血压：去除疼痛等诱因后，如果平均动脉压 > 120 mmHg 或收缩压 > 180 mmHg，可在密切监测血压下使用短效降压药，保持收缩压 < 160 mmHg 和平均动脉压 > 90 mmHg。可选用钙离子通道阻滞剂、β 受体阻滞剂或 ACEI 类等药物，避免突然将血压降得太低。

3）抗纤溶药物：防止动脉瘤周围的血块溶解引起再出血，可选用抗纤维蛋白溶解剂。①6 - 氨基己酸，初次剂量为 4～6 g，溶于 100 ml 生理盐水或 5% 葡萄糖溶液中，静脉滴注，15～30 分钟内完成。继续静脉滴注，每小时 1 g，维持 12～24 小时，以后每天 12～24 g，持续 7～10 天，逐渐减量至每天 8 g，持续 2～3 周。②氨甲苯酸，0.1～0.2 g 加入生理盐水或 5% 葡萄糖溶液 100 ml 中，静脉滴注，每日 2～3 次，持续 2～3 周。

4）防治脑动脉痉挛及脑缺血：尼莫地平口服，40～60 mg，每日 4～6 次，共服 21 天。必要时可静脉使用，应注意低血压等不良反应。

2. 外科治疗　可选择手术夹闭动脉瘤或介入栓塞动脉瘤。

（四）常用护理诊断

1. 疼痛　头痛与颅内压增高、血液刺激脑膜、继发性脑血管痉挛有关。
2. 恐惧　与剧烈头痛、担心再次出血有关。
3. 潜在并发症　再出血、脑血管痉挛、脑积水等。

（五）护理措施

1. 一般护理　安慰患者，消除其紧张、恐惧心理。耐心解释头痛的原因、疾病的发生、发展及转归过程，取得患者配合。严格限制探视，避免情绪激动及各种刺激。应绝对卧床休息 4～6 周，避免搬动和过早离床活动，抬高床头 15°～30°，定时更换体位，翻身时注意保护头部。给予低盐、低脂、易消化、富含纤维素的食物。保持大便通畅，便秘者可用缓泻剂或开塞露，排便时避免屏气用力，防止咳嗽和打喷嚏，对剧烈头痛和躁动不安者，可应用止痛剂、镇静剂。

2. 病情观察　监测意识、瞳孔、生命体征、神经功能等。认真观察头痛的性质、持续时间、发作次数、程度及伴随症状等，并做好记录。发病第 2 周最易发生再出血。如再次出现剧烈头痛、呕吐、昏迷、脑膜刺激征等情况，应及时报告医生进行处理。

3. 用药护理　维持血压稳定，颅内压增高者遵医嘱给予脱水剂（如甘露醇、呋塞米）和止痛剂。给药 30 分钟后观察头痛有无缓解，无缓解时应通知医生。

4. 健康指导

（1）保持心情愉悦，防止情绪激动。饮食宜清淡，避免刺激性食物，戒烟酒。体育锻炼应适度，避免剧烈活动，合理控制工作、学习强度，劳逸结合，保持充足睡眠。

（2）病情允许时应进一步明确病因，如安排脑血管造影、MRI、MRA 等检查，以便进行病因治疗。

第三节　癫痫患者的护理

引导案例

患者，女，33 岁。情绪紧张后突然跌倒在地，头后仰，双眼上翻，牙关紧闭，四肢抽搐，小便失禁。发作 10 分钟后自行缓解。半年前患者患脑肿瘤，近期有类似发作史。脑电图示左颞部棘慢复合波。

案例思考：该疾病有哪些临床特点及如何护理？

癫痫（epilepsy）是多种原因导致的脑部神经元高度同步化异常放电所致的临床综合征，具有发作性、短暂性、重复性及刻板性的特点。每次发作称为痫样发作，反复多次发作引起的慢性神经系统病症称为癫痫。

癫痫是一种常见病，国内流行病学调查显示其发生率为 5‰，全国约有 900 万以上患者。本病可见于各个年龄组，青少年和老年是癫痫发病的两个高峰年龄段。

一、病因和发病机制

（一）病因

婴幼儿期癫痫主要与产伤、出血、代谢障碍或遗传因素有关；儿童期癫痫和青少年期癫痫则主要与炎症、寄生虫、脑外伤、皮质发育障碍有关；成年期发病者多为脑肿瘤、脑血管畸形、代谢异常或内分泌功能障碍；老年期癫痫多见于脑血管病、糖尿病和脑萎缩等。

（二）发病机制

神经元异常放电是癫痫的病变基础，起步神经元的异常放电要变为成千上万神经元高度同步化放电必须通过神经元连接通道多方向扩布。神经元间的连接通道有直接和间接两大类，后一种连接方式称为突触连接。癫痫患者神经元突触有明显的功能异常，这种病态突触通过突触囊泡的快速循环再生使正常情况下每秒仅能传播数次或数十次神经冲动的突触传递功能增加到每秒数十次到数百次，使癫痫样放电迅速扩布。单个神经元的异常放电并不足以引起临床上的癫痫发作，但异常的神经元放电进入局部的神经网络并在其中传播时，可受到网络内兴奋或抑制神经元的增益或抑制，使异常电流增加或降低。当异常电流增加到一定程度，并可通过脑电图记录到时，就表现为脑电图上的痫性放电。当电流增加到足以冲破脑部的抑制功能，或脑内对其抑制作用减弱时，就会沿电阻最小径路传播，引起癫痫发作。

二、分类

目前应用最广泛的分类是国际抗癫痫联盟提出的癫痫发作分类。

（一）部分性发作

1. 单纯部分性发作　无意识障碍，分为运动性发作、感觉性发作、自主神经性发作、精神症状性发作。

笔记

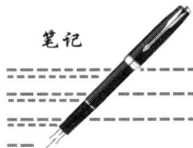

2. 复杂部分性发作　分为开始即有意识障碍、单纯部分性发作后出现意识障碍，可伴有自动症。

3. 部分性继发全身性发作　单纯部分性继发全身性发作、复杂部分性继发全身性发作、单纯部分继发复杂部分性再继发全身性发作。

（二）全身性发作

失神发作、强直性发作、阵挛性发作、全身强直－阵挛性发作、肌阵挛性发作、失张力性发作。

（三）不能分类的发作

此类发作无法进行分类。

三、临床表现

（一）部分性发作

部分性发作包括单纯部分性发作、复杂部分性发作、部分性继发全身性发作 3 类。后者是神经元异常放电从局部扩展到双侧脑部时出现的临床发作。

1. 单纯部分性发作　发作时意识始终存在，发作后能复述发作的情形。①运动性发作：表现为身体的某一局部发生不自主抽动。多见于一侧眼睑、口角、手或足趾，也可涉及一侧面部或肢体。严重者发作后可留下短暂性肢体瘫痪，称为 Todd 麻痹。异常运动从局部开始，沿皮质功能区移动，如从手指—腕部—前臂—肘—肩—口角—面部逐渐发展，称为 Jackson 发作；旋转性发作表现为双眼突然向一侧偏斜，头部不自主向同侧转动，伴有身体扭转，但很少超过 180°，部分患者过度旋转可引起跌倒，出现继发性全身性发作；姿势性发作表现为发作性一侧上肢外展、肘部屈曲、头向同侧扭转、眼睛注视着同侧；语言性发作表现为不自主地重复发作前的单音或单词，偶可有语言抑制。②感觉性发作：表现为一侧面部、肢体或躯干的麻木和刺痛；眩晕性发作表现为坠落感、漂动感或水平/垂直运动感；偶尔可表现为本体感觉或空间知觉障碍性发作，出现虚幻的肢体运动感；特殊感觉性发作则出现视幻觉、听幻觉、味幻觉、嗅幻觉。③自主神经性发作：表现为上腹部不适、恶心、呕吐、面色苍白、出汗、竖毛、瞳孔散大等。④精神症状性发作：可表现为各种类型的记忆障碍（如似曾相识、似曾不相识、强迫思维、快速回忆往事）、情感异常（恐惧、抑郁、欣快、愤怒）、错觉（视物变形、变大、变小，声音变强或变弱）、复杂幻觉等。

2. 复杂部分性发作　主要特征是意识障碍，发作时对外界刺激没有反应，发作后不能或部分不能复述发作细节。①自动症，患者出现看起来有目的、但实际上没有目的的发作性行为异常。部分患者发作前有感觉和运动先兆，发作时与外界接触不良，对外界刺激无反应。随后出现一些看起来有目的，但实际上无目的的活动，如反复咂嘴、噘嘴、咀嚼、舔舌、磨牙或吞咽（口消化道自动症）或反复搓手、抚面，不断地穿衣、脱衣、解衣扣、摸索衣服（手足自动症），也可表现为游走、奔跑，以及无目的的开门、关门、乘车和上船；还可出现自言自语、叫喊、唱歌（语言性自动症）或机械性重复原来的动作。发作后患者意识模糊，常有头昏，不能回忆发作中的情况。②仅有意识障碍。③先有单纯部分性发作，随后出现意识障碍。④先有单纯部分性发作，随后出现自动症。

3. 部分性继发全身性发作　先出现部分性发作，随后出现全身性发作。

（二）全身性发作

发作起源于双侧脑部，多在发作初期就有意识丧失。

1. **失神发作** 突然发生和突然终止的意识丧失是失神发作的特征。典型表现为活动突然停止、发呆、呼之不应、手中物体落地。部分患者可机械性重复原有的简单动作，每次发作持续数秒钟，每天可发作数十次、上百次。发作后立即清醒，无明显不适，可继续先前的活动。醒后不能回忆，甚至不知道刚才已发病。不典型失神发作的起始和终止均较典型失神发作缓慢，除意识丧失外，常伴有肌张力降低，偶有肌阵挛。

2. **强直性发作** 表现为与强直－阵挛性发作中强直期相似的全身骨骼肌强直性收缩，常伴有明显的自主神经症状，如面色苍白等。

3. **阵挛性发作** 类似全身强直－阵挛性发作中阵挛期的表现。

4. **全身强直－阵挛性发作** 意识丧失、双侧强直后出现阵挛的序列活动是全身强直－阵挛性发作的主要临床特征。可由部分性发作演变而来，也可一起病即表现为全身强直－阵挛性发作。早期出现意识丧失，跌倒。随后的发作分为 3 期。①强直期，表现为全身骨骼肌持续性收缩。眼肌收缩出现眼睑上牵、眼球上翻或凝视；咀嚼肌收缩出现口强张，随后猛烈闭合，可咬伤舌尖；喉肌和呼吸肌强直性收缩致患者尖叫一声，呼吸停止；颈部和躯干肌肉的强直性收缩使颈和躯干先屈曲，后反张：上肢由上举后旋转为内收前旋，下肢先屈曲后猛烈伸直，持续 10～20 秒后进入阵挛期。②阵挛期，患者从强直转成阵挛，每次阵挛后都有一次短暂的间歇，阵挛频率逐渐变慢，间歇期延长，在一次剧烈阵挛后，发作停止，进入发作后期。以上两期均伴有呼吸停止、血压升高、瞳孔扩大、唾液和其他分泌物增多。③发作后期，此期尚有短暂阵挛，可引起牙关紧闭和大小便失禁。呼吸首先恢复，随后瞳孔、血压、心率逐渐正常。肌张力松弛，意识逐渐恢复。从发作到意识恢复历时 5～15 分钟。醒后患者常感头痛、全身酸痛、嗜睡，部分患者有意识模糊，此时强行约束患者可能发生伤人和自伤。

5. **肌阵挛性发作** 表现为快速、短暂、触电样肌肉收缩，可遍及全身，也可局限于某个肌群，常成簇发生。

6. **失张力性发作** 表现为肌张力突然丧失，可致患者跌倒。局限性肌张力丧失可仅引起头或肢体下垂。

（三）癫痫持续状态

癫痫部分或全身性发作在短时间内频繁发生，全身性发作患者在两次发作之间意识不清楚，全身或部分性发作持续 30 分钟以上称为癫痫持续状态。

（四）辅助检查

脑电图上的痫性放电是癫痫的重要特征。过度换气、闪光刺激等诱导方法及重复检查 3 次可提高阳性率。

癫痫患者脑电图的典型表现是棘波、尖波、棘慢复合波或尖慢复合波。不同类型的癫痫，脑电图表现也不同。脑电图可辅助进行癫痫发作类型的确定。

四、处理要点

（一）病因治疗

有明确病因者应首先进行病因治疗：如颅内肿瘤，需要手术切除新生物；寄生虫感染，则需要用抗寄生虫的方法进行治疗。

（二）药物治疗

无明确病因，或虽有明确病因但不能根除病因者，需要考虑药物治疗。

1. 癫痫发作间期的药物治疗

（1）用药时机：39% 癫痫患者有自发性缓解倾向，因而并非每个患者都需要用药。一般来说，半年内发作 2 次以上者，一经明确诊断，就应用药；首次发作或半年以上发作 1 次者，可在告知抗癫痫药可能产生的不良反应和不治疗的可能后果的情况下，根据患者及家属的意愿，酌情选择用或不用抗癫痫药。

（2）选药方法：抗癫痫药的选择依据癫痫发作和癫痫综合征的类型、不良反应大小、药物来源、价格等来决定。其中最主要的依据是癫痫发作和癫痫综合征的类型（表 9 - 5）。

表 9 - 5　按发作类型选药参考表

发作类型	首选药	次选药
部分性发作和部分性继发全身性发作	卡马西平	苯妥英钠、苯巴比妥、丙戊酸
全身强直 - 阵挛性发作	丙戊酸	卡马西平、苯妥英钠
强直性发作	卡马西平	丙戊酸、苯妥英钠
阵挛性发作	丙戊酸	苯妥英钠、苯巴比妥、卡马西平
典型失神发作、肌阵挛性发作	丙戊酸	拉莫三嗪、乙琥胺、氯硝西泮
非典型失神发作	乙琥胺或丙戊酸	氯硝西泮

（3）如何决定药物的剂量：从小剂量开始，逐渐增加，直到既能有效控制发作，又没有明显不良反应为止。如不能达到此目的，宁可满足部分控制，也不要出现不良反应。

（4）单用或联合用药：单一药物治疗是应遵守的基本原则，如治疗无效，可换用另一种单药，但换药期间应有 5 ~ 7 天的过渡期。多数情况下联合用药并不能提高临床疗效，还会增加不良反应和加重经济负担。

（5）服药方法：根据药物的性质可将日剂量分次服用。对于半衰期长的药物，每日服用次数为 1 ~ 2 次，如苯妥英钠、苯巴比妥等；对于半衰期短的药物，每日服用次数为 3 次。由于多数抗癫痫药为碱性，饭后服药可减轻胃肠道反应。

（6）药物不良反应：因大多数抗癫痫药都有不同程度的不良反应，在用药前除查肝肾功能、血尿常规外，用药后还需要每月复查血尿常规，每季度复查肝肾功能，至少持续半年。

（7）终止治疗的时机：一般来说，全身强直 - 阵挛性发作、强直性发作、阵挛性发作完全控制 4 ~ 5 年后，失神发作停止半年后可考虑停药。但停药前应有一个缓慢减量的过程，这个过程一般不短于 1 ~ 1. 5 年。有自动症的患者可能需要长期服药。

2. 难治性癫痫的治疗　用上述方法可使 80% 以上患者的发作得到有效控制，有相当一部分患者停药后可终生不再发病，但仍有大约 20% 左右的患者用上述方法治疗无效，称为难治性癫痫。

难治性癫痫最为突出的特征就是对一线抗癫痫药耐药，因而传统的治疗方法难以奏效，对这种癫痫的治疗应更多地选择多种药物的联合应用或使用新的抗癫痫药（如托吡酯、加巴喷丁、拉莫三嗪等），若仍无效，则要考虑外科手术治疗。

3. 发作期的治疗

（1）单次发作：癫痫发作有自限性，多数不需要特殊处理。全身强直－阵挛性发作时可协助患者平卧，防止跌伤或伤人。解开衣领、腰带，以保持呼吸通畅。抽搐发生时，在关节部位垫上软物可防止发作时擦伤；不要强压肢体，以免引起骨折和脱臼。发作停止后，可将患者头部转向一侧，让分泌物流出，以防窒息。对自动症患者，在保证安全的前提下，不要强行约束，以防伤人和自伤。

（2）癫痫持续状态的治疗：首先保持呼吸道通畅，吸氧，必要时做气管插管或切开，尽可能进行心电、血压、呼吸、脑电的监测，定时进行血气、血生化分析，以保持稳定的生命体征。

控制发作：终止发作是治疗的关键。可选用以下方法。①地西泮＋地西泮：首先用地西泮 10～20 mg 静脉注射，每分钟不超过 2 mg。如有效，再将 60～100 mg 地西泮溶于 5% 葡萄糖生理盐水中，于 12 小时内缓慢静脉滴注。地西泮偶尔会抑制呼吸，此时需要停止注射，必要时加用呼吸兴奋剂，儿童首次静脉剂量为 0.25～0.5 mg/kg，一般不超过 10 mg。②地西泮＋苯妥英钠：首先用地西泮 10～20 mg 静脉注射取得疗效后，再将苯妥英钠 0.3～0.6 g 加入生理盐水 500 ml 中静脉滴注，速度不超过 50 mg/min。用药过程中如出现血压降低或心律不齐，则需要减缓静脉滴注速度或停药。③单用苯妥英钠：部分患者也可单用苯妥英钠，剂量和方法同上。④10% 水合氯醛：20～30 ml 加等量植物油保留灌肠，每 8～12 小时 1 次，适用于肝功能不全或不宜使用苯巴比妥类药物者。⑤副醛：8～10 ml（儿童 0.3 ml/kg）植物油稀释后保留灌肠。

经上述处理，发作控制后，可考虑使用苯巴比妥 0.1～0.2 g 肌内注射，每日 2 次，巩固和维持疗效。同时鼻饲抗癫痫药，达稳态血浓度后逐渐停用苯巴比妥。

五、常用护理诊断

1. 有窒息的危险　与癫痫发作时喉头痉挛、气道分泌物增多有关。
2. 有受伤的危险　与癫痫发作时全身肌肉抽搐及突然意识丧失有关。
3. 自尊紊乱　与抽搐发作时难堪的外观形象使患者的自尊心被破坏有关。
4. 潜在并发症　癫痫持续状态。

六、护理措施

（一）一般护理

保持环境安静，心情愉悦、情绪稳定，避免不良刺激。注意休息，保证充足睡眠，劳逸结合，饮食清淡，避免刺激性食物，戒烟酒。

（二）发作时护理

（1）发现发作先兆时，迅速将患者就地平放，避免摔伤。松开衣领和腰带，摘下眼镜、义齿等，移去患者身边的危险物品，以免误伤。

（2）将患者的头部偏向一侧，使唾液和分泌物由口角流出，床边备吸引器，及时吸除痰液，不可强行喂水，以防窒息。

（3）用包裹纱布的压舌板垫在上下牙之间，以防咬伤舌头。抽搐发作时，不可用力按压肢体，以免造成骨折及关节脱位。

（4）对精神运动兴奋性发作的患者，防止自伤、伤人或走失。

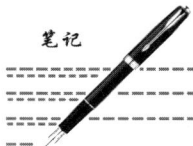

（三）用药护理

（1）指导患者遵医嘱正确服药，强调按医嘱服药的重要性，不可随意增减剂量或撤换药物。

（2）抗癫痫药常引发胃肠道反应，宜分次餐后口服。可根据易发作的时间，适当调整给药时间。

（3）向患者及家属说明抗癫痫药的副作用，如苯妥英钠可引起胃肠道反应、牙龈增生、共济失调等，苯巴比妥、卡马西平可引起嗜睡、共济失调等。

（4）多数抗癫痫药对肝肾功能有损害，应定期抽血做肝肾功能检查，必要时做血药浓度的测定，以防药物的毒副作用。

（四）癫痫持续状态的护理

（1）设专人守护，床旁加护栏以保护安全。

（2）立即遵医嘱缓慢静脉滴注地西泮、苯妥英钠等抗癫痫药。

（3）用药过程中密切观察呼吸、心率、血压的变化，如出现呼吸变浅、昏迷加深、血压下降，应暂停注射。

（4）保持病室环境安静，避免外界的各种刺激。保持呼吸道通畅，给予吸氧，备好气管切开包。

（五）心理护理

帮助患者寻找和避免癫痫发作的因素，指导患者正确对待疾病并进行自我调节，维持良好的心理状态；向患者及家属解释所患癫痫的类型、临床特点。鼓励家属向患者表达不嫌弃和关心的情感，解除患者精神负担，增强其自信心；指导患者承担力所能及的社会工作，积极主动地参与各种社交活动，在自我实现中体现自身价值。

（六）健康指导

（1）向患者及家属介绍有关本病的基本知识，告知患者应按时服药，养成良好的生活习惯，注意劳逸结合，避免过度疲劳、睡眠不足等诱发因素。

（2）养成良好的饮食习惯，食物应清淡且富含营养，避免刺激性食物，不宜进食过饱，多吃蔬菜、水果，戒烟酒。

（3）鼓励患者参加有益的社交活动，适当参与体力和脑力活动，减轻心理负担，保持心情愉快、情绪稳定。

（4）禁止从事有危险性的活动，如驾驶、攀高、游泳、带电作业等，以免发作时导致生命危险。

（5）外出时应有人陪伴或随身携带简要的病情诊疗卡，注明姓名、地址、病史、联系电话等，以备发作时得到及时有效的救助。

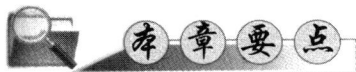

本章要点

本章重点讲解了短暂性脑缺血发作、脑梗死、脑出血、蛛网膜下腔出血、癫痫的临床表现及护理措施。

1. 神经系统疾病的常见症状、体征及护理　头痛的部位、性质、程度、规律、起始与持续时间，头痛发生的方式与经过，加重、减轻或诱发头痛的因素及伴随症状；患者有无发热、头部外伤、高血压及家族史等。感觉是作用于各个感受器的各种形式刺激在人脑中的直接反映，包括一般感觉和特殊感觉。感觉障碍的分类及定位诊断。瘫痪是指骨骼肌的收缩能力减弱或丧失所致的肢体运动障碍。肌力是被评估者主动运动时肌肉产生的收缩力，是判断肌肉收缩能力有无受损的重要指标。肌力分级标准：0级为肌肉无任何收缩现象（完全瘫痪）；1级为肌肉可轻微收缩，但不能活动关节，仅在触摸肌肉时感觉到；2级为肌肉收缩可引起关节活动，但不能对抗地心引力，肢体不能抬高；3级为肢体能抬离床面，但不能对抗阻力；4级为能做对抗阻力的活动，但较正常差；5级为正常肌力。瘫痪的分类。一侧上、下肢体的瘫痪称偏瘫，常伴有同侧中枢性面舌瘫。意识障碍是指人对周围环境及自身状态的识别和觉醒能力出现障碍。意识障碍的分类。头痛、感觉障碍、言语障碍、瘫痪和意识障碍的护理评估、常用护理诊断和护理措施。

2. 脑血管疾病患者的护理　脑血管疾病是指脑血管病变引起的脑功能障碍。脑血管疾病的危险因素。短暂性脑缺血发作、脑梗死、脑出血和蛛网膜下腔出血的临床表现、处理要点、常用护理诊断和护理措施。

3. 癫痫患者的护理　癫痫是多种原因导致的脑部神经元高度同步化异常放电所致的临床综合征，以发作性、短暂性、重复性及刻板性的中枢神经系统功能失常为特征。每次发作称为痫样发作，反复多次发作引起的慢性神经系统病症称为癫痫。癫痫的病因和发病机制。癫痫发作分类。脑电图上的痫性放电是癫痫的重要特征。药物治疗的基本原则。癫痫持续状态的治疗。常用护理诊断和护理措施。

思 考 题

一、名词解释

1. TIA

2. 癫痫持续状态

二、案例分析

案例一：胡某，男，65岁。晨起时出现左侧肢体无力，活动受限，伴头痛、头晕，无大小便失禁。2天后来院就诊。头颅CT示右侧基底节区低密度影。既往有高血压病史，近期频繁出现短暂性脑缺血发作。体格检查：T 36.9 ℃，P 93 次/分，R 22 次/分，BP 160/100 mmHg，意识清楚，口角歪斜，言语不清，左侧肢体肌力2级，左侧Babinski征（＋）。

请思考以下问题：

1. 目前患者主要有哪些护理诊断？

2. 应采取哪些护理措施？

案例二：贾某，女，70岁。与家人争吵后突然摔倒在地，伴言语不清、小便失禁。1小时后急诊入院。头颅CT示左侧基底节区高密度影。体格检查：T 36.7 ℃，P 100 次/分，R 27 次/分，BP 180/100 mmHg，嗜睡，右侧Babinski征（＋）。

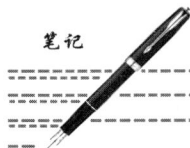

请思考以下问题：

1. 目前患者主要有哪些护理诊断？

2. 应采取哪些护理措施？

案例三：黄某，男，30 岁。情绪激动后突然出现头后仰，意识不清，跌倒在地，双眼上翻，牙关紧闭，四肢抽搐，小便失禁。发作 5 分钟后自行缓解。2 年前有头部外伤史，脑电图示左额部棘慢复合波。

请思考以下问题：

1. 目前患者主要有哪些护理诊断？

2. 应采取哪些护理措施？

第十章　传染性疾病患者的护理

学习目标

1. 掌握常见传染病的临床特点、流行病学特征和防治方法。
2. 能够运用传染病的知识，对常见的传染病做出正确的护理评估及护理诊断，制订护理计划，实施有效的护理措施。
3. 学会常见传染病的预防及护理技能。

第一节　传染性疾病的常见症状、体征及护理

传染病是由病原微生物（细菌、病毒、立克次体及螺旋体等）和寄生虫（原虫和蠕虫）感染人体后产生的有传染性、在一定条件下可造成流行的疾病。传染病属于感染性疾病，但并非所有感染性疾病均具有传染性。传染病是对人体健康危害很大的一组疾病。随着医学技术水平的提高，在我国许多传染病的发病率已明显下降，但有些传染病，如病毒性肝炎、感染性腹泻等广泛存在，而且国内又发现新的传染病，如传染性非典型肺炎等，因此对传染病的防治仍需加强。传染病护理是传染病防治工作中的重要组成部分，以下按护理程序叙述传染病患者的常见症状、体征及护理。

一、发热

（一）护理评估

1. 病史

（1）病因或诱因，起病缓急，发热程度及热型。

（2）伴随症状，有无咳嗽、咳痰、腹泻、食欲缺乏、恶心、呕吐、皮疹、黄疸、头痛、意识障碍等。

（3）诊断、治疗与护理经过，包括用药史、药物种类、剂量及疗效，有无采取物理降温措施及疗效。

（4）注意患者发病的地区、季节，以及有无传染病接触史等流行病学特点。

2. 身体评估

（1）进行全身体格检查，评估生命体征及意识状态。

（2）观察患者的面容，急性感染多呈急性面容；检查皮肤弹性有无减退，有无皮疹或出血点；观察扁桃体的大小及有无分泌物；检查全身浅表淋巴结及肝脾有无增大。

（3）检查重要脏器（如心、肺、肾）和中枢神经系统是否异常。

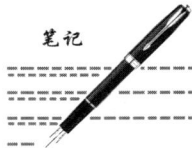

3. 辅助检查

（1）血常规：白细胞增多最常见的原因是细菌性感染，尤其是化脓性球菌感染，如金黄色葡萄球菌、溶血性链球菌、肺炎球菌和脑膜炎双球菌等感染，其他可引起白细胞增多的原因包括某些病毒感染，如乙型脑炎、流行性出血热；白细胞减少见于某些革兰氏阴性杆菌感染，如伤寒、副伤寒、布氏杆菌病；病毒及立克次体感染，如流行性感冒等。

白细胞分类中嗜酸性粒细胞增多见于变态反应性疾病和寄生虫病；嗜酸性粒细胞减少见于伤寒、副伤寒和应激状态。淋巴细胞增多见于病毒感染，如病毒性肝炎、流行性出血热等。

（2）尿常规：尿液离心后每高倍视野超过 3 个红细胞称镜下血尿，常见于流行性出血热、钩端螺旋体病等。若尿中有大量管型尿存在，则表明存在肾实质损害。

（3）粪便常规：检出红细胞、白细胞、脓细胞或虫卵有助于感染性腹泻和蠕虫病的诊断。

（二）常用护理诊断

体温过高与病原体感染有关。

（三）护理措施

1. 一般护理

（1）休息与饮食：卧床休息，注意勤换体位。应给予高热量、高蛋白、高维生素、易消化的食物，少量多餐，注意多饮水，必要时静脉输液。

（2）环境：室温维持在 20 ~ 24 ℃，湿度为 60% 左右，应注意通风（避免患者直接吹风，以防受凉），避免噪声。

（3）皮肤与口腔护理：患者大量出汗后应给予温水擦拭，保持皮肤清洁、干燥。协助患者于饭后、睡前用生理盐水漱口，病重者给予口腔护理，预防感染。

（4）降温措施：通常采用物理降温方法，如用冰帽、冰袋冷敷头部或大动脉走行处，适用于中枢神经系统感染性疾病；冷（温）盐水灌肠适用于中毒性痢疾患者；对高热伴寒战、四肢肢端厥冷的患者采用 32 ~ 35 ℃的温水擦浴；对高热、烦躁、四肢肢端灼热的患者可用 25% ~ 50% 的乙醇擦浴。对持续高热物理降温效果不明显者可按医嘱采用药物降温。降温时应注意：避免长时间同一部位的冰敷，以防局部冻伤；有脉搏细速、面色苍白、四肢厥冷者，禁用冷敷和乙醇擦浴；全身发疹或有出血倾向者禁用温水或乙醇擦浴降温。

2. 病情观察

（1）监测患者的生命体征，重点观察体温的变化。注意热型、发热程度、持续时间及伴随症状。

（2）观察患者的意识状态，记录每日出入量。

（3）观察降温过程中患者有无虚脱等不适表现。

3. 用药护理 严格按规定用药，应熟悉药物的作用、用法、剂量、不良反应等。按医嘱使用药物降温时，应避免在短时间内将体温降得过低，以免大量出汗导致虚脱；高热惊厥者可采用冬眠疗法或亚冬眠疗法，用药之前应先补充血容量，用药期间避免搬动患者，密切观察生命体征。

4. 健康指导

（1）知识宣教：讲解发热的病因和发病机制、诱因、分度、处理方法及预防知识。

（2）生活指导：指导患者合理饮食、适当休息。

二、皮疹

（一）护理评估

1. 病史

（1）皮疹的形态、色泽、数量、分布及出疹时间、出疹顺序、持续时间。

（2）伴随症状有无发热、乏力、食欲缺乏、恶心、呕吐、瘙痒等。

（3）诊断、治疗与护理经过，包括用药史、药物种类、剂量及疗效等。

（4）有无食物或药物过敏史。

（5）传染病接触史及预防接种史。

2. 身体评估

（1）进行全身体格检查，评估生命体征及意识状态，全身浅表淋巴结有无增大。

（2）观察皮疹的形态、大小有无变化，出疹的进展及消退情况。

（3）检查重要脏器（如心、肺、肝、脾）和中枢神经系统是否异常。

3. 辅助检查　进行血、尿、粪便常规检查，必要时进行病原学、血清学、脑脊液检查。

（二）常用护理诊断

皮肤完整性受损，与病原体和（或）代谢产物引起皮肤血管损伤有关。

（三）护理措施

1. 一般护理

（1）休息与饮食：皮疹较重、伴有发热等症状者应卧床休息。注意多饮水，避免进食辛辣刺激性食物。

（2）环境：保持病室整洁，注意通风，定时消毒，避免噪声。

（3）皮肤护理：①保持皮肤清洁、干燥，每天用温水清洗，禁用乙醇和肥皂水擦洗。②避免用手直接搔抓皮损处，瘙痒较重者可局部用炉甘石洗剂涂擦患处。③皮疹脱皮或结痂时不能强行撕脱，应让其自然脱落或用消毒剪刀修剪。④患者皮肤出现大面积瘀斑、坏死时，应定时进行皮肤消毒。局部用海绵垫、气垫加以保护，防止大小便浸渍，避免发生溃疡和继发感染。若发生溃疡或合并继发感染时，用无菌生理盐水清洗局部，辅以红外线灯照射，还可涂抗生素软膏，再覆盖无菌敷料。必要时按医嘱口服或注射抗生素控制感染。

（4）口腔护理：有口腔黏膜疹的患者，应每天常规应用温水或朵贝液漱口 2~3 次。每次进食后用温水漱口以清洁口腔。出现溃疡者，局部用 3% 过氧化氢溶液清洗后涂以冰硼散。

（5）眼部护理：对眼结膜充血、水肿的患者应注意保持眼部清洁，可用 4% 硼酸水或生理盐水清洗眼部，0.25% 氯霉素眼药水或抗生素眼膏可以防止继发感染。

2. 病情观察

（1）观察生命体征及意识状态的变化。

（2）观察记录皮疹的形态、出疹时间、出疹的顺序及分布特点、进展情况。观察皮疹消退后有无脱屑、脱皮、结痂、色素沉着等变化。

（3）观察伴随症状的变化。

3. 用药护理　按医嘱用药时，应注意用药方法、剂量、效果及副作用等。

4. 健康指导

（1）知识宣教：讲解导致皮疹和黏膜疹的相关知识，重点宣传皮肤、口腔、眼部护理的方法。

（2）生活指导：指导患者保持皮肤和手的清洁卫生，勤换内衣和床单，忌穿绒布或化纤类织物，以免加重痒感。指导患者翻身时动作轻柔，避免拖、拉、拽等动作，以免损伤皮肤。患者应剪短指甲，婴幼儿患者可包裹手部，避免抓破皮肤。

第二节　病毒性肝炎患者的护理

引导案例

患者，女，32 岁，因乏力伴皮肤黄染 3 天入院治疗，否认既往有肝炎病史，无输血史，无血吸虫疫水接触史。实验室检查：血清蛋白 45 g/L，球蛋白 27 g/L；ALT 820 U/L；HBsAg（＋），HBeAg（＋），抗 HBcIgM（＋）。

案例思考：1. 该患者的护理诊断是什么？
　　　　　2. 应该采用哪些护理措施。

病毒性肝炎（viral hepatitis）是由多种肝炎病毒引起的一组以肝脏损害为主的全身性传染病，包括甲型肝炎（hepatitis A）、乙型肝炎（hepatitis B）、丙型肝炎（hepatitis C）、丁型肝炎（hepatitis D）及戊型肝炎（hepatitis E）。临床表现主要是疲乏无力、食欲减退、肝大及肝功能异常，部分病例出现黄疸。甲型和戊型肝炎经粪 - 口途径传播，主要表现为急性肝炎；乙型、丙型和丁型肝炎主要经血液、体液等胃肠外途径传播，多呈慢性感染，少数病例可发展为肝硬化或肝细胞癌。

一、病因和发病机制

病毒性肝炎的病原体是肝炎病毒，目前已证实甲、乙、丙、丁、戊 5 型肝炎病毒是病毒性肝炎的致病因子。各型病毒性肝炎的发病机制目前尚未完全明了。

（一）甲型肝炎

甲型肝炎病毒（HAV）属嗜肝 RNA 病毒科，感染后可在肝细胞内复制，随胆汁经肠道排出。HAV 颗粒呈球形，直径为 27～32 nm，无包膜。HAV 只有 1 个抗原抗体系统和 1 个血清型，感染后早期出现 IgM 型抗体，是近期感染的标志，一般持续 8～12 周，IgG 型抗体是既往感染或免疫接种后的标志，可长期存在。

HAV 经口侵入人体，经肠道入血，引起短暂的病毒血症，1 周后在肝细胞内复制，2 周后随胆汁从肠道排出体外。目前认为，HAV 在肝细胞内大量增殖，使肝细胞轻微破坏，随后细胞免疫起了重要作用，感染后期体液免疫也参与其中，致使肝细胞破坏。

甲型肝炎一般为自限性疾病，预后良好，不发展为慢性肝炎和慢性携带者。

HAV 对外界抵抗力较强，耐酸碱、耐低温，在淡水、海水、泥沙和贝壳类动物中可存活数月。100 ℃ 加热 1 分钟、紫外线照射和含氯消毒剂等均可使其灭活。

（二）乙型肝炎

乙型肝炎病毒（HBV）属嗜肝 DNA 病毒科，完整的 HBV 颗粒由核心及包膜两部分组成，核心直径为 27 nm，内含环状双股 DNA 和多聚酶，包膜上的乙肝表面抗原（HBsAg）在肝细胞内合成并大量释放至血液循环中，其本身并无传染性。核心部分含有环状双股 DNA、DNA 聚合酶、乙肝核心抗原（HBcAg），是病毒复制的主体。

乙型肝炎的发病机制目前尚未完全明了，大量研究结果表明，免疫病理反应以及病毒与宿主细胞间的相互作用是肝细胞损伤的主要原因。HBV 侵入人体后，首先感染以肝细胞为主的多种细胞，在细胞内复制产生完整的病毒颗粒，在血液或肝细胞膜上的病毒抗原成分可诱导机体产生特异性的体液免疫和细胞免疫应答。免疫应答既可清除病毒，同时又能导致肝细胞损伤，甚至诱导病毒变异。免疫反应的强弱与临床过程的轻重及转归有密切关系。

HBV 的抵抗力很强，对低温、干燥、紫外线均有耐受性，不被 70% 乙醇灭活。高压蒸汽灭菌法、100 ℃ 加热 10 分钟可灭活 HBV。

（三）丙型肝炎

丙型肝炎病毒（HCV）是 RNA 病毒，呈球形，有包膜，主要在肝细胞内复制。HCV 具有高度变异性，感染常呈慢性化。

目前认为，HCV 的致病机制与病毒的直接致病作用和免疫病理损伤有关，HCV 感染后不能诱导有效的免疫保护反应。

HCV 对有机溶剂敏感，加热 100 ℃ 5 分钟、氯仿（10% ~ 20%）、甲醛（1∶1000）、高压蒸汽消毒和紫外线照射等均可使之灭活。

（四）丁型肝炎

丁型肝炎病毒（HDV）是一种缺陷的 RNA 病毒，必须在 HBV 或其他嗜肝 DNA 病毒辅助下才能复制，HDV 感染方式有 2 种：联合感染和重叠感染。

目前认为 HDV 的致病机制可能与病毒对肝细胞的直接损伤作用和机体的免疫病理反应有关。HDAg 可刺激机体产生特异性 IgM 和 IgG 抗体，但这些抗体不是中和抗体，不能清除病毒。

（五）戊型肝炎

戊型肝炎病毒（HEV）为 RNA 病毒，呈球形，无包膜，主要在肝细胞内复制，通过胆道排出。HEV 通过对肝细胞的直接损伤和免疫病理作用引起肝细胞的炎症或坏死。HEV 在碱性环境下较稳定，对高热、氯仿敏感。

二、流行病学

（一）传染源

1. 甲型肝炎和戊型肝炎　传染源是急性期患者和隐性感染者，甲型肝炎患者在粪便排毒期（起病前 2 周至起病后 1 周）传染性最强。隐性感染者不出现明显的症状和体征，

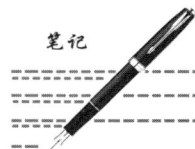

但粪便中有病毒排出，是重要的传染源。

2. 乙型肝炎　传染源是急、慢性患者和病毒携带者。慢性患者和病毒携带者作为传染源的意义最大，其传染性与体液中病毒载量成正比关系。

3. 丙型肝炎　传染源是急、慢性患者和无症状病毒携带者。病毒携带者有更重要的传染源意义。

4. 丁型肝炎　传染源是急、慢性患者和病毒携带者。与 HBV 以重叠感染或同时感染的形式存在。

（二）传播途径

1. 甲型肝炎和戊型肝炎　主要经粪－口途径传播。通过污染水源、食物、海产品、食具等可造成散发流行或暴发流行，日常生活接触通常引起散发性发病，通过注射或输血传播的机会罕见。

2. 乙型、丙型和丁型肝炎　常因含病毒的血液和体液经破损的皮肤黏膜进入易感者体内而感染，主要有以下 3 条途径。

（1）血液传播：是目前我国最主要的传播途径，包括不洁注射、针刺、输注含肝炎病毒的血液和血制品，共用牙刷、剃刀等。HCV 感染主要通过输血或血制品，占输血后肝炎的 70% 以上，但近年来此传播方式随着血制品进行丙型肝炎筛查已明显下降。

（2）日常生活密切接触：是次要的传播方式，主要与各种体液和分泌物的接触有关，如唾液、精液、阴道分泌物等均可存在 HBV、HCV，故性接触传播也是一条重要途径。

（3）母婴传播：在我国母婴传播是导致婴幼儿 HBV 感染的重要途径，主要经胎盘、产道分娩、哺乳等方式传播。

（三）人群易感性

人类对各型肝炎普遍易感，各种年龄均可发病。

1. 甲型肝炎　以幼儿、学龄前儿童发病最多，感染后免疫力可持续终生。

2. 乙型肝炎　新生儿通常不具备来自母体的先天性抗－HBs，因而普遍易感，发病多见于婴幼儿及青少年。感染后或疫苗接种后出现抗－HBs 者有免疫力。

3. 丙型肝炎　人类对 HCV 普遍易感。目前检测到的抗 HCV 并非保护性抗体。

4. 丁型肝炎　普遍易感，抗 HDV 不是保护性抗体。

5. 戊型肝炎　各年龄段人群普遍易感，尤以孕妇的易感性较高。感染后免疫力不持久，抗 HEV 多在短期内消失，少数可持续 1 年以上。

（四）流行特征

病毒性肝炎的分布遍及全世界，但在不同地区各型肝炎的感染率有较大差别。我国属于甲型及乙型肝炎的高发地区，但各地区人群的感染率差别较大。

甲型及戊型肝炎主要由日常生活接触所致，以散发性发病为主。甲型肝炎以秋、冬季为发病高峰，流行率与居住条件、卫生习惯及教育程度有密切关系，农村高于城市，发展中国家高于发达国家。戊型肝炎多发生在雨季或洪水后，呈地方性流行。

乙型、丙型和丁型肝炎无明显季节性，均以散发为主，HBV 感染有家庭聚集现象。

三、临床表现

各型肝炎的潜伏期长短不一：甲型肝炎 2～6 周（平均 4 周）；乙型肝炎 1～6 个月

（平均3个月）；丙型肝炎2周至6个月（平均6周）；丁型肝炎4~20周；戊型肝炎2~9周（平均6周）。

病毒性肝炎按临床经过分为以下5型。

（一）急性肝炎

各型肝炎病毒均可引起急性肝炎。

1. 急性黄疸型肝炎　病程可分为3个阶段。

（1）黄疸前期：①病毒血症表现为畏寒、发热、疲乏及全身不适等。②消化系统症状表现为食欲缺乏、厌油、恶心，甚至呕吐伴于上腹部不适、腹胀、便秘或腹泻。③其他症状表现为部分病例可出现皮疹及关节痛等，血清 ALT 明显升高，本期末出现尿黄。本期一般持续5~7天。

（2）黄疸期：巩膜及皮肤出现黄染为进入此期的标志。黄疸前期的症状好转，尿色加深，黄疸逐渐加深，约2周达到高峰。体检常见肝大达肋缘下1~3 cm，质地软，有轻度压痛及叩击痛，部分患者有轻度脾大，肝功能改变明显。本期持续2~6周。

（3）恢复期：症状逐渐消失，黄疸消退，肝脾回缩，肝功能恢复正常。本期持续1~2个月。

2. 急性无黄疸型肝炎　除无黄疸外，其他临床表现与急性黄疸型肝炎相似。急性无黄疸型肝炎较多见，起病缓慢，临床症状较轻，主要表现为消化道症状，因不易被发现而成为重要的传染源。

（二）慢性肝炎

病程超过半年以上的肝炎称为慢性肝炎。慢性肝炎见于乙、丙、丁型肝炎，根据病情轻重可分为轻度、中度、重度。

通常无发热，症状类似急性肝炎，如乏力、食欲减退、腹胀、厌油等。

体检见慢性肝病体征：面色晦暗、蜘蛛痣、肝掌或肝大。

实验室检查：血清 ALT 反复或持续升高，A/G 比值异常，血清胆红素升高。

（三）重型肝炎

重型肝炎是病毒性肝炎中最严重的一种类型，占全部肝炎的0.2%~0.5%，病死率高。各型肝炎均可引起重型肝炎，但在甲型、丙型肝炎中较少见。

1. 急性重型肝炎　也称暴发型肝炎。以急性黄疸型肝炎起病，病情发展迅猛，2周内出现极度乏力、严重消化道症状及神经精神症状，如性格改变、行为异常、烦躁不安、意识障碍等。黄疸迅速加深，胆-酶分离，肝脏缩小，有出血倾向和中毒性鼓肠。体检时有扑翼样震颤及病理反射。患者多因肝性脑病、肝肾综合征、脑疝、消化道出血等死亡。

2. 亚急性重型肝炎　起病初期类似一般急性黄疸型肝炎，起病后15天至26周出现上述重型肝炎的临床表现，易发展为坏死后肝硬化。

3. 慢加急性重型肝炎和慢性重型肝炎　在慢性肝病和肝硬化的基础上出现亚急性重型肝炎的临床表现，预后极差。

（四）淤胆型肝炎

淤胆型肝炎也称毛细胆管型肝炎。起病及临床表现类似急性黄疸型肝炎，以肝内梗阻性黄疸为突出表现，黄疸重且持久，有皮肤瘙痒、肝大，大便颜色变浅等表现。大多

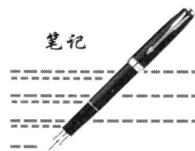

数患者可顺利恢复。

（五）肝炎后肝硬化

肝炎可发展为肝硬化，表现为肝功能异常及门静脉高压症。

（六）辅助检查

1. 甲型肝炎　①抗－HAV IgM 阳性是早期诊断甲型肝炎最简便而可靠的标志。②抗－HAV IgG 属于保护性抗体，具有免疫力的标志。

2. 乙型肝炎　①HBsAg 与抗－HBs：HBsAg 阳性反映现症 HBV 感染，HBsAg 在感染 HBV 2 周后即可阳性，阴性则不能排除 HBV 感染。抗－HBs 为保护性抗体，阳性表示对 HBV 有免疫力。②HBeAg 与抗－HBe：急性 HBV 感染时 HBeAg 的出现时间略晚于 HBsAg，HBeAg 阳性提示 HBV 复制活跃，传染性较强。抗－HBe 在 HBeAg 消失后出现，抗－HBe 阳性提示病毒复制多处于静止状态，传染性降低。③HBcAg 与抗－HBc：HBcAg 阳性表明 HBV 有复制，检测难度较大，因此较少用于临床常规检测。抗－HBc IgM 阳性提示 HBV 有活动性复制，低滴度抗－HBc IgG 阳性是过去感染的标志，可保持多年。④HBV－DNA：是病毒复制和传染性的直接标志。

3. 丙型肝炎　①HCV－RNA：是病毒感染和复制的直接标志。②抗－HCV IgM 和抗－HCV IgG：不是保护性抗体，是 HCV 感染的标志。抗－HCV IgM 见于丙型肝炎急性期。低滴度抗－HCV IgG 提示病毒处于静止状态，高滴度抗－HCV IgG 提示病毒复制活跃。

4. 丁型肝炎　①HDV－RNA：是诊断 HDV 感染最直接的依据。②抗－HDV IgM 和抗－HDV IgG：抗－HDV IgM 阳性是现症感染的标志。低滴度抗－HDV IgG 提示病毒静止或终止，高滴度抗－HDV IgG 提示感染的持续存在。

5. 戊型肝炎　抗－HEV IgM 和抗－HEV IgG 阳性可作为近期 HEV 感染的指标。

6. 血清酶　①谷丙转氨酶（ALT）：是目前临床判断肝细胞损害最敏感、最常用的指标，急性黄疸型肝炎患者的 ALT 常明显升高；慢性肝炎患者的 ALT 可持续或反复升高；重型肝炎患者可出现 ALT 快速下降、胆红素不断升高的胆－酶分离现象，提示肝细胞大量坏死。②谷草转氨酶（GOT）：肝病时血清 GOT 升高，提示线粒体损伤，通常与肝病严重程度呈正相关。急性肝炎时 ALT/GOT ＞1，慢性肝炎和肝硬化时 ALT/GOT ＜1。

7. 血清蛋白　血清蛋白由肝脏合成，球蛋白由浆细胞和单核－吞噬细胞系统合成。急性肝炎患者的血清蛋白可在正常范围内，慢性肝病患者可出现血清蛋白减少、球蛋白升高和 A/G 比值下降甚至倒置。

8. 胆红素　胆红素含量是反映肝细胞损伤严重程度的重要指标，黄疸型肝炎患者的血清直接和间接胆红素均升高；淤胆型肝炎患者以直接胆红素升高为主。黄疸型肝炎患者的尿胆原和尿胆红素明显增加；淤胆型肝炎患者的尿胆红素增加，而尿胆原减少或阴性。

9. 凝血酶原时间（PT）、凝血酶原活动度（PTA）　凝血酶原主要由肝脏合成，肝病时凝血酶原时间延长，并与肝损害程度成正比。凝血酶原活动度的高低与肝损害程度成反比，PTA≤40% 是诊断重型肝炎的重要依据，也是判断预后的敏感指标。

四、处理要点

病毒性肝炎的治疗应根据不同病原、不同临床类型及组织学损害区别对待。各型肝炎的治疗原则均以休息适当和营养合理为主，根据不同病情给予适当的药物辅助治疗，同时避免饮酒、过劳和使用损害肝脏的药物。

（一）急性肝炎

急性肝炎多为自限性疾病，以一般治疗及对症支持治疗为主。

1. 休息　发病早期患者必须卧床休息，急性期患者应隔离，待症状好转、黄疸减轻、肝功能改善后，可逐渐增加活动量，以不引起疲劳为度。肝功能恢复正常 1~3 个月后可进行日常活动及工作，但应避免过度劳累。

2. 营养　给予易消化、清淡饮食，但应注意食物中要含有适量的热量、蛋白质和维生素。

3. 护肝药物　病情轻者口服维生素类药物、葡醛内酯等。进食少或胃肠症状明显者，可静脉补充葡萄糖及维生素 C。

4. 抗病毒治疗　一般不采用抗病毒治疗。但急性丙型肝炎易转为慢性，故强调早期进行抗病毒治疗。

（二）慢性肝炎

对于慢性肝炎，采用综合治疗方案，包括合理的休息和营养、心理辅导、改善和恢复肝功能、调节机体免疫、抗病毒、抗纤维化等治疗。

1. 改善和恢复肝功能　①补充 B 族维生素。②促进解毒功能的药物，如葡醛内酯等。③促进能量代谢的药物，如 ATP、辅酶 A、肌苷等。④促进蛋白质代谢的药物，如肝安。⑤改善微循环的药物，如山莨菪碱、低分子右旋糖酐。⑥降低转氨酶的药物，如五味子、垂盆草等。

2. 免疫调节　如胸腺素、转移因子、特异性免疫核糖核酸等。

3. 抗病毒治疗　目的是抑制病毒复制，减少传染性；改善或减轻肝损害；减少或延缓肝硬化、肝癌的发生。

（1）α-干扰素：可用于慢性乙型肝炎和丙型肝炎抗病毒治疗，主要通过诱导宿主产生多种细胞因子，在多个环节抑制病毒复制。干扰素的疗效与病例的选择有明显关系，以下是有利于干扰素疗效的因素：肝炎处于活动期，ALT 升高，组织病理有活动性炎症存在；病程短；女性；病毒载量低等。治疗方案（成人）：每次 3~5 MU，每周 3 次，皮下或肌内注射，疗程 4~6 个月，根据病情可延长至 1 年。

（2）核苷（酸）类似物：作用于 HBV 的聚合酶区，通过取代病毒复制过程中延长聚合酶链所需的结构相似的核苷，终止链的延长，从而抑制病毒复制。例如，恩替卡韦、替诺福韦、替比夫定等。具有较强的抑制 HBV 复制的作用，可使 HBV DNA 水平下降或阴转、ALT 恢复正常、改善肝组织病变，但不能使 HBsAg 阴转，因其无法彻底清除病毒，部分患者停药后又可启动病毒复制循环。

4. 抗纤维化治疗　主要有丹参、冬虫夏草、核仁提取物等。

（三）重型肝炎

以支持和对症疗法为基础的综合性治疗，促进肝细胞再生，预防和治疗并发症。有条件者可采用人工肝支持系统，争取行肝移植。

1. 一般治疗及支持疗法　严格卧床休息，实施重症监护。尽可能减少饮食中的蛋白质，以控制肠内氨的来源。维持水、电解质及酸碱平衡；保证热量，补充维生素，输注

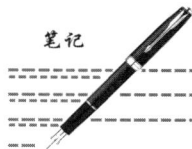

新鲜血浆、白蛋白或免疫球蛋白。

2. 阻止肝细胞坏死、促进肝细胞再生　可应用肝细胞生长因子等。

3. 并发症治疗　防治肝性脑病、上消化道出血、继发感染、肝肾综合征等并发症。

4. 人工肝支持系统和肝移植　人工肝支持系统的主要作用是清除患者血中毒性物质及补充生物活性物质，暂时降低血清胆红素水平，有利于肝脏功能的恢复，延长生存时间。肝移植已取得一定进展，用于晚期肝硬化和肝衰竭患者。

（四）淤胆型肝炎

早期治疗同急性黄疸型肝炎，黄疸持续不退时，可加用糖皮质激素治疗。

（五）肝炎后肝硬化

参照慢性肝炎和重型肝炎的治疗。

五、常用护理诊断

1. 体温过高　与肝炎病毒感染，继发感染有关。
2. 活动无耐力　与肝功能受损、能量代谢障碍有关。
3. 营养失调：低于机体需要量　与食欲减退、呕吐、消化和吸收功能障碍有关。
4. 有皮肤完整性受损的危险　与胆盐沉积刺激皮肤引起瘙痒及大量腹水形成、长期卧床有关。
5. 焦虑　与隔离治疗、病情反复、久治不愈有关。
6. 知识缺乏　缺乏防治病毒性肝炎的相关知识。
7. 有传播感染的危险　与病毒性肝炎的传染性有关。
8. 潜在并发症　肝性脑病、出血、继发感染、肝肾综合征等。

六、护理措施

（一）一般护理

1. 隔离与休息　甲型、戊型肝炎自发病之日起 3 周内进行消化道隔离，乙型肝炎急性期进行血液、体液隔离至 HBsAg 转阴，慢性乙型和丙型肝炎应分别按病毒携带者管理。

急性肝炎、慢性肝炎活动期、重型肝炎、ALT 升高者应卧床休息，以降低机体代谢率，增加肝脏的血流量，有利于肝细胞修复。待症状好转、黄疸减轻、肝功能改善后，逐渐增加活动量，以不感疲劳为度。肝功能正常 1~3 个月后可恢复日常活动及工作，但应避免过度劳累。

2. 饮食护理

（1）肝炎急性期：患者常有食欲缺乏、厌油、恶心、呕吐等症状，故不宜强调高营养或强迫进食。宜进食易消化、清淡、富含维生素的流食，如菜汤、米粥、豆浆、蛋羹等，并给予适量水果、新鲜蔬菜、牛奶等。如进食太少，不能满足生理需要，可静脉补充葡萄糖、脂肪乳和维生素。

（2）慢性肝炎：给予高蛋白饮食，蛋白质按体重每日给予 1.5~2.0 g/kg，以优质蛋白为主，如牛奶、鸡蛋、瘦肉、鱼等。热量以维持标准体重为度，否则易发生脂肪肝。勿食糖过多，避免诱发糖尿病。多食用新鲜蔬菜及水果。

（3）重症肝炎：给予低脂、低盐、高热量、高维生素、易消化、清淡的流质或半流质饮食，可少食多餐。限制蛋白质摄入，按体重每日应小于 0.5 g/kg，进食不足者应输入 10% ~15% 葡萄糖溶液加适量胰岛素，总量以 1500 ml/d 为宜，不宜过多。

（二）病情观察

（1）密切观察生命体征的变化，观察乏力、消化道症状是否进行性加重。
（2）观察黄疸的变化。
（3）观察肝浊音界及肝功能的变化。
（4）并发症的观察：①注意观察神经精神症状，及时发现肝性脑病的先兆，观察生命体征、瞳孔大小及形态变化，早期发现脑水肿、脑疝。②观察出血表现，常见出血部位是鼻、牙龈、消化道及注射部位。③观察感染表现，常见感染部位是口腔、呼吸道及皮肤等。④严格记录出入量，及时检查尿常规、尿比重、血肌酐、尿素氮等，及时发现肾衰竭。

（三）用药护理

禁用损害肝脏的药物。使用干扰素进行抗病毒治疗时，应该在用药前向患者说明干扰素治疗的目的、意义和疗程，应注意观察药物的不良反应，如发热、头痛、全身酸痛、乏力等流感样综合征，告诉患者这些症状常随治疗次数的增加而逐渐减轻；定期观察肝功能和血常规的变化，当有粒细胞和血小板减少、脱发、甲状腺功能减退等情况时应酌情减少剂量甚至停药；在疗程的后期，应注意观察是否出现抑郁、焦虑等神经精神症状。应用肾上腺皮质激素等免疫调节剂时也应注意疗程及不良反应。

（四）心理护理

多与患者沟通，随时了解患者的心理活动，以热情、诚恳、友好的态度鼓励患者说出所关心的问题并耐心解答，进行疏导和劝解，给予精神上安慰和支持，使患者保持乐观、情绪稳定。

（五）健康指导

1. 知识宣教 ①预防教育。宣传各类型病毒性肝炎的病因和发病机制、传播途径、临床表现和转归等，具体指导患者及家属实施预防病毒性肝炎的措施。甲型和戊型肝炎应预防消化道传播，重点在于加强粪便管理，保护水源，严格进行饮用水的消毒，加强食品卫生和食具消毒。乙、丙、丁型肝炎的预防重点在于防止通过血液和体液传播。对供血者进行严格筛查，做好血源监测。推广一次性注射用具，生活用具应专用，接触患者后应用肥皂和流动水洗手。强调疫苗接种对预防甲、乙型肝炎的重要作用。②介绍各型病毒性肝炎的预后及慢性化因素。一般甲型和戊型肝炎不会发展为慢性肝炎；其他各型肝炎有部分患者可反复发作，发展为慢性肝炎、肝硬化甚至肝癌，故应避免诱发因素，如劳累、暴饮暴食、酗酒、不合理用药、不良情绪、感染等。

2. 观察病情指导 使患者和家属能及早识别病情变化，如注意观察生命体征、神志、24 小时尿量变化；注意患者有无性格、行为改变和出血倾向等；如有出血倾向或精神症状应及时就医。慢性肝炎患者和无症状病毒携带者应定期检测各项传染性指标，以调整治疗方案。

3. 用药指导 抗病毒药物必须在医生的指导下才能应用，患者不能擅自加量或停药；按医嘱用药时，应向患者介绍药物的目的、剂量、给药方法和时间，教会其观察疗效和副作用；避免使用损害肝脏功能的药物。

第三节　传染性非典型肺炎患者的护理

引导案例

患者，女，20 岁，某医院护士，因发热 1 周入院。患者 1 周前出现发热，呈不规则热，伴有畏寒、头痛、食欲缺乏等症状。3 天前出现咳嗽、气促，无流涕、咽痛等。患者的 2 名陪护亲属均出现发热症状。实验室检查：SARS 病毒特异性 IgM（＋）。

案例思考：1. 该患者的护理诊断是什么？

　　　　　2. 应该采用哪些护理措施？

传染性非典型肺炎又称严重急性呼吸综合征（SARS），是由 SARS 冠状病毒引起的急性呼吸系统传染病。本病主要通过短距离飞沫、接触患者呼吸道分泌物及密切接触传播。临床上以发热、乏力、头痛、肌肉酸痛、干咳少痰、胸闷等症状为主要表现，重症病例表现出明显的呼吸困难，并可迅速发展成为急性呼吸窘迫综合征，以及出现多脏器衰竭而危及生命。

一、病因和发病机制

（一）病因

SARS 病毒是一种新的冠状病毒，为有包膜的单股正链 RNA 病毒。SARS 病毒对外界的抵抗力强于其他人类冠状病毒。在干燥塑料表面最长可存活 4 天，在腹泻患者粪便里至少存活 4 天以上。SARS 病毒对温度敏感，随温度升高抵抗力下降，在 37 ℃的环境中可存活 4 天，56 ℃加热 90 分钟、75 ℃加热 30 分钟能够灭活病毒。紫外线照射 60 分钟可杀死病毒。SARS 病毒对乙醚、氯仿、甲醛等敏感。

（二）发病机制

尚未完全明了，目前倾向于认为 SARS 病毒感染诱导的免疫损伤是本病发病的主要原因。

二、流行病学

（一）传染源

SARS 患者是最主要的传染源，一般认为症状越重，传染性越强。

（二）传播途径

1. 飞沫传播　近距离呼吸道飞沫传播是 SARS 最重要的传播途径。

2. 接触传播　通过手接触患者的分泌物、排泄物以及其他被污染的物品，病毒经口、鼻、眼黏膜侵入机体而实现的传播，包括实验室感染。

（三）人群易感性

人群普遍易感。发病者以青壮年居多，儿童和老年人较少见，患病后可获得一定程度的免疫力。患者家庭成员和接触患者的医务人员属高危人群。

（四）流行特征

本病发生于冬末春初，有明显的家庭和医院聚集性发病现象，主要流行于人口密集的大城市，农村地区发病甚少。

三、临床表现

（一）症状与体征

潜伏期为 1~16 天，一般为 3~5 天。典型经过可分 3 期。

1. 早期　急性起病，常以发热为首发症状，体温一般高于 38 ℃，伴有畏寒、肌肉酸痛、关节酸痛、头痛、乏力等全身中毒症状。常无鼻塞、流涕等上呼吸道卡他症状。起病 3~7 天后出现干咳、气促，肺部体征常不明显。但有少数患者不以发热为首发症状。

2. 进展期　病情于 10~14 天达到高峰，发热、乏力等感染性中毒症状加重，并出现频繁咳嗽、气促、呼吸困难，少数重症患者出现呼吸窘迫综合征，甚至因多脏器衰竭而死亡。

3. 恢复期　病程进入 2~3 周后，体温逐渐下降，症状缓解。肺部病变的吸收较缓慢，体温正常后约 2 周才能完全吸收恢复正常。

（二）辅助检查

1. 血常规　白细胞计数正常或降低，常有淋巴细胞计数降低。部分血小板减少。

2. 血液生化检查　多数患者出现肝功能异常。血气分析可出现血氧饱和度降低。

3. 血清学检查　应用酶联免疫吸附试验（ELISA）和免疫荧光试验（IFA）检测血清中 SARS 病毒特异性抗体。SARS 病毒特异性 IgM 和 IgG 抗体在起病后 7~14 天出现。从进展期到恢复期抗体阳转或抗体滴度呈 4 倍及 4 倍以上升高，具有病原学诊断意义。首份血清标本需要尽早采集。

4. 分子生物学检查　应用反转录聚合酶链反应（RT - PCR）检测患者呼吸道分泌物、血液、大便等标本中的 SARS 病毒的 RNA。

5. 影像学检查　多数患者早期胸部 X 线检查异常，多呈斑片状或网状改变；起病初期常呈单灶病变，短期内病灶迅速增多，常累及双肺或单肺多叶；肺部阴影与症状和体征不一致。胸部 CT 检查以玻璃样改变最为常见。

四、处理要点

目前尚无特异性治疗手段，主要采用以对症支持治疗为基础的综合治疗措施。

1. 一般及对症治疗　患者隔离及卧床休息，保持病室内温度适宜和保证空气流通，适当补充液体和维生素。氧疗是重要的辅助治疗，若出现气急或动脉血氧分压（PaO_2）<70 mmHg，血氧饱和度（SaO_2）<93% 应采用鼻导管或面罩吸氧，如无效，应尽早使用无创或有创的正压人工通气治疗。

2. 糖皮质激素　目的在于抑制异常的免疫病理反应，减轻全身炎症反应状态，减少炎症渗出，预防后期的肺纤维化。可选用甲泼尼龙（成人）80~320 mg/d，具体剂量根据病情调整，当临床表现改善或胸片阴影有所吸收时，逐渐减量至停用，一般不超过 4 周。儿童慎用。

3. 抗病毒治疗　目前尚无针对 SARS 病毒的特异性药物，可试用蛋白酶抑制剂类药物，如洛匹那韦及利托那韦等。

4. 抗菌治疗　主要用于治疗和控制继发细菌、真菌感染。应根据临床情况选择适当的抗感染药物，如大环内酯类、氟喹诺酮类、β - 内酰胺类等。

五、常用护理诊断

1. 体温过高　与病毒感染有关。
2. 气体交换受损　与肺部病变导致换气功能障碍有关。
3. 活动无耐力　与 SARS 病毒感染有关。
4. 营养失调　与发热、摄入减少等有关。
5. 焦虑或恐惧　与隔离、担心疾病的预后有关。
6. 潜在并发症　继发感染、急性呼吸衰竭等。
7. 有传播感染的危险　与 SARS 病毒排出有关。

六、护理措施

（一）一般护理

1. 隔离　严格按呼吸道传染病进行隔离和护理。疑似病例与确诊病例分开收治，住院患者均应严格隔离，不得离开病区，不设陪护，避免使用中央空调。工作人员进入隔离室必须做好个人防护。密切接触者应接受为期 14 天的隔离观察。

2. 休息与饮食　严格卧床休息，有呼吸困难者可取半坐位或坐位。给予高热量、高蛋白、高维生素、易消化饮食。必要时给予鼻饲或静脉输液。注意维持水电解质平衡。

（二）病情观察

（1）密切观察生命体征及神志变化，重点是体温、呼吸的变化。
（2）观察咳嗽、呼吸困难、发绀以及肺部体征等肺炎表现及变化。
（3）观察血常规、血气分析、胸片的变化，以及心、肝、肾功能等情况。
（4）记录 24 小时出入量。
（5）观察潜在并发症，如有无继发感染、进行性呼吸困难等表现。

（三）用药护理

对使用糖皮质激素的患者，应注意观察体温、血白细胞变化；加强口腔、皮肤护理及加强呼吸机管道消毒；注意观察副作用的发生，如继发真菌感染、上消化道出血、骨质疏松等。

（四）心理护理

患者由于对 SARS 的恐惧，以及被严格隔离时有孤独无助、焦虑的心理，医务人员应与患者多进行沟通，使之对疾病有正确的认识；同时了解其思想动态，对其进行心理疏导，并指导患者进行放松训练或听舒缓、轻松的音乐，帮助患者消除不良心理，树立战胜疾病的信心。

（五）健康指导

1. 知识宣教　①预防教育。宣传 SARS 的相关知识，对 SARS 患者做到早发现、早

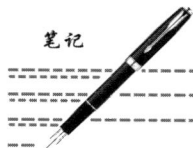

诊断、早报告、早隔离、早治疗，以控制传染源。养成良好的个人卫生习惯，勤洗手，搞好环境卫生，保持室内经常通风换气；疾病流行期间避免去人多或相对密闭的公共场所。加强锻炼，注意均衡饮食，避免疲劳，注意保暖，保持乐观心态，有助于提高人体对传染性非典型肺炎的抵抗能力。②介绍 SARS 的预后。本病为自限性疾病，大部分患者经综合治疗后痊愈。少数患者可进展至 ARDS 甚至死亡。

2. 出院指导　患者出院后应定期检查肺、心、肝、肾及关节功能，发现异常，应及时就诊。注意均衡饮食，适当锻炼，避免劳累，加强心理调适。

第四节　肾综合征出血热患者的护理

引导案例

　　患者，男，42 岁。以"发热、头痛 3 天，伴眼眶痛、腰痛 1 天"为主诉入院。1 周前曾去林区访友。体检：T 39.2℃，P 118 次/分，R 26 次/分，BP 60/30 mmHg，神志清，精神萎靡。颜面、颈部、胸部皮肤充血潮红，双侧腋下皮肤有散在出血点及条状出血斑；双肺呼吸音清，未闻及干、湿啰音；心律齐，各瓣膜听诊区未闻及杂音；腹软，肝脾肋下未触及。

　　案例思考：1. 该患者的常用护理诊断是什么？
　　　　　　　2. 如何进行病情观察？

　　肾综合征出血热又称流行性出血热，是由汉坦病毒引起的一种自然疫源性疾病，鼠类为主要传染源。临床上以发热、低血压休克、充血出血和肾损害为主要表现。典型病例有发热期、低血压休克期、少尿期、多尿期和恢复期 5 期经过。

一、病因和发病机制

（一）病因

　　汉坦病毒属于布尼亚病毒科，为单负链 RNA 病毒，多呈圆形或卵圆形，有双层脂质包膜。核壳蛋白是病毒的主要结构蛋白之一，具有很强的免疫原性，可刺激机体的体液免疫和细胞免疫应答，宿主感染后核蛋白抗体最早出现，有助于早期诊断。由于抗原结构的不同，汉坦病毒至少有 20 个以上血清型，在我国流行的主要是 I 型和 II 型病毒。不同类型病毒引起人类疾病的临床症状轻重有所不同，其中 I 型较重，II 型次之。

　　汉坦病毒抵抗力不强，对脂溶剂（如乙醚、氯仿等）敏感，不耐热和不耐酸，高于 37℃ 及 pH 值 5.0 以下时易被灭活，56℃ 30 分钟或 100℃ 1 分钟也可将其灭活。对紫外线、乙醇和碘酒等消毒剂敏感。

（二）发病机制

　　肾综合征出血热的发病机制至今仍未完全阐明。目前认为，病毒作为发病的始动因素，一方面可直接导致感染细胞和脏器的结构与功能损害；另一方面可激发机体的免疫应答，并进而导致免疫病理损伤。其中 I、II、III、IV 型变态反应及各种细胞因子和介质（如 IL-1、TNF）均可在本病发病过程中起作用，但 III 型变态反应被认为是引起本病血管和肾损害的主要原因。

二、流行病学

1. 传染源　在我国，已发现有 53 种动物携带汉坦病毒，鼠类为本病最主要的传染源，以黑线姬鼠、大林姬鼠和褐家鼠为主。由于肾综合征出血热患者早期的血液和尿液中携带病毒，虽然有接触后发病的个别病例报告，但人不是主要的传染源。

2. 传播途径　目前认为可能的传播途径有呼吸道传播、消化道传播、垂直传播和虫媒传播。

3. 人群易感性　普遍易感，部分患者病后可获得稳定而持久的免疫力。

4. 流行特征　①全年均可发病，但有明显的季节性。黑线姬鼠类传播以 11 月至次年 1 月为高峰，褐家鼠类传播以 3 ~ 5 月为高峰，大林姬鼠类传播以夏、秋季为高峰。②发病以男性青壮年为主，尤其是农民、矿工和野外作业者。③本病广泛流行于亚欧许多国家，我国疫情最严重，流行范围广、发病率高、死亡率较高。

三、临床表现

潜伏期为 4 ~ 46 天，一般为 7 ~ 14 天。典型病例的病程包括发热期、低血压休克期、少尿期、多尿期和恢复期 5 期。非典型和轻型病例可出现越期现象，重症患者可出现 2 期或 3 期的相互重叠。临床症状包括各种出血症状、循环衰竭和肾损害。肾损害的主要表现是急性肾衰。

（一）发热期

1. 发热　起病多急骤，发热常为 39 ~ 40 ℃，以弛张热多见。常持续 3 ~ 7 天，有时达 10 天以上。

2. 全身中毒症状　表现为头痛、眼眶痛、腰痛（三痛），全身肌肉、关节酸痛；困倦无力，多数患者有胃肠道症状；重型患者可出现嗜睡、烦躁、抽搐等神经精神症状。

3. 毛细血管损伤征　主要表现为充血、出血和渗出水肿征。①充血：颜面、颈部、胸部皮肤显著充血潮红（三红），重者呈醉酒貌。②出血：表现为软腭、口腔黏膜、眼结膜以及皮肤有出血点。典型病例的出血点分布在腋下及胸背部皮肤，呈条索样、鞭击样、挠抓样或串珠样瘀点或瘀斑。少数患者有鼻出血、咯血、黑便或血尿。③渗出水肿征：主要表现为球结膜水肿，可出现皮下水肿、胸水、腹水。

4. 肾损害　主要表现为蛋白尿，在尿沉渣中可发现巨大的融合细胞，部分病例尿中出现膜状物。

（二）低血压休克期

主要表现为低血压及休克。常发生于病程的第 4 ~ 6 天，迟者于第 8 ~ 9 天出现。多数患者在发热末期或退热时出现或退热后发生，可先出现代偿性低血压、低血压倾向、低血压，最后发展为休克。持续数小时至 2 天，也可达 6 天以上。持续时间长短与病情轻重以及治疗措施是否及时、正确有关。轻者可出现一过性低血压，重者可出现顽固性休克，易并发 DIC、ARDS、急性肾衰竭、脑水肿等。

（三）少尿期

该期为本病的极期，发生于病程的第 5 ~ 8 天，持续 3 ~ 7 天。少尿程度与疾病严重程度相关，主要表现如下。①少尿或无尿。②尿毒症症状。③代谢性酸中毒。④电解质紊乱（包括高钾、高磷酸血症、低钙血症等）。⑤严重患者出现高血容量综合征，表现为体静脉充盈、脉搏洪大、脉压差增大、脸部涨红和心率增快。本期患者易出现肺水肿、脑水肿、腔道或内脏出血等并发症。

（四）多尿期

本期发生于病程的第 9～14 天，持续 7～14 天。每日尿量为 500～2000 ml 为移行期，血尿素氮、肌酐仍可上升；每日尿量超过 2000 ml 为多尿早期；多尿后期每日尿量可达 3000 ml 以上。本期患者仍可能再次出现继发性休克、急性肾衰竭及电解质紊乱。

（五）恢复期

经多尿期后，尿量逐渐恢复为 2000 ml 以下，精神和食欲好转，肾功能也逐渐恢复，但需 1～3 个月或更长时间才能完全恢复。少数患者可遗留慢性肾衰竭、高血压和心肌劳损。

（六）辅助检查

1. 血常规　白细胞计数在发病后第 3 天逐渐增多，一般为（15～30）×10^9/L，分类计数早期以中性粒细胞为主，4～5 天后淋巴细胞增多，并出现较多的异型淋巴细胞。血小板常有不同程度下降。

2. 尿常规　显著蛋白尿为本病主要特征之一，病程第 2 天即可出现，至少尿期达高峰，可伴有血尿和管型尿。

3. 血液生化检查　①血尿素氮及肌酐多在低血压休克期开始升高，少数发热期即升高。②血气分析：发热期以呼吸性碱中毒多见，休克期和少尿期以代谢性酸中毒为主。③血钾在少尿期升高，但也有少数患者在少尿期仍出现低血钾。

4. 免疫学检查　①特异性抗体检测：在发病后第 2 天即能检查出特异性 IgM 抗体。IgG 抗体滴度上升 4 倍或 4 倍以上有诊断价值。②特异性抗原检测：早期患者的血清及周围血中性粒细胞、单核细胞、淋巴细胞和尿沉渣细胞均可检出汉坦病毒抗原。

四、处理要点

本病发病机制未明，无特效疗法，以对症支持及综合治疗为主。治疗原则为"三早一就"，即早发现、早休息、早治疗和就近医治。早期应用抗病毒治疗，注意防治休克、肾衰竭和出血。

1. 发热期　以抗病毒、减轻外渗、改善中毒症状和预防 DIC 为主。
2. 低血压休克期　以积极补充血容量、纠正酸中毒和改善微循环为原则。
3. 少尿期　以稳定内环境、促进利尿导泻及透析治疗为原则。
4. 多尿期　以维持水和电解质平衡、防治继发感染为主。
5. 恢复期　补充营养，注意休息，逐步康复。

五、常用护理诊断

1. 体温过高　与病毒血症有关。
2. 组织灌注量改变　与广泛小血管损伤、DIC、出血等使血浆外渗导致有效血容量不足有关。

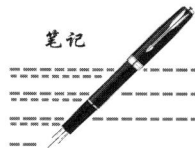

3. 体液过多　与肾损害有关。

4. 营养失调：低于机体需要量　与发热、呕吐、进食减少、大量蛋白尿有关。

5. 潜在并发症　出血、急性肾衰竭、肺水肿和继发感染等。

六、护理措施

（一）一般护理

1. **休息**　早期患者应绝对卧床休息，过多活动可加重血浆外渗和组织脏器的出血。

2. **饮食**　给予清淡可口、易消化、高热量、高维生素的流质或半流质饮食。给予少尿期患者高碳水化合物、高维生素、低盐、低蛋白饮食，给予多尿期患者含钾丰富的饮食。

（二）对症护理

1. **高热**　以物理降温（冰敷）为主，但不宜用酒精擦浴，以免加重皮肤损害。忌用强烈发汗退热药，以免大量出汗造成血容量下降。

2. **皮肤、黏膜护理**　见本章第一节相关内容。

3. **低血压休克**　绝对卧床休息，按要求测量血压，及时发现休克的早期表现。迅速建立静脉通道，以便快速补充血容量和静脉用药。遵医嘱及时纠正酸中毒。

4. **体液过多**　按"量出为入，宁少勿多"的原则输入液体，注意控制补液量和速度。按医嘱给予利尿、导泻等处理，观察利尿效果；对透析患者给予相应护理。

（三）病情观察

（1）密切观察生命体征及意识状态的变化。

（2）观察充血、渗出及出血的表现：有无"三红""三痛"的表现，皮肤瘀斑的分布、范围及有无破溃出血等；有无咯血、呕血、便血；有无剧烈头痛、突发视物模糊、血压进行性下降、脉搏细速、冷汗、唇周和指（趾）苍白发绀以及尿少等休克表现。

（3）严格记录24小时出入量，注意尿量、尿蛋白的变化。

（4）观察氮质血症的表现，注意有无厌食、恶心、呕吐、顽固性呃逆等症状。

（5）了解化验结果，若有血小板进行性减少，凝血酶原时间延长，常预示患者出现DIC，多预后不良。

（四）心理护理

以正确的态度对待患者，多与其沟通，了解患者的心理状态，满足合理要求，鼓励患者树立战胜疾病的信心，以最佳的心理状态积极配合治疗和护理。

（五）健康指导

1. **知识宣教**　宣传本病的病因和发病机制、发生和发展的过程，以及并发症的表现、治疗原则等。同时向患者和家属说明由于肾功能恢复需要较长时间，故出院后仍需要休息1~3个月。生活要有规律，保证足够睡眠，参与力所能及的活动（如散步、打太极拳等），加强营养，并定期复查血压及肾功能，以了解恢复情况。

2. **预防疾病指导**　灭鼠和防鼠是预防本病的关键措施。搞好环境卫生，应用药物或机械等方法灭鼠。野外作业、疫区工作时应加强个人防护，不要用手直接接触鼠类及其排泄物，防止鼠类排泄物污染食物和被鼠咬伤。对重点人群进行疫苗预防接种。

第五节 流行性乙型脑炎患者的护理

引导案例

患者，男，6岁。以"发热、头痛3天，昏迷半天"为主诉于2009年8月26日入院。居住地蚊子较多。体检：T 39.8 ℃，P 92 次/分，R 28 次/分，BP 148/86 mmHg，神志不清，烦躁不安。全身皮肤黏膜未见皮疹、出血点及黄疸。颈项强直，心肺检查正常，腹软，肝脾肋下未触及。双侧膝反射亢进，克氏征及布氏征均阳性。

案例思考：1. 该患者的常用护理诊断是什么？

2. 应采取哪些主要的护理措施？

流行性乙型脑炎简称乙脑，是由乙脑病毒所致的以脑实质炎症为主要病变的中枢神经系统急性传染病。本病经蚊媒传播，常流行于夏、秋季，临床上以高热、意识障碍、抽搐、呼吸衰竭及脑膜刺激征为特征，病死率高，重症者病后常留有后遗症。

一、病因和发病机制

（一）病因

乙脑病毒属虫媒病毒乙组的黄病毒科，呈球形，有包膜，为RNA病毒。乙脑病毒为嗜神经病毒，病毒最外层是脂质包膜，镶嵌有糖基化蛋白（E蛋白）和非糖基化蛋白（M蛋白），其中E蛋白是病毒的主要抗原成分。乙脑病毒的抗原性较稳定，人与动物感染后，可产生补体结合抗体、中和抗体及血凝抑制抗体，有助于临床诊断和流行病学调查。

乙脑病毒对酸、乙醚和氯仿等脂溶剂敏感，不耐热，56 ℃ 30分钟、100 ℃ 2分钟均可使之灭活。乙脑病毒对化学消毒剂较敏感，多种消毒剂可使之灭活，但对低温和干燥耐受力较强。

（二）发病机制

病毒经带毒蚊子叮咬人体进入体内后，先在单核－吞噬细胞系统内繁殖，随后进入血液循环形成病毒血症。机体免疫力强时只形成短暂性病毒血症，病毒不侵入中枢神经系统，表现为隐性感染或轻型病例，可获得终身免疫力。如受感染者免疫力弱，感染的病毒量大且毒力强，则病毒可侵入中枢神经系统，在神经细胞内繁殖，引起脑实质和脑膜炎症，出现严重的中枢神经系统症状。

二、流行病学

1. 传染源 主要传染源是带毒的猪、牛、马、驴、羊等家畜和鸟类。在我国，幼猪是最重要的传染源。人感染乙脑病毒后出现短暂性病毒血症，血中病毒数量也较少，故人不是本病的主要传染源。

2. 传播途径 主要通过蚊虫叮咬而传播，在我国主要的传播媒介是三带喙库蚊。受感染的蚊子可带毒越冬并可经卵传代，因此蚊子不仅是传播媒介又是重要的储存宿主。

3. 人群易感性　普遍易感，以 10 岁以下儿童居多，感染后多数呈隐性感染。

4. 流行特征　乙脑流行于以亚洲为主的东南亚地区，在温带和亚热带（如我国）地区有严格的季节性，80% ~ 90% 病例集中在 7 ~ 9 月，主要与蚊虫繁殖、气温和雨量等因素有关。本病呈高度散发性，家庭成员中少有多人同时发病。

三、临床表现

（一）症状与体征

潜伏期为 4 ~ 21 天，一般为 10 ~ 14 天，典型临床经过分为 4 期。

1. 初期　病程第 1 ~ 3 天。起病急，体温很快升高达 39 ~ 40 ℃，伴头痛、恶心、呕吐、轻度嗜睡，少数患者出现颈项强直、神志淡漠。

2. 极期　病程第 4 ~ 10 天，主要表现如下。

（1）高热：发热是乙脑的常见症状，体温维持在 39 ~ 40 ℃，一般持续 7 ~ 10 天。

（2）意识障碍：为本病的主要症状，多数患者的意识障碍发生于第 3 ~ 8 天，表现为嗜睡、昏睡、昏迷或谵妄等。昏迷越早、越深、越长，病情越重。

（3）惊厥或抽搐：是病情严重的表现，多发生于病程第 2 ~ 5 天，可有手、足、面部的局部抽搐、肢体阵挛性抽搐或全身强直性抽搐，历时数分钟至数十分钟不等。

（4）呼吸衰竭：是本病最严重的表现和最主要的死亡原因，多见于重症患者，主要为中枢性呼吸衰竭，由脑实质炎症、缺氧、脑水肿或脑疝等引起，表现为呼吸节律不规则，如潮式呼吸、双吸气、叹息样呼吸等，最后呼吸停止。少数患者可因呼吸肌麻痹、呼吸道阻塞或肺部感染而出现周围性呼吸衰竭表现，如呼吸先快后慢、呼吸表浅、发绀等，但呼吸节律规则。

高热、抽搐和呼吸衰竭是乙脑极期的严重表现，三者互相影响。

（5）颅内高压症：表现为剧烈头痛、呕吐、血压升高和脉搏变慢。若发生脑疝，除出现呼吸异常外，可见昏迷加深、频繁抽搐、瞳孔忽大忽小、呼吸常突然停止等现象。

（6）神经系统症状和体征：多在病程 10 天内出现，主要表现如下。①浅反射减退或消失，深反射先亢进后消失。②锥体束受损的表现。③不同程度的脑膜刺激征。④其他：如吞咽困难、语言障碍、瘫痪、大小便失禁等。

3. 恢复期　患者体温逐渐下降，神经系统症状和体征逐渐改善，一般于 2 周左右可完全恢复；重症患者恢复较慢，需 1 ~ 6 个月逐渐恢复。

4. 后遗症期　5% ~ 20% 的重症乙脑患者留有后遗症，主要有意识障碍、痴呆、失语及肢体瘫痪等，经积极治疗后可有不同程度的恢复。

5. 并发症　以支气管肺炎最常见，其次为肺不张、败血症、尿路感染、压疮等。重症患者可因应激性溃疡而发生上消化道大出血。

（二）辅助检查

1. 血常规　白细胞总数多为 (10 ~ 20) × 10^9/L，其中中性粒细胞达 80% 以上。

2. 脑脊液　压力增高，外观清亮或微混，白细胞计数多为 (50 ~ 500) × 10^6/L，病变初期 2 ~ 5 天以中性粒细胞为主，以后以淋巴细胞为主，蛋白轻度增高，糖正常或偏高，氯化物正常。

3. 血清学检查　①特异性 IgM 抗体测定：是确诊本病的重要依据，最早在病程第 3 ~ 4 天即出现阳性，3 周内阳性率达 70% ~ 90%，可作为早期诊断指标。②补体结合试验、血凝抑制试验及中和试验：仅用于回顾性诊断或流行病学检查。

四、处理要点

尚无特效抗病毒药物，应积极采取对症支持治疗。

（一）对症治疗

1. 高热　见本章第一节内容。

2. 惊厥或抽搐　①脑水肿所致者，可用 20% 甘露醇静脉滴注或推注。②高热所致者以降温为主。③因呼吸道分泌物堵塞致脑缺氧者应吸痰、给氧。④脑实质病变引起的抽搐，常首选地西泮，成人每次 10～20 mg，小儿每次 0.1～0.3 mg/kg（每次不超过 10 mg），肌内注射或缓慢静脉注射。

3. 呼吸衰竭　①保持呼吸道通畅：应吸痰、翻身、拍背、引流、雾化吸入化痰药物等。②脑水肿所致者用脱水剂治疗。③中枢性呼吸衰竭者可应用呼吸兴奋剂，如洛贝林、尼可刹米等。④吸氧及必要时使用人工呼吸器。⑤选用血管扩张剂，如东莨菪碱或山莨菪碱，改善微循环、减轻脑水肿和兴奋呼吸中枢。

4. 颅内压增高　应早期足量给予脱水治疗，常用 20% 甘露醇等。

（二）恢复期及后遗症治疗

加强营养，防止压疮，避免继发感染；进行智力、语言、吞咽和肢体的功能锻炼，可结合理疗、针灸、高压氧治疗等，辅以中药治疗。

五、常用护理诊断

1. 体温过高　与病毒血症及神经系统炎症有关。
2. 意识障碍　与脑实质损害有关。
3. 有受伤的危险　与惊厥、抽搐发作有关。
4. 有皮肤完整性受损的危险　与昏迷、长期卧床有关。
5. 潜在并发症　继发感染、呼吸衰竭等。

六、护理措施

（一）一般护理

1. 休息与隔离　患者应卧床休息，隔离至体温正常为止。病室应有防蚊和降温设施，室温控制在 30 ℃ 以下。

2. 饮食　对于初期和极期患者，应给予清淡和流质饮食，如牛奶、豆浆、菜汤等。对于昏迷及有吞咽困难者，可给予鼻饲或静脉输液，注意水电解质平衡。对于恢复期患者，应逐渐增加有营养、高热量的饮食。

（二）对症护理

1. 高热　见本章第一节内容。

2. 惊厥或抽搐　密切观察惊厥先兆，如两眼凝视、口角抽动、肌张力增高等。当出现惊厥或抽搐时，应协助医生积极处理。①将患者置于仰卧位，头偏向一侧，保持呼吸道通畅，应注意吸痰、给氧。②加强安全护理，病床加床栏，将缠有纱布的压舌板或开口器置于患者上下齿之间，以防抽搐时咬伤舌头，必要时用舌钳拉出舌头，以防舌根后

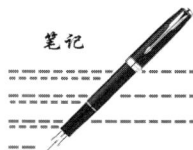

坠堵塞呼吸道。

（三）病情观察

（1）观察生命体征，尤以体温及呼吸最为重要。

（2）观察面色及意识状态，观察瞳孔大小、两侧是否对称、是否对光反射。

（3）观察惊厥发作先兆、发作次数、发作持续时间、抽搐的部位和方式。

（4）注意颅压增高的先兆，如剧烈头痛和喷射性呕吐、血压升高等。

（5）注意脑疝的先兆，当患者出现极度烦躁、意识障碍突然加深、脉搏先快后慢、呼吸先快后慢而不规则、眼球固定、瞳孔忽大忽小或两侧不等、对光反应消失则提示发生脑疝。

（6）注意有无肺部感染、尿路感染、压疮等并发症。

（7）记录24小时出入液量。

（四）用药护理

按医嘱应用血管扩张剂（如东莨菪碱）时，应注意剂量及不良反应，常见的不良反应有口干、腹胀、尿潴留及心动过速等。应用呼吸兴奋剂时，应注意较大剂量可诱发惊厥。应用镇静药物（地西泮、苯巴比妥等）时，必须严格掌握剂量及用药间隔时间，并注意观察患者呼吸和意识状态。应用20%甘露醇时，应在30分钟内快速静脉滴注或静脉注射，并注意患者心功能情况。

（五）心理护理

刚清醒患者的思维能力及接受外界刺激的能力均较差，感情脆弱，易哭、易激动，应使患者保持安静，避免不良刺激，帮助患者适应环境。对语言或躯体活动受限的患者，应鼓励其积极治疗，使功能障碍减到最低限度。

（六）健康指导

1. 知识宣教　宣传乙脑的传染源、传播途径、流行特征、临床特点等，强调休息与隔离的重要性，教会家属切实可行的护理措施及康复疗法，如鼻饲、按摩、肢体功能锻炼及语言训练等。

2. 预防疾病指导　加强家禽、家畜的管理，尤其是幼猪的管理，搞好饲养场所的环境卫生，在流行季节前对幼猪进行疫苗接种。灭蚊、防蚊是预防本病的关键。对10岁以下儿童和初进入流行区的人员进行疫苗接种。

第六节　狂犬病患者的护理

引导案例

患者，男，20岁。以"发热、头痛2天"为主诉入院。患者于6天前被犬咬伤后未做任何处理，2天前出现发热、头痛，入院当天下午，患者明显气急，继而出现恐水、恐声、恐光症状，口中流涎。体检：T 39℃，P 118次/分，R 26次/分，BP 135/90 mmHg，神志清楚，表情痛苦。双肺呼吸音清晰，HR 118次/分，律齐，各瓣膜听诊区未闻及杂音，肝脾肋下未触及。辅助检查：WBC 12×10^9/L，N 85%，L 15%，PLT 180×10^9/L，血清中和试验（＋）。

案例思考：1. 该患者的诊断是什么？

2. 如何进行病情观察？

3. 主要护理措施有哪些？

狂犬病又名恐水症，是由狂犬病毒引起的以侵犯中枢神经系统为主的急性人畜共患传染病。临床主要表现为特有的恐水、怕风、恐惧不安、流涎、咽喉肌痉挛、进行性瘫痪等。人狂犬病通常由病犬咬伤所致，至今尚无有效的治疗方法，是我国目前死亡率最高的传染病，一旦发病，病死率几乎达100％。

一、病因和发病机制

（一）病因

狂犬病毒属于弹状病毒科狂犬病病毒属，是一种嗜神经性病毒。病毒中心为单股负链 RNA，外面为核衣壳和含脂蛋白及糖蛋白的包膜。从患者或患病动物身上直接分离得到的病毒称为野毒株，致病力强，能在唾液腺中繁殖。野毒株在动物脑内传代 50 代后其毒力减弱，对人和犬失去致病力，但仍然保持其免疫原性，可供制备疫苗，称为固定毒株。

狂犬病毒对热敏感，56 ℃ 30～60 分钟或 100 ℃ 2 分钟即可将其灭活。狂犬病毒易被紫外线、甲醛、乙醇、季铵化合物（如新洁尔灭）、强酸和强碱等灭活，肥皂水也有灭活作用。狂犬病毒可耐受低温。

（二）发病机制

狂犬病毒对神经组织有强大的亲和力，一般不出现病毒血症。狂犬病的发病过程分为 3 个阶段。狂犬病毒首先在局部伤口的横纹肌细胞内小量繁殖，然后沿周围传入神经迅速上行到达背根神经节后大量增殖，并侵入脊髓和中枢神经系统，主要侵犯脑干和小脑等处神经元，使神经细胞肿胀、变性，形成以神经症状为主的临床表现，如痉挛、麻痹和昏迷等。最后病毒自中枢神经系统向周围神经离心性扩散，侵入各组织和器官，其中以唾液腺、舌部味蕾、嗅神经上皮等处病毒含量较多。由于迷走神经核、舌咽神经核和舌下神经核受损，患者容易发生呼吸肌、吞咽肌痉挛，在临床上出现恐水、呼吸困难、吞咽困难等症状；交感神经兴奋使唾液量分泌增多以及大量出汗、心率增快、血压升高；迷走神经节、交感神经节、心脏神经节受损可影响心血管功能，甚至出现心搏骤停。

二、流行病学

1. 传染源　病犬是狂犬病的主要传染源，被其感染者占80％～90％，其次是猫、猪、牛、马等家畜和野狼等温血动物。近年来有许多报道称，人被"健康"带毒动物（如犬或猫）抓咬后而患狂犬病。

2. 传播途径　主要通过咬伤传播，也可由带病毒的唾液经伤口、抓伤和舔伤的黏膜及皮肤侵入人体。此外还可通过宰杀病犬、剥皮等过程被感染。

3. 人群易感性　人对狂犬病毒普遍易感，兽医、野生动物捕捉与饲养者尤易遭受感染。该病全年均可发生，男性患者多于女性患者，以农村青年居多，与其接触动物的机会较多有关。

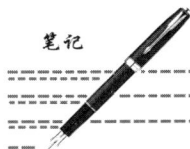

三、临床表现

（一）症状与体征

潜伏期长短不一，5 天至 10 年以上，一般为 1～3 个月。典型临床经过可分为 3 期，全程一般不超过 6 天。

1. 前驱期　此期持续 2～4 天，起病多呈非特异性，常出现发热、头痛、恶心、呕吐、乏力，继而出现烦躁、恐惧不安，对声、光、风等刺激敏感，并有咽喉紧缩感。最有意义的早期症状是 50%～80% 的病例在愈合的伤口及其神经支配区出现痒、痛、麻及蚁行等异样感觉。

2. 兴奋期　此期 1～3 天，患者处于高度兴奋状态，多动、易激惹和极度恐惧。①体温常升高（38～40 ℃）。②发作性咽肌痉挛，可因多种刺激而加重，患者有恐水、怕风、怕光、怕声等表现，其中恐水为本病最具有特征的症状，但不一定每个病例都有。典型者虽渴而不敢饮，见水、闻流水声或仅提及水时均可引起咽肌严重痉挛。严重发作时可出现全身肌肉阵发性抽搐，因呼吸肌痉挛致呼吸困难和发绀。③患者交感神经功能亢进，表现为大量流涎、排尿和排便困难、大汗淋漓、心率加快、血压上升。④患者神志多清晰，少数可出现幻视、幻听等。

3. 麻痹期　此期 6～18 小时，患者痉挛发作停止，进入全身弛缓性瘫痪，由安静进入昏迷状态。呼吸渐趋微弱或不规则，脉搏细速、血压下降、反射消失、瞳孔散大，最后因呼吸、循环衰竭死亡。

（二）辅助检查

1. 血常规　外周血白细胞总数轻至中度升高，分类以中性粒细胞为主。

2. 脑脊液检查　脑脊液细胞数稍增多，以淋巴细胞为主，蛋白质轻度增高，糖和氯化物正常。

3. 免疫学检查　存活 1 周以上者做血清中和试验或补体结合试验检测抗体，效价上升者有诊断意义。

4. 病原学检查　可取患者的唾液、脑脊液、泪液等进行鼠脑接种，以分离病毒；或取狂犬病动物及患者死后的脑组织做切片染色，可检出特异性的内格里小体。

四、处理要点

（一）感染后的处理

1. 伤口的处理　尽快用 20% 肥皂水或 0.1% 新洁尔灭反复冲洗（二者不能合用）至少 30 分钟，力求去除狗涎，挤出污血。冲洗后局部用 70% 乙醇或 2%～3% 碘酒消毒，一般不给予缝合或包扎伤口，以便排血引流。使用狂犬病免疫血清在伤口及周围行局部浸润注射，皮试阳性者行脱敏疗法。此外，还需要注意预防破伤风及细菌感染。

2. 预防接种　凡被猫或犬抓、咬伤后，或皮肤破损处被狂犬或狂犬病患者的唾液污染后，均应进行疫苗接种。我国主要采用地鼠肾细胞疫苗 5 针免疫方案，即咬伤后第 0、3、7、14 和 30 天各肌内注射 1 针（2 ml）。严重咬伤者，疫苗可加至全程 10 针，即咬伤当日至咬伤后第 6 天每天 1 针，然后于咬伤后第 10、14、30、90 天各注射 1 针。

（二）发病的处理

目前尚无特效疗法，以对症综合治疗为主。

1. 隔离　严格隔离患者，严格消毒处理患者的分泌物、排泄物及污染物。保持环境安静，减少光、风、声等刺激。

2. 对症治疗　防止呼吸肌痉挛导致的窒息，加强监护，镇静，给氧，必要时行气管切开；纠正酸中毒，维持水电解质平衡；纠正心律失常，稳定血压，有脑水肿时给予脱水剂治疗。

五、常用护理诊断

1. 皮肤完整性受损　与病兽咬伤或抓伤有关。
2. 低效性呼吸形态　与病毒损害中枢神经系统导致呼吸肌痉挛有关。
3. 体液不足　与发热、多汗、唾液分泌过多及恐水有关。
4. 有受伤的危险　与患者高度兴奋、狂躁有关。
5. 有传染的危险　与病原体排出有关。

六、护理措施

（一）一般护理

1. 隔离与环境　患者应隔离于安静、温暖、避光的单人病房。避免一切不必要的刺激，尤其与水有关的刺激。

2. 休息与饮食　应卧床休息，鼻饲给予高热量流质饮食，必要时静脉输液，维持水电解质平衡。

（二）对症护理

1. 高热　见本章第一节相关内容。

2. 兴奋、狂躁的护理　遵医嘱使用镇静剂，对躁动不安者应加床栏或适当约束，各项治疗及护理操作应简化，并集中在使用镇静剂后进行。

3. 呼吸道的护理　保持呼吸道通畅，及时吸痰、给氧，备好急救药品及器械，如镇静剂、呼吸兴奋剂、气管插管包及气管切开包、人工呼吸机等。

（三）病情观察

（1）严密观察意识状态及生命体征的变化，尤其是呼吸频率、节律的改变，注意有无呼吸困难、发绀。

（2）注意有无高度兴奋、恐水、怕风表现。

（3）记录痉挛发作的部位、次数和持续时间，有无出现幻觉、精神异常。

（4）麻痹期应观察呼吸衰竭与循环衰竭的进展。

（5）记录出入量。

（四）用药护理

在使用狂犬病免疫血清前，必须进行皮肤过敏试验，皮试阳性者要进行脱敏疗法。遵医嘱使用镇静药（如苯巴比妥等）时，应注意观察患者有无呼吸抑制的表现。

（五）心理护理

多数患者神志清醒，可因恐水、怕风、担心病情而异常痛苦和恐惧不安。应采用支持性心理治疗的方法，如解释、鼓励、安慰等，使患者增加安全感，减少焦虑和不安。

（六）健康指导

1. 知识宣教　宣传狂犬病的传染源、传播途径、发病的特点及临床经过，向家属解释患者恐水、怕风、兴奋、狂躁的原因，避免刺激患者，同时说明本病是对人类生命威胁最大的人畜共患传染病，及时处理伤口和进行预防性接种是提高生存率的关键。

2. 预防疾病指导　严格管理家犬、猫等，捕杀野犬、狂犬、狂猫及其他狂兽，并应将其立即焚毁或深埋。高危人群如兽医、接触狂犬病的工作人员、山洞探险者、动物管理人员，应做暴露前的疫苗接种，共接种 3 次，每次 2 ml 肌内注射，于第 0、7、21 天进行；2~3 年后加强注射 1 次。

第七节　艾滋病患者的护理

引导案例

患者，男，42 岁。以"盗汗、消瘦、反复咳嗽、咳痰 3 个月"为主诉入院。体检：T 37.9 ℃，P 85 次/分，R 20 次/分，BP 115/75 mmHg，神志清楚，淋巴结大、质软、无压痛、无粘连、可活动。双肺可闻及少量湿啰音。辅助检查：WBC 3.8×10^9/L，CD_4^+ T 淋巴细胞 0.4×10^9/L，血清学检查 HIV 抗体（＋），痰培养发现肺孢子菌。胸部 X 线检查显示间质性肺炎。

案例思考：1. 该患者的常用护理诊断是什么？

2. 应采取哪些主要的护理措施？

艾滋病又称获得性免疫缺陷综合征（AIDS），是人类免疫缺陷病毒（HIV）引起的致命性慢性传染病。本病主要经血液、性接触及母婴传播，HIV 主要侵犯和破坏辅助性 T 淋巴细胞（即 CD_4^+ T 淋巴细胞）。早期无明显症状，随病情进展可呈多样化表现，最终并发严重机会性感染和肿瘤。本病传播迅速、发病缓慢、死亡率高。切断传播途径是目前控制 AIDS 流行的最有效措施。

一、病因和发病机制

（一）病因

HIV 属反转录病毒科，为单链 RNA 病毒。HIV 有 2 种类型：HIV－1 和 HIV－2。大多数的 AIDS 是由 HIV－1 引起，HIV－2 主要在西非和西欧流行。HIV 呈球形，有包膜。HIV 的显著特征是高度变异性，有助于 HIV 逃避宿主的免疫监视，同时也为 HIV 感染的预防、诊断和治疗设置了巨大的障碍。HIV 既有嗜淋巴细胞性，又有嗜神经性，CD_4^+ T 淋巴细胞是其最主要的靶细胞。人体在感染 HIV 数周至 6 个月内产生抗－HIV 抗体（为非保护性抗体）。

HIV 对外界抵抗力低。HIV 对热敏感，56 ℃ 30 分钟能使其灭活，75% 乙醇、0.2%

次氯酸钠及漂白粉也能使其灭活。HIV 对 0.1% 甲醛、紫外线和 γ 射线均不敏感。

（二）发病机制

HIV 主要侵犯人体免疫系统，包括 CD_4^+T 淋巴细胞、巨噬细胞和树突状细胞，主要表现为 CD_4^+T 淋巴细胞数量不断减少，导致免疫功能缺陷，引起各种机会性感染和肿瘤的发生。

二、流行病学

（一）传染源

HIV 感染者和 AIDS 患者是传染源。病毒存在于血液、精液和阴道分泌物中，唾液、眼泪和乳汁等体液也可含有 HIV。

（二）传播途径

1. 性传播　是主要的传播途径，AIDS 是重要的性传播疾病之一。

2. 血液传播　通过输血、血制品、注射、器官移植等方式传播，静脉毒品成瘾者是高危人群。

3. 母婴传播　感染 HIV 的孕妇通过胎盘、产道、产后哺乳等途径把 HIV 传给胎儿或婴儿。

（三）易感人群

人群普遍易感，青壮年发病率高，HIV 的感染与人类的行为密切相关。

三、临床表现

（一）症状与体征

从初始感染 HIV 到终末期是一个较为漫长和复杂的过程，分为急性期、无症状期、艾滋病期。

1. 急性期　通常发生在初次感染 HIV 后 2~4 周，部分感染者出现 HIV 病毒血症和免疫系统急性损伤所产生的临床症状。大多数患者的临床症状轻微，持续 1~3 周后缓解。临床表现以发热最为常见，可伴有咽痛、盗汗、恶心、呕吐、腹泻、皮疹、关节痛、淋巴结肿大及神经系统症状。

2. 无症状期　可从急性期进入此期，或无明显的急性期症状而直接进入此期。此期持续时间一般为 6~8 年，其时间长短与感染病毒的数量、型别、感染途径、机体免疫状况的个体差异、营养条件及生活习惯等因素有关。

3. 艾滋病期　此期为感染 HIV 后的最终阶段，主要临床表现为 HIV 相关症状、各种机会性感染及肿瘤。

（1）HIV 相关症状：主要表现为持续 1 个月以上的发热、盗汗、腹泻；体重减轻常超过 10%。部分患者表现为神经精神症状，如记忆力减退、精神淡漠、性格改变、头痛、癫痫及痴呆等。另外还可出现持续性全身性淋巴结肿大，其特点如下。①除腹股沟以外，有 2 个或 2 个以上部位的淋巴结肿大。②淋巴结直径 >1 cm，无压痛，无粘连。③持续时间为 3 个月以上。

（2）各种机会性感染及肿瘤：①呼吸系统，肺孢子菌肺炎、肺结核、真菌性肺炎。

以肺孢子菌肺炎最为常见，且是本病机会性感染死亡的主要原因，表现为间质性肺炎。②中枢神经系统，隐球菌脑膜炎、结核性脑膜炎、弓形虫脑病、各种病毒性脑膜脑炎。③消化系统，白色念珠菌食管炎、巨细胞病毒性食管炎、肠炎，沙门菌、痢疾杆菌、空肠弯曲菌及隐孢子虫性肠炎。④口腔，鹅口疮、舌毛状白斑、复发性口腔溃疡、牙龈炎。⑤皮肤，带状疱疹、传染性软疣、尖锐湿疣、真菌性皮炎、甲癣。⑥眼部，巨细胞病毒性及弓形虫性视网膜炎。⑦肿瘤，恶性淋巴瘤、卡波西肉瘤。

（二）辅助检查

1. 血常规　白细胞、血红蛋白、红细胞及血小板可有不同程度减少。

2. 免疫学检查　T 细胞总数降低，CD_4^+ T 淋巴细胞减少［正常为（0.8~1.2）× 10^9/L］，CD_4^+/CD_8^+ 细胞 <1.0。

3. 血清学检查　①HIV 抗体检测是 HIV 感染诊断的金标准。从 HIV 侵入到抗体产生的这段时期为"窗口期"，一般为 2~6 周。此期的抗体检测阴性结果极易漏诊。②HIV 抗原检查：可用 ELISA 检测 P24 抗原。

4. 病毒载量测定　病毒载量一般用每毫升血浆中 HIV RNA 的拷贝数来表示。测定方法有反转录聚合酶链反应（RT–PCR）或核酸序列扩增法（NASBA）等。定量检测既有助于诊断，又可判断治疗效果及预后。

四、处理要点

1. 抗病毒治疗　目前使用多种抗病毒药物的联合方案治疗 HIV 感染，称为高效抗反转录病毒治疗（HAART）。目前认为早期 HAART 可缓解病情、减少机会性感染和肿瘤的发生、延长患者生存期，但不能完全抑制 HIV 复制和彻底治愈 AIDS。

根据作用机制的不同，抗 HIV 药物可分为 3 大类。①核苷类反转录酶抑制剂，如齐多夫定（AZT）、双脱氧胞苷等，能选择性抑制 HIV 反转录酶，阻断 HIV 复制。②非核苷类反转录酶抑制剂，如奈非雷平，主要作用于 HIV 反转录酶，使其失去活性。③蛋白酶抑制剂，如利托那韦、沙奎那韦等，能抑制蛋白酶，阻断 HIV 复制和成熟过程中必需蛋白质的合成。

2. 免疫重建　通过抗病毒治疗及其他医疗手段使 HIV 感染者受损的免疫功能恢复或接近正常。

3. 并发症治疗　根据机会性感染的病原体和肿瘤的不同类型选择相应的治疗，如肺孢子菌肺炎可用喷他脒；弓形虫病可用螺旋霉素；卡波西肉瘤可用齐多夫定与干扰素联合治疗。

五、常用护理诊断

1. 营养失调：低于机体需要量　与发热、食欲减退、慢性腹泻及艾滋病期并发各种机会性感染和肿瘤消耗有关。

2. 活动无耐力　与 HIV 感染、消耗过多、体质虚弱等有关。

3. 有皮肤完整性受损的危险　与长期卧床或机会性感染及卡波西肉瘤有关。

4. 恐惧与绝望　与生理状况恶化和缺乏社会支持有关。

5. 潜在并发症　各种机会性感染。

六、护理措施

（一）一般护理

1. 隔离　艾滋病期患者应在执行血液/体液隔离的同时实施保护性隔离。

2. 休息与饮食　①急性期和艾滋病期患者应卧床休息，以减轻症状；无症状期患者可以正常工作，但应避免劳累。②给予高热量、高蛋白、高维生素、易消化的饮食。对于不能进食、吞咽困难者，应给予鼻饲，必要时静脉补充所需营养和水分。

3. 皮肤护理　见本章第一节相关内容。

4. 对症护理　针对患者出现的各种症状进行相应的护理。

（二）病情观察

（1）定时评估生命体征和一般状态，如体温、神志、营养状况、体重等。

（2）密切观察有无肺部、胃肠道、中枢神经系统、皮肤黏膜等机会性感染的发生，以便及早发现、及时治疗。

（三）用药护理

应用抗病毒药物齐多夫定治疗时，应注意其严重的骨髓抑制作用，早期可表现为巨幼细胞贫血，晚期可有中性粒细胞和血小板减少，也可出现恶心、头痛、乏力等症状。故应严格遵医嘱给药，定期复查血常规，当中性粒细胞 $< 0.5 \times 10^9/L$ 时，应及时报告医生。

（四）心理护理

多与患者沟通，鼓励患者表达自己的感受，对其表示同情或理解。由于艾滋病缺乏特效治疗，预后不良，加之疾病的折磨，患者易产生焦虑、抑郁、恐惧等心理障碍，部分患者可出现报复、自杀等行为。护士要真正关心、体贴患者，尽最大努力满足患者的各种需要，为其提供优质服务，及时解除其身心痛苦，增强其战胜疾病的信心。同时注意保护患者的隐私，做好家属及周围人群的工作，不对患者采取鄙弃态度，而应尊重其人格，给予关怀、温暖和同情，以获得良好的社会支持。

（五）健康指导

1. 知识宣教　宣传艾滋病的基本知识、传播方式、临床特点及自我健康监控的方法。宣传消毒隔离的重要性及方法。向患者及家属说明艾滋病的治疗方法，药物的使用方法、剂量和不良反应，并告知患者应定期到医院复查，坚持治疗以控制病情发展。对无症状 HIV 携带者，每隔 3 ~ 6 个月做 1 次临床及免疫学检查，若出现症状，则立即就诊，及早治疗。

2. 预防疾病指导　广泛宣传艾滋病的预防知识，使群众了解其传播途径及自我防护的措施。加强道德教育，洁身自爱。严禁吸毒。加强血液及血制品的管理，保障安全的血液供应。在日常生活中，防止共用可能被血液污染的物品，如牙刷、牙签、剃须刀片、注射针头等。患者的日常生活用品需要单独使用和定期消毒（根据消毒物品的不同，选用焚烧、煮沸、家用漂白粉或乙醇浸泡等方法）。接触患者血液、体液污染的物品时应戴手套。

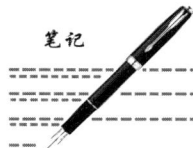

第八节 细菌性痢疾患者的护理

引导案例

患儿，女，7岁，因"高热半天伴抽搐、昏迷"入院。患儿于入院当天中午进食不洁食物后，下午2点突发高热（39.9℃），头痛，1小时后出现抽搐、昏迷，无腹泻。既往无高热抽搐史。体格检查：T 40℃，脉搏细速，R 30次/分，BP 62/40 mmHg。患者呈昏迷状，面色潮红。HR 164次/分，心音低钝，未闻及杂音。腹部无压痛。生理反射存在，病理反射未引出。实验室检查：Hb 130 g/L，WBC 18.7×10⁹/L，N 86%，L 14%；粪便镜检阴性。

案例思考：1. 该患儿的护理诊断是什么？
　　　　　2. 应该采用哪些护理措施？

细菌性痢疾（简称菌痢）是由痢疾杆菌（志贺菌属）引起的急性肠道传染病，夏、秋季常见，主要通过消化道传播，其基本病理损害为直肠、乙状结肠的炎症与溃疡。细菌性痢疾以腹痛、腹泻、里急后重及黏液脓血便为主要临床表现，可伴有发热及全身毒血症症状，严重者可出现感染性休克和（或）中毒性脑病。

一、病因和发病机制

（一）病因

痢疾杆菌属肠杆菌科志贺菌属，是革兰阴性杆菌，无鞭毛及荚膜，无动力，不形成芽孢，有菌毛。依据抗原结构和生化反应的不同，痢疾杆菌可分为4群（即A群痢疾志贺菌、B群福氏志贺菌、C群鲍氏志贺菌、D群宋内志贺菌）以及47个血清型（含亚型），在我国较常见的流行菌群主要为B群和D群。

各型痢疾杆菌均产生强烈的内毒素，是引起发热、毒血症、休克等全身反应的主要因素。A群痢疾志贺菌还产生外毒素，具有神经毒素、细胞毒素与肠毒素的作用，引起更严重的临床表现。

痢疾杆菌在外界环境中生存力较强，在阴暗、潮湿、冰冻的条件下能生长数周，在蔬菜、瓜果及被污染物上可存活1~2周；但对理化因素的抵抗力较弱，如日光照射30分钟、加热56~60℃ 10分钟或100℃ 2分钟即可将其杀死；对各种化学消毒剂很敏感。

病原菌易产生耐药菌株，且常呈多重耐药，并广泛存在。

（二）发病机制

经口入胃的痢疾杆菌大部分被胃酸杀死，仅少部分进入肠道。侵入人体后是否发病，取决于细菌数量、致病力和机体抵抗力。当机体抵抗力下降或细菌数量多、致病力强时，痢疾杆菌借助菌毛黏附并侵入乙状结肠与直肠黏膜上皮细胞，经基底膜进入固有层，并在其中繁殖，释放毒素，引起肠黏膜的炎症反应和固有层小血管循环障碍，出现坏死、溃疡，进而导致腹痛、腹泻和脓血便。痢疾杆菌在体内易被吞噬细胞吞噬，且很少侵入黏膜下层，故一般不侵入血流引起菌血症或败血症。

痢疾杆菌释放内、外毒素。内毒素不但可引起发热和毒血症症状，还可直接作用于肾上腺髓质、交感神经系统和单核－巨噬细胞系统以释放各种血管活性物质，引起急性微循环衰竭，进而引起感染性休克、DIC及重要脏器功能衰竭，临床表现为中毒性菌痢（休克型、脑型或混合型）。外毒素可引起肠黏膜细胞坏死，可能与水样腹泻及神经系统症状有关。

二、流行病学

1. 传染源　急、慢性菌痢患者和带菌者是主要传染源。

2. 传播途径　痢疾杆菌通过消化道传播，可通过排出含有病原菌的粪便污染食物、手、水源或生活用品，也可经过苍蝇、蟑螂媒介传播，最终均经口感染。

3. 人群易感性　人群普遍易感，发病年龄以学龄前儿童和青壮年居多。

4. 流行特征　我国各地全年均有发生，以夏、秋季多见。

三、临床表现

（一）症状与体征

潜伏期1~3天（数小时至7天）。病前多有不洁饮食史。临床上依据其病程及病情分为以下临床类型。

1. 急性菌痢　可分为3种类型。

（1）普通型（典型）：毒血症症状重，急性畏寒、高热，伴头痛、乏力及食欲减退等。肠道症状明显，表现为腹痛、腹泻，粪便开始呈稀水样，继之为黏液脓血便，量少，每日腹泻10余次至数十次，伴里急后重。常伴肠鸣音亢进，左下腹压痛。腹泻常持续1~2周后缓解。少数可迁延转为慢性。

（2）轻型（非典型）：毒血症症状轻，无发热或低热，全身症状轻。肠道症状轻，轻微腹痛，每日腹泻3~5次，有黏液稀便但无脓血，无里急后重。病程3~7天而痊愈，也可转为慢性。

（3）中毒型：多见于2~7岁儿童，起病急骤，病情危重，多发生于夏、秋季。全身中毒症状严重，突然高热，伴精神萎靡、嗜睡、昏迷及抽搐，迅速发生呼吸和循环衰竭，而肠道症状不明显，按临床表现分为3型。

1）休克型（周围循环衰竭型）：较为常见，以感染性休克为主要表现。患者出现面色苍白、四肢厥冷、皮肤花斑、末梢发绀、脉搏细弱、血压下降等，也可出现心、肾功能不全及意识障碍等。

2）脑型（呼吸衰竭型）：较为严重，患者表现为烦躁不安、嗜睡、昏迷、瞳孔大小不等，对光反应迟钝或消失，有的迅速出现呼吸异常及呼吸衰竭等脑疝症状。

3）混合型：兼有以上两型表现，预后最为凶险，病死率极高（90%以上）。该型实质上包括循环系统、呼吸系统及中枢神经系统等多脏器功能损害与衰竭。

2. 慢性菌痢　病程长，反复发作或迁延不愈超过2个月以上即为慢性菌痢。多与急性期治疗不及时或不彻底、细菌耐药或机体抵抗力下降有关，或与感染的细菌菌型有关，如福氏志贺菌易导致慢性感染。按临床表现分为以下3型。

（1）慢性迁延型：急性菌痢发作后，迁延不愈。常有腹痛、腹泻、黏液脓血便，或腹泻与便秘交替出现。常有左下腹压痛，可扪及增粗的乙状结肠，呈条索状。大便时常间歇排菌。

（2）急性发作型：有慢性菌痢病史，常因进食生冷食物、过度劳累或受凉等因素诱发，出现腹痛、腹泻、脓血便，但发热常不明显。

（3）隐匿型：1年内有菌痢史，无明显临床症状。大便培养可检出痢疾杆菌，乙状结肠镜检查可见肠黏膜炎症或溃疡等病变。

（二）辅助检查

1. 血常规　急性菌痢白细胞总数可轻至中度增加，以中性粒细胞为主。慢性菌痢常有贫血表现。

2. 粪便检查

（1）粪便常规：外观为黏液脓血便，镜检可见大量脓细胞、白细胞及少量红细胞，如有巨噬细胞则有助于诊断。

（2）细菌培养：粪便培养出痢疾杆菌是确诊依据。宜在早期、抗菌治疗前取新鲜粪便的脓血部分，多次送检，可提高细菌培养阳性率。

四、处理要点

（一）急性菌痢

1. 抗菌治疗　目前成人菌痢首选喹诺酮类药物，该类药物因影响骨骼发育，故孕妇、儿童及哺乳期妇女不宜使用。喹诺酮类药物对志贺菌有较强的杀菌作用，口服易吸收，诺氟沙星（氟哌酸）成人每次0.2 g，每日3~4次，疗程5~7天。其他喹诺酮类药物、庆大霉素等也可酌情选用。

2. 对症治疗　高热时可用物理降温及退热药，腹痛剧烈时可用颠茄合剂或阿托品。

（二）中毒性菌痢

1. 抗菌治疗　可选用环丙沙星或氧氟沙星，或选用第三代头孢菌素，也可两类药物联合使用，但应先静脉给药，待病情好转后改为口服。

2. 对症治疗

（1）降温、镇静：反复惊厥者可给予镇静剂，如地西泮、水合氯醛等。

（2）抗休克治疗：①扩充血容量及纠正酸中毒。②解除血管痉挛。③注意保护重要脏器（心、肝、肾）的功能。④短期应用肾上腺糖皮质激素，有利于抗炎、抗过敏及抗休克。

（3）防治脑水肿与呼吸衰竭：①脑水肿用20%甘露醇脱水，及时应用血管扩张剂（如山莨菪碱）以改善血管痉挛，也可应用肾上腺糖皮质激素。②吸氧，保持呼吸道通畅，如出现呼吸衰竭则应用呼吸兴奋剂，必要时行气管切开及应用人工呼吸机。

（三）慢性菌痢

1. 抗菌治疗　应根据细菌培养和药物敏感试验的结果选用适当抗生素，可采用联合用药或交叉用药连续治疗2个疗程。对肠道黏膜病变经久不愈的患者应同时采用局部灌肠疗法。

2. 对症治疗　肠道菌群紊乱可采用微生态制剂，如乳酸杆菌或双歧杆菌；肠道紊乱可酌情使用镇静、解痉或收敛剂。

五、常用护理诊断

1. 体温过高　与痢疾杆菌内毒素激活细胞释放内源性致热原，作用于体温中枢导致体温升高有关。

2. 腹泻　与肠道炎症、广泛浅表性溃疡形成导致肠蠕动增强、肠痉挛有关。

3. 腹痛　与肠蠕动增强、肠痉挛有关。

4. 组织灌注量改变　与内毒素导致微循环障碍有关。

5. 营养失调：低于机体需要量　与长时间腹泻、肠道吸收减少、摄入减少、消耗增多有关。

6. 有传播感染的危险　与大便排菌有关。

六、护理措施

（一）一般护理

1. 隔离　对患者实行消化道隔离至临床症状消失，粪便培养需连续 2 次为阴性。对接触者观察 1 周。

2. 饮食与休息　严重腹泻伴呕吐者暂禁食，给予静脉补液。能进食者给予低脂、易消化、高蛋白、高维生素、流质或半流质饮食，少量多餐。腹泻频繁、全身症状明显者应卧床休息。休克患者应采取头部和下肢均抬高 30°的体位。

（二）病情观察

（1）密切观察生命体征、神志状态、面色的变化。

（2）观察、记录大便的次数、性质和量，准确记录每日出入量。

（3）观察抽搐先兆、发作次数、抽搐部位及持续时间。

（4）观察瞳孔大小、形态、两侧是否对称、对光反射，及时发现脑疝。观察休克征象，如脉搏细速、四肢湿冷、烦躁等。

（三）用药护理

早期禁用止泻药，以便毒素排出。遵医嘱使用有效抗菌药物时，应注意观察胃肠道反应、肾毒性、粒细胞减少、过敏等不良反应。使用解痉药（如阿托品）时，应注意观察有无口干、心动过速及视物模糊等药物反应。

（四）健康指导

1. 知识宣教　①预防教育。宣传细菌性痢疾的相关知识，说明菌痢患者应及时隔离和治疗、粪便消毒对于控制传染源极为重要，同时应改善环境卫生、注意个人卫生，防止病从口入是预防细菌性痢疾的重要措施。②介绍细菌性痢疾的预后。急性菌痢经治疗 1 周左右痊愈；少数转为慢性。对于慢性菌痢，应避免急性发作的诱因，如过度紧张劳累、进食生冷食物、暴饮暴食、受凉、情绪波动等。

2. 观察病情指导　指导患者和家属观察及识别病情变化，学会观察大便的次数、性状、量的变化及伴随症状，发现异常及时就诊。

3. 用药指导　指导患者遵医嘱按时、按量、按疗程坚持服药，争取在急性期彻底治愈，以防转为慢性菌痢。注意观察药物的副作用。

本章要点

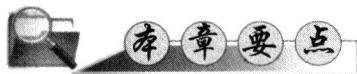

本章重点讲解了病毒性肝炎、传染性非典型肺炎、肾综合征出血热、流行性乙型脑炎、狂犬病、艾滋病、细菌性痢疾等传染病的临床表现、常用护理诊断及护理措施。要熟悉传染病的流行病学特点、有关辅助检查和处理要点。

1. 传染性疾病的常见症状、体征及护理　发热、皮疹的护理评估、常用护理诊断和护理措施。

2. 病毒性肝炎患者的护理　病毒性肝炎是由多种肝炎病毒引起的一组以肝脏损害为主的全身性传染病，包括甲型肝炎、乙型肝炎、丙型肝炎、丁型肝炎及戊型肝炎。临床表现主要是疲乏无力、食欲减退、肝大及肝功能异常，部分病例出现黄疸。甲型和戊型肝炎经粪-口途径传播，主要表现为急性肝炎；乙型、丙型和丁型肝炎主要经血液、体液等胃肠外途径传播，多呈慢性感染，少数病例可发展为肝硬化或肝细胞癌。病因和发病机制、流行病学特点、临床表现、常用护理诊断和护理措施。

3. 传染性非典型肺炎患者的护理　传染性非典型肺炎又称严重急性呼吸综合征（SARS），是由 SARS 冠状病毒引起的急性呼吸系统传染病。本病主要通过短距离飞沫、接触患者呼吸道分泌物及密切接触传播。SARS 病毒的理化特性。流行病学特点、常用护理诊断和护理措施。

4. 肾综合征出血热患者的护理　肾综合征出血热又称流行性出血热，是由汉坦病毒引起人的一种自然疫源性疾病，鼠类为主要传染源。临床上以发热、低血压休克、充血出血和肾损害为主要表现。典型病例有 5 期经过，分别为发热期、低血压休克期、少尿期、多尿期和恢复期。病因和发病机制、流行病学特点、临床表现、常用护理诊断及护理措施。

5. 流行性乙型脑炎患者的护理　流行性乙型脑炎是由乙脑病毒所致的以脑实质炎症为主要病变的中枢神经系统急性传染病。本病经蚊媒传播，常流行于夏、秋季，临床上以高热、意识障碍、抽搐、呼吸衰竭及脑膜刺激征为特征。病因和发病机制、流行病学特点、临床表现、常用护理诊断及护理措施。

6. 狂犬病患者的护理　狂犬病又名恐水症，是由狂犬病毒引起的以侵犯中枢神经系统为主的急性人畜共患传染病。临床主要表现为特有的恐水、怕风、恐惧不安、流涎、咽喉肌痉挛、进行性瘫痪等。人狂犬病通常由病犬咬伤所致，至今尚无有效的治疗方法，是我国目前死亡率最高的传染病，一旦发病，病死率几乎达 100%。病因和发病机制、流行病学特点、临床表现、处理要点、常用护理诊断及护理措施。

7. 艾滋病患者的护理　艾滋病又称获得性免疫缺陷综合征，是人类免疫缺陷病毒（HIV）引起的致命性慢性传染病。本病主要经血液、性接触及母婴传播，HIV 主要侵犯和破坏辅助性 T 淋巴细胞（即 CD_4^+T 淋巴细胞）。病因和发病机制、流行病学特点、临床表现、处理要点、常用护理诊断及护理措施。

8. 细菌性痢疾患者的护理　细菌性痢疾（简称菌痢）是由痢疾杆菌（志贺菌属）引起的急性肠道传染病，以腹痛、腹泻、里急后重及黏液脓血便为主要临床表现，可伴有发热及全身毒血症症状，严重者可出现感染性休克和（或）中毒性脑病。病因和发病机制、流行病学特点、临床表现、处理要点、常用护理诊断及护理措施。

笔记

思·考·题

一、名词解释

    1. 传染性非典型肺炎

    2. 肾综合征出血热

    3. 艾滋病

二、简述题

    1. 流行性乙型脑炎患者的护理要点。

    2. HBV 的传播途径。

    3. 肾综合征出血热患者的护理要点。

    4. 艾滋病患者的护理要点。

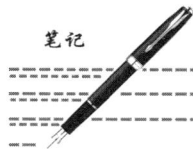

第十一章　内科常用护理操作技术

1. 掌握内科常用护理操作技术的适应证。
2. 能够运用内科常用护理操作的知识，对不同的内科操作技术，实施有效的护理措施。
3. 学会内科常用护理操作技术的护理技能。

第一节　体位引流的护理

体位引流是通过调整患者的体位，将病肺置于高位，所引流的支气管口向下，使肺与深部支气管内的分泌物及脓液排出体外的方法。

一、适应证

适用于肺脓肿、支气管扩张症等疾病，以及病变处脓液或分泌物聚积排出不畅者。

二、禁忌证

心功能不全、呼吸困难、持续咯血、高热、高血压、全身衰竭以及昏迷和无咳嗽反射者禁止使用。

三、操作前准备

1. 患者准备　引流前向患者说明体位引流的目的及操作过程，以消除患者的顾虑，取得患者的合作。痰液黏稠不易咳出者，可先用生理盐水行超声雾化吸入、应用祛痰药（氯化铵、溴己新等）稀释痰液，或应用支气管舒张剂，提高引流效果。
2. 用物准备　口腔护理设备、痰缸、消毒液、抬高床头（床尾）的物品等。

四、操作过程及护理

1. 患者体位　根据病变部位及解剖关系，采取相应的体位。原则上抬高患肺位置，引流的支气管口向下，使腔内的脓液或分泌物借助重力的作用排出。
2. 引流时间　引流宜在饭前 1 小时或饭后 1~3 小时进行，以免引流导致呕吐。每次引流15~20 分钟，每日 1~3 次。一般安排在早晨起床时、晚餐前及睡前。
3. 操作过程　引流体位固定后，嘱患者在间歇性深呼吸后用力咳痰，并同时为患者轻叩病肺相应体表部位的胸背部，借助振动作用，使支气管肺内脓液或分泌物经气管咳出。

4. 术中护理　引流过程中注意观察患者反应，如出现头昏、面色苍白、呼吸困难、出冷汗、脉搏细速、血压下降及大咯血等情况应立即恢复平卧位，停止引流，并采取相应措施。注意观察引流出的痰液的颜色、气味、量、性状。正确留取痰标本并及时送检做细菌培养，以免痰中口腔菌在室温下大量繁殖，影响致病菌的诊断。

五、操作后护理

1. 书写护理记录　记录引流的时间、引流液的性状和量、送检的标本以及患者在术中的状态。

2. 护理指导　嘱患者休息，为消除痰液咳出时引起的口臭，应用漱口水彻底漱口，保持口腔清洁，增进食欲，减少呼吸道感染机会。

第二节　胸腔穿刺术的护理

胸腔穿刺术是从胸腔内抽取积液或积气的操作，常用于检查胸腔积液的性质、抽液减压或通过穿刺给药等。

一、适应证

（1）大量胸腔积液或气胸者。
（2）胸腔积液性质不明者，抽取积液检查，协助病因诊断。
（3）需要抽脓灌洗治疗的脓胸者或需要向胸腔内注入药物的恶性胸腔积液者。

二、禁忌证

（1）有严重出血倾向，血小板明显减少或用肝素、双香豆素等进行抗凝治疗者。
（2）大咯血、严重肺结核及肺气肿者。

三、并发症

胸腔穿刺的常见并发症有气胸、血胸等，气胸是最常见的并发症，大多数是由于穿刺针刺破脏层胸膜所致。血胸常因损伤肋间血管引起。

四、操作前准备

1. 患者准备　①询问患者有无药物过敏史。②告知患者穿刺的目的及操作步骤，尤其告知患者局部麻醉时有针刺痛感，进针时会感受到压力，协助患者做好充分的精神准备。③签署知情同意书。④告知患者在操作过程中不要咳嗽、深呼吸或突然移动体位，以免损伤胸膜或肺组织，必要时给予镇咳药。

2. 用物准备　①常规治疗盘一套。②无菌胸腔穿刺包（包括接有胶管的胸腔穿刺针、5 ml 和 50 ml 注射器、血管钳、洞巾、纱布、无菌手套、弯盘）。③无菌试管 3 个、胶布。④痰盂、靠背椅。

3. 药物准备　利多卡因或普鲁卡因、肾上腺素等，根据病情需要的治疗用药物。

4. 环境准备　安静、清洁、温度适宜、符合穿刺要求。

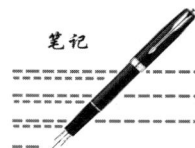

五、操作过程及护理

1. 患者体位　患者取坐位面向椅背,双前臂置于椅背上,前额伏于前臂上;不能起床者可取半卧位,患侧前臂上举抱于枕部。

2. 穿刺部位　一般胸腔积液的穿刺点取患侧肩胛线或腋后线第 7～8 肋间隙;有时也取腋中线第 6～7 肋间隙或腋前线第 5 肋间隙。气胸者取患侧锁骨中线第 2 肋间隙或腋前线第 4～5 肋间隙处进针。

3. 穿刺方法　常规消毒皮肤,局部麻醉。术者左手示指和拇指固定穿刺部位皮肤及肋间,右手持 20 G 或更粗的穿刺针(连接针座的胶管用血管钳夹紧),沿下位肋骨上缘缓慢刺入胸腔直达胸膜,将 50 ml 注射器接至胶管,然后在助手协助下抽取胸腔积液或气体。穿刺过程中应避免损伤脏胸膜,并注意保持密闭,防止发生气胸。术毕拔出穿刺针,消毒穿刺点后,覆盖无菌纱布,用胶布固定。健侧卧位 1 小时,以利于穿刺部位愈合。协助医生留取标本,送检。

4. 术中护理

(1)病情观察:穿刺过程中密切观察患者的脉搏、面色等变化,询问患者有无异常感觉,如患者有任何不适,应减慢或立即停止抽吸。抽液时若患者突然出现头晕、面色苍白、冷汗、心悸、脉细、四肢发凉,则提示患者可能出现胸膜反应,应立即停止抽液,使患者平卧,密切观察血压,防止休克。必要时按医嘱皮下注射 0.1% 肾上腺素 0.5 ml。

(2)抽液抽气要求:每次抽液或抽气不应过多、过快。诊断性抽液,抽 50～100 ml 即可,置入无菌试管送检;减压抽液,首次总排液量不宜超过 600 ml,抽气量不宜超过 1000 ml,以后每次排液量或抽气量不超过 1000 ml,以防止抽液过多、过快使胸膜内压骤然下降,发生肺水肿或循环障碍、纵隔移位等意外。如有治疗需要,抽液后可注射药物。

六、操作后护理

1. 书写护理记录　记录穿刺时间、穿刺液的性状和量、送检标本及患者术中状态。

2. 病情观察　观察患者的脉搏和呼吸状况,及时发现并发症,如血胸、气胸、肺水肿等。观察穿刺处有无渗血或渗液。

3. 护理指导　嘱患者静卧,如无气胸或其他并发症,术后 1 小时可恢复活动,24 小时后方可洗澡,以免穿刺部位感染。鼓励患者深呼吸,促进肺膨胀。

第三节　机械通气的护理

机械通气是指利用机械装置来代替、控制或改变自主呼吸运动的一种通气方式。其原理是通过机械装置(主要是呼吸机)建立肺泡－气道口间的压力差而产生肺通气,将气体压入肺内以代替生理状态下的自然吸气过程,呼气过程仍然靠肺和胸廓的弹性回缩来完成。

一、适应证

1. 心肺复苏　因任何原因引起的心搏、呼吸骤停而进行心肺复苏。

2. 肺实质病变　如成人急性呼吸窘迫综合征(ARDS)、重症肺炎、严重的心源性肺水肿。

3. 阻塞性通气功能障碍　如慢性阻塞性肺疾病（COPD）急性加重、哮喘急性发作等。

4. 限制性通气功能障碍　如神经肌肉病变、间质性肺疾病、胸廓畸形等。

5. 需要强化气道管理者　如需要保持呼吸道通畅、防止窒息和使用某些呼吸抑制药物时。

6. 预防性使用　如心、胸外科手术时保持短期机械通气，以帮助患者减轻因手术创伤而加重的呼吸负担。

二、禁忌证

机械通气无绝对禁忌证，但有些疾病必须经过恰当处理后方可应用呼吸机，否则会加重病情，甚至危及生命。机械通气的相对禁忌证如下。①气胸及纵隔气肿未行引流。②肺大疱和肺囊肿。③低血容量性休克未补足血容量者。④严重肺出血。⑤气管 – 食管瘘。⑥急性心肌梗死等。

三、操作前准备

（一）呼吸机与患者的连接方式

机械通气的患者需要人工气道。最常见的人工气道是气管插管和气管切开插管。气管插管用于需要短期建立和维持人工气道的患者，气管插管有经口和经鼻插管两种途径。对于病情紧急、不容耽搁的患者，一般采取经口气管插管。经鼻气管插管患者易耐受，便于固定和口腔护理，原则上 2 周换管 1 次。

1. 经口气管插管

（1）指征：几乎所有接受呼吸机治疗和建立人工气道的患者均是经口气管插管的指征。除非患者有经口气管插管的禁忌证，如气管上 1/3 以上部位（喉、声带等）和口腔的病变，经口气管插管无法插入且无法解决问题。另外，若估计患者机械通气需要时间长，则可采用其他人工气道法。

（2）用物：喉镜、气管导管（根据患者体形选择）、牙垫、管芯、开口器、注射器、胶布、吸引器、简易呼吸器、吸氧设备和相关麻醉药品等。

（3）操作步骤：①患者仰卧，头尽量后仰，肩部略垫高，除去口鼻腔内分泌物，取出活动性义齿。②操作者左手持喉镜沿右侧口角进入，轻轻将舌体稍推向左侧使喉镜移至正中，见到腭垂后顺舌背插入。③进入咽部见到会厌用喉镜轻挑起会厌以暴露声门，右手持导管（内置导管芯，弯成一定的弯度）将其尖端对准声门轻巧地插进气管内，拔出导管芯。④放牙垫，后退出喉镜，用胶布固定牙垫与导管。⑤向气管导管外气囊内注入 3～5 ml 空气，吸净气管内分泌物，摆好患者卧位，将导管与麻醉机或呼吸机连接，必要时用约束带适当限制患者双手的活动。⑥通知放射科工作人员拍胸片以确定导管位置。

2. 经鼻气管插管

（1）指征：主要适用于机械通气时间超过 1 周，但又不足以气管切开的患者。因操作时间相对经口气管插管长，只有在病情允许的情况下才考虑。

（2）用物：与经口气管插管大致相同，只是不需要牙垫而需要导管钳。

（3）方法：有明插、盲插和纤维支气管镜导向 3 种方式。

（4）气管切开置管可作为长期保留人工气道或不能主动排痰只能被动吸痰的有效措施。

（二）呼吸机的准备

1. 呼吸机的类型

（1）定容型呼吸机：反复将一定容量的气体压入肺内，其潮气量（VT）、呼吸频率（RR）、吸气/呼气时间比值（I：E）、吸氧浓度等均可按需调节。为保证供给设定的潮气量或每分钟通气量，呼吸机可自动调节工作压力和气流速度，以克服气道阻力增高、肺顺应性下降引起的通气量下降。此型呼吸机临床应用范围较广，尤其适用于肺部病变严重的患者。

（2）定压型呼吸机：将有一定压力的气体送入肺内，当肺泡内压达到预定压力时气流即终止，以压力切换完成吸气向呼气的转换，可与患者同步呼吸。气流量和速度除受呼吸机工作压力的影响外，还受气道阻力和胸廓、肺组织顺应性的影响。呼吸频率、吸气/呼气时间比值不能直接调节。

（3）高频通气：近年来，临床上某些情况下（如开胸手术、支气管镜检查、治疗急性呼吸衰竭等）使用一种特殊形式的人工通气。其频率很高（60～100次/分或更高）、潮气量低（＜解剖无效腔）却可以保持有效的通气和换气。高频通气的临床应用和通气原理有待进一步研究。

2. 机械通气的模式

（1）间歇正压通气（IPPV）：不论患者自主呼吸如何，呼吸机均按预设的通气参数给予患者间歇正压通气。IPPV属于机械控制通气，主要用于自主呼吸微弱或无自主呼吸的患者。同步间歇正压通气（SIPPV）与IPPV的区别在于是由患者自主吸气触发呼吸机供给IPPV。

（2）间歇指令通气（IMV）：呼吸机以预设频率间断进行控制通气，在控制通气间歇期允许患者自主呼吸。同步间歇指令通气（SIMV）是IMV的改良方式，即尽可能使IMV与患者的自主呼吸同步，减少患者自主呼吸与机械通气之间产生的对抗。SIMV适用于撤机过程，也可用于一般的常规通气。缺点是患者呼吸越快，其同步效能越差，不能随病情变化而随时自动调节，容易导致通气不足。

（3）指令分钟通气（MMV）：可解决IMV撤机过程的困难。对于自主呼吸不稳定的患者，IMV不能保证其获得恒定的通气。MMV每分钟通气量恒定，可保证这类患者撤机过程的安全。当患者自主呼吸降低时，系统会主动增加机械通气水平；相反，对于恢复自主呼吸能力的患者，在呼吸机参数不变的情况下系统会自动将通气水平越降越低。

（4）呼气末正压通气（PEEP）：吸气由患者自发或呼吸机产生，而呼气终末借助于装在呼气端的限制气流活瓣等装置，使气道压力高于大气压。这种呼气末正压能使肺泡在呼气末仍保持膨胀，防止小气道闭合，有利于减少肺泡萎陷、增加功能残气量，改善肺顺应性。临床上主要用于肺内分流所致的低氧血症，多用于ARDS。

（5）持续气道正压通气（CPAP）：指在患者有自主呼吸的条件下，在整个呼吸周期内，人为地施以一定程度的高于大气压的气道内正压，使患者吸气省力，减少呼吸功。

（6）压力支持通气（PSV）：由患者的自主呼吸触发呼吸机提供一个恒定的预设的气道正压直至吸气结束，以帮助患者克服气道阻力和胸、肺弹性阻力。

（7）反比通气（IRV）：吸气时间大于呼气时间。I：E=（1～4）：1。吸气时间延长使部分气体保留在肺内，产生类似 PEEP 的作用。适用于肺硬化或肺纤维化患者。

（8）无创正压通气（NIPV）：仅使用面罩或鼻罩而无须气管切开或气管插管便可实施正压机械通气的一种通气模式，为急性呼吸衰竭（尤其是 COPD）的一线治疗方法。其他适应证还包括心源性肺水肿、多种肺部疾病终末期拒绝插管治疗者、多种急性呼衰早期，或作为拔管后的序贯治疗手段。常用的通气模式有 CPAP 和双相气道正压（Bi-PAP）通气。

3. 呼吸机参数的设置　呼吸机参数应根据患者年龄、性别、呼吸功能、疾病的病理生理改变等来具体设置，再参考血气分析结果具体调整。

（1）潮气量（VT）：成人 8 ~ 12 ml/kg，儿童 5 ~ 6 ml/kg。

（2）呼吸频率（RR）：成人 12 ~ 16 次/分，儿童 20 ~ 30 次/分。

（3）吸气/呼气时间比值（I∶E）：常规按 1∶（1.5 ~ 2）调节。对慢性阻塞性肺疾病，呼气时间可相对延长。吸气停顿时间属吸气时间，一般设置为呼吸周期的 10%（不超过 20%）。当患者自主呼吸时，吸气/呼气时间比值是监测参数而不是设定参数。

（4）吸气流速：成人一般为 40 ~ 100 L/min。流速波形有方波、正弦波、加速波和减速波 4 种。一般认为减速波使气道峰压更低、气体分布更佳、氧合改善更明显，临床应用最多。

（5）Flow by 功能：在通气中保持一定的持续气流，患者可凭借微弱的吸气触发呼吸机供气，且随时可从回路持续气流中充分吸气，避免了微弱自主呼吸的患者与呼吸机难以配合的问题，对婴幼儿患者尤其重要。

（6）氧浓度（FiO_2）：FiO_2 设置应至少保证 $PaO_2 > 60$ mmHg，$SaO_2 > 90\%$，$SpO_2 > 92\%$。为防止氧中毒和吸收性肺不张的发生，FiO_2 应尽快降至 50% 以下，不宜超过 60%。如 FiO_2 已达 60%，PaO_2 仍低于上述标准，则应考虑应用 PEEP。

（7）PEEP 值：常用 PEEP 值为 3 ~ 12 cmH_2O，一般不超过 15 cmH_2O。PEEP 值达到 20 cmH_2O 时，有效生理作用不再继续，超过 25 cmH_2O 时，不良反应和发生并症的机会明显增加。目前推荐最佳 PEEP 的概念为达到以下标准。①最佳氧合状态。②最大氧运输量（DO_2）。③最好顺应性。④最低肺血管阻力。⑤最低肺内分流 QS/QT < 10%。

（8）触发灵敏度（sensitivity）：通常根据患者自主吸气力量的大小调节。压力触发水平一般在基础压力下 2 cmH_2O 左右，流速触发水平一般在基础气流下 3 ~ 5 L/min。

（9）常见的报警设置：①高压限制（high pressure limit）。②低压限制（low pressure limit）。③高呼吸频率限制（high rate limit）。④低呼吸频率限制（low rate limit）。⑤高每分钟通气量（high minute volume）。⑥低每分钟通气量（low minute volume）。⑦窒息时间（apnea time）。

不同的呼吸机报警参数不同，一般以患者自主数值 ±20% 的范围来调节报警上下限。气道压力报警上限以患者实际气道压力值加上 10 ~ 15 cmH_2O 为宜。报警界限有些是呼吸机本身已经设定的，有些则需要根据临床情况来设置。

四、操作过程及护理

1. 机械通气的方法　确定是否有机械通气的指征，判断是否有机械通气的相对禁忌证，进行必要的处理。选择合适型号以及标明"检查正常"的呼吸机。连接经消毒处理过的呼吸机管道，安装湿化灌装置，倒入湿化水检查整个管道系统有无明显的泄漏。插上电源、气源，打开压缩泵开关、显示器开关及湿化灌开关。呼吸机自检过程。选择呼吸机模式、设定基本参数和报警范围。连接模肺，观察呼吸机是否正常工作，各参数显示是否在正常误差范围之内。呼吸机运行正常后，将呼吸机与患者的人工气道相连或使呼吸机处于待机状态，等待患者上机治疗。

2. 上机后的护理　监测和评价机械通气的效果，保证呼吸机、供氧设备的安全，防止并发症的发生。

五、操作后护理

（一）呼吸机的撤离

1. 撤机指标　①导致呼吸衰竭的原发病因已解除或得到有效控制，一般情况已改善。②$FiO_2 < 45\%$。③自主呼吸强，咳嗽反应强。④血气分析正常，胸片结果未提示不宜撤机。

2. 间断撤离法

（1）准备：向患者做好解释工作，尤其是原有慢性肺功能不全的患者，加强心理护理，消除患者心理负担和顾虑，解除心理上对呼吸机的依赖。加强营养支持和肺功能锻炼。

（2）间断脱机：①当使用呼吸机 SIMV + PSV 时可逐步减慢呼吸频率，使呼吸肌得到锻炼甚至增强，当呼吸频率降至 4 ~ 6 次/分时，患者呼吸平稳、通气及氧合指标均为正常时可停用呼吸机。②若无 SIMV 装置，则从每小时脱离呼吸机 5 分钟开始，逐渐延长时间，在自发呼吸达 1 小时以上没有呼吸困难征象、通气和氧合指标均正常时可停用呼吸机。③撤离时间一般选择在上午，以便于观察，最初的 1 ~ 2 天夜间仍可用呼吸机辅助呼吸，经过至少 2 天、患者自主呼吸良好时才能完全撤机。④一般在完全撤机后 30 ~ 60 分钟，复查血气结果，结果正常时可考虑拔管。

（3）撤机步骤：撤离呼吸机—气囊放气—拔管（气管切开除外）—吸氧。

（二）拔管后的护理

（1）拔管后要密切观察反应，如患者有烦躁不安，呼吸、心率较之前明显增快，出冷汗、末梢循环差、鼻翼扇动、三凹征等表现，应考虑准备重新插管。

（2）拔管后注意喉头水肿的情况，对不同程度的喉头水肿进行处理，如给予地塞米松雾化吸入治疗支气管痉挛，头部后仰，保持气道通畅，有严重的喉头水肿伴呼吸困难者，应重新行气管切开术。

（3）协助翻身、拍背，鼓励患者有效咳嗽、排痰，消除限制咳嗽的因素，如疼痛等。拔管后应禁食 6 小时，可少量饮水，进食过早或饮水过多可影响呼吸，甚至造成呕吐并引起误吸。

第四节　腹膜腔穿刺术的护理

腹膜腔穿刺术是为了诊断和治疗腹腔疾病，对有腹腔积液的患者进行腹腔穿刺、抽取积液的操作过程。

一、适应证

（1）抽取腹腔积液进行各种检验，以协助诊断。
（2）大量腹腔积液引起严重胸闷、气短者，适量放液以缓解症状。
（3）腹腔内注射药物。
（4）疑有腹腔内出血者，如脾破裂、异位妊娠等。

二、禁忌证

（1）肝硬化腹水有肝性脑病先兆者。
（2）粘连性结核性腹膜炎、卵巢肿瘤、包虫病等。

三、操作前准备

1. 患者准备　向患者解释腹膜腔穿刺的目的及注意事项，消除患者紧张心理；征得家属同意并签字；术前排尿，以免穿刺时损伤膀胱。

2. 用物准备　常规消毒物品、腹腔穿刺包（穿刺针、注射器、橡皮管、血管钳、输液夹、洞巾、纱布、弯盘）、无菌手套、局麻药、治疗用药、胶布、腹带、血压计等。

3. 环境准备　环境清洁、消毒、无尘，室温不低于20 ℃；注意遮挡。

四、操作过程及护理

1. 患者体位　患者坐在靠背椅上，衰弱者可取半卧位或侧卧位或在 B 超引导下取特殊体位。若放腹水，背部先垫好腹带。

2. 穿刺部位　①脐和髂前上棘间连线中、外1/3 的交点为穿刺点，放腹水时通常选用左侧穿刺点。②脐和耻骨联合连线的中点上方 1 cm 稍偏左或右 1～1.5 cm 处。③侧卧位，在脐水平线与腋前线或腋中线相交处。

3. 穿刺方法　常规消毒穿刺点，戴手套、铺洞巾、局麻。护士将已消毒的麻药瓶瓶塞面对术者，术者用 5 ml 注射器抽取麻药。在穿刺点进行皮内、皮下、腹膜麻醉。

检查穿刺针是否通畅、衔接是否紧密。将穿刺针从穿刺点垂直刺入腹壁，待针尖抵抗感突然消失时，提示针尖已穿过壁腹膜，即可抽取腹水。术毕拔针，碘酒消毒针眼后盖上无菌纱布，用力按压局部，防止腹水外渗，无渗血、渗液后贴胶布。大量放腹水后扎紧腹带，以防腹压骤降、内脏血管扩张，引起血压下降或休克。

4. 术中护理

（1）病情观察：大量放腹水时，可导致患者水盐代谢失衡、血浆蛋白丢失，甚至发生虚脱、休克、肝性脑病等。所以要观察患者的生命体征、神志、面色、反应等，发现异常，及时通知医生，及时处理。注意记录腹水的量、色、性质等。

（2）抽液要求：诊断性穿刺，可直接用 20～50 ml 注射器抽吸。放液量大时，可用大号针头，并于针座接一橡皮管，由助手用血管钳固定针头，并夹持胶管，用输液夹调整速度。将腹水引入容器中，记录腹水量。初次放腹水者，一般不超过 3000 ml，放液速度不宜过快。

五、操作后护理

1. 书写护理记录　记录穿刺时间、穿刺液性状和量、送检标本以及患者术中状态。

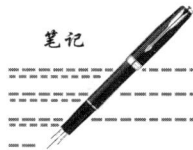

2. 病情观察 注意观察有无腹胀、腹痛、肝性脑病的表现，穿刺点有无渗液，尿量是否减少，生命体征是否变化等。放腹水前后均应测量腹围、脉搏、血压，检查腹部体征，以了解放腹水的治疗效果，了解病情变化情况。

3. 护理指导 嘱患者静卧至少 8~12 小时。

第五节 三腔二囊管压迫止血术的护理

三腔二囊管是治疗食管－胃底静脉曲张破裂出血的方法之一。其基本结构是 1 个胃管带有 1 个食管气囊及 1 个胃气囊，充气后气囊分别压迫胃底和食管下段以进行止血。

一、适应证

食管－胃底静脉曲张破裂出血者。

二、禁忌证

目前没有绝对禁忌证。

三、操作前准备

1. 患者准备 向患者解释目的、配合要点及注意事项。
2. 用物准备 三腔二囊管、液状石蜡、纱布、治疗碗、消毒手套等。

四、操作过程及护理

1. 操作方法 仔细检查三腔二囊管，确保胃管、食管囊管、胃囊管通畅并分别做好标记，检查气囊无漏气及压力后抽尽囊内气体，备用。用纱布包好三腔二囊管煮沸消毒。润滑管子，服液状石蜡 10 ml，戴手套，插管，插至 50~60 cm 时，经检查确定管端已在胃内，向胃气囊注气 150~200 ml，压力 50 mmHg，封闭管口，外牵。若出血不止，再向食管气囊注气 100 ml，压力 40 mmHg，牵拉、固定，必要时连接 0.5 kg 沙袋牵拉、固定，沙袋距地面 30 cm。

2. 术中护理
（1）定时抽吸胃内容物，观察出血是否停止，记录抽吸液的性状、颜色、量。若有鲜红血液，则提示仍有出血。若抽吸不畅，提示管腔堵塞，须及时处理。
（2）每日清洁鼻、口。向鼻腔滴液状石蜡，做口腔护理。
（3）嘱患者勿咽唾液，及时吸出食管囊上的液体。
（4）每日放气 15~30 分钟。先放牵引线，再放食管气囊内气体，最后放胃气囊内气体。放气前给患者服用液状石蜡 5~10 ml，润滑气囊壁，防止气囊与食管黏膜相连。
（5）避免窒息。若患者突然呼吸困难，可能是食管囊上移，应立即剪断管子，放气、拔管。

五、操作后护理

1. 拔管指征 三腔二囊管压迫 2~3 天后若无继续出血，则可放出囊内气体。放气后再观察 24 小时，如仍无出血，服用液状石蜡 20～30 ml，10 分钟后拔管。

2. 饮食护理　拔管后禁食 24 小时，以后给予流食，再给予半流食，逐渐过渡到平时饮食。

第六节　骨髓穿刺术的护理

骨髓穿刺术是诊断血液系统疾病的一项常用诊疗技术。骨髓穿刺术的目的是通过采取骨髓液行骨髓象检查，以协助诊断血液病、传染病和寄生虫病；采集供者骨髓，以供骨髓移植等。

一、适应证

适用于各种贫血、造血系统肿瘤、血小板或粒细胞减少症、疟疾或黑热病的诊断。

二、禁忌证

血友病等出血性疾病。

三、操作前准备

1. 患者准备　解释骨髓穿刺的目的、过程、注意事项，消除患者紧张、恐惧心理；征得家属签字同意；术前做普鲁卡因皮试；查血小板、出凝血时间等。

2. 用物准备　骨穿包（骨髓穿刺针 1 个、无菌巾 1 条、孔巾 1 条、弯盘 1 个、纱布 2 块）；一次性注射器 5 ml、20 ml 各 1 个；常规治疗盘一套；载玻片若干张、推玻片 1 张、需要时备骨髓培养基 1 个。

3. 药物准备　2% 利多卡因。

4. 环境准备　安静、清洁、室温不低于 20 ℃、符合穿刺要求。

四、操作过程及护理

1. 患者体位　在髂前上棘进行穿刺者取仰卧位；在髂后上棘进行穿刺者取俯卧位或侧卧位；在胸骨进行穿刺者取仰卧位；在腰椎棘突进行穿刺者取坐位，头俯屈，尽量弯腰，使棘突暴露。

2. 选择合适的穿刺部位　常用的穿刺点有棘突穿刺点、髂前上棘穿刺点、髂后上棘穿刺点、胸骨穿刺点等。

3. 穿刺方法　常规消毒穿刺点，戴手套、铺洞巾、局麻，护士将已消毒的麻药瓶瓶塞面对术者，术者用 5 ml 注射器抽取麻药。在穿刺点进行皮内、皮下、骨膜浸润麻醉。检查骨穿物品是否通畅、衔接是否紧密。将骨髓穿刺针固定在一定长度，向骨面垂直缓慢钻刺。穿刺针进入骨质后拔出针芯，接上干燥的 5～20 ml 注射器，用适当力量抽吸骨髓液 0.1～0.2 ml 滴于载玻片上，涂片，迅速送检。若做骨髓细菌检查，再抽吸 1～2 ml 骨髓液。重新插入针芯，将无菌纱布置于针孔处，拔出穿刺针。盖纱布、固定。

4. 术中护理　密切观察病情变化，如有异常，立即报告医生进行处理。拔针后局部按压 1～2 分钟，血小板减少者至少按压 3～5 分钟，并观察穿刺部位有无出血。

笔记

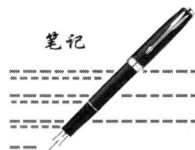

五、操作后护理

1. 书写护理记录 记录穿刺时间、穿刺液的性状和量、送检标本以及患者术中状态。

2. 护理指导 嘱患者平卧休息4小时。保持穿刺部位干燥，及时更换被血液或汗液浸湿的纱布，避免感染。穿刺后3天内禁止沐浴，以免污染创口。

第七节 造血干细胞移植的护理

造血干细胞移植是指从供体或自体取出一定量的造血干细胞作为移植物，用预处理方案清除受者有病的造血与免疫系统，然后将供者的造血干细胞经血管回输移植到受者体内，重建受者的造血和免疫系统的一种治疗方法。造血干细胞移植是目前治疗白血病最有效的方法。

一、适应证

（1）恶性血液病，如各种白血病、淋巴瘤等。
（2）急性放射病。
（3）造血干细胞疾病，如重型再生障碍性贫血、阵发性睡眠性血红蛋白尿等。
（4）免疫缺陷疾病。
（5）对放化疗敏感的实体瘤。

二、禁忌证

（1）65岁以上患者。
（2）有严重心、肝、肾、肺等重要脏器功能损害者。
（3）有严重精神障碍者。

三、操作前准备

1. 患者准备
（1）心理护理：解释造血干细胞移植的必要性、要求、程序、可能出现的并发症以及预防并发症的措施，鼓励患者树立信心，减少其紧张及孤独感。
（2）消毒入室物品：衣被、药、食具、便器、书报等，均需消毒处理，以防外源性感染。
（3）全面检查：特别要注意检查有无感染灶，发现感染或者带菌情况应该积极治疗，彻底清除慢性和潜在的感染病灶。
（4）清洁身体：①入室前3天，每天口服不吸收抗生素，食用消毒后的食物，每天用1∶2000氯己定液擦浴，便后清洗或坐浴；每天用0.05%碘附擦拭外耳道、鼻腔2次，用0.5%卡那霉素和0.1%利福平眼药水滴眼。②入室前1天，修剪指（趾）甲、去除毛发。③入室当天，清洁灌肠，沐浴后用1∶2000氯己定液药浴20分钟，更换无菌衣、裤、拖鞋方可入室。
（5）预处理：在进行造血干细胞移植前，受者需要常规接受一个疗程超剂量的化疗和（或）全身放射线照射，称为预处理。执行预处理方案时应密切观察病情变化，鼓励患者多饮水，每日饮水量为 4000 ml 以上。

（6）静脉置管：移植前 1 天行颈外静脉或锁骨下静脉置管术，备用。

2. 用物准备　手术室、骨穿设备、血细胞分离机、100 级空气层流洁净室、消毒设备、化疗设备和（或）全身放射线照射设备、颈外静脉或锁骨下静脉置管术设备、静脉输液设备、输血器、鱼精蛋白等药物。

3. 供者的选择和准备

（1）选择：其原则是以健康供者与受者的人白细胞抗原（HLA）配型相合为前提，首选 HLA 相同同胞，次选 HLA 配型相合无血缘关系的供体。以年轻、男性、ABO 血型相合和巨细胞病毒阴性者为佳。

（2）配型：供、受者做 HLA 配型，混合淋巴细胞培养、细胞遗传及基因检查等。自体移植的供者就是自己，不需要做 HLA 配型，但其身体应能承受大剂量放化疗。

（3）造血干细胞的采集与保存：①骨髓采集，在手术室无菌条件下进行。从供者髂前和髂后上棘多个部位抽取骨髓。移植前 2～3 周对供者进行循环采血，以保证骨髓移植时有足够的新鲜血液提供给供者，此外可刺激骨髓造血干细胞生长。②外周血采集，通过血细胞分离机多次采集而获得。一般常于采集外周血前 5～7 天，给予供体皮下注射造血生长因子，如粒－巨噬细胞集落刺激因子等。③脐血采集，在手术室进行。健康产妇分娩时待胎儿娩出后，迅速结扎脐带，以采血针穿刺静脉收集残留于脐带和胎盘内的血液。④冷藏保存。

4. 无菌层流室准备　室内一切物品及空间均需要严格清洁、消毒、灭菌处理。在室内不同空间进行采样以行空气细菌学检测，合格后方可让患者进入。常将造血干细胞移植患者安置于 100 级空气层流洁净室内进行严密的保护性隔离。

四、操作过程及护理

1. 造血干细胞的输注地点　造血干细胞的输注在无菌层流室进行。

2. 输注前操作　遵医嘱给予地塞米松 5 mg 静脉注射，以减少输注反应。

3. 输注时间　异基因造血干细胞在采集后当日用输血器经中心静脉插管快速静脉滴注，护理人员要在床旁监护，注意有无过敏、溶血反应等；自体干细胞或脐血干细胞，在深低温下保存的置于 40 ℃水浴中迅速解冻并静脉回输，4 ℃保存的在 48 小时内静脉回输。

4. 中和肝素　输注骨髓造血干细胞时另建一条静脉通路以输注鱼精蛋白，进而中和骨髓液中的肝素。

五、操作后护理

1. 移植早期护理　是整个治疗过程的关键，一般指预处理到移植后 20 天左右。此阶段患者免疫力极度低下，容易发生严重感染、出血等并发症。因此，应严格执行消毒隔离制度；认真观察病情变化，每日测体温、脉搏各 4 次，测血压、体重各 1 次，详细记录出入量。观察患者皮肤黏膜有无出血，有无恶心、呕吐，以及呕吐物、大小便的色、质、量的改变；嘱患者绝对卧床休息。

2. 移植物抗宿主病（GVHD）护理　GVHD 是异基因造血干细胞移植成功后最严重的并发症。GVHD 是指植入的供者 T 细胞与受者组织发生免疫反应，引起受者组织损伤

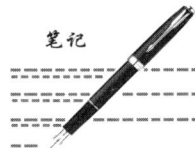

和破坏。发生 GVHD 后治疗常较困难，死亡率很高。单独或联合应用免疫抑制剂和清除 T 淋巴细胞是预防 GVHD 最常用的两种方法。

（1）急性 GVHD：主要表现为皮肤、肠道的改变和肝功能异常，常发生在移植后 100 天内，发生越早，预后越差。护理上应做好：给予无刺激、清淡、少渣半流质饮食；皮肤护理；注意观察患者大便次数和量的改变，对于大量便血者，应观察其血压和心率变化；定期检测肝功能，注意有无黄疸及其严重程度。

（2）慢性 GVHD：发生于移植后的 100 天之后，主要累及皮肤、肝、肌肉、口腔和食管。护理上应做好：遵医嘱按时、按量坚持应用免疫抑制剂；注意观察药物副作用；密切观察皮肤、肝、肌肉、口腔和食管的病变情况，发现异常及时通知医生，做好各种救治工作。

3. 移植后恢复期　正常情况下患者的白细胞、血小板回升，一般情况转好。但因长期卧床，体质仍较弱，生活不能完全自理，且仍有消化道症状，应帮助患者做好生活护理，鼓励患者进食高蛋白、高热量、高维生素、易消化的食物，协助患者进行适当活动，增强机体抵抗力。

第八节　腰椎穿刺术的护理

腰椎穿刺术是通过穿刺第 3～4 腰椎间隙或第 4～5 腰椎间隙进入蛛网膜下腔放出脑脊液的技术。

腰椎穿刺术主要用于中枢神经系统疾病的诊断及鉴别诊断。通过放出脑脊液，了解脑脊液常规、生化（糖、氯化物和蛋白质）、细胞学、免疫学的变化以及病原学证据，并能测定脑脊液的压力。通过压颈试验可以了解蛛网膜下腔有无阻塞。通过注入空气或造影剂，可以了解蛛网膜下腔情况。也可向蛛网膜下腔注入药物或放出异常的脑脊液。

一、适应证

1. 中枢神经系统炎症性疾病的诊断与鉴别诊断　包括化脓性脑膜炎、结核性脑膜炎、病毒性脑膜炎、霉菌性脑膜炎、乙型脑炎等。

2. 脑血管病的诊断与鉴别诊断　包括脑出血、脑梗死、蛛网膜下腔出血等。

3. 肿瘤性疾病的诊断与治疗　用于诊断脑膜白血病，可通过腰椎穿刺鞘内注射化疗药物治疗脑膜白血病。

二、禁忌证

1. 颅内压增高　颅内占位性病变或阻塞性脑积水引起的颅内压增高是腰椎穿刺术的绝对禁忌证，此时腰椎穿刺术能促使或加重脑疝形成，引起呼吸骤停或死亡。若颅高压患者无颅内占位性病变又需要腰椎穿刺术协助诊断时，可审慎地进行腰椎穿刺术。

2. 某些疾病不能耐受腰椎穿刺术　如心衰、休克、危重患者、精神疾病患者等不宜做腰椎穿刺术。

3. 其他　局部皮肤（穿刺点附近）有炎症者。

三、并发症

最严重的并发症是脑疝。最常见的并发症是低颅压性头痛，可持续 2~8 天，常伴有恶心、呕吐、眩晕等症状。低颅压性头痛的发病机制通常是脑脊液放出过多造成颅内压减低，牵拉脑膜及血管组织所致。

四、操作前准备

1. 患者准备　向患者解释腰椎穿刺术的目的、过程、注意事项，消除患者紧张、恐惧心理；征得家属签字同意；做普鲁卡因皮试；嘱患者术前排大小便；术前静卧 15~30 分钟。

2. 用物准备　常规消毒物品、无菌腰穿包（腰穿针、5 ml 注射器、50 ml 注射器、试管、测压管、三通管、洞巾、纱布、弯盘）、无菌手套、局麻药、治疗用药、胶布等。

3. 环境准备　环境清洁、无尘，室温不低于 20 ℃。注意遮挡。

五、操作过程及护理

1. 患者体位　去枕侧卧，背齐床沿，低头双手抱膝，腰部尽量后突，使椎间隙增宽。

2. 穿刺部位　双侧髂嵴最高点连线与脊柱中线相交处为第 4 腰椎棘突。一般以第 3~4 腰椎间隙或第 4~5 腰椎间隙为穿刺点。在穿刺点处做记号。

3. 穿刺方法　常规消毒穿刺点，戴手套、铺洞巾、局麻，护士将已消毒的麻药瓶瓶塞面对术者，术者用 5 ml 注射器抽取麻药。在穿刺点进行皮内、皮下、韧带浸润麻醉。检查腰穿物品是否通畅、衔接是否紧密。用带针芯的穿刺针沿腰椎间隙垂直进针 4~5 cm 时，若有落空感，提示已进入蛛网膜下腔，拔出针芯，脑脊液自动滴出。若颅内压明显增高，针芯不能完全拔出，防止脑疝形成。

接测压管测脑脊液压力，正常为 80~180 mmH$_2$O，用试管留取脑脊液 2~5 ml 后送检。术毕拔出穿刺针，针孔用碘酒消毒后覆盖无菌纱布，固定无菌纱布。若颅内压明显增高，不宜放脑脊液，防止脑疝形成。必要时向蛛网膜下腔内注入药物（即鞘内注射）。鞘内注射前先放出等量脑脊液，再注入药物。

4. 术中护理

（1）病情观察：术中护理人员在患者旁边进行适当解释，指导患者张开嘴巴，缓慢呼吸，放松心情，提醒患者勿动，必要时协助患者维持固定姿势。密切观察患者的生命体征、神志、面色、出汗、疼痛等情况。发现异常及时通知医生。若患者有脑疝先兆，要立即建立静脉通道，使用降颅压药，积极配合抢救。术后注意观察患者是否有头痛、恶心、呕吐、眩晕等情况。

（2）脑脊液的收集：使用无菌试管收集脑脊液。收集的脑脊液在 30 分钟内一定要送往检验室，以免放置过久变质。若不能立即送检，应将脑脊液置于 4 ℃ 的冰箱内。

六、操作后护理

1. 书写护理记录　记录穿刺时间、穿刺液的性状和量、送检标本以及患者术中状态。

2. 术后护理　嘱患者去枕平卧 4~6 小时，不可抬高头部（可适当转动身体），以防穿刺后反应，若发生头痛、恶心、呕吐、眩晕等，则鼓励患者多饮水，适当延长卧床时间。颅内压较高者，不宜多饮水。若患者头痛，则将其安排在较暗的房间休息12～24小时，使脚略抬高10°～15°。保持穿刺部位的纱布清洁和干燥，观察有无渗液、渗血等情况。

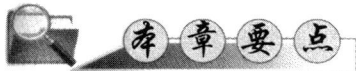

本章要点

本章重点讲解了体位引流、胸腔穿刺术、机械通气、三腔二囊管压迫止血术、腹膜腔穿刺术、骨髓穿刺术、造血干细胞移植和腰椎穿刺术的护理方法。

1. 体位引流的护理　目的是保持呼吸道通畅，减少痰液淤积，避免并发症，提高护理质量，减轻患者痛苦，促进疾病恢复。体位引流适用于肺脓肿、支气管扩张症等疾病，以及痰液较多的患者。操作前准备、操作过程及护理和操作后护理。

2. 胸腔穿刺术的护理　胸腔穿刺术是从胸腔内抽取积液或积气的操作，常用于检查胸腔积液的性质、抽液减压或通过穿刺给药等。适应证和禁忌证。操作前准备、操作过程及护理和操作后护理。

3. 机械通气的护理　机械通气是指利用机械装置来代替、控制或改变自主呼吸运动的一种通气方式。其原理是通过机械装置（主要是呼吸机）建立肺泡-气道口间的压力差而产生肺通气，将气体压入肺内以代替生理状态下的自然吸气过程，呼气过程仍然靠肺和胸廓的弹性回缩来完成。适应证和禁忌证。操作前准备、操作过程及护理和操作后护理。

4. 腹膜腔穿刺术的护理　腹膜腔穿刺术是为了诊断及治疗腹腔疾病，对有腹腔积液的患者进行腹腔穿刺、抽取积液的操作过程。适应证和禁忌证。操作前准备、操作过程及护理和操作后护理。

5. 三腔二囊管压迫止血术的护理　三腔二囊管是治疗食管-胃底静脉曲张破裂出血的方法之一。其基本结构是1个胃管带有1个食管气囊及1个胃气囊，气囊充气后分别压迫胃底和食管下段以进行止血。适应证和禁忌证。操作前准备、操作过程及护理和操作后护理。

6. 骨髓穿刺术的护理　骨髓穿刺术的目的是通过采取骨髓液行骨髓象检查，以协助诊断血液病、传染病和寄生虫病；采集供者骨髓，以备骨髓移植等。适应证和禁忌证。操作前准备、操作过程及护理和操作后护理。

7. 造血干细胞移植的护理　造血干细胞移植是指从供体或自体取出一定量的造血干细胞作为移植物，用预处理方案清除受者有病的造血与免疫系统，然后将供者的造血干细胞经血管回输移植到受者体内，重建受者的造血和免疫系统的一种治疗方法。造血干细胞移植是目前治疗白血病最有效的方法。适应证和禁忌证。操作前准备、操作过程及护理和操作后护理。

8. 腰椎穿刺术的护理　适应证和禁忌证。操作前准备、操作过程及护理和操作后护理。最严重的并发症是脑疝。最常见的并发症是低颅压性头痛，可持续2～8天，常伴有恶心、呕吐、眩晕等症状。低颅压性头痛的发病机制通常是脑脊液放出过多造成颅内压减低，牵拉脑膜及血管组织所致。

思考题

1. 体位引流、三腔二囊管压迫止血术的护理方法和注意事项有哪些?
2. 骨髓穿刺术、造血干细胞移植和腰椎穿刺术的适应证有哪些?

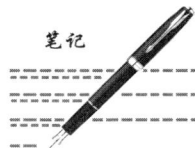

参考文献

［1］尤黎明，吴瑛. 内科护理学［M］. 4 版. 北京：人民卫生出版社，2009.

［2］魏娟. 内科护理学［M］. 北京：北京科学技术出版社，2008.

［3］张景玲. 内科护理学［M］. 北京：科学出版社，2008.

［4］尹仕红，王慧玲. 成人护理［M］. 2 版. 北京：科学出版社，2008.

［5］陆再英，钟南山. 内科学［M］. 7 版. 北京：人民卫生出版社，2008.

［6］张之南，沈悌. 血液病诊断及疗效标准［M］. 北京：科学出版社，2007.

［7］黄晓军. 血液内科临床常见疑难问题及对策［M］. 北京：清华大学出版社，2007.

［8］马学毅. 现代糖尿病诊断治疗学［M］. 北京：人民军医出版社，2007.

［9］蔡永敏，杨辰华，王振涛. 糖尿病临床诊疗学［M］. 上海：第二军医大学出版社，2006.

［10］陈灏珠. 实用内科学［M］. 12 版. 北京：人民卫生出版社，2005.

［11］王吉耀. 内科学［M］. 北京：人民卫生出版社，2005.

［12］杨世杰. 药理学［M］. 北京：人民卫生出版社，2005.

［13］何维. 医学免疫学［M］. 北京：人民卫生出版社，2005.

［14］陈主初. 病理生理学［M］. 北京：人民卫生出版社，2005.

［15］陈杰，李甘地. 病理学［M］. 北京：人民卫生出版社，2005.

［16］姚泰. 生理学［M］. 北京：人民卫生出版社，2005.

［17］贾弘禔. 生物化学［M］. 北京：人民卫生出版社，2005.

［18］刘世明，罗兴林. 内科学［M］. 北京：科学出版社，2008.

［19］姜乾金. 护理心理学［M］. 杭州：浙江大学出版社，2006.

［20］中华医学会. 临床技术操作规范护理分册［M］. 北京：人民军医出版社，2006.

［21］盖英第. 内科护理学［M］. 郑州：郑州大学出版社，2007.

［22］吴江. 神经病学［M］. 北京：人民卫生出版社，2005.

［23］李秋平. 内科护理学［M］. 2 版. 北京：人民卫生出版社，2007.

［24］James·F. Toole，龙洁. 脑血管疾病［M］. 北京：中国协和医科大学出版社，2004.

［25］大熊辉雄，松冈洋夫，上埜高志，等. 脑电图判读 step by step（病例篇）［M］. 北京：科学出版社，2001.

［26］韩济生. 神经科学［M］. 北京：北京大学医学出版社，2009.

［27］沈天真，陈星荣. 神经影像学［M］. 上海：上海科学技术出版社，2003.

［28］Julien Bogousslavsky，Marc Fisher. 神经病学［M］. 天津：天津科学技术出版社，2004.

［29］石弘，石雪松，江智霞. 传染病护理学［M］. 2 版. 上海：第二军医大学出版社，2008.

［30］李梦东，王宇明. 实用传染病学［M］. 3 版. 北京：人民卫生出版社，2005.

［31］王平，罗晨玲. 护理学（士）与护士执业应试指导及历年考点串讲［M］. 北京：人民军医出版社，2009.

［32］赵凤琴，王忠彬. 临床典型教学病例分析［M］. 北京：科学技术文献出版社，1998.

［33］刘华平，李峥. 内外科护理学［M］. 北京：人民卫生出版社，2006.

［34］李凡，刘晶星. 医学微生物学［M］. 7 版. 北京：人民卫生出版社，2009.

［35］吴光煜. 传染病护理学［M］. 2 版. 北京：北京大学医学出版社，2008.

［36］何国平，喻坚. 实用护理学［M］. 北京：人民卫生出版社，2002.

［37］欧阳钦. 临床诊断学［M］. 北京：人民卫生出版社，2005.

［38］杨绍基，任红. 传染病学［M］. 7 版. 北京：人民卫生出版社，2008.